小児科領域の薬剤業務ハンドブック 第2版

国立成育医療研究センター薬剤部　編

Handbook
For Pediatric
Pharmaceutical
Service

じほう

第2版の発刊にあたり

　初版発刊後，小児期医療は目覚ましい進歩を遂げている。薬物療法においては，厚生労働省の「医療上の必要性の高い未承認薬・適応外薬検討会議」によって，小児適応を取得した医薬品がそれ以前と比べ70品目以上増え，合わせて小児用剤形を持つ医薬品も少しずつその数を増やし適正化が進んで来た。

　しかしながら，医薬品全体を考えると小児科領域の薬物療法・医薬品適正使用に向けての情報は未だ不足し入手しにくい状況にあるのは以前と変わらない。

　そんな小児医療の現場で，本書は多くの先生方に有用な書籍として好評をいただきうれしい限りである。今回，初版発行から10年近くの月日が経ち多くの先生方から改訂のご要望をいただき改訂版の発刊と相成った。

　改訂版の特長としては服薬指導，病棟業務に係る内容の充実が挙げられる。病棟薬剤業務実施加算の導入によって薬剤師が病棟業務に進出となったのは大変喜ばしいが，それに伴い多くの総合病院から小児病棟，NICUにおける業務の相談が増加した。小児科担当になったが相談相手がいないという話も伺う。保険薬局においてもかかりつけ薬剤師には小児の調剤に加え服薬指導の知識も，より求められるものとなった。

　このような現場からの要望に対応するため，改訂版では小児服薬指導に係る内容の充実，PICUやNICUの実務や小児NST・ICTなどのチーム医療における薬剤師の業務の項目を増やし，また，治療法の高度専門化が進んでいる抗がん薬，抗てんかん薬他の薬物療法についても一層の充実を図った。

　好評を博した付録についても，現場で必ず役立つ「小児の薬の飲ませ方パンフレット」，添付文書だけではわからない「小児主要医薬品薬用量一覧」，他では入手できない「小児の医薬品等資料」などもより有用な内容に改訂している。

　調剤・製剤などの基礎的な事項については，よりエビデンスが明確な優れた手法を加え，より高度専門化した薬物療法については分かり易く詳細を解説し，気が付けば改訂版は大幅なボリュームアップ版となった。

　パワーアップした本書が病院，また保険薬局で実務に携わる先生方に活用され，良き愛用書となれば幸いである。

2016年9月

国立成育医療研究センター
薬剤部長　石川　洋一

序　文

　小児領域の薬剤業務は成人と比較して，小児特有の薬用量が微量，錠剤粉砕・賦形などによる散薬および水薬を中心とした計量調剤が多く，処方せん監査から調剤・秤量監査・分割・総合監査の各段階においてリスクを伴うことが多い。それらのリスクを極力回避して業務の効率化を図るためには，業務の標準化および情報の共有化が必要になってくる。

　また，小児期における生体機能は成人とは大きく異なり，一口に小児といっても，新生児・未熟児から思春期を過ぎるまでと，その生理的・薬理的特性が多様である。そのため各年齢層に応じ，小児臨床薬理学に基づいた体内動態，薬物感受性，さらには服薬コンプライアンスを向上させるため，患児の生活環境や味の好みまで考慮した薬剤業務が求められる場合がある。

　一方，小児領域で使用される医薬品は，添付文書に小児に対する用法・用量が明確に記載されていない，いわゆる「適応外使用（off-label use）」が使用薬剤の約70％を占めているとの報告があることから，より安全で効果的な薬物療法を支援するために薬剤師は小児に対する適応の有無，用法・用量および投与禁忌などについては十分な注意が必要である。

　本書は小児における薬物療法の考え方，薬効別にみた薬物療法の実際，小児薬剤業務に必要な知識，および国立成育医療センター薬剤部で実際に行っている薬剤業務に基づき，調剤業務，注射剤混合調製業務，製剤業務，服薬指導業務，治験・臨床研究業務，さらに現在薬剤部で行っている小児薬物療法データネットワーク，小児薬物療法根拠情報収集事業，妊娠と薬情報センター事業などの研究事業についてまとめた。また，末尾に参考として小児主要医薬品薬用量一覧，小児の薬の飲ませ方のパンフレットなどを添付した。本書が小児領域の薬剤業務を理解するために，また将来的に小児専門薬剤師を目指そうとする薬剤師や学生の参考になれば幸いである。

　本書の作成にあたり，多忙な業務のなかで執筆いただいた国立成育医療センター薬剤部員および関係者，ならびに編集作業にご協力を賜った株式会社じほうの関口美紀子氏に厚く感謝申し上げます。

2007年12月

国立成育医療センター　薬剤部長
櫛田　賢次

執筆者一覧

国立成育医療研究センター　薬剤部　編

● **編集**

石川　洋一	国立研究開発法人国立成育医療研究センター　薬剤部長	
寺門　浩之	国立研究開発法人国立がん研究センター中央病院　薬剤部長	
赤羽　三貴	国立研究開発法人国立成育医療研究センター　薬剤部	
德永　秀美	国立研究開発法人国立成育医療研究センター　薬剤部	
小村　　誠	国立研究開発法人国立成育医療研究センター　薬剤部	
高山　寿里	国立研究開発法人国立成育医療研究センター　薬剤部	
牧山　　稔	国立研究開発法人国立成育医療研究センター　薬剤部	

● **執筆**（執筆順）

今泉　仁美	国立研究開発法人国立成育医療研究センター　薬剤部	
小村　　誠	国立研究開発法人国立成育医療研究センター　薬剤部	
歌野　智之	国立研究開発法人国立成育医療研究センター　薬剤部	
松本沙耶香	国立研究開発法人国立成育医療研究センター　薬剤部	
石井真理子	独立行政法人国立病院機構災害医療センター　薬剤部	
長井　美樹	国立研究開発法人国立成育医療研究センター　薬剤部	
大穂　祐介	国立研究開発法人国立成育医療研究センター　薬剤部	
德永　秀美	国立研究開発法人国立成育医療研究センター　薬剤部	
高山　寿里	国立研究開発法人国立成育医療研究センター　薬剤部	
平森　清美	前国立研究開発法人国立成育医療研究センター　薬剤部	
三大寺紀子	国立研究開発法人国立成育医療研究センター　薬剤部	
石原　里美	国立研究開発法人国立成育医療研究センター　薬剤部	
倉富　未来	国立研究開発法人国立成育医療研究センター　薬剤部	
望月　真維	国立研究開発法人国立成育医療研究センター　薬剤部	
廣川太士朗	国立研究開発法人国立成育医療研究センター　薬剤部	
鈴木　萌夏	国立研究開発法人国立成育医療研究センター　薬剤部	
朽津　彩子	国立研究開発法人国立成育医療研究センター　薬剤部	
千葉　杏子	国立研究開発法人国立成育医療研究センター　薬剤部	
詫間　梨恵	国立研究開発法人国立成育医療研究センター　薬剤部	
齊藤　順平	国立研究開発法人国立成育医療研究センター　薬剤部	
山尾　晶子	国立研究開発法人国立成育医療研究センター　薬剤部	

石川　洋一	国立研究開発法人国立成育医療研究センター　薬剤部長
中島　　研	国立研究開発法人国立成育医療研究センター　薬剤部
八鍬　奈穂	国立研究開発法人国立成育医療研究センター　妊娠と薬情報センター
大穂　東子	国立研究開発法人国立成育医療研究センター　薬剤部
栗山　　猛	国立研究開発法人国立成育医療研究センター　薬剤部
岡本　秀樹	独立行政法人国立病院機構千葉東病院　薬剤部長
寺門　浩之	国立研究開発法人国立がん研究センター中央病院　薬剤部長
赤羽　三貴	国立研究開発法人国立成育医療研究センター　薬剤部
阿部　　路	前国立研究開発法人国立成育医療研究センター　薬剤部
中國　正祥	国立研究開発法人国立成育医療研究センター　成育遺伝研究部
永井　圭美	前国立研究開発法人国立成育医療研究センター　薬剤部
押賀　佑子	国立研究開発法人国立成育医療研究センター　薬剤部
久津間真紀	国立研究開発法人国立成育医療研究センター　薬剤部
齋藤裕里奈	国立研究開発法人国立成育医療研究センター　薬剤部

● **執筆協力者**

相良　眞一	独立行政法人国立病院機構東京医療センター　薬剤部
冨田　　茂	国立研究開発法人国立成育医療研究センター　薬剤部
渡辺　秀実	国立研究開発法人国立成育医療研究センター　薬剤部
長谷川彩薫	国立研究開発法人国立成育医療研究センター　薬剤部
山下　和也	国立研究開発法人国立成育医療研究センター　薬剤部
宇野　千晶	国立研究開発法人国立成育医療研究センター　薬剤部
藤田　真緒	国立研究開発法人国立成育医療研究センター　薬剤部
渡部由実子	国立研究開発法人国立成育医療研究センター　薬剤部
久保　拓己	国立研究開発法人国立国際医療研究センター　薬剤部
西中川　遥	国立研究開発法人国立成育医療研究センター　薬剤部
河野　　光	国立研究開発法人国立成育医療研究センター　薬剤部
湖城　由佳	国立研究開発法人国立成育医療研究センター　薬剤部
村上　遼光	国立研究開発法人国立成育医療研究センター　薬剤部
関根　純子	国立研究開発法人国立成育医療研究センター　薬剤部

目次

第Ⅰ章　小児の薬剤業務

❶ 調剤の流れ　　2

はじめに　　2
1　小児調剤の特徴　　2
2　調剤全体の流れ　　3
3　調剤の受付　　3
4　処方監査　　4
　4-1　処方監査時の重点項目　　4
　　1）医薬品特定の3要素　　4
　　2）コンプライアンスへの影響を考慮する　　4
　　3）思い込みによる調剤の危険性 —— 類似名・規格の医薬品　　5
　4-2　特に注意の必要な薬剤　　5
　4-3　他院での処方薬（持参薬）との照合　　7
　　1）過去の服薬状況を把握　　7
　　2）他院からの処方薬について　　8
　　3）同一成分（一般名）でも外観の異なる医薬品　　8
　4-4　手書き処方せんの注意点　　8
　4-5　オーダリングシステムによる処方せんの注意点　　8
　　1）オーダリングシステムでの初回処方での注意点　　9
　　2）オーダリングシステムによる2回目以降の処方での注意点　　9
5　小児の用法・用量について　　10
6　小児への禁忌薬　　10
7　疑義照会　　13
　　1）疑義照会の種類　　13
　　2）疑義照会に必要な事項　　13
　　3）疑義照会例　　13

❷ 調剤の実際（散剤調剤）　　16

はじめに　　16
1　散剤調剤　　16
　1-1　調剤内視　　16
　1-2　処方監査，秤量時の工夫　　17

		1）散剤の処方監査	17
		2）散剤の秤量	17
	2	散剤の賦形剤の目的と実際の使用	18
		2-1　賦形剤とは	18
		2-2　賦形剤の種類	19
		2-3　賦形剤の量	19
		2-4　賦形剤の添加を行わない例	20
	3	散剤の倍散の予製について	20
	4	錠剤の粉砕と脱カプセル	20
	5	抗がん薬や免疫抑制薬の秤量調剤について	22
	6	粉検・分包について	22
	7	散剤の充填について	23
	8	散剤の保存方法について	23
	9	飲みやすくするための工夫	23
		1）錠剤の調剤	24
		2）原末調剤	24
		3）錠剤の粉砕	25

❸ 注射薬調剤　　26

1	注射薬調剤業務の変遷	26
	注射薬の混合調製	26
2	点滴ルートの制限	26
3	配合変化とその要因	27
	1）物理学的配合変化	27
	2）化学的配合変化	27
4	化学的配合変化の例	27
	1）酸塩基反応	27
	2）加水分解	28
	3）酸化還元反応	28
	4）メイラード反応による着色	28
5	市販注射薬のpH	28
6	配合変化の調べ方	28
	1）直接法	29
	2）間接法	29
7	主な注射薬の配合変化一覧	30

❹ 院内製剤調製　　34

	はじめに	34
1	小児科領域製剤の特徴	34
	1-1　当院の院内製剤調製状況	34

1-2 小児用製剤を調製するうえでの注意点 …… 34
2 製剤の実際 …… 36
  2-1 粉砕製剤（錠剤・カプセル剤の希釈散調製） …… 36
  2-2 内用液剤 …… 37
  2-3 外用液剤 …… 38
  2-4 軟膏剤 …… 39
  2-5 注射薬 …… 40

❺ 専門チームにおける薬剤師業務　42

1 NSTにおける活動 …… 42
  1-1 栄養管理のプロセス …… 42
    1）スクリーニング …… 42
    2）アセスメント …… 43
    3）プランニング …… 44
    4）栄養療法の実施 …… 45
    5）モニタリング …… 46
    6）アウトカム評価 …… 46
  1-2 栄養の経路の選択 …… 46
  1-3 経腸栄養 …… 46
    1）経腸栄養剤の特徴 …… 47
    2）経腸栄養剤の問題点 …… 48
  1-5 経静脈栄養 …… 48
    1）投与経路 …… 48
    2）静脈栄養時に必要とされる基質 …… 49
    3）静脈栄養に用いられる製剤 …… 49
    4）高カロリー輸液の作成 …… 49
    5）投与量 …… 49
2 ICTにおける活動 …… 51
  2-1 ICTの組織と主な活動内容 …… 52
  2-2 ICTにおける薬剤師の役割 …… 52
  2-3 抗菌薬使用量の把握方法 …… 53
    1）WHO設定のDDDを用いた計算式 …… 53
    2）DOTを用いた計算式 …… 53

❻ 新生児集中治療室（NICU）における病棟業務　55

❼ 小児集中治療室（PICU）における病棟業務　60

はじめに …… 60
1 国立成育医療研究センターのPICUの概要 …… 60
  1）PICUにおける薬剤師の業務介入経過 …… 60

  2) 入室患者状況 ·········· 61
  3) PICU常駐薬剤師のタイムスケジュール ·········· 61
 2 注射薬の調製 ·········· 61
  2-1 注射薬の種類 ·········· 61
  2-2 方法 ·········· 62
 3 配合変化とルート確認 ·········· 63
  3-1 配合変化に注意 ·········· 63
  3-2 ルート選択での確認事項 ·········· 63
 4 PICUカート ·········· 63
  4-1 カート配備の成果 ·········· 63
  4-2 カートの内容 ·········· 65

第Ⅱ章　小児の服薬指導業務

❶ 小児の薬剤管理指導業務　70

 はじめに ·········· 70
 1 小児の服薬指導業務における注意点 ·········· 70
 2 初回面談と情報収集を薬学的評価に活かす ·········· 71
 3 "6R"を活かした処方設計 ·········· 71
  1) Right Patient：正しい患者 ·········· 71
  2) Right Drug（Medicines）：正しい薬剤 ·········· 72
  3) Right Purpose：正しい目的 ·········· 74
  4) Right Dose：(Dosage) 正しい用量 ·········· 75
  5) Right Time：(Timing) 正しい時間 ·········· 75
  6) Right Route（Correct Route）：正しい用法（投与経路） ·········· 78
 4 服薬指導 ·········· 79
  4-1 保護者，患者本人，それぞれへ指導する重要性 ·········· 79
  4-2 薬の理解を深める指導方法 ·········· 79
   1) 指導のポイント ·········· 79
   2) コーチングを取り入れ，アドヒアランス向上 ·········· 80
  4-3 薬を生活リズムに組み込む指導 ·········· 80
  4-4 薬の保管方法と期限の指導 ·········· 81
   1) 保管している薬の注意点を明確に伝える ·········· 81
   2) 患児の成長と保管場所の工夫 ·········· 81
  4-5 説明書を用いた指導 ·········· 81
   1) 保護者間（父母，祖父母など）で情報を共有することを意識する ·········· 81
   2) お薬手帳の活用とその限界 ·········· 82
 5 薬学的評価の重要性 ·········· 82

おわりに ··· 84

❷ 患児本人への服薬指導　　　　　　　　　　　　　　　　　　　　　　　　85

1　アドヒアランスの課題となる患児の状況 ·· 85
2　服薬指導時の心得 ··· 85
3　就業前の患児の服薬指導 ··· 86

3-1　乳幼児・幼児期の服薬指導 ··· 86
1）0歳からの服薬指導 ··· 86
2）2歳からの服薬指導 ··· 86
3）4〜5歳からの服薬指導 ·· 87

3-2　服薬指導の際の工夫 ·· 91
1）興味を引きつけるには手描きのイラストを ·· 91
2）患児へ薬効説明は物語仕立てで ··· 91
3）クイズを出して「一緒に喜ぶ」 ·· 93

4　学童期・思春期以降の服薬指導 ··· 95
おわりに ··· 95

❸ 服薬方法（テクニック）の指導　　　　　　　　　　　　　　　　　　　　96

はじめに ··· 96
1　小児に与薬する際のポイント ··· 96
1）飲む直前に手際よく準備 ··· 96
2）確固たる姿勢 ··· 97
3）薬が飲めたら一緒に喜ぶ ··· 97

2　散剤の与薬方法（新生児・乳幼児〜幼児） ·· 97
2-1　新生児・乳児期 ·· 97
1）与薬のタイミング——食前投与の検討 ·· 97
2）ミルクにはなるべく混ぜない ··· 97
3）与薬時の工夫 ··· 98

2-2　幼児期——味覚と精神面の発達を考慮する ·· 98
2-3　どうしても飲まない場合の対応 ·· 100
1）患児の好む飲食物や服薬補助製品を使う ·· 100
2）飲食物と一緒に服用させるときの注意 ·· 100

3　錠剤・カプセルの与薬方法（新生児・乳児期〜幼児） ·· 102
1）剤形選択には個人差がある ·· 102
2）内服の練習 ··· 102

4　学童期以降の服薬 ·· 103
おわりに ··· 103

第Ⅲ章　薬効別にみた薬物療法の実際

❶ 解熱鎮痛薬（OTCを含む） …………………………………………………… 106

- 1　解熱鎮痛薬の作用機序と分類 …………………………………………………… 106
  - 1）非ステロイド性抗炎症薬（NSAIDs） ………………………………………… 106
  - 2）NSAIDs以外の解熱鎮痛薬——アセトアミノフェン ……………………… 107
- 2　発熱のメカニズム …………………………………………………………………… 107
- 3　解熱薬に対する考え方 ……………………………………………………………… 108
  - 1）発熱は疾患の指標 …………………………………………………………… 108
  - 2）患児の状態と解熱薬使用の検討 …………………………………………… 108
  - 3）解熱薬使用の目安 …………………………………………………………… 108
  - 4）家庭でのケア ………………………………………………………………… 108
- 4　小児の疼痛管理 ……………………………………………………………………… 108
- 5　小児に使用できる解熱鎮痛薬および使用上の注意点 ……………………… 109
  - 5-1　アセトアミノフェン …………………………………………………… 109
    - 1）静注製剤の開発 ……………………………………………………………… 109
    - 2）小児への使用法と注意 ……………………………………………………… 110
  - 5-2　イブプロフェン ………………………………………………………… 111
  - 5-3　アスピリン ……………………………………………………………… 111
  - 5-4　幼児用PL配合顆粒（配合剤） ………………………………………… 112
    - 過量投与 ………………………………………………………………………… 112
- 6　熱性けいれん（ひきつけ） ……………………………………………………… 113
  - ジアゼパム坐剤と解熱薬の併用 ……………………………………………… 113
  - ジアゼパム（坐剤） ………………………………………………………… 113
- 7　OTC医薬品での対応 ………………………………………………………………… 114
  - 1）15歳未満に使用できる薬剤 ………………………………………………… 114
  - 2）15歳未満に使用できない薬剤 ……………………………………………… 114
  - 3）類似名称でも含有成分が異なる …………………………………………… 114
  - 4）購入時に注意するよう保護者に促す ……………………………………… 114

❷ 鎮咳薬・去痰薬・鼻炎治療薬 ………………………………………………… 116

- はじめに ………………………………………………………………………………… 116
- 1　咳嗽 …………………………………………………………………………………… 116
  - 1-1　咳嗽の分類 ……………………………………………………………… 116
  - 1-2　咳嗽発生のメカニズム ………………………………………………… 117
- 2　鎮咳薬 ………………………………………………………………………………… 117
  - 2-1　医療用鎮咳薬 …………………………………………………………… 117
    - 1）中枢性麻薬性鎮咳薬 ………………………………………………………… 117

xiii

目次

   2）中枢性非麻薬性鎮咳薬 ･････････････････････････････ 119
  2-2 市販（OTC薬）の咳止め薬 ･･･････････････････････ 119
   1）OTC薬の成分と使用時の注意点 ･･････････････････ 119
   2）各国の使用規制と日本での添付文書記載 ･･････････ 120
 3 去痰薬 ･･･ 120
   1）気道分泌促進薬 ･････････････････････････････････ 121
   2）気道粘液修復薬 ･････････････････････････････････ 121
   3）気道潤滑薬（肺サーファクタント産生促進薬） ････ 121
   4）気道粘液溶解薬 ･････････････････････････････････ 121
 4 気管支拡張薬 ･･･････････････････････････････････････ 122
   1）β_2アドレナリン受容体刺激薬 ･･･････････････････ 122
   2）キサンチン誘導体 ･･･････････････････････････････ 122
 5 鼻炎治療薬 ･･･ 122
   1）フルチカゾン点鼻 ･･･････････････････････････････ 123
   2）その他のステロイド薬 ･･･････････････････････････ 123
 6 その他 ･･･ 123
   14員環マクロライド ･･･････････････････････････････ 123

❸ 気管支喘息用薬 125

はじめに ･･ 125
 1 急性発作に対する薬物療法 ･･････････････････････････ 125
  1-1 β_2刺激薬吸入 ･････････････････････････････････ 125
  1-2 ステロイド薬全身投与 ･･･････････････････････････ 126
  1-3 アミノフィリン静注 ･････････････････････････････ 126
  1-4 イソプロテレノール持続吸入 ････････････････････ 126
 2 長期管理に対する薬物療法 ･･････････････････････････ 127
  2-1 吸入ステロイド（inhaled corticosteroid：ICS） ････ 128
   1）吸入器の種類と特徴 ･････････････････････････････ 128
   2）副作用 ･･･ 130
  2-2 ロイコトリエン受容体拮抗薬 ････････････････････ 132
おわりに ･･ 132

❹ 消化器用薬（止痢薬・制吐薬・下剤） 133

 1 下痢 ･･･ 133
  1-1 発症機序と種類 ･････････････････････････････････ 133
   1）下痢の発症機序 ･････････････････････････････････ 133
   2）下痢の種類 ･････････････････････････････････････ 133
  1-2 下痢による脱水症の治療 ････････････････････････ 134
   1）脱水症の治療 ･･･････････････････････････････････ 134
   2）離乳前の乳幼児での注意点 ･･･････････････････････ 135

- 1-3 下痢における種々の薬物療法 ... 135
  - 1）腸管運動抑制剤・腸管分泌抑制剤 ... 135
  - 2）乳酸菌製剤 ... 135
  - 3）収斂・吸着剤 ... 135
  - 4）消化酵素剤 ... 136
  - 5）抗菌薬 ... 136
- 2 嘔吐 ... 137
  - 2-1 原因と誘因 ... 137
    - 1）原因 ... 137
    - 2）誘因 ... 137
  - 2-2 嘔吐の分類 ... 138
    - 1）中枢性嘔吐 ... 138
    - 2）末梢性（反射性）嘔吐 ... 138
  - 2-3 薬物療法 ... 138
    - 1）中枢性・末梢性制吐薬 ... 138
    - 2）中枢性制吐薬 ... 139
    - 3）末梢性制吐薬 ... 139
- 3 便秘 ... 140
  - 3-1 便秘の種類 ... 140
    - 1）器質性便秘 ... 141
    - 2）機能性便秘 ... 141
  - 3-2 薬物療法 ... 141
    - 1）浸透圧下剤 ... 141
    - 2）刺激性下剤 ... 142
    - 3）消化管賦活薬 ... 143
    - 4）漢方製剤 ... 143
    - 5）その他 ... 144

❺ アレルギー用剤　　145

- はじめに ... 145
- 1 ステロイド薬 ... 145
  - 1）小児期のステロイド薬使用における注意点——成長障害 ... 145
  - 2）長期ステロイド薬使用における注意点——離脱症状 ... 146
  - 3）ステロイド薬の減量・中止における注意点——不安からくる自己判断 ... 146
- 2 抗ヒスタミン薬・抗アレルギー薬 ... 147
  - 2-1 抗ヒスタミン薬（第一世代，第二世代） ... 147
    - 1）抗ヒスタミン薬の適応症 ... 147
    - 2）抗ヒスタミン薬の世代による作用の違い ... 147
  - 2-2 その他の抗アレルギー薬 ... 147
    - 1）抗アレルギー薬の種類 ... 147

- 2) 抗アレルギー薬の適応症 ··· 148
- 3) 抗アレルギー薬の効果発現時間 ··· 148
- 4) 患児や家族への指導 ··· 148
- 2-3 小児への投与での各薬剤（分類）での注意点 ··· 148
  - 1) 第一世代抗ヒスタミン薬——痙攣の誘発 ··· 150
  - 2) 第二世代抗ヒスタミン薬の特徴 ··· 150

❻ 抗菌薬　151

- 1 主要原因菌 ··· 151
- 2 薬剤を使用する際の注意点 ··· 152
- 3 新生児期の体内動態 ··· 152
- 4 投与期間 ··· 153
- 5 副作用 ··· 154
  - 5-1 テトラサイクリン系薬 ··· 154
    - 1) 8歳未満の歯への影響 ··· 154
    - 2) 胎盤通過，母乳への移行に注意 ··· 154
  - 5-2 ニューキノロン系薬 ··· 154
  - 5-3 β-ラクタム系薬 ··· 154

❼ 抗ヘルペスウイルス薬　156

- 1 小児におけるヘルペス感染症 ··· 156
- 2 ヘルペス感染症の病態 ··· 156
- 3 使用される薬剤 ··· 157
  - 3-1 局所療法 ··· 157
  - 3-2 全身療法 ··· 157
  - 3-3 水痘 ··· 159
- 4 ワクチンと予防 ··· 160
- 5 ワクチンの副反応 ··· 160

❽ 抗インフルエンザウイルス薬　161

- 1 小児のインフルエンザ症状 ··· 161
  - 1-1 小児における特徴 ··· 161
  - 1-2 乳幼児における特徴 ··· 161
- 2 抗インフルエンザウイルス薬の特徴 ··· 162
  - 1) 抗インフルエンザウイルス薬の違い ··· 162
  - 2) 抗インフルエンザウイルス薬の用法 ··· 162
- 3 一般療法と対症療法 ··· 165
- 4 ワクチンと予防 ··· 165
- 5 ワクチンの副反応 ··· 166

❾ 皮膚科用薬（ステロイド外用薬など）   167

- **1 適切な患者教育の重要性** …………………………………………………………… 167
- **2 ステロイド外用薬の副作用** ………………………………………………………… 168
  - よくある保護者からの質問：
    - Q1 ステロイドは強い薬というイメージですが，副作用はありますか?……… 168
      - 1) ステロイドに対するイメージは? ……………………………………………… 168
      - 2) ステロイド外用薬の副作用の実際 …………………………………………… 168
      - 3)「皮膚が黒くなる」という誤解 ………………………………………………… 169
      - 4)「成長障害が起こる」という誤解 ……………………………………………… 170
      - 5)「白内障になる」という誤解 …………………………………………………… 170
- **3 ステロイド外用薬と保湿剤の使い方** ……………………………………………… 170
  - Q2 ステロイドはやめられないのでしょうか? 保湿剤と交互に塗るのはどうしてですか? ……………………………………………………………… 170
    - 1) 寛解導入療法 …………………………………………………………………… 170
    - 2) 寛解維持療法 …………………………………………………………………… 171
- **4 ステロイド外用薬の使い分けとタクロリムス軟膏** ……………………………… 173
  - Q3 どうしてこんなにいろいろな軟膏が必要なんですか? 塗る順番はありますか? …………………………………………………………… 173
    - 1) ステロイド外用薬の分類 ……………………………………………………… 173
    - 2) タクロリムス軟膏 ……………………………………………………………… 173
- **5 スキンケアのポイント** ……………………………………………………………… 176
  - Q4 スキンケアって何のことですか? …………………………………………… 176
    - 1) 小児の皮膚の特徴 ……………………………………………………………… 176
    - 2) スキンケアとは ………………………………………………………………… 176
    - 3) 洗浄の仕方 ……………………………………………………………………… 176
- **6 外用薬の塗り方** ……………………………………………………………………… 177
  - Q5 薄くすり込むのですか? いつ塗ればよいのですか? …………………… 177
    - 1) 外用薬の塗布量 ………………………………………………………………… 177
    - 2) 塗布時の留意点 ………………………………………………………………… 178
    - 3) 塗布するタイミング …………………………………………………………… 178
- **7 眼や耳，口の周りの塗り方** ………………………………………………………… 179
  - Q6 眼の周りは嫌がります。耳はどうやって塗るのですか? プロペトは食後ではなく食前ですか? ……………………………………………………………… 179
    - 1) 眼の周りへの塗布 ……………………………………………………………… 179
    - 2) 耳，口の周りへの塗布 ………………………………………………………… 180
- **8 軟膏の混合** …………………………………………………………………………… 180
  - Q7 薬を混ぜてもらえませんか? ………………………………………………… 180
- **おわりに** ………………………………………………………………………………… 181

⑩ 抗てんかん薬　　183

　はじめに ……………………………………………………………………………………… 183
　1　抗てんかん薬の選択と使い方 ………………………………………………………… 183
　　　1）初期量と維持量の設定 ………………………………………………………… 183
　　　2）増量時の注意点 ………………………………………………………………… 184
　2　抗てんかん薬の体内動態 ……………………………………………………………… 184
　　　1）年齢による薬物代謝能の相違 ………………………………………………… 184
　　　2）活性代謝物と相互作用への注意 ……………………………………………… 184
　　　3）特徴的な体内動態を示す薬剤——フェニトイン …………………………… 186
　3　剤形による血中濃度およびピーク時間の変化 ……………………………………… 186
　4　抗てんかん薬の相互作用 ……………………………………………………………… 186
　5　主な抗てんかん薬の特徴 ……………………………………………………………… 186

⑪ 循環器用薬　　191

　はじめに ……………………………………………………………………………………… 191
　1　心不全治療薬 …………………………………………………………………………… 191
　　　1）カテコラミン …………………………………………………………………… 192
　　　2）ホスホジエステラーゼ（PDE）Ⅲ阻害薬（急性心不全治療薬） …………… 192
　　　3）利尿薬 …………………………………………………………………………… 193
　　　4）ジギタリス（強心薬：心筋収縮力増加，心拍数減少，二次的な利尿作用） …… 194
　　　5）心保護薬 ………………………………………………………………………… 194
　2　抗不整脈薬 ……………………………………………………………………………… 195
　　2-1　不整脈の発生機序と薬物治療 ………………………………………………… 195
　　　1）自動能亢進・triggered-activityによる不整脈の治療薬 …………………… 195
　　　2）リエントリーによる不整脈の治療薬 ………………………………………… 196
　　　3）その他——torsade de pointesの予防 ………………………………………… 196
　　2-2　各種抗不整脈薬 ………………………………………………………………… 196
　　　1）ナトリウムチャネル遮断薬 …………………………………………………… 196
　　　2）カリウムチャネル遮断薬 ……………………………………………………… 197
　　　3）β遮断薬 ………………………………………………………………………… 197
　　　4）カルシウム拮抗薬 ……………………………………………………………… 197
　　　5）ジギタリス強心配糖体 ………………………………………………………… 198
　　　6）プリン誘導体 …………………………………………………………………… 198
　3　肺動脈性肺高血圧治療薬 ……………………………………………………………… 198
　　　1）ホスホジエステラーゼ（PDE）5阻害薬 ……………………………………… 199
　　　2）エンドセリン受容体拮抗薬 …………………………………………………… 199
　　　3）プロスタサイクリン関連薬 …………………………………………………… 199
　4　川崎病治療薬 …………………………………………………………………………… 200

⓬ 免疫抑制薬　　202

各種免疫抑制薬の投与方法と注意点　202
  1）副腎皮質ホルモン　202
  2）シクロスポリンA（CyA）製剤　204
  3）タクロリムス水和物製剤　205
  4）ミコフェノール酸モフェチル　206
  5）ミゾリビン（MZR）　207
  6）アザチオプリン　207
  7）シクロホスファミド水和物（CPA）　208
  8）エベロリムス　209
  9）リツキシマブ　209

⓭ 糖尿病治療薬　　212

はじめに　212
1　糖尿病の分類と小児領域での疾患紹介　212
  1）内分泌疾患　212
  2）その他の遺伝的症候群で糖尿病を伴うことの多いもの　213
2　小児糖尿病治療の基本　213
  1）1型糖尿病治療　213
  2）2型糖尿病治療　214
3　小児糖尿病の血糖管理目標　214
4　小児患者のインスリン療法における特徴と注意点　215
5　低血糖症状と対策　216
  1）低血糖症状の出現頻度　216
  2）低血糖時の対応　216
  3）子どもへの接し方　218
  4）原因分析　218
6　インスリン注射への関わり方　219

⓮ 抗がん薬　　220

はじめに　220
1　化学療法の運用　221
  レジメン管理と監査　221
2　小児がん化学療法でよく使われるレジメン　221
  2-1　急性リンパ性白血病　221
   1）初発小児B前駆細胞性急性リンパ性白血病　221
   2）再発小児急性リンパ性白血病　222
  2-2　神経芽腫　222
  2-3　化学療法時に必要なサポート　223

3 抗がん薬各論 ... 224
3-1　アルキル化薬 ... 224
1) シクロホスファミド水和物 ... 224
2) イホスファミド ... 224
3) メルファラン ... 225
4) ブスルファン ... 225
3-2　代謝拮抗薬 ... 225
1) メトトレキサート ... 225
2) シタラビン ... 226
3) メルカプトプリン水和物 ... 226
4) フルダラビンリン酸エステル（点滴静注）... 226
5) L-アスパラギナーゼ ... 226
3-3　抗腫瘍性抗生物質 ... 227
1) アントラサイクリン系 ... 227
2) その他の抗腫瘍性抗生物質 ... 228
3-4　微小管阻害薬（ビンカアルカロイド）... 228
1) ビンクリスチン硫酸塩 ... 228
2) ビンブラスチン硫酸塩 ... 228
3) ビンデシン硫酸塩 ... 228
3-5　白金製剤 ... 229
1) シスプラチン ... 229
2) カルボプラチン ... 229
3-6　トポイソメラーゼ阻害薬 ... 230
1) イリノテカン塩酸塩 ... 230
2) エトポシド ... 231
4 造血幹細胞移植での薬剤の使い方 ... 231
4-1　主な副作用とその対策 ... 231
1) 粘膜障害（口内炎）... 232
2) 肝中心静脈閉塞症（VOD）／類洞閉塞症候群（SOS）... 232
3) 腫瘍崩壊症候群（TLS）... 232
4) 移植片対宿主病（急性GVHD）... 233
5) 痙攣 ... 233
4-2　服薬指導のポイント ... 233
おわりに ... 234

⓯ 腎臓病薬（ネフローゼ症候群）　235

はじめに ... 235
1 ネフローゼ症候群とは ... 235
2 ネフローゼ症候群治療薬 ... 237
2-1　ステロイド ... 237

1）ステロイドによる治療方法（ステロイド感受性ネフローゼ症候群） ………… 237
　　2）ステロイド抵抗性ネフローゼ症候群に対するステロイドパルス療法 …………… 237
　　3）注意が必要な副作用 …………………………………………………………………… 237
　　4）服薬指導のポイント …………………………………………………………………… 238
　2-2　免疫抑制薬 ……………………………………………………………………………… 239
　　1）シクロスポリン ………………………………………………………………………… 240
　　2）シクロホスファミド水和物 …………………………………………………………… 241
　　3）ミゾリビン ……………………………………………………………………………… 241
　　4）ミコフェノール酸モフェチル ………………………………………………………… 241
　　5）タクロリムス …………………………………………………………………………… 242
　　6）リツキシマブ …………………………………………………………………………… 243
　　7）レニン・アンジオテンシン変換酵素阻害薬，アンジオテンシンⅡ受容体
　　　　拮抗薬 …………………………………………………………………………………… 244

⓰ 輸液療法（脱水症） 245

　はじめに ……………………………………………………………………………………… 245
　1　小児の体の特徴 ………………………………………………………………………… 245
　　1）体成分中での水分の占める割合が大きい …………………………………………… 245
　　2）体液の出納量が大きい ………………………………………………………………… 245
　　3）腎機能が未熟 …………………………………………………………………………… 245
　2　脱水症の種類と対応する輸液の種類 ………………………………………………… 246
　　1）脱水の分類 ……………………………………………………………………………… 246
　　2）脱水に使用する輸液 …………………………………………………………………… 248
　3　輸液の投与量 …………………………………………………………………………… 248
　4　輸液療法の実際 ………………………………………………………………………… 248
　5　輸液製剤の分類 ………………………………………………………………………… 249

第Ⅳ章　小児薬剤業務に必要な知識

❶ 小児薬物動態の特徴 252

　はじめに ……………………………………………………………………………………… 252
　1　薬物動態 ………………………………………………………………………………… 252
　2　薬物吸収 ………………………………………………………………………………… 253
　2-1　消化管吸収 …………………………………………………………………………… 253
　　1）胃酸分泌と胃内pH …………………………………………………………………… 253
　　2）胃内容排出時間と腸運動性 …………………………………………………………… 254
　　3）薬物代謝酵素と薬物トランスポーター ……………………………………………… 254
　2-2　経皮吸収 ……………………………………………………………………………… 254

❷ 小児薬物療法におけるTDM　260

1. TDM実施にあたって　260
2. 薬剤ごとの特徴　260
   1) バンコマイシン塩酸塩　261
   2) テイコプラニン　261
   3) アルベカシン硫酸塩　262
   4) アミカシン硫酸塩・ゲンタマイシン硫酸塩・トブラマイシン　262
   5) ボリコナゾール　262
   6) フェニトイン　262
   7) バルプロ酸ナトリウム　263
3. 特殊病態下におけるTDM　263
   1) 低温療法　263
   2) 人工呼吸器・体外循環式膜型人工肺（ECMO）　263
   3) 透析（持続的血液濾過透析：CHDF）　263

　2-3　吸入（経肺吸収）　254
3. 分布　255
   3-1　体内水分量・細胞外液と分布容積　255
   3-2　蛋白結合率　255
   3-3　血液脳関門の未成熟と脳への移行性　256
4. 代謝　256
5. 排泄　256

❸ 飲食物アレルギーと薬剤投与　265

はじめに　265

1. 食物アレルギーの発症と低アレルゲン化　266
   1) 食物アレルギーの発症までの時間　266
   2) 主要原因食物　267
   3) 食物アレルゲンの本体と低アレルゲン化　267
2. 食物アレルギーを持つ患児に配慮が必要な薬剤　268
   2-1　食物アレルギーと医薬品　268
   2-2　鶏卵アレルギー　269
     1) 鶏卵の主なアレルゲンと医薬品　269
     2) 鶏卵の関連するワクチン　269
   2-3　牛乳アレルギー　270
     1) 牛乳の主なアレルゲン　270
     2) 牛乳アレルギーとタンニン酸アルブミン　270
     3) 牛乳アレルギーと脱脂粉乳を用いた製剤　270
     4) 牛乳アレルギーと乳糖中の残留蛋白　271
     5) 牛乳アレルギーとアレルゲン除去調製粉乳　271

2-4　ゼラチンアレルギー ･･ 272
　3　新生児—乳児消化管アレルギー ･･ 272
　4　アナフィラキシーと治療の実際 ･･ 273
　5　乳糖不耐症（食物アレルギーではない） ･･ 275
　おわりに ･･ 275

❹ 小児の予防接種　　277

　はじめに ･･ 277
　1　小児の感染症 ･･ 277
　　1-1　感染（感染症）とは ･･ 277
　　　1）感染（infection）と発症（overt disease） ････････････････････････････････････ 277
　　　2）感染症（infectious disease） ･･ 277
　　1-2　細菌とウイルスの違い ･･ 278
　　　1）細菌とは ･･ 278
　　　2）ウイルスとは ･･ 278
　　1-3　小児の主な感染症 ･･ 278
　　　小児によくみられる主なウイルス感染症 ･･････････････････････････････････････ 279
　2　予防接種の基礎知識 ･･ 279
　　2-1　予防接種とは ･･ 279
　　2-2　ウイルス感染症好発期（年齢）と予防接種時期 ････････････････････････････････ 279
　　　1）各ウイルス感染症で注意の必要な年齢 ･･････････････････････････････････････ 280
　　　2）妊娠初期の罹患が胎児にも影響するウイルス感染症 ･･････････････････････････ 280
　　2-3　法律による予防接種 ･･ 280
　　　1）定期接種（A類疾病，B類疾病） ･･ 280
　　　2）任意接種 ･･ 281
　　2-4　予防接種（ワクチン接種）の種類 ･･ 281
　　　1）生ワクチン ･･ 281
　　　2）不活化ワクチン（トキソイドなどを含む） ･･････････････････････････････････ 282
　　2-5　ワクチンの種類とその接種間隔 ･･ 283
　3　予防接種（ワクチン接種）時の注意点 ･･ 284
　　3-1　予防接種（ワクチン接種）前の注意点 ･･ 284
　　　予防接種不適当者と予防接種要注意者 ･･ 284
　　3-2　予防接種（ワクチン接種）後の注意点 ･･ 285
　　3-3　予防接種（ワクチン接種）の副反応 ･･ 285
　　　1）生ワクチンに起因する場合 ･･ 285
　　　2）不活化ワクチンに起因する場合 ･･ 285
　　　3）副反応が起こったときは ･･ 285

❺ 小児の誤飲　　287

　はじめに ･･ 287

1	小児の行動様式と誤飲	287
2	小児誤飲の報告数	287
3	医薬品の誤飲の現状と課題	289
	3-1　小児の年齢と誤飲の傾向	289
	3-2　医薬品誤飲防止の啓発の必要性	290
	1）服薬指導を活用して啓発	290
	2）保護者への説明のポイント	290
4	チャイルドレジスタンス包装（CR包装）について	291
	4-1　医薬品業界に求められる誤飲防止対策	291
	4-2　国内外のCR包装の対応の状況	291
	1）PTP包装のCR包装	291
	2）水薬瓶のCR包装	293
5	実際の処置──アセトアミノフェンの誤飲時を例に	293
	1）代謝	293
	2）中毒量と小児用医薬品での含有量	294
	3）救急処置	294
6	タバコの誤飲	294
	1）タバコの誤飲時の処置	294
	2）保護者への誤飲時の対応説明	295
7	誤飲処置の情報収集	295

❻ 国立成育医療センターの医薬品関連業務　　297

1	妊娠と薬情報センター	297
	1-1　妊娠と薬に関する問題	297
	1-2　授乳と薬に関する問題	297
	1-3　妊娠と薬情報センターの設立	298
	1-4　情報センターの業務	298
	1）情報提供	298
	2）妊娠結果の収集と評価	299
	1-5　情報センターの利用方法	300
	1-6　今後の展望	300
	1-7　「妊娠と薬情報センター」について	302
	1-8　妊娠・授乳まで見とおしたライフサイクルで疾患をとらえる	304
2	小児の治験業務と治験ネットワーク	304
	2-1　小児での医薬品の適応外使用	304
	2-2　小児医薬品開発の現状	305
	1）小児医薬品開発の難しさ	305
	2）小児医薬品開発推進に向けて	305
	2-3　小児での治験業務	306
	2-4　治験ネットワークの要件	306

| | | 2-5 | 小児治験ネットワークの設立 | 307 |
| | | 2-6 | 小児治験ネットワークの活動 | 307 |

- 2-5 小児治験ネットワークの設立 307
- 2-6 小児治験ネットワークの活動 307
  - 1) ネットワーク加盟施設 307
  - 2) 製薬企業や医師との治験，働きかけ 309
- 2-7 小児と薬情報収集ネットワーク整備事業 311
  - 1) 小児の医薬品使用による健康被害の実態 311
  - 2) 事業の目的 311
- 2-8 小児医薬品開発と治験ネットワークの今後の課題 311

❼ 小児薬物療法の情報収集　313

1. 小児疾患治療のエビデンス収集 313
2. 小児科領域の一般診療について 315
   - 1) 海外の参考図書・ウェブサイト 315
   - 2) 国内診療ガイドライン 315
   - 3) 国内のウェブ 316
   - 4) 院内マニュアル 316
   - 5) 保護者がよく読む雑誌・ムックなど 317
3. 小児用量を含めた医薬品用法全般の確認 317
   - 1) 添付文書の限界 317
   - 2) 海外の小児薬用量の参考書籍・換算表 317
   - 3) 患児ごとの投与設計が必要な薬剤 317
4. 小児科領域の感染症 317
5. 小児科領域における医薬品の適応外使用──海外の情報・文献の確認の必要性 318
6. 小児特有の剤形変更 318

❽ 小児薬物療法認定薬剤師制度　320

はじめに 320
1. 小児薬物療法認定薬剤師とは 320
2. 小児薬物療法認定薬剤師になるには 320
   - 2-1 小児薬物療法研修会 320
     - 1) 要項 321
     - 2) 研修会の講義概要 321
   - 2-2 実務研修 321
   - 2-3 認定証の交付と登録 323
3. 認定を更新するには 324
   - 1) 研修（座学・実務） 324
   - 2) 業務等実績報告 324

付録1　小児の薬の飲ませ方パンフレット 327

xxv

付録2　小児の医薬品等資料集 ……………………………………………………… 343
付録3　国立成育医療研究センターの業務紹介 …………………………………… 359
付録4　小児主要医薬品薬用量一覧 ………………………………………………… 365

☕ コーヒーブレイク

『お薬手帳』と『かかりつけ薬局』のススメ ………………………………………	11
小児への投与量の確認 ………………………………………………………………	50
育児書や育児番組のススメ …………………………………………………………	82
子どもの味覚って？ …………………………………………………………………	101
生姜のチカラ …………………………………………………………………………	140
おしゃれな爪は意外と危険？ ………………………………………………………	179
服薬コンプライアンスとアドヒアランスとは？ …………………………………	188
子どもへの服薬指導 …………………………………………………………………	215
乳糖の入っていないミルクを飲ませていても乳糖分解酵素製剤は必要？ ……	272
母子ともに貧血に注意！ ……………………………………………………………	302
キッズデザイン賞ってご存知ですか？ ……………………………………………	318

MEMO

1　先天性風しん症候群 ………………………………………………………………	281
2　結核（BCG） ………………………………………………………………………	282

第 I 章

小児の薬剤業務

1 調剤の流れ

はじめに

　調剤は薬剤師の基本業務であり，すべての薬学的知識と技術が集約される業務である。近年，調剤業務に調剤機器や処方オーダリングなどが導入されるなど，機械化によって過誤の減少が期待されるが，最終的には薬剤師の知識と技術に裏付けられた確認作業に頼らざるを得ないのが現状である。

　なかでも小児領域の調剤は，全体の6〜7割がいわゆる散薬秤量などによる計量調剤であり，細心の注意を必要とする。さらに，小児科領域で使用されている医薬品の約7割が適応外使用であり，小児に適した剤形が非常に少なく，また年齢に応じて薬用量の幅が大きいなど調剤業務を一層複雑にしている。

　本章ではこれらをふまえて，小児科領域における適正な調剤業務について，国立成育医療研究センター（以下，当院）での具体例をあげながら解説する。まず，成人と異なる小児調剤の特徴を以下に記載する。

1 小児調剤の特徴

（1）成人と異なり，年齢によって用量が異なる
　小児は，単に体重が成人より少ないのではなく，年齢によって吸収・分布・代謝・排泄がすべて異なることを考慮したうえで処方量を確認する必要がある。

（2）「薬が飲めない」，「薬を嫌がる」子どもに対する配慮が必要
　事前に患児が好む剤形，味や色などを確認する。また，保護者に飲ませ方，使い方の指導をする。常に年齢に合わせた剤形の選択を考える。

（3）服薬について子ども自身の理解を深める
　できる限り患児に対しても，その理解度に応じて薬の必要性や副作用についてわかりやすく説明し，納得したうえで服薬してもらうように心掛けたい。保護者に対する説明と同様に，患児への説明も服薬アドヒアランスを高めるために重要である。

（4）疾患によっては適応のない医薬品の処方がみられる
　調剤時に確認をし，代薬があればそちらを検討・疑義照会する。治療のために適応外使用が必須の場合は，患児のリスクとベネフィットに十分な配慮をして対応する。

2 調剤全体の流れ

　小児の調剤は煩雑で人手も時間も要する場合が多く，そのため調剤過誤も起こりやすい。また，処方上の用法・用量自体が患児の年齢に合わず，疑義照会が必要な場合も多い。したがって処方量が患児に適しているかなどに十分配慮しつつ，正確な調剤を行うことが必要である。以下に調剤の流れを示す。

(1) 処方せんの受付と処方監査・薬袋作成
　小児における処方では，医薬品名の間違いや相互作用の問題ばかりではなく，薬用量の間違いも起こる可能性があるため注意を要する。疑問点があれば処方医に疑義照会を行い，疑問点を解決した後に薬袋（）を作成して調剤を開始する。

(2) 秤量調剤・計量調剤・計数調剤の工夫
　小児における調剤では，散剤や水剤，軟膏の混合などの作業工程が細かく，時間を要することが多い。正確な調剤を行いながらも患者の待ち時間を少なくするためには，複数の薬剤師で調剤を行うこと，汎用される錠剤の粉砕予製などを行うことで調剤過誤のリスクを減らすことができる。

(3) 総検（総合監査）
　総検では，調剤薬監査（調剤された医薬品・規格・数・量・薬袋の指示などの確認だけではなく，異物の混入や散剤の分包誤差などの確認も含む）と処方監査とを行う。総検は薬を患者に渡す前の最終確認となるため，すべての問題を解決して完了とする。

3 調剤の受付

　調剤の受付では，単に処方せんを受け取るだけでなく，下記に示す項目などを確認することが，その後の調剤を正確に効率よく展開していくために重要な業務となる。

(1) 処方せんの必要事項の確認
　患者氏名・年齢・薬剤名・分量・用法用量・発行年月日・使用期間・病院もしくは診療所の名称および所在地または医師の住所・処方医師の記名押印または署名・保険者番号・被保険者証・被保険者手帳の記号・番号などを確認する。

(2) お薬手帳の有無・内容確認
　重複投与や相互作用のある医薬品を確認する。また，直前に受診した医療機関から処方された薬に対してどのような指示を受けているかを確認する。窓口において相談を受けることも多い。

(3) 面談にて確認できること
　①子どもの体重
　　体重の確認は必須である。

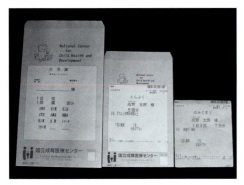
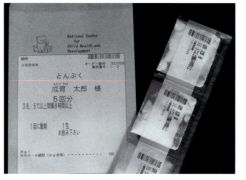

図　国立成育医療研究センターで使用している薬袋

　　薬局に体重計を置いておくとよい。
②剤形
　　飲みやすい剤形，また保護者が使用したことのある剤形かどうかを確認する。
③生活リズムなど
　　保育園では，薬の持参が禁止されている場合もあるため確認が必要である。
④患児以外に兄弟がいるか
　　保護者の育児経験や，子どもへの与薬経験の有無などについての情報があると指導しやすい。

4　処方監査

4-1　処方監査時の重点項目

1）医薬品特定の3要素

　処方せんに記載されている医薬品を正確に調剤するためには，「商品名」，「剤形」，「規格」の3要素を十分に確認することが重要である。
　さまざまな種類の剤形と規格が市販されているムコダインを例として表1に示す。

2）コンプライアンスへの影響を考慮する

　散剤の多い小児に対して，どの医薬品を選択し調剤するのかによって大きく嵩（かさ）が変わることもあり，嵩の大きさがコンプライアンスに影響を与える要因にもなりうる。

表1 ムコダインの場合

商品名	剤形	規格
ムコダイン錠250mg	錠	250mg/錠
ムコダイン錠500mg	錠	500mg/錠
ムコダインシロップ5%	シロップ	50mg/mL
ムコダインDS50%	ドライシロップ	500mg/g

3）思い込みによる調剤の危険性 —— 類似名・規格の医薬品

　思い込みによる調剤は最も危険であり，「剤形・規格」の確認を怠ると，成分量で過量調剤へ至る危険性が潜んでいることを忘れてはならない。特に，医療機関に勤務している薬剤師にとっては，「勤務先で採用されている医薬品の剤形と規格」を中心に把握しているにとどまる傾向となるため，これらの確認を怠ることのないよう，常に調剤時には医薬品特定の3要素（商品名・剤形・規格）を意識して業務を行う必要がある。以下，具体例（case1）を提示する。この他，間違いやすい医薬品名・規格のリストを提示する（表2）。

Case 1　思い込みによる調剤の危険性 —— 規格間違え

〈エリスロシンドライシロップの場合〉

　Rp. エリスロシンドライシロップ　200mg（成分量）　1日2回（朝・夕食後）7日分

　現在，エリスロシンドライシロップは2規格存在するため，上記7日分の処方1,400mg（成分量）を秤量したとすると，

　エリスロシンドライシロップ（100mg/g）→14gを秤量
　エリスロシンドライシロップW（200mg/g）→7gを秤量　　　　　　　　　　　となる。

　💡ポイント　しかし，「エリスロシンドライシロップ（100mg/g）」と思って「エリスロシンドライシロップW（200mg/g）」を取り違えて調剤すると，7gを秤量すべきところを14g秤量することになり，結果として"1日量で2倍量を調剤する"ことになる。

　このように規格の思い込み調剤は非常に危険である。規格は必ず確認して調剤を行うことを徹底する。

　アタラックスP〔アタラックスP散（100mg/g）または，アタラックスPドライシロップ（25mg/g）〕なども注意が必要である。

4-2　特に注意の必要な薬剤

　処方された薬剤に対して薬学的管理を行うことは当然であるが，下記に示すように特に薬理活性の強い薬剤，重篤な副作用をもたらす危険性の高い薬剤，薬物血中濃度を測

表2　間違いやすい医薬品名・規格リスト（国立成育医療研究センター採用医薬品）

医薬品名	規格		類似医薬品名	規格
ムコダインDS	500mg/g	VS	ムコダインシロップ5%	50mg/mL
カロナール細粒20%	200mg/g	VS	カロナール細粒50%	500mg/g
			カロナールシロップ2%	20mg/mL
アスベリン散10%	100mg/g	VS	アスベリンドライシロップ2%	20mg/g
アスベリンシロップ0.5%	5mg/mL	VS	アスベリンシロップ「調剤用」2%	20mg/mL
ワイドシリン細粒20%	200mg/g	VS	サワシリン細粒10%	100mg/g
			パセトシン細粒10%	
ビオフェルミン		VS	ビオフェルミンR	
ムコサールドライシロップ1.5%	15mg/g	VS	ムコソルバンDS3%	30mg/g
テオドールドライシロップ20%	200mg/g	VS	テオドール顆粒20%	200mg/g 徐放製剤
			テオドールシロップ2%	20mg/mL
セファクロル細粒10%	100mg/g	VS	セファクロル細粒20%	200mg/g
			L-ケフラール顆粒	375mg/包 複合顆粒
アタラックスPドライシロップ2.5%	25mg/g	VS	アタラックスP散10%	100mg/g
			アタラックスPシロップ	5mg/g
バルプロ酸ナトリウム細粒40%	400mg/g	VS	バルプロ酸ナトリウム細粒20%	200mg/g
			セレニカR顆粒40%	400mg/g 徐放製剤
クラバモックス小児用配合ドライシロップ	1.01g/包	VS	クラバモックス小児用配合ドライシロップ	0.505g/包
エリスロシンドライシロップW20%	200mg/g	VS	エリスロシンドライシロップ10%	100mg/g
シングレアチュアブル錠5	5mg/錠	VS	シングレア錠10	10mg/錠
メプチンドライシロップ0.005%	0.05mg/g	VS	メプチン顆粒0.01%	0.1mg/g
ナウゼリンドライシロップ1%	10mg/g	VS	ナウゼリン細粒1%	10mg/g
ノイチーム顆粒10%	100mg/g	VS	ノイチーム細粒20%	200mg/g
アシクロビル顆粒40%	400mg/g	VS	アシクロビルDS80%	800mg/g
リボトリール細粒0.1%	1mg/g	VS	リボトリール細粒0.5%	5mg/g
ホスミシンドライシロップ400	400mg/g	VS	ホスミシンドライシロップ200	200mg/g
メプチンミニ錠25μg	0.025mg/錠	VS	メプチン錠50μg	0.05mg/錠
デパケンR錠	100mg/錠 徐放製剤	VS	デパケン錠	100mg1錠

定して薬用量を決定する薬剤などは，前回処方と照合したうえでの調剤が求められる。

（1）ジギタリス製剤・抗てんかん薬

治療域が狭く，薬物血中濃度をモニターしている薬剤。

（2）糖尿病薬

投与量を誤った場合やほかの患者に投与された場合に，重篤な有害作用を及ぼす危険がある。

(3) 免疫抑制薬
投与量を誤った場合やほかの患者に投与された場合に，重篤な有害作用を及ぼす危険がある。

(4) ワルファリン
検査値をモニターしている薬剤。

(5) 抗がん薬
投与量を誤った場合やほかの患者に投与された場合に，重篤な有害作用を及ぼす危険がある。

(6) その他
特殊な用法で治療を行っている場合などは記録を取り，誰もがいつでも確認できるように薬歴管理を行うべきである。

4-3 他院での処方薬（持参薬）との照合

前医での短期処方薬，または長期処方薬についての処方内容や服用指示についての詳細を確認する。その他，あれば持参した処方せんまたは処方薬（持参薬）との照合を行う。

1）過去の服薬状況を把握

いままでのコンプライアンスの評価を行い，問題があればその解決へ導く。以下に具体例を示す（case2, 3）。

Case2　患児の飲みやすい剤形を聴き取って，今後に活かす

保護者の話　前医になるまでは，水薬を処方されることが多く，1回用量が多く飲みきれないことがあった。前医では散剤処方だったので，1回服用量が少なく，無理なく飲むことができた。

ポイント　今回が当院での初の処方となるので，調剤に反映できるか検討し，必要があれば疑義照会する。また今後の情報として記録する。

Case3　保護者の悩みを改善してアドヒアランスの向上につなげる

よくある悩み　テープ剤（ホクナリンテープなど）を処方されたが，子どもが剥がしてしまうので，困っている。

ポイント　子どもの手の届かない背中など，ほかにも貼れる場所があることを知っていたかを確認する。胸への貼付だけでなく患児の手の届かない背中でも効果があることを説明し，お薬を受け取ったときに不明な点などあれば，医師・薬剤師に相談するよう指導する。

2）他院からの処方薬について

今回の処方医よりどのような説明を受けているかを確認する。また，他院から処方されている薬に対する指示があったかどうかを確認する。こちらが問いかけるまで保護者は気が付かないことが多い。

3）同一成分（一般名）でも外観の異なる医薬品

同一成分でも選択する医薬品によって，メーカー・商品名・規格などが変わると，見た目・嵩が異なり，保護者は不安を抱く（case4）。

Case4　同一処方で外観の異なる医薬品を調剤するときの注意点

「（前医と）同じお薬をもう少し続けて飲みましょう」と先生からお話があった，と保護者。

不安材料 先発品・後発品などで調剤する薬が異なると見た目や嵩が異なることとなり，その薬を受け取る保護者側は「同じお薬と言われたのに…」と，不安を感じると同時に不信感も抱きかねない。

ポイント 薬を渡すときには十分な説明を行う。特に，保護者以外で薬の受け取りを頼まれた人（祖父母など）が来局した場合などは，情報伝達がうまくいくようにメモを添付するなどの工夫が必要である。

4-4　手書き処方せんの注意点

（1）文字が読めない

近年，処方オーダーのコンピュータ化によって手書きの読みづらい処方せんは少なくなったが，まったく存在しないわけではない。この場合に最も重要なのは，「（読めない文字を）無理して判読しない」ということである。処方医に確認することが最善の解決策である。

（2）記入漏れ・記載漏れ

特に「規格・剤形」の記入漏れが圧倒的に多い。以下のことが理由として考えられる。
①医師がすべての医薬品名を正しく覚えることは現実として困難である。
②処方せんを交付する医療機関が採用医薬品を限定して使用している場合が多いので，複数の規格が存在することを処方医も把握していない現状がある。

4-5　オーダリングシステムによる処方せんの注意点

オーダリングシステムとは，コンピュータにより医薬品を入力し，処方せんを作成・発行するシステムである。これにより，手書き処方せんでみられた「記載事項の漏れ」や「記載不備」等の形式上の問題は改善されてきている。また，医事課とも連携してい

る場合が多く，医療機関全体の効率化に役立っている。

1）オーダリングシステムでの初回処方での注意点

　オーダリングシステムでは，実際多くの場合，医薬品名の頭から2～3文字の読みを入力し，該当する薬品群から処方する薬剤を選択する方式になっている。したがって，処方しようとする医薬品の上下あるいは前後の医薬品を誤って選択した場合には，まったく異なる薬剤が処方され，調剤されることとなる。

2）オーダリングシステムによる2回目以降の処方での注意点

　オーダリングシステムでは，前回処方を呼び出すことができ，閲覧・確認することができる。さらに，コピー＆ペーストで前回と同じ処方を発行することが容易になることから，オーダリングシステム特有の過誤事例も発生するので注意が必要である。以下に，注意点をあげる。

（1）システムによる誤入力（薬品名・桁…）
①医薬品の選択違いの例
　誤　アスピリン30mg　1日3回5日分
　→　正　アスベリン30mg　1日3回5日分
②処方量の桁違いの例
　誤　オノンドライシロップ　0.6mg　1日2回　5日分
　→　正　オノンドライシロップ　60mg　1日2回　5日分
　上記のような場合，小児科の処方を習熟した薬剤師なら気づくが，成人を中心に調剤することが多い薬剤師の場合は見過ごされる可能性がある。

（2）誤って入力された処方が再度処方される危険性あり
　前述の（1）でも述べたが，前回誤って処方されたものが訂正されないまま，コピー＆ペーストされて，次回も処方されてしまう場合がある。

（3）前回処方のコピーで，不必要な処方も提示されてしまう（例：屯用薬など）
　「前回受診時にたまたま熱発しており，坐薬の処方があった」場合などに，前回時のみ必要とされた医薬品が処方せん上削除されないまま，コピー＆ペーストにて不必要に処方される場合がある。

小児の用法・用量について

　ここ近年，適応追加により添付文書にも小児の用法・用量の記載が少しずつ増えてきているが，まだまだ不十分であることに変わりはない。したがって，添付文書上に記載がない場合には表3のような表をもとにして確認することが重要である。

　小児の年齢に合わせた薬用量の目安を算出したい場合には，Augsbergerの換算式が用いられることが多い。また，Augsbergerの換算式による用量を計算しやすい近似値にしたvon Harnackの換算表（表3）が簡便な方法として汎用される。しかし表3のような薬用量の換算表は未熟児や新生児の薬用量は該当し難い。また，ジギタリス製剤などの新生児特有の薬物代謝速度が反映される薬品に関しても，同様に注意を要する。

　小児の年齢ごとの体重については，男女差も含め幅もあるが，公的な調査結果を参考にした表4の数値がある程度の目安となる。あくまでも処方量確認時の目安であるので，必要時にはその場で確認を行う。

 小児への禁忌薬

　成人では通常安全に使用されている薬剤であっても，小児には「警告」，「禁忌」となる場合があり，添付文書上「6カ月未満の乳児に対しては禁忌である」，「低出生児・新生児に禁忌」といった記載がなされていることがある。

表3　体表面積によるハルナック（Harnack）の「換算表」

年　齢	3カ月	6カ月	1歳	3歳	7.5歳	12歳	成人
薬用量比	$\frac{1}{6}$	$\frac{1}{5}$	$\frac{1}{4}$	$\frac{1}{3}$	$\frac{1}{2}$	$\frac{2}{3}$	1

表4　年齢別の体重の目安

年　齢	誕生	3カ月	6カ月	1歳	2歳	3歳
体　重	3kg	6kg	8kg	10kg	12kg	14kg

年　齢	4歳	5歳	6歳	9歳	13～14歳
体　重	16kg	18kg	20kg	30kg	50kg

〔厚生労働省雇用均等・児童家庭局:平成22年乳幼児身体発育調査報告書，文部科学省生涯学習政策局調査企画課:平成26年度学校保健統計調査 を参考に作成〕

成人の調剤を中心に行っている場合にはこうした点の注意がおろそかになることがあるので，来局した患児がこれら禁忌項目に該当するか否かを十分に確認してから，調剤することが必要である。

また，禁忌であっても使用する場合もあるので，疑義照会をすると同時に，エビデンスの確認を行うべきである。以下，添付文書上に記載ある医薬品名・記載事項を提示する。

(1) ロペラミド塩酸塩（ロペミン小児用細粒）
禁忌：低出生体重児，新生児および6カ月未満の乳児［外国で，過量投与により，呼吸抑制，全身性痙攣，昏睡等の重篤な副作用の報告がある］
原則禁忌：6カ月以上2歳未満の乳幼児［外国で過量投与により，中枢神経系障害，呼吸抑制，腸管壊死に至る麻痺性イレウスを起こしたとの報告がある］

(2) オセルタミビルリン酸塩（タミフルドライシロップ）
使用上の注意—小児等への投与：1歳未満の患児（低出生体重児，新生児，乳児）に対する安全性は確立していない。国外で実施されたドライシロップ剤による第Ⅲ相治療試験において，体重8.1kg未満の幼小児に対する使用経験はない。

『お薬手帳』と『かかりつけ薬局』のススメ

　薬局の窓口や病棟でお薬手帳について尋ねると，「持っている」と答える方がほとんどですが，「今お手元にありますか？」と尋ねると，「家にあります」，「今は使っていないです」，「どこにあるかわからないです」などと言われ，ときには「薬の内容は変わっていないし，お金がかかるならシールはいりません」と言われることもあります。

　お薬手帳は，現在服用中の薬の名前や用法・用量，相互作用などを確認できるだけでなく，複数の医療機関からの処方を一括管理でき，わずかな処方変更から病状の推移をイメージできるのが特長です。また，処方内容が変わらなくても，受診タイミングからアドヒアランスなどが推察できる貴重な情報源です。過去の震災の折にも，病院や保険薬局などの医療機関がまだ復旧していない時に患者さんの役に立ちました。

　そのほか，お薬手帳はアレルギー歴や副作用歴とともに，特に小児においては「あの時のあの薬がダメだった」と患児の苦手な薬を把握することができ，アドヒアランス向上のための処方設計にも役立ちます。小児特有の細かな用量設定についても，製剤として0.5gなのか，成分量として500mgなのかといったことがわかり，特にハイリスク薬の用量を確認する際に，紹介状でわからなかったことがお薬手帳に記載されており役立つことがあります。したがって，患者さんや保護者の方には，保険証，母子手帳，乳児医療証，診察券と一緒に，お薬手帳も母子手帳ケースやポーチに入れて置き場所を決め，外出するときは必ず持って出かけるようにアドバイスをしましょう。

　お薬手帳とともに重要なのが，かかりつけ薬局です。小児の散剤や水剤の処方は市販の包装単位で調剤できないことが多く，保険薬局によって見た目が異なることがあります。かかりつけ薬局を作り，アレルギーや副作用の経験，病状などとともに，好みの調剤方法も伝えておけば薬局に記録が残って役に立つということを，患者さんや保護者の方へ知らせることも大切です。

(3) メフェナム酸（ポンタールシロップ）

使用上の注意―小児等への投与：小児のインフルエンザに伴う発熱に対しては，原則として本剤を投与しないこと。新生児には極度の体温上昇などやむを得ない場合のみ投与すること［新生児は一般に体温調節機構が不完全なため，本剤の投与により過度の体温低下を起こすおそれがある］

(4) アスピリン（アスピリン錠）

使用上の注意―小児等への投与：15歳未満の水痘，インフルエンザの患者に投与しないことを原則（米国においてサリチル酸系製剤とライ症候群との関連性を示す疫学調査報告がある）とするが，やむを得ず投与する場合には，慎重に投与し，投与後の患者の状態を十分に観察すること

(5) ジクロフェナクナトリウム（ボルタレン坐剤）

警告：幼小児・高齢者または消耗性疾患の患者は，過度の体温下降・血圧低下によるショック症状があらわれやすいので，これらの患者には特に慎重に投与すること

(6) ミノサイクリン塩酸塩（ミノマイシン顆粒）

使用上の注意―小児等への投与：他の薬剤が使用できないか，無効の場合にのみ適用を考慮すること。［小児（特に歯牙形成期にある8歳未満の小児）に投与した場合，歯牙の着色・エナメル質形成不全，また，一過性の骨発育不全を起こすことがある。］

(7) テオフィリン（テオドールドライシロップ）

〈用法・用量に関連する使用上の注意〉―注意すべき投与対象等：2歳以上の重症持続型の患児を除き，他剤で効果不十分な場合などに，患児の状態（発熱，痙攣等）等を十分に観察するなど適用を慎重に検討し投与する。なお，2歳未満の熱性けいれんやてんかんの痙攣性疾患のある児には原則として推奨されない。

(8) クロラムフェニコール（クロロマイセチンパルミテート液）

禁忌：低出生体重児，新生児［クロラムフェニコール過量投与によりGray syndromeが発症し，その予後が重篤である］（「小児等への投与」の項参照）

使用上の注意―副作用―小児等への投与：低出生体重児，新生児には投与しないこと［Gray syndrome（腹部膨張に始まる嘔吐，下痢，皮膚蒼白，虚脱，呼吸停止等）があらわれる］

7 疑義照会

1）疑義照会の種類

処方せん中の疑義としては，①法令によって記載すべき事項が記載されていないなどの事務的なものと，②薬学的な疑義事項，がある。
- **①事務的な疑義照会**：必要事項の記載漏れ・処方せんの有効期限切れなど
- **②薬学的な疑義照会**：薬用量・相互作用・薬剤剤形など

2）疑義照会に必要な事項

調剤は決して推測で行ってはならず，薬学的見地から疑義が解消されなければ，疑義が解消されるまで調剤を行ってはならない。疑義照会での必要事項として，以下のものがあげられる。
- **①薬歴情報の共有化**：患者から情報を得る。これにより，過去の副作用経験を薬歴によって気づいたり，ほかの医療機関からの重複投与を防ぐことが可能になる。
- **②患者への説明と理解**：受け付けた処方せん中に疑義照会すべき事項が発見された場合は，患者にその旨を説明し理解を得ることが大切である。特に，医師が手を放せない状況であるなどで，疑義照会に時間がかかる場合には，患者にその理由を説明して理解を得る。

3）疑義照会例

当院での疑義照会の内容と検討をcase5～8で報告する。

Case5　剤形選択ミスの回避例

Rp. 救急診療科　7歳
アスベリンシロップ0.5%　45mL　1日3回　3日分

疑問 アスベリンシロップ（5mg/mL）の小児用量は3～6歳では3～8mL/dayであり，また成人でも12～24mL/dayであるため，アスベリン散ではないか。

結果 アスベリン散45mg　1日3回　3日分 へ変更となった。

ポイント 処方剤形の選択ミスによる照会内容である。処方量から推察すれば，疑義照会は確実に行われるべきものであろう例である。

Case6　過量投与の回避例

Rp. アレルギー科　2歳9カ月
アタラックスPドライシロップ2.5%　10mg
ホクナリンドライシロップ0.1%　3mg
プレドニゾロン散1%　10mg
　　　　アナフィラキシー時　5回分

疑問 ▶ ホクナリンドライシロップの量は，通常0.04～0.05mg/kgであり，3歳児の通常用量は0.3～0.5mg程度のため，小児にしては多すぎる。0.3mgではないか確認したい。

結果 ▶ ホクナリンドライシロップ0.3mgへ変更となった。

患者のバックグラウンド ▶ アトピー性皮膚炎や食物アレルギーがあり，気管支喘息の疑い，母も小児喘息寛解状態，卵に対して食事制限実施中。

ポイント ▶ アナフィラキシー時の処方として出された。ベテラン薬剤師なら間違いなく疑義照会を行うだろうが，新人薬剤師の場合や非常に立て込んでいるときなどは，見過ごされる可能性があるかもしれない例である。

Case7　過少投与の回避例

Rp. 神経内科　1歳7カ月
ネルボン散1%　　0.5mg　1日2回　3日分
エクセグラン散20%　11mg　1日2回　3日分

疑問 ▶ 今回からネルボン追加のため，エクセグラン散を減量したと患者から聞いているが，減量が著しいので処方量の確認をしたい（前回まで140mgで処方あり）。

結果 ▶ エクセグラン散110mg　1日2回　3日分へ変更となった。

ポイント ▶ 照会に該当した薬（今回はエクセグラン散）が，薬用量の大きな変動をする薬か否かを把握しているかがポイントである。患者の話だけで了解せず，疑義照会を行うべきである。

Case8　投与日数変更の回避例

Rp. 総合診療部　5歳
ワイドシリン細粒20%　500mg　1日3回　2日分

疑問 ▶ 次回月曜日に受診予定だがそれまでの薬が足りないと，患者の父親が言っている（金曜日時点）。

結果 ▶ （木曜日時点）前日にも同じ薬を2日分処方しているのでこの投与日数でよい（処方変更なし）。

補足 ▶ 問い合わせの処方せん発行は金曜日。この前日の木曜日には，母親が同伴して薬を受け取っていた。

> 💡**ポイント** 家族内での情報共有が不十分であったために疑義照会となった例である。このように服薬状況について理解していない父親や祖父母が薬だけを受け取りに来ることなどは日常よくある場面である。この場合には，薬を実際に扱う当事者に直接指導説明できないので，確実な伝達手段を考える必要がある。

● 参考文献

1) 日本薬剤師会・編：調剤指針 第十三改訂，薬事日報社，2013
2) 師 研也：小児用医薬品集 第2版，薬事日報社，2005
3) 薬業研究会・編：保険薬事典，じほう，2014
4) 横田俊平，田原卓浩，橋本剛太郎：小児の薬の選び方・使い方 改訂3版，南山堂，2010
5) 各医療用医薬品添付文書

2 調剤の実際（散剤調剤）

はじめに

　小児は嚥下能力が未発達であり，5歳くらいになってはじめて錠剤を服用できるようになる。これについては個人差も大きく，カプセル剤はさらに年齢が高くならなければ服用できない。また小児患者に対しては，主に体重を基準とした投与量の調節が必要となり，錠剤やカプセル剤の剤形単位では投与ができない場合も多い。

1 散剤調剤

　前述のように，小児の嚥下能力による剤形選択，体重による投与量調節が必要となることから，小児患者の内服薬は散剤が中心となり，調剤業務においては，散剤調剤が作業量的にも時間的にも非常に大きな割合を占めることとなる。
　小児患者に投与される散剤の特徴と注意点を表1に示す。

1-1 調剤内規

　こうしたなかで最適な調剤を行うためには，各薬局において調剤内規というかたちでしっかりと調剤方法を統一することが重要である。調剤方法を統一することにより，患者には常に一定の方法で調剤された薬剤が交付され，薬局内でのミスを減らすことも可能となる。

表1　小児患者に投与される散剤の特徴と注意点

- 量が少ないため，秤量する際に誤差が生じやすい（秤量誤差）
- 量が少ないため，分包する際に誤差が生じやすい（分包誤差）
- 1回の服用量が多くなると服用できない
- 新生児・乳児から中学生・高校生まで投与量に幅がある
- 小児に適した剤形が少ないため，錠剤の粉砕や脱カプセルを行うことが多い
- 散剤の見分けがつきにくい
- 作業が複雑でミスが起こりやすい
- 散剤が多いためミスを発見しにくく，重大な結果につながるおそれがある

1-2 処方監査，秤量時の工夫

　また処方監査時および秤量時には，薬用量の十分な確認を行うことが重要である。小児においては同じ薬剤を同じ薬用量投与しても，年齢や体重等により，ある患者においては最適，別の患者には投与量不足，また別の患者には過量となる。こうした薬用量のミスが，小児においては常に起こりうる事態であることを念頭に置くべきである。

1）散剤の処方監査

　患者氏名と年齢・体重等を確認のうえ，処方せんに記載された薬品名・用法用量を確認する。処方せん上の薬用量は，薬剤の成分量で記載されている場合と，実際に秤量する量（製剤量）で記載されている場合があるため，十分な注意が必要である。case1に示すように，処方内容について疑問点があれば必ず処方医に疑義照会を行い，疑問点を解決した後に調剤を行う。

Case1　成分量か製剤量か指示がわかりにくい処方せん

20kgの患児で，水痘治療のためにアシクロビルを投与。

ゾビラックス顆粒40％　1.6g　1日4回（朝・昼・夕食後・寝る前）　5日分

　この場合，1日量の1.6gが実際に製剤を秤量する量だとすると，ゾビラックス顆粒40％は，アシクロビル400mg/gを含有するので，成分量（アシクロビル）として1日640mgとなる。

疑問　この患児が水痘の場合，添付文書より治療に必要なアシクロビルは，1回20mg/kgを1日4回経口投与で，必要1日量＝20（mg）×20（kg）×4（回）＝1,600mgすなわち1日量は1,600mgであり，1.6gは1,600mgを指しているとも考えられるため，確認が必要である。

結果　ゾビラックス顆粒40％　1,600mg（成分量）　1日4回（朝・昼・夕食後・寝る前）5日分

に変更となった。

2）散剤の秤量

　「商品名」，「規格」，「薬用量」，「年齢・体重」を確認し，散剤を秤量する。配合変化などの再確認をし，必要に応じて賦形を行う。

　散剤は微細な白い粉末の製剤が多く，異なる医薬品を取り違えた場合，粉末の状態からでは間違いを発見することが困難な場合が多い。また，同じ医薬品で同じ量を秤量したとしても，濃度が10倍濃い医薬品を取り違えて秤量してしまうと，患者は10倍量を服用してしまうこととなる。（❸　散剤の倍散の予製について　参照）

　散剤秤量の手順として，図1に紹介する「3回確認法」にて秤量し，さらに処方せんにメモをとるなどして慎重に秤量することが重要である。可能であれば散薬監査システ

①1回目の確認（棚から薬品を取るとき）

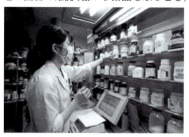

右手に薬匙を持つ。装置瓶のラベルで医薬品名，規格を確かめた後，装置瓶を左手で取る

②2回目の確認（秤量時）

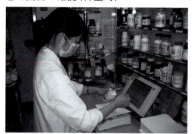

薬匙を用いて処方量を秤量し，同時に医薬品の確認と品質チェックを行う。

③3回目の確認（棚へ薬品を戻すとき）

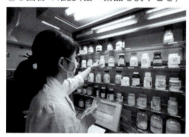

装置瓶を元の位置に戻す際に，もう一度ラベルを読み，秤量した医薬品の確認を行う。

図1　散剤の調製──3回確認法

ムを導入し，厳重なチェックを行うことが望ましい。また，粉検時に確実な監査を行うため，秤量時には1薬剤ごとに秤量紙にのせるとよい。

2 散剤の賦形剤の目的と実際の使用

2-1　賦形剤とは

　賦形剤とは，薬剤に薬効のない成分を追加することにより，薬剤の嵩を増やすためのものである。散剤に賦形剤を加えることによって，次のようなメリットがある。
（1）賦形剤のメリット
　①秤量誤差や分包誤差を少なくすることが可能となる
　②濃度を低くすることで，分包紙内に残って服用できない薬剤の影響が少なくなる

表2 乳糖で賦形を行わない例

一般名〈主な商品名〉	理　由
アミノフィリン〈ネオフィリン®など〉	乳糖と混合すると黄色に変色するため，デンプンで賦形
イソニアジド〈イスコチン®など〉	乳糖と混合すると力価が低下するため，デンプンで賦形
β-ガラクトシダーゼ（ペニシリウム）〈ミルラクト®など〉	乳糖不耐症の消化不良改善に使用：乳糖不耐症患児が乳糖を服用すると下痢や腹部膨満などを起こすため，賦形は行わない

（2）賦形剤のデメリット

一方で，以下のような点に注意が必要である。
①患者によっては，通常賦形剤に用いられる成分を服用できない場合がある（乳糖不耐症など）
②薬剤と賦形剤とを混合することにより，化学的変色や力価の低下を起こす場合がある
③賦形剤により成分量濃度が薄くなることで，服用量が増え飲みきれなくなるなど，かえって服用しづらくなる
④賦形剤を加えることにより，外観的にほかの薬剤との区別がつきにくくなる

2-2　賦形剤の種類

散剤の賦形剤は，通常，乳糖またはデンプン，あるいは乳糖とデンプンの混合物である。粉末乳糖やデンプンは流動性が悪く賦形剤としては扱いにくい。
広い粒度分布をもつ結晶乳糖（EFC：extra fine crystal）は，混合性，流動性などに優れており，当院では表2に示す一部の薬剤を除き，EFCにて賦形を行っている。

2-3　賦形剤の量

賦形剤の量を増やすと誤差を少なくできるが，小児では1回に服用できる量に限度があるため，賦形剤の量が多すぎると全量を服薬できなくなるといった問題が起こる。
散剤の自動分包機の精度を確認し，一般的に1回服用量を0.3～1gの間にするように賦形剤を加える方法がとられることが多い。「調剤指針（日本薬剤師会・編）」を参考に，当院では，1回服用量が0.25gに満たない場合は，1回量が0.3gになるように賦形剤を加える（case2）。

Case2　当院での賦形剤の添加例

0.01%チラーヂンS散　15μg　1日2回（朝・夕食後）　7日分
1回服用量が0.25gに満たない場合は，1回量が0.3gになるように賦形剤を加える。この場合，チラーヂンS散の1回服用量は0.075gであり，0.25g未満となる。そこで，1回量が0.3gになるように，1包当たり0.225gの賦形剤を加える。

2-4 賦形剤の添加を行わない例

次に示すような一部の薬剤については，賦形剤の添加を行っていない。
①**顆粒剤**：賦形剤とは粒子径が異なり，均一に混合できないため
②**ドライシロップ剤**：用時，溶解または懸濁して用いる製剤のため
③**漢方薬**：お湯に溶かして飲むことがあるため

ただし，顆粒剤やドライシロップをそれ以外の散剤と配合した場合は，均一に分包を行うために賦形を行う。

3 散剤の倍散の予製について

　小児の散剤調剤においては，市販の製剤の濃度を薄めた倍散を予製して用いることも多い（表3）。こうして予製された倍散は，薬用量の少ない新生児や乳児の調剤時には簡便であり，誤差を少なくするために有効である。しかしその一方で，この低濃度の倍散をすべての調剤で用いた場合，薬用量の多い患者にとっては，嵩が多くなりすぎて服用が困難となる場合もある。以上のことから2規格の濃度の散剤を常備する必要がある薬剤も存在する。

　複数の濃度の散剤が存在する場合，取り違いや濃度の認識の誤りから，誤った成分量を調剤してしまう危険性がある。万が一，こうしたことが起こった場合には重大な結果につながる可能性があるため，倍散調製時や充填時のダブルチェックなど，調剤時には十分な注意を払い，確認を絶対に怠ってはならない。また，調剤する成分の量が正しかったとしても，どちらの倍散を秤量するかで，調剤された散剤の嵩や外観に違いが生じる。患者本人や家族の混乱を防ぐため，調剤内規で調剤方法を統一することが大切である。

4 錠剤の粉砕と脱カプセル

　散剤が市販されていない場合，錠剤の粉砕やカプセル剤の脱カプセルなどで対応することがある（case3）。インタビューフォームや，「錠剤・カプセル剤粉砕ハンドブック」（じほう）などを参考にして粉砕や脱カプセルによる影響を確認し，不都合があれば他の散剤や液剤を処方医にまず提案する。しかし錠剤の服用ができない患者や，細かな投与量の調節を優先する患者に対しては，色の変化や苦味といった問題は，粉砕を禁止する条件にはならない。そのため，徐放性や腸溶性といった薬学的問題のある薬剤を除いては，やむをえず粉砕や脱カプセルをして調剤することが多い。

表3 当院で繁用される散剤の院内製剤品・予製品（錠剤粉砕・倍散製造）

散剤の院内製剤品・予製品	材　料	院内で2規格ある品目
アーチスト散　1％	錠剤	
アスピリン散　10％	原末	○
アムロジピン散　1％	錠剤	
アルダクトンA散　1％	細粒	○
イソプリノシン散　50％	錠剤	
イムラン散　10％	錠剤	
インデラル散　1％	錠剤	
ウインタミン散　1％	細粒	○
エナラート散　0.1％	散剤	
カタプレス散　0.02％	錠剤	
ギャバロン散　1％	錠剤	
グリチロン散　2錠＝1g	錠剤	
コートリル散　2％	錠剤	
サラゾピリン散　50％	錠剤	
ジゴシン散　0.01％（院内1規格のみ）	散剤	
ダイアモックス散　10％	原末	○
ダントリウム散　1％	カプセル	
デカドロン散　（1.5mg/包　救急外来用予製）	錠剤	
ヒドロクロロチアヂド　5％	錠剤	
ファモチジン散　1％	散剤	○
フラジール散　10％	錠剤	
フルコナゾール　10％	錠剤	
プログラフ散　（0.1mg/包　予製）	細粒	○
フロリネフ散　0.005％	錠剤	
ベンフォチアミン　10％	錠剤	
ポラキス散　1％	錠剤	
ミニプレス　0.2％	錠剤	
メドロール散　2％	錠剤	
ラシックス散　0.4％	細粒	○
リスパダール散　0.1％（院内1規格のみ）	細粒	
レバチオ　5％	錠剤	
ロゼレム　1％	錠剤	
ロンゲス散　1％	錠剤	

Case3 当院での脱カプセルの調剤例

ジフルカンカプセル（50mg）　12mg　1日1回（朝食後）　7日分
　この場合，ジフルカンの1回服用量は0.24カプセル分であり，0.25g未満となる。そこで，1回量が0.3gとなるように，下記のような比例計算で賦形剤を加える。

表4 抗悪性腫瘍薬や免疫抑制薬の秤量・調剤例

抗がん薬	イマチニブメシル酸塩	錠剤粉砕
	シクロホスファミド水和物	錠剤粉砕
	ブスルファン	散剤秤量
	メトトレキサート	錠剤粉砕
	メルカプトプリン水和物	散剤秤量
免疫抑制薬	アザチオプリン	錠剤粉砕
	タクロリムス水和物	細粒秤量
	ミコフェノール酸 モフェチル	脱カプセル

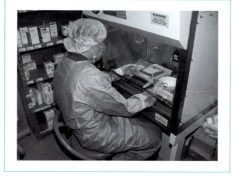

図2 細胞毒性を有する薬剤の秤量

ジフルカンの薬用量　賦形剤を加えた後の秤量値
7日分：2カプセル分 ＝ 7日分：2カプセル分を何gにするか？
84mg：100mg ＝ 2.1g：Xg
X ＝ 100mg×2.1g/84mg＝2.5g

　まず，2カプセル分のジフルカンを脱カプセルしたものに賦形剤を加えて2.5gとし，よく混和する（ジフルカン100mg/2.5g）。そのうちの2.1gを秤り取り，ジフルカン84mg/2.1g（7日分）とする。

抗がん薬や免疫抑制薬の秤量調剤について

　表4に示すような抗がん薬や免疫抑制薬等の細胞毒性を有する薬剤の秤量調剤を行う場合は，調剤者の安全を確保するために，マスクや帽子，プラスチック手袋などを着用したうえで（図2），調剤や分包，清掃などを行うことが必要である。また，異物混入防止のために，秤量紙は使用の都度廃棄し，薬匙，乳鉢，乳棒などは，使用の都度十分な洗浄を行う。秤量した散剤はパイルパッカーを用いて分包することが望ましいが，通常の分包機を用いる場合には，使用後，入念に清掃を行う必要がある。

6 粉検・分包について

　多くの散剤は，外観が似ており区別がつきにくい。このため秤量後，分包を行う前に「粉検」という秤量とは異なった視点から，薬剤の種類や量についての確認をもう一度行うことが重要である。問題がなければ，処方ごとに散剤の混和を行う。
　この際，顆粒剤と細粒剤などのように，混和しても混ざらない薬剤などは二度撒きにするなどの工夫が必要である。また，転逃性のある顆粒（イトリゾールやタケプロンの

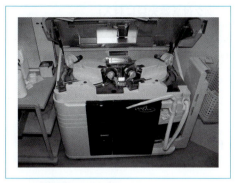
図3　円盤型の分包機

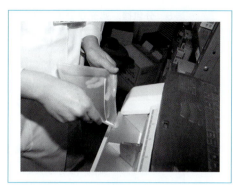
図4　往復型分包機での作業

脱カプセルなどを含む）は分包誤差を生じやすいため，円盤型（図3）の分包機では分包が難しく，往復型（図4）で分包を行うなどの工夫が必要である。

そこで日頃から，それぞれの散剤の物性（色，光沢，粒子径，流動性，嵩，におい，味，飛散性など）を観察して記憶しておくことが重要である。

7　散剤の充填について

散剤は微細な白い粉末が多く，錠剤や外用剤のように一目で見分けられないものが多い。したがって，充填時に誤って充填してしまうと大きな医療事故につながることがある。充填の際は細心の注意を払い，2人で確認した後に充填するか，散薬監査システムを用いて充填を行うようにする。

8　散剤の保存方法について

遮光すべき薬剤は，分包後，遮光できる袋に入れ，それをさらに通常の薬袋に入れて交付する。薬袋には光を避けて保存する必要がある注意点を記載する。当院では表5に示す薬剤などを，分包後，チャック付き遮光袋に入れることとしている。

9　飲みやすくするための工夫

前述したように，しっかりとした調剤内規に従って一定の調剤を心掛けることが，リスクマネジメントの観点からも重要である。その一方で小児においては，服用できる薬

表5 分包後，遮光が必要な薬剤例（チャック付き遮光袋に封入）

調剤／条件	一般名（商品名）剤形
秤量	アルファカルシドール（アルファロール®）散
	ニフェジピン腸溶（セパミット®R）細粒
	ユビデカレノン（ノイキノン®）顆粒
	ヨウ化カリウム散
粉砕調剤	オンダンセトロン塩酸塩水和物（ゾフラン®）錠
	葉酸（フォリアミン®）錠
その他	光にあてることで，力価が低下するもの，変色が著しいもの

の大きさや量に限界があり，下記に示すように，内規から外れて例外的に対応することが必要となる場合もある。

1）錠剤の調剤

錠剤を服用可能であり，細かな投与量が要求されなければ，なるべく散剤を避けるほうがよい。錠剤にすれば，味やにおい，刺激性などをマスクでき，さらに安定性の面でも有利な点が多い。サラゾピリン錠などのように大きな錠剤が服用できないという場合には，1錠分を服用する場合でも，1回に半錠を2個内服という形で半割調剤を行う場合がある。

2）原末調剤

特に新生児の場合は服用できる量にも限界があるため，ごく微量であるにもかかわらず，処方医からの依頼により賦形剤なしで散剤の調剤を行うことがある（case4）。こうした場合には誤差が大きくなる可能性がある旨を医師に対して説明し，対応を協議するとよい。そのまま調剤する場合には秤量誤差や分包誤差に対して，さらなる注意が必要である。

Case4　賦形剤を加えない調剤例（乳児）

0.01％チラーヂン®S散　15μg　1日3回（8時間ごと）　7日分
（処方医の指示により原末にて調剤）

この場合，チラーヂン®S散の1回服用量は0.05gであり，0.25g未満となるが，原末にて調剤し，賦形剤を加えないよう処方医より指示があったため，乳糖等の賦形剤は加えずに調剤を行う。賦形剤を加えない主な理由として，病態的に水分制限が必要な場合である。散剤は水に溶いて投与するため，投与量が増えると水の量も増え，水分負荷が大きくなる。特に低出生体重児で，慢性肺疾患：動脈管開存症を伴う場合等は水分制限が必要となる。

表6 散剤の代わりに錠剤粉砕して提供する薬剤例

市販されている散剤の薬剤名	粉砕する原料医薬品名	粉砕の理由
ラシックス®細粒4%（40mg/g）	ラシックス®錠	嵩が多く飲みにくい
プレドニゾロン散「タケダ」1%（10mg/g）	プレドニゾロン「タケダ」錠	嵩が多く，苦くて非常に飲みにくい
チラーヂン®S散0.01%（100μg/g）	チラーヂン®S錠	ざらざらして水に溶けにくく，飲みにくい
メチコバール®細粒0.1%（1,000μg/g）	メチコバール®錠	大量内服の場合，嵩が多すぎて飲めない

3）錠剤の粉砕

　散剤が市販されているにもかかわらず，あえて錠剤の粉砕を行って調剤する場合がある。表6にその例を示す。

3 注射薬調剤

注射薬調剤業務の変遷

　注射薬調剤業務においては，年々薬剤師の役割が拡大しつつある。病棟ごとに定数というかたちで注射薬を払い出していた時代から，注射処方せんに従って患者個人ごとの取り揃えと，個人用の引き出しの付いた注射カートでの払い出しに代わり，薬用量，適応，投与速度，投与ルートといった内容の監査が行われるようになった。

　さらに，これまで主に看護師が行っていた注射薬の混合調製業務を薬剤の専門家として薬剤師が行い，そのまま投与できる状態で病棟に払い出すようになってきている。

注射薬の混合調製

　注射薬混合調製では注射薬の配合変化や安定性に十分注意して調製する必要があり，これは小児に特有なことではない〔本項 ③ 〜 ⑦（p.27〜33）を参照〕。薬剤師として注射薬調剤業務に関わるのであれば，配合された注射薬の品質の確保などの付加価値を付けるためにも，こうした知識をより深め，業務にあたることが重要である。一方，小児科領域の混合調製では，体重・年齢による細かな薬用量の計量が要求されるため調剤手技にもいくつかの特徴がある。混合調製の実際は「第Ⅰ章 ⑥ 新生児集中治療室（NICU）」の項を参照されたい。

点滴ルートの制限

　小児においては点滴ルートの確保が難しいため，限られたルートから多くの薬剤を混合調製して点滴することが多い。こうしたことから配合変化について理解し，十分な知識をもったうえで取り揃え・監査・混合調製業務を行う必要がある。

配合変化とその要因

注射薬の配合変化は大きく分けて，物理学的配合変化と化学的配合変化とに分類される。

1）物理学的配合変化

主にpHの変化による薬物溶解度の減少によって起こる。混濁や沈殿などの外観変化を伴うものが多い。

2）化学的配合変化

難溶性の塩・キレートの生成，酸化還元反応，加水分解，光分解などがある。着色や沈殿など外観変化を伴う場合と，伴わない場合がある。外観変化を伴わない場合には配合変化が生じているか確認できないため，注射剤の性質について把握する必要がある。

配合変化の要因は，①溶解性が要因となるもの，②安定性が要因となるもの，③溶解性と安定性の両方が要因となるもの——の3つに分類される（表1）。

 化学的配合変化の例

1）酸塩基反応

例　製剤の安定性確保のために酸が加えられている高カロリー輸液と，炭酸水素ナトリウムであるメイロン注を混合すると，点滴ルートに発泡がみられる。

表1　配合変化の要因

①溶解性が要因となるもの
・緩衝能　・希釈度　・溶解度
②安定性が要因となるもの
・時間　・光　・反応性　・濃度　・酸素
③溶解性と安定性の両方が要因となるもの
・温度　・pH　・添加剤

2）加水分解

例 高カロリー輸液その他に含まれる亜硫酸塩により，ガベキサートメシル酸塩（注射用エフオーワイ®）やチアミンなどが加水分解する。これらの反応は，外観変化を伴わないことがあるため注意が必要である。アンピシリンなどもブドウ糖含有の輸液中では分解が早いので用時溶解となる。

3）酸化還元反応

例 アスコルビン酸が他のビタミンを分解する。5％ブドウ糖液注でネオラミン・スリービー液とアスコルビン酸が混合されると，6時間程度でビタミンB_{12}は残存率0％になる。

4）メイラード反応による着色

例 糖電解質輸液のブドウ糖などのカルボニル基と，アミノ酸輸液のアミノ酸などのアミノ基の反応による着色反応。各種輸液では亜硫酸塩の添加で反応を抑制している。ほかにネオフィリン注のエチレンジアミンと輸液中のブドウ糖となどで着色が起こる。この反応は高温なほど，pHが高くなるほど進行しやすい。酸素やリン酸塩が存在すると反応は促進される。

5 市販注射薬のpH

現在市販されている注射薬の多くはpH5～7に集中している（図1）。こうした薬剤同士であれば，混合調製を行ってもpHの違いによる配合変化の起こる可能性は低くなるが，図1に示すとおり，一部の薬剤はpHが高いか低いかに偏る。こういった薬剤については以下に紹介する方法により，配合変化を予測することが重要となる。

6 配合変化の調べ方

多数の注射薬・輸液を混合調製して投与するとき，その配合変化はしばしば治療上の問題となる。配合変化を未然に防ぐために物理的配合変化（pH変化に伴う溶解度変化）を対象として多くの配合変化予測法が開発されてきた。その一部を紹介する[1]。

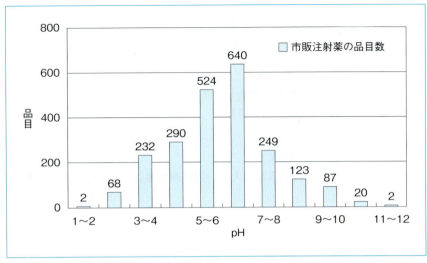

図1　市販注射薬のpH（2,237品目）

1）直接法

　この方法は注射薬を実際に混合して調べる方法である。注射薬の組み合わせが無限とあるため，すべてを混合することは不可能である。

2）間接法

　この方法は実際には注射薬を混合して調べるのではなく，理論式などで推定して予測する方法である。

(1) pH変動試験法

　pH変動試験法とは試料（10mL）のpHを測定し，その後，酸・塩基を加えてpHを変化させる。そのときに外観変化が起こるかを肉眼で確認し，変化が現れたpH点を変化点とする。試料pHと変化点pHとの差をpH移動指数とする。酸・塩基ともに10mLを加えて変化がない場合，最終pHとする。

(2) pHの予測式（電解質輸液をベースとした場合）

　注射薬の緩衝能を緩衝係数として実測値をもとに算出するとともに，輸液の緩衝能を注射薬を溶解したときのpHの移動幅として評価する。この方法では輸液をベースに複数の注射薬を混合したときの溶液pHを予測することが可能であるが，実際の処方適応時と各種パラメータ算出時での薬剤濃度や溶液容量が異なると正確な予測ができないなどの欠点がある。

$$\text{予測pH} = b + (a - b) \times \frac{D_{max} \times \alpha_{max}}{D_1 \times \alpha_1 + D_2 \times \alpha_2 + \cdots + D_n \times \alpha_n}$$

$a, b, \cdots n$：各注射剤を輸液に配合したときのpH
$D_1, D_2, \cdots D_n$：各注射剤の緩衝係数
$\alpha_1, \alpha_2, \cdots \alpha_n$：pH移動幅
D_{max}：最も大きい緩衝係数
α_{max}：計算上で最も緩衝係数が大きい注射剤を混注したときの輸液の移動幅

主な注射薬の配合変化一覧

　前項で述べられているとおり，市販されている注射薬の多くはpH4〜8である。こうしたことから，実際の業務においては，pHが4未満あるいは8以上の注射薬に注意し，十分な確認を行うことで，配合変化が起こる可能性をある程度推測できる。表2〜7に配合変化に注意が必要な代表的な薬剤を示す。各表は文献2)〜5)を参考にして作成した。

表2　酸性の強い注射薬（商品名）

医薬品名	規格pH	変化点pH*
アポプロン注	2.5〜4.0	5.82
注射用エフオーワイ	4.0〜5.5	9.02
カコージン注	3.0〜5.0	9.10
セファランチン注	2.5〜3.5	6.43
ドブトレックス注射液	2.7〜3.3	7.28
ドルミカム注射液	2.8〜3.8	4.72
ドロレプタン注射液	2.5〜4.5	5.90
点滴静注用バンコマイシン「MEEK」	2.5〜4.5	9.50
ビソルボン注射液	2.2〜3.2	4.71
注射用フサン	3.5〜4.0	8.64
プリンペラン注射液	2.5〜4.5	8.30
ペルサンチン静注	2.5〜3.0	5.30
ペルジピン注射液	3.0〜4.5	5.19
点滴静注用ミノマイシン	2.0〜3.5	10.81

＊：変化点pH以上で配合変化あり

表3 塩基性の強い注射薬(商品名)

医薬品名	規格pH	変化点pH*
アレビアチン注	約12	10.71
イソゾール注射用	10.5〜11.5	10.10
オメプラール注用	9.5〜11.0	5.28
ゾビラックス点滴静注用	約10.4**	10.44
ソルダクトン	9.0〜10.0	8.67
デヒドロコール酸注	9.0〜11.0	8.62
ネオフィリン注	8.0〜10.0	7.30
ノーベルバール静注用	9.2〜10.2	8.57
バクトラミン注	9.1〜9.9	9.49
ビクシリン注射用	8.0〜10.0	7.30
注射用ビクシリンS	7.0〜10.0	4.20
フェジン静注	9.0〜10.0	4.71
フォリアミン注射液	8.0〜11.0	6.02
注射用メソトレキセート	7.0〜9.0	5.49
ユナシン-S静注用	8.0〜10.0	6.99*3
ラシックス注	8.6〜9.6	6.13
ラボナール注射用	10.2〜11.2	9.98

＊：変化点pH以下で配合変化あり
＊＊：生理食塩液100mLに溶解時
＊3：pH10.81よりアルカリ側では外観変化はないが含量低下が認められ不安定

表4 酸性で配合変化を起こすもの(商品名)

医薬品名	規格pH	変化点pH	形状・色
強力ネオミノファーゲンシー静注	6.0〜7.4	4.00	ゲル化
クロロマイセチンサクシネート静注用	6.0〜7.0	5.10	白濁
ケニセフ静注用	5.5〜7.5	4.77	白濁
ソル・コーテフ静注用	7.0〜8.0	6.93	白濁
注射用タゴシッド	7.2〜7.8	5.35	白濁
デトキソール静注液	7.5〜8.5	3.90	白濁
ファンギゾン注射用	7.2〜8.0	6.40	濁り，ほとんどの電解質溶液で混濁
フェノバール注射液	7.5〜9.4	8.30	結晶析出
ペントシリン注射用	5.0〜7.0	4.34	白沈
ホリゾン注射液	6.0〜7.0	5.06	白沈
メイロン静注	7.0〜8.5	7%：7.11 8.4%：7.22	発泡
メソトレキセート(注射用)	7.0〜9.0	5.49	白色沈殿・混濁
ルネトロン注射液	6.5〜7.5	5.10	結晶析出

表5 塩基性で配合変化を起こすもの（商品名）

医薬品名	規格pH	変化点pH	形状・色
アタラックス-P注射液	3.0〜5.0	6.30	白濁
アドリアシン注用	5.0〜6.0	6.88	暗赤色
アナフラニール注射液	4.1〜5.1	6.20	白濁
アプレゾリン注射用	3.5〜5.0	5.30	微黄色
エコナール注	3.0〜4.0	6.67	微黄白
エレメンミック注	4.5〜6.0	6.94	茶褐色濁り
グラン注射液	3.7〜4.3	4.50	白沈
コントミン筋注	4.0〜6.5	6.47	結晶析出
シプロキサン注	3.9〜4.5	5.25	白色結晶
シンビット静注用	4.0〜5.5	5.33〜5.36	白濁
ゾフラン注	3.0〜4.0	5.96	白濁
ドプラム注射液	3.5〜5.0	5.80	白沈
ナベルビン注	3.3〜3.8	6.42	白濁
ニドラン注射用	3.0〜4.5	6.00	針状結晶*・泡・異臭
パパベリン塩酸塩注射液	3.0〜5.0	5.05	白濁
パム静注	3.0〜5.0	6.50	黄変
ヒルナミン筋注	4.0〜5.0	5.22	白濁
ペルジピン注射液	3.0〜4.5	5.19	白濁
ポリグロビンN	3.2〜4.2	6.00	白濁
レペタン注	3.5〜5.0	6.92	沈殿混濁

＊：pH12.73で結晶溶解

表6 酸性側および塩基性側で配合変化を起こすもの（商品名）

医薬品名	規格pH	変化点pH	形状・色
ソル・メドロール	7.0〜8.0	6.10 11.72	白濁 白沈
ノバミン筋注	5.0〜6.0	1.60 6.97	白沈（沈殿混濁） 白沈（沈殿混濁）
水溶性プレドニン	6.5〜7.2	6.32 9.28	微濁 微濁
ラステット注	3.3〜4.3	1.38 6.55	白濁 白濁

〔インタビューフォーム，文献1），2）を参考に作成〕

表7 その他，配合変化に注意が必要なもの（商品名）

医薬品名	規格pH	注意事項
アデホス-L-コーワ注	8.5〜9.5	酸性溶液中で不安定（分解）
アスコルビン酸	5.6〜7.4	酸化還元能を有する。銅イオンにより分解促進
アミノ酸液	―	メイラード反応（ブドウ糖），冷所保存
アムビゾーム点滴静注用	5.0〜6.0	生理食塩液等の電解質溶液で混濁のおそれ
イノバン注	3.0〜5.0	pH7.4以上で褐濁（フィジオゾール3号）
オメプラール注用	9.5〜11.0	pHが低いほど分解，生理食塩液または5％ブドウ糖以外と混合しない。
カルチコール注射液	6.0〜8.2	リン酸塩，炭酸塩と難溶性の塩を生成
ケイツーN静注用	6.0〜8.0	析出（ヘパリン，ヘスパンダー，サヴィオゾール）
ハンプ注射用	4.5〜5.1	亜硝酸塩・ヘパリンナトリウム注N・カルチコールで含量低下
脂肪乳剤	―	脂肪粒子粗大化（TPN基本液），単独投与
生理食塩液	4.5〜8.0	エリスロマイシン，サンラビン，テラルビシン，ベナンバックス，フェジンなど（沈殿，コロイド粒子の破壊）
注射用フサン	3.5〜4.0	生理食塩液または無機塩類を含有する溶液で溶解すると白濁あるいは結晶析出

● 参考文献

1) 井関 健・監：表解 注射薬の配合変化 改訂10版，じほう，2015
2) 山口県病院薬剤師会注射調剤特別委員会・編著：注射薬調剤監査マニュアル 第4版，エルゼビア・ジャパン，2012
3) 仮家 悟：注射剤調剤のチェックポイント．月刊薬事，47（4）：46，2005
4) 仲川義人：電解質輸液製剤．薬局，55（2）：24，2004
5) 各医療用医薬品インタビューフォーム

4 院内製剤調製

はじめに

　小児および周産期専門病院の製剤の特徴としては，小児を対象とした医薬品開発が十分に行われていないことから小児向けの剤形がないこと，規格・濃度が適さないこと，などが挙げられる。そのため小児科専門病院では一般病院より明らかに製剤業務量が多くなる。また，先端医療を行っていることなどからも，保険診療では治療できない患者を対象として相変わらず需要は多い。

　以下に，国立成育医療研究センター（以下，当院）の製剤実績と，小児科領域における院内製剤の特徴と注意点および代表的な製剤方法などについて述べる。

1 小児科領域製剤の特徴

1-1 当院の院内製剤調製状況

　当院の製剤品の特徴として，患者の年齢幅が未熟児・新生児から成人まで広範囲に及ぶため市販品のままでは対応できないことがある。そのため，消費量や件数の多い薬剤で安定性のデータがある薬剤を製剤室で調製している。濃度調節のため錠剤やカプセル剤の粉砕加工を行う内用固形製剤の調製も多いことが，小児科領域特有の傾向である。当院において2014年度に調製された院内製剤品およびクラス分類を表1，表2に示す。

1-2 小児用製剤を調製するうえでの注意点

　小児用製剤を調製するうえでの注意点を以下に挙げる。

①完成品の濃度設定は，調剤内規に則って合理的に調剤できるものにする。当センターの調剤内規では，散剤調剤は1包0.3g以上，水剤調剤は1回2mL以上の整数値での調剤が可能となるように製剤する。

②患者が小児であるため，散剤製剤の1回服用量はできるだけ少量が好ましい。

③小児に対する国内の適応が得られていない薬剤で，海外では小児への適応が承認されている薬剤については，承認国の用法・用量を調べる。希釈調製を行うときに濃度決定の参考にもなる。

④新たに製剤品を調製する場合は，有効性・安全性を確認できる文献などの提出を申

表1 製剤室で調製する院内製剤品目一覧（2014年度）：滅菌製剤

剤形	製剤名	クラス分類
外用液剤	0.25％，0.5％ アトロピン点眼液	Ⅲ
	ハベカシン®点眼液 0.5％	Ⅱ
	グルタルアルデヒド溶液 0.6％	Ⅱ
	滅菌ピオクタニン液 1％ 5mL	Ⅱ
	プリビナ®点鼻液 原液，2倍希釈液，3倍希釈液	Ⅲ
	ボスミン®生食希釈液（0.33mg/mL）	Ⅲ
	ネオブロー氏液	Ⅰ
	ボスミン®液（吸入用）	Ⅲ
	トリパンブルー溶液 0.1％	Ⅰ
	ポピヨドン®液 0.5％	Ⅲ
注射剤	安息香酸ナトリウム注 1mol（144.11mg/1mL）	Ⅰ
	アドレナリン10倍希釈注射液	Ⅲ
	セレン注 50µg/mL	Ⅰ
内用液剤	セレン内服液（50µg/mL）	Ⅰ

表2 製剤室で調製する院内製剤品目一覧（2014年度）：非滅菌製剤

剤形	製剤名	クラス分類
外用液剤	鼓膜麻酔液	Ⅱ
	酢酸液 3％	Ⅱ
	硝酸銀 10％	Ⅱ
	スクアレン酸アセトン液 0.001～2％	Ⅰ
	耳垢水	Ⅱ
	発汗テスト（ミノール氏液）	Ⅱ
	モノクロロ酢酸液 40％	Ⅰ
外用固形剤	エストロゲン軟膏 0.05％	Ⅱ
	DHT軟膏 5％	Ⅰ
内用固形剤	アムロジピン散 1％	Ⅲ
	イムラン®散 10％	
	ギャバロン®散 1％	
	グリチロン®散 2T＝1g	
	コートリル®散 2％	
	サラゾピリン®散 50％	
	ジゴシン®散 0.01％	

剤形	製剤名	クラス分類
内用固形剤	ダントリウム®散 1％	Ⅲ
	デカドロン®散 1.5mg/0.3g	
	ヒドロクロロチアジド散 5％	
	フラジール®散 40％	
	フルコナゾール散 10％	
	プログラフ®散 0.1mg/0.3g	
	フロリネフ®散 0.005％	
	ベンフォチアミン散 10％	
	ポラキス®散 1％	
	ミニプレス®散 0.2％	
	メドロール®散 2％	
	ラシックス®散 0.4％	
	リスパダール®散 0.1％	
	レバチオ®散 5％	
	ロゼレム®散 1％	
	ロンゲス®散 1％	

請者から受ける。それを薬学的観点から調査し，薬剤委員会などで科学的妥当性および医学的妥当性について吟味することが重要である。
⑤製剤原料については，十分吟味したものを使用する。

2 製剤の実際

ここでは製剤についての基本的な事項や一般的な注意点は割愛し，小児科領域における当院の院内製剤品について例を挙げる。具体的な調製方法，注意点に視点を置き，その内容を「製剤のヒント」として記した。

2-1 粉砕製剤（錠剤・カプセル剤の希釈散調製）

ダントリウム®散1%（ダントロレンナトリウム水和物）

クラス分類	クラスⅢ
処方	ダントリウム®カプセル25mg　1,000カプセル 結晶乳糖　全量　2,500g
規格	10mg/g
調製法	手順1　ダントリウムカプセルを粉砕し，30号（500μm）のふるいで篩過する。 手順2　乳糖を加えて全量とする。
適応	痙性麻痺，こむらがえり病
用法・用量	成人量から換算し漸増していき，症状により適宜増減。ただし，150mg/日を超えないようにする。
保存方法	室温，遮光保存
使用期限	2年

製剤のヒント

①当院は散剤の賦形剤に，混合性・流動性がともに優れている結晶乳糖EFC（Extra Fine Crystalline）を使用している。
②完成した製剤品は，カプセル粉砕時の剤皮の混入がみられるので，その旨を周知する。
③カップ式の粉砕器を使用する場合，カプセルは少なめ（6～7分目程度）に充填することにより，回転刃の停止，未粉砕，摩擦による発熱，カップ内への付着が抑えられる。その結果，作業の効率化につながる。
④橙色をしているため，賦形剤としっかり混和できているか視覚的に確認できる。したがって，どの方法（機械，手作業）で，どの程度混和（時間，使用道具など）したら完成するかを記録しておき，薬剤と賦形剤が同色の散剤を混和するときの参考とするとよい。
⑤色が濃く，着色すると落ちにくいため製剤時は特に取り扱いに注意する。

備考

散剤を予製することで、用量調節が必要な場合や嚥下能力の低い患児への経管投与にも素早く対応できる。

文献

1) ダントリウムカプセル25mgインタビューフォーム
2) 佐川賢一，木村利美・監：錠剤・カプセル剤粉砕ハンドブック 第7版，じほう，p616，2015

2-2 内用液剤

セレン内服液（50μg/mL）（亜セレン酸）

クラス分類	クラスⅠ
処方	亜セレン酸（試薬特級）　40.83mg 滅菌精製水　全量　500mL
規格	（50μg/mL）7mL/瓶
調製法	手順1　亜セレン酸を秤量し，滅菌精製水で溶解して全量500mLとする。 手順2　ペーパーフィルターで濾過する。 手順3　115℃・30分で高圧蒸気滅菌する（121℃・15分でも可）。 手順4　0.22μmのフィルターで濾過して分注する。なお，分注作業は無菌室にて無菌操作で行う。
適応	潰瘍性大腸炎などによるセレン欠乏症
用法・用量	1～2μg/kgで内服を開始し，血中濃度9.7～16.0μg/dLを目標に投与量を調節する。
保存方法	冷暗所に保存
使用期限	1年

製剤のヒント

① メスフラスコを使用して，正確に500mLとする。

② 亜セレン酸は容易に溶解する。

③ 無菌室はクリーンベンチでも可能。

④ 無菌作業中は作業者の手や器具が，外してある蓋や開栓状態の瓶の上を通らないように注意する〔手だけを移動させる場合，作業台に手の一部（指など）をつけたまま移動させるとよい〕。

⑤ オートクレーブ用滅菌瓶から100mLの滅菌したビーカーに小分けして，これを分注する（オートクレーブ用滅菌瓶から直接分注しても可）。

⑥ 当センターでは，30mLの水剤投薬瓶（キャップ付きプラスチック容器）に7mL分注したものを製剤品としている。

備考

セレンの欠乏により，不可逆的な拡張型心筋症になるという報告がある。

亜セレン酸は「毒物」なので，管理・使用記録を確実に行う。

分子量：亜セレン酸（H_2SeO_3）128.98，セレン（Se）78.96

文献

1) 松本俊彦，中源雅俊，古沢明彦，他：経管栄養治療中に両下肢痛と歩行障害を伴うセレン欠乏症を呈したクローン病の1症例．消化器科，24（2）：225-229，1997
2) 祐野彰治，橋都浩平，仲西博子，他：セレン欠乏に起因する拡張型心筋症．小児外科，28（10）：1236-1242，1996
3) 日本病院薬剤師会・監：病院薬局製剤 第5版．薬事日報社．p5-6，2003

2-3 外用液剤

アトロピン点眼液0.5%（アトロピン硫酸塩水和物）

クラス分類	クラスⅢ
処方	アトロピン点眼液1%　50mL 生理食塩液　全量　100mL
規格	5mL/本
調製法	無菌室で調整。 手順1　生理食塩液50mLに，1%アトロピン硫酸塩水和物点眼液50mLを加え撹拌する。 手順2　0.22μmのフィルターで濾過する。 手順3　点眼瓶に分注する。
適応	小児（主に2～6歳児）の屈折検査前点眼，眼内炎症の改善 〔年齢・症状により，0.25%の製剤品（主に0～1歳児）と使い分ける。〕
用法・用量	適量点眼
保存方法	冷暗所保存
使用期限	開封後1カ月（未開封3カ月）

製剤のヒント

①無菌室はクリーンベンチでも可能。
②生理食塩液の扱いには，50mL入りの注射用プラボトル（容量100mLまで可能なもの）を使用すると調製しやすい。50mLのシリンジ（60mLまでの目盛り入り）を使用し，一旦プラボトルから生理食塩液をすべて抜き取り，50mLにして容器内に戻す。
③激しく撹拌すると泡立ち，泡が消えるまで時間がかかるので注意する（②で用意した生理食塩液入りのプラボトルに，シリンジで取った1%アトロピン硫酸塩水和物点眼液50mLを加えるとき，針先を生理食塩液に入れて薬液を勢いよく注入することで，あまり泡立てずに調製できる）。
④製剤ラベルを作成するとき，濃度の違いがわかりやすいように「%表示」を色分けしている。当院では，0.5%：赤，0.25%：青としている。

文献

アトロピン点眼液1%インタビューフォーム

2-4 軟膏剤

DHT軟膏5%

クラス分類	クラスⅠ
処方	スタノロン（試薬） 2.5g（※5α-ジヒドロテストステロン） 親水軟膏　全量　50g
規格	50mg/g
調製法	手順1　スタノロンを篩過して微粉末とする。 手順2　親水軟膏を少量ずつ加えて練り合わせ，全質均等に調製する。
適応	性腺機能低下症の男児の男性化，乳児期における外性器のホルモン反応性検査，女児の陰毛発毛
用法・用量	外陰部・陰茎基部に1日1回鉛筆の芯大を塗布
保存方法	冷暗所保存
使用期限	6カ月

製剤のヒント

①当院では，200号（75μm）のふるいを使用している。篩過をする際，スパーテルなどを使用し，スタノロンを網目にこすりつけて押し出すようにすると作業が速い（試薬の状態によるが，2.5gを篩過する時間は約10分）。

②練合するとき，軟膏練合機を使用すると作業が速い。

《練合機を使用する場合》
1　容器の底部に約半量の親水軟膏を入れ，次に篩過したスタノロンを入れる。
2　残りの親水軟膏をスタノロンが隠れるように入れて，容器の蓋をする。
3　練合機で練合する。
4　軟膏板上で，仕上り具合を確認しながら手で練合して仕上げる。

③軟膏板上で軟膏をのばし練合具合を調べる際，スタノロンがダマになっているときや，気泡が入っているときは，ともにスジ（縞）となるので，注意して粉か空気かをしっかり見分ける（ダマが小さくなるほど気泡と見分けにくくなる）。

④親水軟膏は，温度だけでなくメーカーやロットによっても硬さが違う場合がある。親水軟膏単味ではあまり違いはないが，他剤と練合すると仕上がりが違ってくる場合がある。前回と同一の薬剤を，前回のロットの異なる親水軟膏と練合すると，仕上りの硬さが違うことがある（当院において，仕上りの違いによる効果の違いは報告されていない）。

備考

製剤品を小分けする前に，よく撹拌する。

人間の体の部位での吸収率が，前腕部（内側）を1.0とした場合，陰嚢は42.0倍と大幅に高くなるので注意が必要である。

文献

1) 堀川玲子,田中敏章,田苗綾子,他:性分化異常症の臨床.ホルモンと臨床,48(11):999-1004,2000
2) 日本病院薬剤師会・監:病院薬局製剤事例集.薬事日報社,p147,2013

2-5 注射薬

安息香酸ナトリウム注射液1mol(144.11mg/1mL)

クラス分類	クラスⅠ
処方	安息香酸ナトリウム　144.11g 注射用水　全量　1,000mL
規格	20mL/瓶
調製法	手順1　無菌室内で60℃前後の微温湯(注射用水)約700mLに安息香酸ナトリウムを溶解し,注射用水で全量1,000mLとする。 手順2　0.22μmのフィルターを通して分注する。 手順3　115℃,30分で高圧蒸気滅菌を行う。
適応	先天性尿素サイクル異常症に伴う高アンモニア血症
用法用量	250〜500mg/kg/日
保存方法	冷暗所保存
使用期限	4カ月

製剤のヒント

①使用する器具は事前に滅菌しておく。

②60℃前後の微温湯で溶解させると,ビーカー内に気泡がつかず,溶解したことがわかりやすい。70℃以上になると気泡が現れ,溶け残りの薬剤か気泡かを見分けにくい。

③当院では分注する容器として,20mL褐色瓶でテフロン栓付きの滅菌済バイアルを使用している。

④使用頻度はあまり多くないが,急に処方されることが多いため,製剤数のコントロールが特に必要(製剤に時間と手間がかかるうえに,多量に製剤すると期限切れとなる)。

※院内品質試験実施:pH,エンドトキシン,無菌試験(細菌,真菌)

⑤高濃度のため,バイアルから漏れなどがあれば白色の結晶が付着する。

⑥無菌室またはクリーンベンチで調製する。

備考

窒素含有物質を尿素以外のかたちで尿中へ排泄増加させることにより,高アンモニア血症を改善させる。つまり,グリオキシル酸,セリン,コリン,スレオニンから合成される非必須アミノ酸の1種であるグリシンを安息香酸とのアシル化により馬尿酸にし,尿中から排泄させて高アンモニア血症を改善させる方法。

文献
1) 田嶼朝子：尿素サイクルと高アンモニア血症（アルギニン，シトルリン，オルニチン）．ネルソン小児科学 原著第17版（衛藤義勝・監），エルゼビア・ジャパン，pp440-445，2005
2) 長尾雅悦：尿素サイクル酵素異常症．今日の小児治療指針 第14版（大関武彦，古川 漸，横田俊一郎・編），医学書院，p165，2006
3) 日本病院薬剤師会・監：病院薬局製剤事例集．薬事日報社，pp30-31，2013

5 専門チームにおける薬剤師業務

1 NSTにおける活動

　NST（nutrition support team）とは，患者の栄養療法について患者本人や医療従事者を支援する多職種からなるチームである。

　主な活動は，栄養不良患者の抽出（スクリーニング），アセスメント，プランニング，モニタリングを通して，患者個人に合った栄養療法の提供を目指すこと，また，院内スタッフに向けて勉強会などで栄養に関する知識の情報提供，啓蒙活動を行うことである。

　NSTの構成メンバーは，医師，看護師，管理栄養士，薬剤師，理学療法士（PT）などの多職種で構成される。

　NST活動を行い，患者個人に合った栄養管理が実施できるようになることで，感染症・合併症の予防，褥瘡発生率の低下，術前術後管理による術後早期回復，在院日数の短縮，患者QOLの向上，医療材料の削減などの効果が期待される。また，小児は成長過程にあるため，栄養障害は永続的な身体発育や知能障害にも結びつく可能性があり，さまざまな疾患を持った小児の治療において，成長を確保するように栄養管理を行うことは必須の課題となる。

1-1 栄養管理のプロセス

　栄養管理のプロセスは，①スクリーニング，②アセスメント，③プランニング，④栄養療法の実施，⑤モニタリング，⑥アウトカム評価，⑦再アセスメントの順で実施され，最終的に目標達成を目指していく。

　以下，各項目について説明する。

1）スクリーニング

　スクリーニングとは，全患者の中から栄養療法を必要としている可能性の高い患者を見つけ出すためのふるい分け作業である。

　小児の栄養スクリーニングでは，問診，身体所見による摂食状況，消化器の病的状態などを把握するとともに，身体計測による成長発育の確認が大切である。

　問診による評価としては，SGA（subjective global assessment，主観的包括的栄養

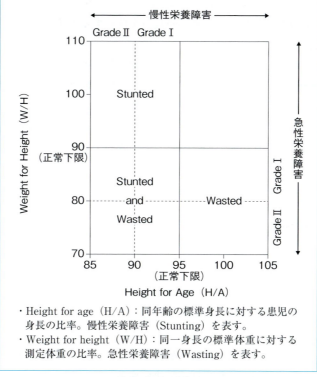

図　Waterlowのリスク分類（W分類）
〔和佐勝史：TPN Handbook　第三版（福澤正洋・監），
味の素製薬株式会社，p.15，2011．〕

評価）が広く使用されている．これは，体重変化，食事摂取量，消化器症状，身体機能などの項目により評価するものである．

　身体計測値による評価としては，Waterlowのリスク分類（W分類）（図）が広く使用されている．これは栄養障害を慢性栄養障害と急性栄養障害とに分類し，年齢に対応する標準身長と実測身長の割合（height for age）を慢性栄養障害の指標，実測身長に対する標準体重と実測体重の割合（weight for height）を急性栄養障害の指標として用いる方法である．

2）アセスメント

　リスクがあるとされた患者に対し，アセスメント（評価）を行う．その際には，患者の栄養状態を客観的に評価（ODA：objective data assessment，客観的データ栄養評価）する．

　小児の栄養評価は，①母乳やミルクの経口摂取量を中心とした栄養摂取量の評価，②体重，身長，頭囲などの身体計測値，③臨床生化学検査データ，④診察所見（特に皮膚，目，頭髪など）──により行われる．

1日の平均栄養摂取量を測定することは，患者の状態を判断するための手段として重要である．その方法としては，過去の食事を確認する方法や，入院中の食事摂取状況を確認する方法などがある．
　身体計測では，身長・体重・頭囲・上腕周囲長・上腕三頭筋部皮下脂肪厚などを測定する．計測値から成長曲線へのプロット，身長・体重比，年齢・身長比，Ｗ分類へのプロットなどを実施し，栄養状態や栄養障害を評価する．
　臨床生化学検査データでは，アルブミン，亜鉛，RTP＊などが使用される．
　診察所見では，全身状態，局所所見として皮膚・目・頭髪などの所見を確認する．

＊RTP（rapid turnover protein）：プレアルブミン（PA），レチノール結合蛋白（RBP），トランスフェリン（Tf）のことで，これらはアルブミンより半減期が短く迅速な栄養アセスメント蛋白質として注目されている．

3）プランニング

　プランニングとは栄養療法の計画を立てることで，栄養投与量の決定，栄養の投与経路や栄養の種類の選択などを行う．
　栄養の投与経路は，経口・経管・静脈を選び，栄養の種類は，普通食・特別食・流動食・栄養剤・輸液製剤の種類を選んで決定する．
　栄養投与量は，以下の項目を決定していく．

（1）水分量
　年齢・性別・体重を基準とし，その他，病態に合わせ必要量を決定する．浮腫，腹水，胸水の有無や腎機能，全身循環動態を考慮し設定する（表1）．

（2）エネルギー量
　過去の投与量と，そのときの体重変動に関する情報を確認する．
　エネルギー必要量は，推定式を用いて算出する．日本の小児では，日本人の食事摂取基準の基礎代謝基準値を用いて基礎代謝量を推定する．活動係数，ストレス係数を考慮して次式により推定する．

> 推定エネルギー必要量（kcal/day）＝基礎代謝基準値×体重×活動係数×ストレス係数
> 　　　　　　　　　　　　　　　　＋組織増加量

表1　水分量簡便計算法：Holliday-Segarの計算式

体　重	Holliday-Segarの計算式
0～10kg	100mL/kg
10～20kg	1,000mL＋50mL×（Wt－10kg）
20～30kg	1,500mL＋20mL×（Wt－20kg） または約1,500～2,000mL/m^2/day

表2　必須脂肪酸

n-6系	リノール酸，アラキドン酸
n-3系	α-リノレン酸，ドコサヘキサエン酸（DHA），エイコサペンタエン酸（EPA）

(3) 蛋白質

日本人の食事摂取基準の推奨量やASPENガイドラインなどから決定する。

外傷，重症感染症，高熱，手術侵襲などの高度ストレス時は，蛋白質必要量は増加する。腎機能や褥瘡などを考慮したうえで設定する。

NPC/N比［non-protein calorie（kcal）/nitrogen（g）］：200〜250（小児）

摂取した蛋白質が体蛋白合成に利用されるために，NPC/N比を調整する。

> NPC/N ＝非蛋白質エネルギー（kcal）/窒素量（g）
> 　　　＝［総エネルギー量（kcal）− 蛋白質（g）×4（kcal）］／［蛋白質（g）×0.16］

(4) 脂質

原則的には日本人の食事摂取基準の目安量を参考にする。

脂肪には飽和脂肪酸と不飽和脂肪酸がある。不飽和脂肪酸のなかには一価不飽和脂肪酸と多価不飽和脂肪酸があり，多価不飽和脂肪酸のうち，生体内で合成できない脂肪酸を必須脂肪酸という（表2）。必須脂肪酸のn-6系脂肪酸，n-3系脂肪酸の比は概ね4：1が望ましいとされる。

MCT（medium chain triacylglycerol）オイルは膵リパーゼ，胆汁がなくても加水分解される。門脈を介さないため，吸収が早いとされる。しかし必須脂肪酸を含んでいないため，欠乏に注意が必要である。

(5) 炭水化物

原則的には日本人の食事摂取基準の目安量を参考にする。

体蛋白分解予防のためにも炭水化物の投与は必要である。ただし，過剰投与には十分注意する。

(6) ビタミン・ミネラル

原則的には日本人の食事摂取基準の目安量を参考にする。

脂溶性ビタミンでは胆道閉鎖などの胆汁うっ滞に伴う吸収障害，水溶性ビタミンでは短腸症候群，消化管炎症に伴う吸収障害に留意する。

長期経腸栄養管理にある場合は，欠乏および過剰投与に注意し，脂溶性ビタミンと微量元素（セレン，亜鉛，銅，鉄など）は定期的に血中濃度をモニタリングする。

4）栄養療法の実施

プランニングされた内容は主治医に伝達され，主治医の指示により実施される。

5）モニタリング

栄養療法を実施しながら，時間を追ってアセスメントしていくことをモニタリングという。モニタリングの結果に基づき，繰り返しプランニング内容を見直していく。

6）アウトカム評価

栄養療法を実施したことによる効果を判定することで，次のアセスメント，プランニング，栄養療法の実施へとつなげていく。設定した目標を達成したと判断されると栄養療法は終了となるが，目標が達成されない場合，栄養療法の継続，目標の設定し直しなどを行う。

1-2　栄養の経路の選択

　栄養の投与経路は，経腸栄養と経静脈栄養に大別され，腸を使う栄養法を経腸栄養，静脈からの栄養法を経静脈栄養という。
　栄養の経路の選択では，まず腸が使えるかどうかを判断する。腸が使えるなら腸を使い栄養を投与することが原則であり，腸が使えないときは静脈から投与することとなる。
　経腸栄養は，経口栄養と経管栄養の2つに分けられる。経口栄養は，咀嚼・嚥下・移動・消化・吸収・排泄という過程がすべて機能している場合に口から摂取することで，これが基本となる。経口投与は，嚥下反応を刺激し口腔運動を活性化し，さらに消化酵素の分泌を促し利用するためにも，可能な限り早期に開始する。
　嚥下がうまくできず，経口投与は困難であるが腸が使える場合には，経管栄養を選択する。管は鼻から胃（または腸）に入れる場合と，経管栄養が長期（6週間以上）に及ぶときに，胃瘻や腸瘻を選択する場合がある。
　腸管が使えない場合は，静脈から栄養を投与する。2週間以内の短期間であれば末梢静脈栄養とするが，末梢静脈からはブドウ糖で10％の濃度までしか入れられない。2週間以上の長期間の場合は，中心静脈栄養を選択する。

1-3　経腸栄養

　経腸栄養に使用されるものとして，経腸栄養剤（医薬品）と濃厚流動食（食品）がある。これらは窒素源によって半消化態栄養剤，消化態栄養剤，成分栄養剤に分けられる（表3）。
　半消化態栄養剤は，糖質・蛋白質・脂質が一定の割合で配合されており，消化吸収機能が使える場合に使用し，医薬品と食品がある。
　消化態栄養剤は，蛋白質を加水分解して低分子ペプチドになっており，消化吸収機能が低下している場合に使用し，医薬品と食品がある。

表3 経腸栄養剤の分類

	半消化態栄養剤	消化態栄養剤	成分栄養剤
糖質	デキストリン等	デキストリン	デキストリン
蛋白質	蛋白質 ポリペプチド	トリペプチド ジペプチド アミノ酸	結晶アミノ酸
脂肪	やや多い	少ない	きわめて少ない
食物繊維	あり／なし	なし	なし
消化	必要 ←		→ 不要
残渣	少ない	少ない	極めて少ない
味	良いものが多い	不良	不良
浸透圧	低い	高い	最も高い
分類	医薬品／食品	医薬品／食品	医薬品
医薬品	エネーボ®, エンシュア・リキッド®, ラコール®NF等	ツインライン®NF	エレンタール®, エレンタール®P
食品	アイソカル1.0ジュニア, CZ-Hi等	ペプタメン, ペプチーノ等	なし

　成分栄養剤は，蛋白質を加水分解したアミノ酸から構成されており，消化吸収機能が使えない，または使わないほうがよい場合に使用し，医薬品のみとなる。

1）経腸栄養剤の特徴

(1) エレンタール®

　糖質としてはデキストリンが用いられ，窒素源はアミノ酸のみからなる。消化をほとんど必要とせずすべての成分が上部消化管で吸収され，残渣がほとんど出ないため，消化吸収能の低下した疾患（消化管術後，クローン病，潰瘍性大腸炎など）に適応となる。
　ただし，脂肪の含有量が極めて低いため，長期単独使用では経静脈的に脂肪乳剤の投与を行うなど，必須脂肪酸欠乏に注意する必要がある。セレンやカルニチンなども含まれておらず，長期使用ではそれらの補充が必要である。また，浸透圧が高いため下痢などの腹部症状に注意する。味や香りが良くないため，経口投与時にはフレーバーを用いたほうが服用しやすい。

(2) エレンタール®P

　小児用に開発された母乳に近いアミノ酸組成となっている（保険適応は原則2歳未満）。小児の未熟な窒素代謝や脂肪要求量も考慮されているものの，エレンタール®同様，必須脂肪酸やセレン，カルニチンなどの欠乏症に注意が必要である。また，浸透圧が高いため下痢などの腹部症状に注意する。

(3) エネーボ®

2014年3月に半消化態栄養剤として新規承認された医療用医薬品である。現在の推奨栄養所要量に沿った組成となっており，従来の医療用医薬品の経腸栄養剤では十分に補給できなかった微量元素のセレン，クロム，モリブデンに加えて，L-カルニチン，タウリン，フラクトオリゴ糖を配合している。1mLあたり1.2kcalとなっている。

しかし，ヨウ素などの欠乏症に注意する。

(4) ラコール®NF配合経腸用半固形剤

2014年3月に医療用医薬品として初の形状である半固形の経腸栄養剤として新規承認された。医療現場では，液剤の経腸栄養剤に添加剤を加え半固形に調製し，胃瘻から投与することがある。半固形化のメリットとして，胃の生理的な貯留および排出機能により胃や食道への逆流や下痢の軽減が期待できる，投与にかかる拘束時間の短縮，あらかじめ半固形となっていることで調製時の微生物による汚染の機会の減少が挙げられる。しかし，カルニチンや微量元素などの欠乏症に注意が必要である。

2) 経腸栄養剤の問題点

従来の食事と異なり，経腸栄養剤では毎日同じ比率の栄養素がほぼ同じ量で入っていくことになる。そのため，使用している栄養剤により栄養素の不足が生じる。

特にビタミンや微量元素の不足が問題となり，定期的なモニタリングが必要である。

1-5 経静脈栄養

1) 投与経路

経静脈栄養の投与経路は，末梢静脈と中心静脈の2種類がある（表4）。

表4 末梢静脈経路と中心静脈経路の特徴

末梢静脈経路	中心静脈経路
・比較的容易に留置できる ・低濃度の薬剤，カロリー等の輸液に適する ・浸透圧やpHによる静脈炎が起こりやすい ・長期間の留置ができず頻回の穿刺が必要 ・血流感染を起こしにくい	・ライン確保の手技には危険も伴い，無菌操作等，十分な準備が必要 ・高濃度の薬剤，高カロリーの輸液が可能 ・血流感染や静脈血栓のリスクが高い

2）静脈栄養時に必要とされる基質

①三大栄養素（炭水化物，脂質，蛋白質）
②ミネラル
③ビタミン：水溶性ビタミン，脂溶性ビタミン
④その他：ヨウ素，カルニチンなど

3）静脈栄養に用いられる製剤

①糖電解質液
②アミノ酸
③脂肪乳剤
④総合ビタミン剤
⑤微量元素製剤

4）高カロリー輸液の作成

輸液を作成する際には，水分，エネルギー，窒素量のバランスを考慮する。

(1) 学童期以降

高カロリー輸液用キット製品（ピーエヌツイン®，ネオパレン®，フルカリック®など）がバランスを考慮して製造されており，汎用性が高い。

(2) 乳児・幼児期

小児用の高濃度ブドウ糖製剤（リハビックスK®など）は，どの年齢にも対応しているわけではない。電解質，アミノ酸，ビタミン，微量元素などを加えて，オーダーメイドの輸液を作製する。

5）投与量

(1) 糖質

小児は耐糖能が成人に比べ優れているため，新生児・幼若乳児期では6〜8mg/kg/minの速度でグルコース投与を開始し，血糖や尿糖をチェックし，1〜2日間の慣らしで，耐性をみながら目標値である10〜14mg/kg/minまで漸増可能である。ただし，低出生体重児ではインスリン受容体の飽和度や肝臓，すい臓の応答が未熟であるなどの理由で血糖調節機能が未熟なため，8mg/kg/min以上の投与速度で高血糖に陥りやすく，脱水や頭蓋内出血などの合併に注意する。

(2) アミノ酸

新生児・乳児期には，アミノ酸代謝速度がきわめて速い。またフェニルアラニン，チロシンの分解酵素活性が低いため過剰症となりやすく，中枢神経障害を惹起する。さらにメチオニンからシステインへの変換酵素の活性が低いため，脳細胞の発達に不可欠な

システイン，タウリンも準必須のアミノ酸と考えられている。その他，成長発育に必須のヒスチジンは生後6カ月までは条件付き必須アミノ酸である。

高カロリー輸液によりアミノ酸製剤を投与するときには，蛋白利用効率を高め，未熟な腎機能（6歳前後で成人と同等となる）への負担軽減のためにも，NPC/N比を200〜250kcal/g程度となるよう調節する。

静脈投与では，0.5g/kg/日から開始し，1.5〜2.5g/kg/日まで漸増する。

プレアミン®-P

新生児・乳児用として，フェニルアラニン，メチオニンを減量し，タウリン，システイン，チロシン，ヒスチジン，アルギニンを多く配合している。新生児のアミノ酸代謝の特徴が考慮されている。

(3) 脂質

新生児期にはリポ蛋白リパーゼ（LPL）の活性が低く，長鎖脂肪酸の酸化に必要なカルニチン合成が十分でないなどのため，脂質クリアランスが低下しているので，特に未熟な児ほど脂肪投与量は制限される。しかし脂肪の蓄積量は少なく，脂肪が投与されないと容易に必須脂肪酸欠乏を来す。また，乳幼児では正常な成長と発育に必須脂肪酸は欠かせず，脂質必要量が成人に比べ多い。

脂肪を投与する目的としては，必須脂肪酸の補給とエネルギーの補給の2点がある。

①必須脂肪酸の補給

脂質投与を2週間以上行わない静脈栄養では，必須脂肪酸欠乏のリスクがある。これを防ぐために，総エネルギーの1〜2％以上をリノール酸で，0.3〜0.5％をα-リノレン酸で摂取することが必要とされる。

コーヒーブレイク

小児への投与量の確認

添付文書で小児への用法・用量が具体的に記載されていない医薬品を小児に使用する場合，血中濃度モニタリングを行うような薬剤でなければ，Augsbergerの式やvon Harnackの換算表などの小児薬用量算出式や，小児疾患別に年齢群ごとの投与薬剤の用量をまとめた『新小児薬用量』，実臨床での体重kgあたり投与量をまとめた『実践小児薬用量ガイド』などの書籍で投与量を確認していると思います。

しかし，投与量の確認が難しい薬（ゲンタマイシン，テオフィリンなど）については，米国・カナダの小児薬用量を，添付文書の情報だけでなく広く公表文献などからまとめた『Pediatric Dosage Handbook』など，海外の信頼のおける書籍を利用して小児薬用量を確認してみてはいかがでしょう。ちなみに，『Pediatric Dosage Handbook』では，米国・カナダにおいて適応外となっている薬についても，最新の文献情報に基づいて記載されています。国立成育医療研究センター薬剤部の愛用書でもあります。

脂肪乳剤の経静脈的投与では0.3〜0.7g/kg/日が必要である（総エネルギー比4%）。

②エネルギーの補給

脂質は1gあたり9kcalのエネルギー産生ができるため，糖質やアミノ酸と比較してエネルギー効率が良い。

0.5g/kg/日より開始し，4〜7日かけて1〜2g/kg/日を目安として増量する。投与速度は脂質クリアランスを考慮して，0.1g/kg/hrを超えないようにする。

脂肪乳剤

イントラリポス®，イントラリピッド®

大豆油由来の製剤であり，大豆油トリグリセリドが主成分となっている。

必須脂肪酸であるリノール酸，リノレン酸を60%含んでおり，必須脂肪酸の補給ができる。

(4) ビタミン・微量元素

高濃度の糖を投与するときには必ずビタミン剤を投与する。ビタミンB_1の相対的欠乏により乳酸アシドーシスを呈し，死亡することもある。

既成の総合ビタミン剤を用い，年齢に合わせた1日必要量のビタミンを投与する。微量元素製剤は明確な投与基準はないが，同様に既成の微量元素製剤を用い，年齢に合わせた1日必要量の微量元素を投与する。

ビタミン製剤や微量元素製剤は，学童期以降は成人と同量でよいが，幼児期までは減量の必要があり，1/3〜1/2V使用する。

長期間の絶食となる場合には，セレンの補給も必要となる。

2 ICTにおける活動

病院内の感染防止対策を組織的，かつ効率的に実施するために，感染対策委員会（ICC：Infection Control Committee）や，その実動部隊である感染制御チーム（ICT：Infection Control Team）が設置されている。本項では，ICT活動の概要と，小児領域に特化した抗菌薬使用量の把握方法について述べる。

表5 ICTの構成メンバー

職種	専門資格
臨床医	感染制御専門医：ICD
看護師	感染制御専門看護師：ICN
薬剤師	感染制御認定/専門薬剤師：ICP，抗菌化学療法認定薬剤師：IDCP
臨床検査技師	感染制御認定臨床微生物検査技師：ICMT
事務職員	なし

表6 ICTの主な業務

院内巡回	消毒薬・抗菌薬使用状況の把握，医療用廃棄物の取扱い
サーベイランス	細菌検出状況の把握，感染症発生状況の把握，耐性菌発生状況の把握
コンサルタント	感染症発生時の対策・助言，院内マニュアルの作成
職員対策	各種研修会の開催，職員の抗体検査・ワクチン接種状況の把握

2-1　ICTの組織と主な活動内容

　ICTは一般的に表5に示すようなメンバーで構成されることが多い。各病棟や各診療科にリンクナースやリンクドクターを配置して，ICTメンバーと連携体制を敷いている医療機関も多くある。

　ICTの一般的な業務内容は，表6に示すように院内巡回，サーベイランス，コンサルタント，職員への教育や健康管理など，多岐にわたる。

　院内巡回には医師や看護師だけではなく薬剤師も参加し，薬剤師の視点でチェックすることが重要である。また，サーベイランスやコンサルタントにも積極的に参加し，感染症発生時には抗菌薬などの医薬品の確保など，迅速に対応できるよう常に連携しておくことが必要である。

　抗菌薬の使用については，広域抗菌薬や抗MRSA薬の許可制・届出制を導入している施設が増えているが，近年，抗菌薬管理プログラム（ASP：Antimicrobial Stewardship Program）[10]という考え方が浸透してきている。ASPは，広域抗菌薬の許可制・届出制による使用制限や耐性菌出現の阻止だけでなく，適正な抗菌薬使用による患者予後の改善や，医療費削減なども目的とした，抗菌薬の適正使用に関する総合的なプログラムとなっている。

2-2　ICTにおける薬剤師の役割

　ICTの活動に薬学的知識は密接に関係している。例えば，医薬品（抗菌薬・消毒薬）の適正使用への助言，抗菌薬使用量の把握，薬物血中濃度モニタリング（TDM），医薬品情報（DI），注射薬の無菌調製など，薬剤師としての職能を生かした役割の実践が非常に重要となっている。

2-3 抗菌薬使用量の把握方法

　一般的に，成人を中心とした医療機関における抗菌薬使用量の把握方法は，WHOが設定した成人1日標準使用量（DDD：Defined Daily Doses）を用いた抗菌薬使用密度（AUD：Antibiotic Usage Density）の算出法を利用していることが多い。計算式は以下の通りである。

1）WHO設定のDDDを用いた計算式

$$AUD = \frac{調査期間の抗菌薬使用量（g）\times 1,000}{DDD \times 調査期間の入院患者延べ日数（日）}$$

　この算出法を小児にも適応しようとした場合，①小児のDDDが設定されていない，②小児はバイアルを分割などして投与されることがほとんどである，③患者の年齢・体重によって実投与量にばらつきが生じる——などの理由から，多くの施設ではAUDの計算時に小児病棟の抗菌薬使用量を除外して計算することが多い。

　また，WHOが設定したDDDと国内の使用実態に乖離がある抗菌薬も存在することから，別の把握方法として抗菌薬総投与日数（DOT：Days of Therapy）[11]によるAUD算出法が提唱されている。計算式は以下の通りである。

2）DOTを用いた計算式

$$AUD = \frac{DOT〔調査期間の抗菌薬総投与日数（日）〕\times 1,000}{調査期間の入院患者延べ日数（日）}$$

　DOTは，調査期間の各々の日に当該抗菌薬を投与されていた患者数の総和として計算される。例えば，ある抗菌薬が1日目に25人，2日目に30人，3日目に21人に投与された場合，3日間のDOTは25＋30＋21＝76となる。

　DOTによる把握方法では投与量を用いないことから，小児領域においても利用できる把握方法となっている。当院でもDOTを利用してAUDを算出し，抗菌薬の使用量を把握している。

● 参考文献

1) 日本静脈経腸栄養学会：静脈経腸栄養ガイドライン第3版．照林社，2013
2) 日本静脈経腸栄養学会：静脈経腸栄養ハンドブック．南江堂，2011

3）高増哲也，深津章子・編：小児臨床栄養マニュアル．文光堂，2012
4）成育医療研究センター小児栄養管理マニュアル．国立成育医療研究センター栄養サポートチーム（非売品），2012
5）位田 忍：小児科領域におけるNST．小児科診療UP-to-DATE，ラジオNIKKEI，2014.4.9（http://medical.radionikkei.jp/uptodate/uptodate_pdf/uptodate-140409.pdf）
6）丸山道生：脂肪乳剤の種類と特徴．2.中心静脈栄養法（TPN），Chapter3静脈栄養．PDNレクチャー，NPO法人PEGドクターズネットワーク（PDN），2012（http://www.peg.or.jp/lecture/parenteral_nutrition/02-10.html）
7）千葉正博：小児のTPN．2.中心静脈栄養法（TPN），Chapter3静脈栄養．PDNレクチャー，NPO法人PEGドクターズネットワーク（PDN），2012（http://www.peg.or.jp/lecture/parenteral_nutrition/02-16.html）
8）各種医薬品の添付文書，インタビューフォーム
9）和佐勝史：TPN Handbook 第三版（福澤正洋・監），味の素製薬株式会社，2011．（http://www.ajinomoto-seiyaku.co.jp/medicalexpert/ysd/knowledge/manual/tpn/pdf/main.pdf）
10）Dellit TH, et al：Infectious Disease Society of America and the Society for Healthcare Epidemiology of America guidelines for developing an institutional program to enhance antimicrobial stewardship. Clin Infect Dis, 44：159-177, 2007
11）Polk RE, et al：Measurement of adult antibacterial drug use in 130 US hospitals：comparison of defined daily dose and days of therapy. Clin Infect Dis, 44：664-670, 2007

6 新生児集中治療室（NICU）における病棟業務

はじめに

　国立成育医療研究センター（以下，当院）の新生児科では，新生児集中治療室（NICU：Neonatal Intensive Care Unit）と新生児治療回復室（GCU：Growing Care Unit）を有している。NICUとGCUでは共通する注意点も多いため，本項では，NICUとGCUを併せて解説したい。

1　NICU・GCUに関わる薬剤師の業務

　NICU・GCU病棟では早産児や先天性疾患を合併する児など患者背景の異なる児を幅広く管理しており，救急集中治療部門と同様，薬剤治療にあたっては豊富な知識と厳密な注意が求められる。特に低出生体重児における薬物療法を進める上では，成人では誤差として許容できるような少しの用量の違いが患児にとっては大きな違いとなること，未熟児の脆弱な血管は投与ルートの確保が容易ではないためその数が限られていることなどから，小児薬物療法の中でも一層慎重な管理と工夫が必要であると言っても過言ではない。また新生児は腎機能が未熟であったり，体重に占める水分量が多かったり薬の体内動態に影響する因子に成人と相違があるため，新生児薬物治療の適正化に薬剤師の関与が期待されている。

2　注射薬業務

2-1　注射薬の混合調製

　当院では薬剤師が無菌的にNICU・GCU病棟で使用する高カロリー輸液の調製を実施している。

1）計量操作

　新生児科領域だけでなく小児科領域においても該当することではあるが，注射薬調製

では，投与量が少ないため，注射薬のアンプルやバイアル1本単位ではなく，常にシリンジでmL単位の計量を行ったものを混合調製する必要がある（図1）。図1の処方の無菌調製では，オーツカMVを除いてすべての薬剤の混合を実施する。オーツカMVは添付文書に「1号に2号を加えて溶解した後は速やかに高カロリー輸液に添加し，通常12時間以内に投与を終了すること」との記載があることから，薬剤師による調製の際は混合せずに投与直前に添加することとしている。

2）表示量と実内容量の誤差（過量充填）

　通常，輸液ボトルは添付文書に記載がなくとも過量充填されていることが多いため，表示量よりも実内容量が多く含まれている。このため，ボトルの表示量＝内容量として混合調製を行った場合には誤差を生むことになるが，こうしたわずかな誤差も，特に新生児を対象とする混合調製の場合には問題となることがある。したがって当院の新生児を対象とした注射薬調製においては，アンプルやバイアルだけでなく，ボトルの輸液もすべてシリンジで計量して混合調製を実施している。

　例えば図1の処方の場合，生理食塩液50mLはボトル1本分をすべて混合調製するのではなく，その中から正確に50mLをシリンジで量り取り，混合調製している。こうした方法は，シリンジの精度が非常に高く，正確な混合調製を行うことができる点を製造者と十分に確認したうえで始められた。

入院無菌　新規　注射薬処方せん

患者ID：　　　　　　実施日：1月25日（木）～1月25日（木）
B1/1
セイイク　ハナコ　　　　　　　　身長：39.0cm
生年月日：平成28　1.10生　0歳　0カ月　女　体重：1.8kg

病棟：**4階NICU**　診療科：**新生児科**

Rp1	中心静脈注射（大腿静脈）	
	リハビックス-K2号輸液（500mL/袋）	120mL
	生理食塩液（50mL/瓶）	50mL
	カルチコール注射液8.5％（5mL/管）	8mL
	プレアミン-P注（200mL/袋）	50mL
	蒸留水（注射用）注（100mL/瓶）	30mL
	オーツカMV注	0.3組
	ヘパリンNa注（5000単位/5mL/瓶）	0.3mL
	1日1回　1回分	
	点滴速度6mL/h	

図1　処方例

3）手技や道具

　低出生体重児をはじめとして新生児では，一日に必要な水分の絶対量が少ないために，処方される高カロリー輸液の総量が40〜150mLなどとなる調製も珍しくない。例えば，通常市販されているアリメバッグやハイカリックIVHバッグは1L，2L，3Lであるが，これでは大きすぎる場合があるので，当院では特別注文の600mLタイプを使用している（図2）。

　また，細かな混合調製を繰り返しても針刺し回数が多くならないよう，注射筒の部分のみを交換できる点滴用補助器具「シュアプラグ」を利用している（図3）。シュアプラグの使用により，針刺し回数を減らし，コアリングを防止するとともに，細菌の混入防止と針刺し事故を防ぐことができるといったメリットがある。

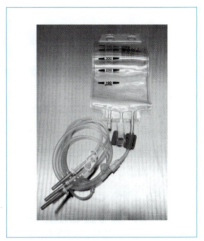

図2　国立成育医療研究センター採用 600mL規格アリメバッグ

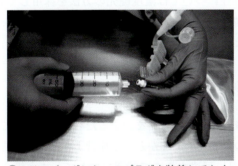

①アリメバッグにシュアプラグを装着しておく。シリンジにて必要薬剤を計量しておく

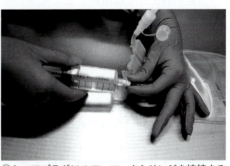

②シュアプラグにルアーロックシリンジを接続する

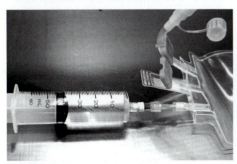

③接続完了

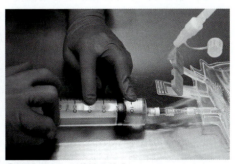

④接続できたら薬液を注入

図3　シュアプラグと混合調製の様子

このように，新生児科領域の注射薬調剤業務においては，どの注射薬でも抗がん薬の調製並みの細かな作業が必要となり，膨大な時間と手間がかかる。また，一本単位の混合調製ではないため，混合調製後の監査においてもアンプルやバイアルの薬剤の残量を確認するなど工夫が必要である。わずかな量の違いが小児，特に新生児においては，重大な影響をもたらすことがある点を十分に認識して作業にあたる必要がある。

2-2 注射薬の投与量と投与ルートおよび配合変化の確認

1）投与経路と清潔操作の重要性

低出生体重児は末梢血管が脆弱なため，経静脈的な薬剤投与には中心静脈からの投与が可能となるPICC（peripherally inserted central catheter）が留置されることが多い。また出生直後で皮膚が未熟な場合は臍帯カテーテルを留置するケースもあり，注射薬調製および投与の際はカテーテルが感染源とならないよう，特に注意して清潔操作を実施する。

2）投与量と水分負荷

NICUにて汎用される注射薬の組成についても濃度優先と体重優先の大きく分けて2つの方法があり〔第Ⅰ章 7 小児集中治療室（PICU）における病棟業務（p.60）参照〕，当院のNICUでは原則として微量持続静注については濃度優先の方法を採用している。新生児，特に超低出生体重児では持続静注の薬液量も児にとっては水分負荷となるため，一人ひとりの体重に合わせて組成を変えて対応している。

3）輸液ラインの長さによる薬剤到達時間を考慮

児が保育器に収容されていると，輸液ラインは保育器を介するために長くなってしまうことが多い。輸液ラインが長く，かつメインの流速が遅いと側管より投与した薬剤がなかなか輸液ライン内を通過せず，患児に到達するまで時間を要してしまう場合がある。そこで，中心静脈からの薬液投与にあたっては感染防止のため原則としてフィルターを使用しているが，緊急性の高い薬剤については，医師と協議の上フィルターを透過する薬剤であっても，フィルターを介さずに投与するものもある。

4）配合変化

また投与ルートが限られている中で，配合変化を回避した投与方法の提案は薬剤師に求められる職能である。配合の可否は添付文書やインタビューフォームを参照するが，新生児への投与にあたっては投与量調節にともない薬剤を生理食塩液や5％もしくは10％ブドウ糖液で希釈するために，メーカーが実施している配合変化試験とは配合条件が異なる場合も多いことに留意する。

3 内服薬調剤の特殊性

　新生児に使用する経管栄養チューブは小児よりさらに細く，体重1,000g未満の児では基本的に3Fr.が選択される。したがって，経静脈投与ルートを抜去した後内服で薬剤を継続する場合や，電解質補正のための塩化ナトリウム等の投与を必要とする場合は，経管栄養チューブを閉塞させないよう工夫が必要である。

　内服薬処方の製剤量は，新生児では成人に比較して少量となってしまうことが多い。当院では散剤調剤の際に分包誤差を解消するために賦形剤を添加しており〔第Ⅰ章 散剤の賦形剤の目的と実際の使用（p.18）参照〕，新生児科領域の処方用量はほとんどが賦形の対象となる。しかし賦形剤の量が多いと，特に細い経管栄養チューブを閉塞させる一因となる可能性がある。またミルクの量が制限されている児の内服では，不要な水分負荷を回避するためにミルクで薬を溶解し経管投与するが，溶け切らないケースもある。そこで例外として，新生児科との相談で賦形剤を使用すべきでないと判断された場合には，医師が処方に「賦形剤なし」とのコメントを入れる内規とし，薬剤部では賦形剤を使用せずに調剤を行っている。自動散剤分包機を使用する際は，各製剤の流動性を十分に考慮して，なるべく分包誤差が生じないように細心の注意を払って調剤にあたっている。

4 薬剤管理指導業務

　NICU・GCU病棟に入室中の患児に対して薬剤管理指導料の算定は可能であり，当院では自宅退院となる患児を中心に，薬を管理する保護者に対して服薬指導を実施している。

　患児がNICUに入室した当初は，家族が患児の疾患に対する受容が進んでいない場合があること，患児の容態が安定していないと使用薬剤の変更が多いことなどから，家族の心情を考慮して服薬指導の実施可否を決定している。

　退院を目指す頃になると，それまでは病院で何かあればすぐ対応してもらえた状況から，家族のみで患児の管理ができるようになることが求められる。このような状況下で，自宅に患児を迎える準備が始まるため，母をはじめとして保護者の不安は大きく，服薬指導では与薬のタイミングや方法，飲み忘れた際の対処法など，自宅での薬の管理がイメージできるようなアドバイスが求められる。服薬指導の実際については「第Ⅱ章 ③ 服薬方法（テクニック）の指導（p.93）」を参照されたい。また患児が使用する薬の内容だけでなく，薬についての一般的な注意事項（例えば使用する薬以外の剤形についての注意点）やかかりつけ薬局の有用性，お薬手帳の使い方，誤飲に対する注意喚起などを薬剤師から説明することは，家族が患児の薬を管理していく上での気づきを引き出す良い機会となると考える。

小児集中治療室（PICU）における病棟業務

はじめに

　救急集中治療部門において使用される薬剤の種類，用量・用法は多岐にわたり，病態変化も時間とともに大きく変化するため，使用される薬剤の変更も多い。さらに小児では体重・体表面積ごとの薬剤量変更が必要であり，処方／希釈時のmedication errorを生じやすく，薬剤関連エラーは成人と比較して3倍という報告がある。

　小児集中治療室（Pediatric Intensive Care Unit：PICU）という特殊な環境では人工呼吸管理や体外式膜型人工肺（ECMO），持続的血液濾過透析（CHDF）などの体外循環を利用した治療が行われている。ECMOやCHDF施行時にはプライミング（priming：回路充填）を行うが，このプライミングは体重が小さい患者ほど分布容積の増加幅が大きくなることが予測されており，薬物療法を行う際は考慮しなければならない。

　また，体重が小さいほど投与水分量も少なくなるようにするため，成人で投与されている薬剤の溶解濃度より濃い濃度で投与されることがある。したがって小児の救急集中治療部門においては，薬剤のデリケートな管理が要求される。

 国立成育医療研究センターのPICUの概要

1）PICUにおける薬剤師の業務介入経過

　国立成育医療研究センターでは，2013年より病棟に薬剤師が常駐して各種医薬品関連業務を行っている。PICUにおける薬剤師の医薬品関連業務に関する介入経過は表1の通りである。

表1　成育医療研究センターPICUでの薬剤師介入の経過

2008年　病棟配置医薬品の管理
2010年　薬剤カートの運用開始（緊急薬剤を定数化）
2012年　定期カンファレンス（薬剤師−医師）開始
2013年　薬剤師の平日半日常駐開始（薬剤師1名）
2014年　薬剤師の平日日勤帯 常駐開始（薬剤師1名）

2) 入室患者状況

当院PICUの状況を図1に示す。

3) PICU常駐薬剤師のタイムスケジュール

常駐薬剤師は，平日の日勤帯は原則としてPICUにて業務を行っている．常駐薬剤師の1日のタイムスケジュールは図2の通りである．

2 注射薬の調製

2-1 注射薬の種類

常駐薬剤師はPICUでの業務の1つとして，注射薬の調製を行っている．注射薬の調製は，朝のカンファレンスで最新の患者情報を収集し，電子カルテにて当日・翌日使用薬剤の監査後に行う．薬剤師は管理薬（麻薬，毒薬，向精神薬など）を中心に，以下の

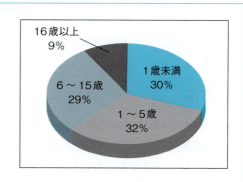

- 病床数：20床
- 入室患者：1,070例（2013年）
- 年齢構成：

1歳未満	320
1〜5歳	345
6〜15歳	314
16歳以上	91

- 患者の内訳（管理別）：

	CMV	NPPV	HFO	iNO	ECMO	CHDF	CV line
延べ患者数（人）	481	208	8	21	10	53	359
延べ日数（日）	3,567	948	27	118	145	466	2,343

CMV（control mechanical ventilation）：人工呼吸
NPPV（noninvasive positive pressure ventilation）：非侵襲的陽圧換気
HFO（high frequency oscillation）：高頻度振動換気
iNO（inhaled nitric oxide）：一酸化窒素吸入
ECMO（extracorporeal membrane oxygenation）：体外式膜型人工肺
CHDF（continuous hemodiafiltration）：持続血液濾過透析
CV line（central vein line）：中心静脈ライン

図1 国立成育医療研究センターのPICU

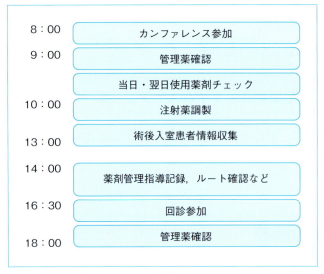

図2　常駐薬剤師のタイムスケジュール

ような微量持続静注で投与される注射薬を調製している。
①麻薬：モルヒネ／フェンタニル／ケタラール
②毒薬・向精神薬：ロクロニウム臭化物／ニトロプルシドナトリウム水和物／ミダゾラム
③その他：維持輸液／カテコラミン／ヘパリン／フロセミド／カルペリチドなど

　件数は平均20件／日程度で，処置台や患者ベッドサイドで看護師とともに行っている。現在，PICU内に注射薬無菌調製のユニット設置を計画しており，近い将来に専用の無菌調製ユニット内で注射薬の調製を行う環境とする予定である。

2-2　方法

　PICUでは微量持続静注が汎用される。その調製方法には大きく分けて①濃度優先，②体重優先の2つがあり，それぞれ以下のような特徴をもつ。
①濃度優先：濃度を定型化して投与速度で投与量を調整する方法。ただし，PICUでは患者の体重の幅が3～60kgと大きいため，すべてを1つの濃度で行うことは困難である。
②体重優先：体重ごとに希釈方法を変え，1mL/hr＝●γとする方法。投与水分を一定内に抑えることが可能である。

　体重優先の方法は小児患者においても対応可能であるため，PICUでは主にこちらを用いている。また，調製時の監査などが行いやすいメリットもあり，緊急入室時でも迅速な対応が可能である。

3 配合変化とルート確認

　小児では血管が細いためルートも細く，さらにルート確保が難しいことから，投与できるルートが少ないのが現状である。どうしても困難な場合はCV（中心静脈）カテーテルやPI（経皮的中心静脈）カテーテルを挿入することもある。

3-1 配合変化に注意

　PICUでは一般病棟と異なり，カテコラミンや鎮静・鎮痛薬など微量持続投与される薬剤が多く，また成人領域に比べ投与量が少なく，投与速度もゆっくりであるため，フィルターなしで投与されている薬剤もある。よって一般病棟と比較し，特に配合変化には注意が必要で，日々のチェックが重要である。
　当センターPICUにて汎用される鎮静・鎮痛薬の一覧を表2に挙げる。

3-2 ルート選択での確認事項

　ルート選択においては，速度調節を行える薬剤（鎮静・鎮痛薬など）なのか，行えない薬剤（カテコラミンなど）なのか，投与はCVなのか末梢からなのか，なども考慮しなければならない。さらに，カテコラミンは半減期が短いためルート交換の際にはスイッチ法を用いるなど，薬剤によってルートの作り方も違う点に注意が必要である。

4 PICUカート

4-1 カート配備の成果

　当センターでは病棟に多くの医薬品を常備することはせず，医師のオーダーによって薬剤部より払い出すことを原則としている。そのため，従来はPICUへの緊急入室患者1人に対し約50件程度の至急処方（念のための余剰処方も含む）が発行されており，処方から患者投与まで少なくとも30分以上はかかっていた。
　しかし，そのような状況では対応が間に合わないケースもみられたため，迅速な対応を目的に緊急使用薬剤をカートとして配備した。その結果，緊急入室に迅速に対応できるようになり，また，薬剤師常駐後は処方から投与まで薬剤師が関与することで，より一層，質の高い医療を提供できるようになった。さらに，余剰処方はインシデントにつながる可能性があるため減少させる必要があるが，これもカート配備によって減少できている。

表2 成育医療研究センターPICUにて汎用される鎮静・鎮痛薬一覧

一般名	投与量	特徴	注意点
モルヒネ塩酸塩水和物	間欠：0.05～0.1mg/kg/回　i.v. 持続：0.01～0.03ｍg/kg/hr	・長期使用時に離脱症状少ない ・M6G：モルヒネの3～4倍の効果	・呼吸抑制 ・ヒスタミン遊離作用 ・低血圧 ・掻痒感 ・血管運動性浮腫
フェンタニル	間欠：1～4μg/kg/回　i.v. 持続：0.5～5μg/kg/hr	・循環動態に対する影響が少ない ・モルヒネの100倍の鎮痛作用 ・分布容積，クリアランス大きいため体重あたりの投与量が同じでも血中濃度は，乳児＜幼児・学童＜成人 ・長時間の持続投与により，半減期が1週間前後と大幅に延長する ・活性代謝物がないため腎不全でも使用可	・胸壁の硬直（鉛管現象） ・呼吸抑制または無呼吸 ・健忘作用がない ・離脱症状危険因子：総投与量2,500μg/kgまたは投与期間9日間以上
ケタミン塩酸塩	間欠：0.5～2mg/kg/回　i.v. 持続：0.5～2ｍg/kg/hr	・咳嗽反射は残る ・低血圧や徐脈を起こしにくい ・鎮静効果がある ・気管支拡張作用あり	・気道分泌物の増加および咽頭痙攣（アトロピン投与で予防） ・頭蓋内圧亢進 ・興奮作用（ベンゾジアゼピン投与で予防）
アセトアミノフェン	経口：10～15mg/kg 坐剤：15～20mg/kg 注射 ▶2歳未満：7.5mg/kgを15分かけて（max：30mg/kg/day） ▶2歳以上：15mg/kgを15分かけて（max：60mg/kg/day） ▶成人（発熱）：300～500mgを15分かけて（max：1,500mg/day） ▶成人（疼痛）：300～1,000mgを15分かけて（max：4,000mg/day，60mg/kg/day）	・解熱作用 ・鎮痛作用 ・抗炎症作用なし ・BA：90％（経口），47～79％（経腸）	
ペンタゾシン	間欠：0.3～0.6mg/kg/回　i.v.	・鎮痛効果はモルヒネに類似（1/3～1/2程度） ・モルヒネより習慣性・依存性は弱い ・薬物動態は成人とほぼ同じ	・呼吸抑制，血圧上昇 ・天井効果を有する
イブプロフェン	5～10mg/kg（max：40mg/kg/day）	・消炎・鎮痛・解熱作用を平均して有している ・胃障害・腎障害などの副作用が少ない	
ミダゾラム	間欠：0.1mg/kg/回　i.v. 持続 ▶新生児：0.03～0.6ｍg/kg/hr ▶乳児・小児：0.06～0.12ｍg/kg/hr	・短時間作用型 ・健忘作用 ・1-OH MDZ：MDZの半分程度の活性	・鎮痛効果なし ・呼吸抑制または無呼吸 ・低血圧および徐脈 ・離脱症状危険因子：長期投与，総投与量60mg/kg

（次頁に続く）

一般名	投与量	特徴	注意点
ジアゼパム	間欠 0.1～0.3mg/kg/回 i.v. 0.3～0.5mg/kg/回（最大1mg/kg/日） 坐剤	・呼吸，循環に大きな変動なし ・慢性人工呼吸管理時にMDZ注から内服に切り替え	末梢投与で血管痛
チオペンタールナトリウム	ローディング ▶新生児：2～4mg/kg ▶乳児：6～7mg/kg ▶小児：5～6mg/kg ▶成人：3～5mg/kg 維持量：2～10mg/kg/hr	・頭蓋内圧低下 ・超短時間作用型（5～15分） ・疼痛閾値下げる	・心血管および呼吸抑制 ・組織への蓄積性強い
フェノバルビタール	ローディング：10mg/kg/dose 維持量：5～10mg/kg/day	・長時間作用型 ・ジアゼパムと同様に慢性人工呼吸管理時の鎮静で使用	・CYP3Aの酵素誘導
トリクロホスナトリウム	20～80mg/kg（最大20mL/day）p.o.	・呼吸循環抑制が少ない ・脳波に影響しない	・作用発現時間：投与後60分以内94.0％ ・作用持続時間：小児では，睡眠持続時間は2時間以上のものは68.8％
抱水クロラール	25～50mg/kg（総量1.5gまで）坐薬		・作用発現時間：10～30分（入眠までの時間） ・作用持続時間：40～70分（覚醒までの時間）
デクスメデトミジン塩酸塩	間欠：0.6µg/kgを10分かけて 持続：0.1～0.75µg/kg/hr	・呼吸抑制がほとんどない ・鎮静・鎮痛効果あり	・徐脈 ・高血圧・低血圧 ・冠動脈攣縮
プロポフォール	間欠：1～3mg/kg/回 i.v. 持続：0.3～4mg/kg/hr（小児では禁忌）	・作用発現，消失が速い ・深度調節性の容易 ・呼吸抑制が少ない ・悪心・嘔吐抑制 ・脳代謝を抑え，抗痙攣作用，神経保護作用 ・鎮痛作用なし	・心血管および呼吸抑制 ・高用量・長時間使用でPropofol infusion syndrome ・添加物：ダイズ油，精製卵黄レシチン

注） 鎮静：ストレス，不安，興奮，せん妄の状態を落ち着かせること
　　 鎮痛：創部痛，炎症，処置時などの疼痛を取り除くこと
※一般的な投与量については付録4を参照

4-2　カートの内容

　　PICUカートには，緊急入室に対応するための包括セットや，抗菌薬セット（sepsisなどで早急に投与するためのスペクトルが広い抗菌薬など），挿管やCV確保などの処置時に使用する挿管セットなどを配備している（表3）。

表3　PICUカート内の各種セット一覧

セット名	医薬品名	数量
<包括セット> 6セット	KCL補正液（1mEq/mL・20mL/管）	1
	50％ブドウ糖注(20mL/管)	1
	アドレナリン	11
	ヴィーン®D	1
	ヴィーン®F	2
	ファモチジン	2
	ニカルジピン	5
	ヘパリンナトリウム	6
	ノルアドリナリン	11
	バソプレシン	6
	5％ブドウ糖(20mL/管)	5
	5％ブドウ糖(50mL/瓶)	8
	ヘパフラッシュ®10単位	6
	ミルリノン	6
	フロセミド	12
	セファゾリンナトリウム	3
	塩化ナトリウム（10％・20mL/管）	2
	生理食塩液注(20mL/管)	5
	生理食塩液注(500mL/袋)	3
	硫酸Mg補正液	1
<蘇生セット> 7セット	アドレナリン	1
	アトロピン硫酸塩	1
	メイロン®（8.4％・20mL/管）	1
	カルチコール®	2
	生理食塩液注(20mL/管)	1
	ヴィーン®F	1
<挿管セット> 8セット	ミダゾラム	1
	アトロピン硫酸塩	1
	ロクロニウム臭化物	2
	生理食塩液注(20mL/管)	1
<プレセデックス> 4セット	プレセデックス®	3
	生理食塩液注(20mL/管)	2
	生理食塩液注(50mL/瓶)	1

セット名	医薬品名	数量
<抗菌剤セット> 3セット	バンコマイシン	2
	メロペネム	4
	タゾバクタム／ピペラシリン水和物	2
	ピペラシリンナトリウム	2
	セフォタキシムナトリウム	2
	生理食塩液注(20mL/管)	5
	生理食塩液注(50mL/瓶)	2
	生理食塩液注(100mL/瓶)	2
<プロタミン> 3セット	プロタミン	1
<PGE> 1セット	アルプロスタジル アルファデクス	5
	5％ブドウ糖(20mL/管)	1
<トランサミン> 2セット	トラネキサム酸	3
	生理食塩液注(20mL/管)	1
<A/C> <透析プライミング>	生理食塩液注(500mL/袋)	14
	ヘパリンナトリウム	10
<ミダゾラム> 8セット	ミダゾラム	6
	5％ブドウ糖(50mL/瓶)	1
<エスラックス> 4セット	ロクロニウム臭化物	20
	5％ブドウ糖(50mL/瓶)	1
<透析セット> 2セット	ナファモスタットメシル酸塩	8
	5％ブドウ糖(100mL/瓶)	2
	カルチコール®	3
	KCL補正液（1mEq/mL・20mL/管）	2
	塩化ナトリウム（10％・20mL/管）	3
	リン酸ナトリウム	3

参考文献

1) 志馬伸朗，橋本悟，問田千晶：小児ICUマニュアル 改訂第6版．永井書店，2012
2) Maureen A. Madden MSN CPNP-AC CCRN FCCM：Pediatric Fundamental Critical Care Support Second Edition. Society of Critical Care Medicine, 2013
3) 日本麻酔科学会：医薬品ガイドライン．2015年3月27日　第3版4訂
4) 諏訪淳一，西山まゆみ，工藤尚了，他：小児における体外循環施行下でのバンコマイシンの薬物動態に関する検討：TDM研究，29（3）：169, 2012
5) de Vries EN, Ramrattan MA, Smorenburg SM, et al：The incidence and nature of in-hospital adverse events：a systematic review. Qual Saf Health Care, 17（3）：216-223, 2008
6) Morimoto T, Sakuma Mio, Matsui K, et al：Incidence of adverse drug events and medication errors in Japan：the JADE study：J Gen Intern Med, 26（2）：148-153, 2011
7) Cullen DJ, Sweitzer BJ, Bates DW, et al：Preventable adverse drug events in hospitalized patients：a comparative study of intensive care and general care units. Crit Care Med, 25（8）：1289-1297, 1997
8) Alagha HZ, Badary OA, Ibrahim HM, et al：Reducing prescribing errors in the paediatric intensive care unit：an experience from Egypt. Acta Paediatr, 100（10）：e169-174, 2011
9) Tisdale JE：Justifying a pediatric critical-care satellite pharmacy by medication-error reporting. Am J Hosp Pharm, 43（2）：368-371, 1986
10) Schneider MP, Cotting J, Pannatier A：Evaluation of nurses' errors associated in the preparation and administration of medication in a pediatric intensive care unit. Pharm World Sci, 20（4）：178-182, 1998
11) 吉田眞紀子：サテライトファーマシーを活用したNICU・PICU業務．月刊薬事，54（2）：265-269, 2012
12) Edwards JR, Peterson KD, Mu Y, et al：National Healthcare Safety Network（NHSN）report：data summary for 2006 through 2008, issued December 2009. Am J Infect Control, 37（10）：783-805, 2009
13) Moffett BS, Mott AR, Nelson DP, et al：Medication dosing and renal insufficiency in a pediatric cardiac intensive care unit：impact of pharmacist consultation. Pediatr Cardiol, 29（4）：744-748, 2008
14) Larochelle JM, Ghaly M, Creel AM：Clinical pharmacy faculty interventions in a pediatric intensive care unit：an eight-month review. J Pediatr Pharmacol Ther, 17（3）：263-269, 2012
15) Rivkin A, Yin H：Evaluation of the role of the critical care pharmacist in identifying and avoiding or minimizing significant drug-drug interactions in medical intensive care patients. J Crit Care, 26（1）：104. e1-6, 2011
16) Leape LL, Cullen DJ, Clapp MD, et al：Pharmacist participation on physician rounds and adverse drug events in the intensive care unit. JAMA, 282（3）：267-270, 1999
17) MacLaren R, Bond CA：Effects of pharmacist participation in intensive care units on clinical and economic outcomes of critically ill patients with thromboembolic or

infarction-related events. Pharmacotherapy, 29(7):761-768, 2009
18) MacLaren R, Bond CA, Martin SJ, et al:Clinical and economic outcomes of involving pharmacists in the direct care of critically ill patients with infections. Crit Care Med, 36(12):3184-3189, 2008

第Ⅱ章

小児の服薬指導業務

1 小児の薬剤管理指導業務

はじめに

「小児は成人の縮小版ではない」というのは小児の薬物療法の最大の特徴であり、服薬指導においてもそれは同様である。

小児に対する薬物治療は、胎児期に母体へ投薬して行う胎児治療に始まり、新生児期、乳児期、幼児期、小学校・中学校の学童期、思春期や受験を控えた時期の子どもへの治療などさまざまで、小児ならではの課題（表1）も多い。

1 小児の服薬指導業務における注意点

小児の服薬指導の目的は、患児および保護者が有効かつ安全な薬物療法を不安なく遂行できるよう必要な情報提供を行うとともに、最新の薬学的知見に基づいた適切な指導、助言を行うことである。患児や保護者の訴え、臨床症状、検査データなどの情報収集と、有効性、安全性、アドヒアランスなどについての薬学的評価を行い、医薬品の適正使用を推進する薬剤管理指導業務を行う必要がある。

また、小児への与薬は不慣れな人（保護者）にとっては難しく、患児が拒薬すると与薬を諦めてしまったり、慢性疾患の治療薬でも「今は症状がないから」、「副作用や成長への影響が心配」などの理由で服薬を中断してしまうことがしばしばある。白いおむつについた尿や便の色の変化にも敏感で、「この子の病気は私のせい？」などの不安を抱える保護者もいる。

表1　小児ならではの課題

乳幼児	嫌がってそっぽを向いてしまう。 飲ませたいのに口も開けてくれない。
保育園・幼稚園	昼の薬は家に帰ってきてからでもいい？　母も忙しい。
小学生	片付けが苦手。言われるとやりたくなくなる。
中学生	どうして自分だけ薬が必要なの？ 友だちの前で飲みたくない。
思春期	この薬って、赤ちゃんに影響するの？　お母さんには聞いたって言わないでね。
受験期	病院に来ることで学校の勉強が遅れてしまうのが不安。

そこで本章では，まず「小児の薬剤管理指導業務」について本項にて概説し，続いて「患児本人への服薬指導」と，「服薬方法の指導」について述べる。

初回面談と情報収集を薬学的評価に活かす

　情報収集は小児独特の確認項目（表2）に気をつけながら，表3のチェックシートなどを用いて行う。初回面談前にカルテから，患児の投薬歴，検査結果，症状，患児や保護者の訴え，医師の説明内容などを経時的に記録しておき，初回面談時に，患児と保護者から聞き取った情報をチェックシート（表3）に追記する。また，処方監査，有効性，安全性，アドヒアランスなどの評価を行うとともに，疑問点があれば一つひとつ確認し，必要に応じて医師や看護師へフィードバックを行う。

　小児は添付文書上では表4のように年齢区分がなされており，薬用量は体重や病態などに応じて決定されるが，添付文書に小児の薬用量が記載されていない医薬品が多く，処方間違いも多い。製剤量で"0.5g"と記載された「お薬手帳」を見て成分量で"500mg"と処方した事例や，"1mg"のところを"10mg"と処方してしまう10倍量処方，紹介状に記載された通りに免疫抑制剤を処方したところ実際に服用している薬用量と異なった事例などの処方間違いもあり，薬剤師が初回面談で「お薬手帳」を確認しながら，処方目的，病状などの情報と合わせて薬学的評価を行うことが非常に重要である。

"6R"を活かした処方設計

　リスク・マネジメントの観点から，薬剤の投与前に"6R"を確認することがいわれている。"6R"とは，①Right Patient：正しい患者，②Right Drug（Medicines）：正しい薬剤，③Right Purpose：正しい目的，④Right Dose（Dosage）：正しい用量，⑤Right Time（Timing）：正しい時間，⑥Right Route（Correct Route）：正しい用法（投与経路）——という処方チェックのポイント[1]で，小児に限らず有効とされている。小児への投薬はそれ自体が，ハイリスクであることから，ここでは6Rの観点から小児の処方設計を考える。

1）Right Patient：正しい患者

　双胎児（双子）や品胎児（三つ子）だけでなく，同胞（どうほう：兄弟姉妹）が同時に感染症に罹患する場合は多く，自宅で患児の取り違いが起こる可能性は高い。そのような場合，同一薬剤で同一の用法・用量にすると簡便である。もし，異なる薬剤，異なる用法・用量にて処方する場合は，自宅でも簡単に識別できるような調剤と指導が必要である（図1）。

表2 小児独特の確認項目

年齢	・2歳程度までは腎機能が未発達である。 ・就学状況等とあわせて理解力や精神面での発達を確認する。 ・体重等とあわせて身体面での発達を確認する。
身長・体重	・乳児期までは特に成長が著しい。 ・3歳程度まで：少なくとも3カ月に1回体重測定を行う。 ・3歳以上：少なくとも年に1回は体重測定を行う。 ・保険薬局にも体重計が置いてあるとよい。
投薬歴	・現在の処方薬：カルテや紹介状，お薬手帳などで商品名，規格，成分量，投薬目的，投薬予定期間などを確認する。 ・過去の処方薬：アドヒアランスや既往歴の確認に必要である。 ・色調や味，かさの変化などでアドヒアランスが悪くなることもあり，上手に服用できた過去の薬も参考になる。 ・それぞれの薬の服用方法もあわせて確認する。
剤形	・乳幼児は嚥下能力が未発達である。 ・患児の好む剤形や，保護者が患児に服用させやすい剤形には個人差がある。 ・服用可能な剤形にも個人差がある。 ・内服：錠剤，カプセル，散剤，シロップなど。 ・吸入薬：吸入液のネブライザー，エアロゾル，ドライパウダーなど。
アレルギー・副作用歴	・食物アレルギーのある小児は増加傾向である。 ・抗菌薬で下痢になったとの訴えは多い。
禁忌	・小児の禁忌薬剤がある。
相互作用	・医薬品だけでなく，食品との相互作用も確認する。 ・保育園や学校，塾，友だちの家など，保護者の目が届かないところで食事やおやつを摂取する機会が多く，「食品との相互作用について学校に伝えたいので，具体的に教えて欲しい」という訴えがしばしばある。
市販薬，サプリメント	・ベネッセの調査によると，サプリメントを子どもに与える保護者は増加傾向である。
生活リズム	・食生活のリズムは月齢や年齢で異なる（表6参照）。 ・保育園，幼稚園，学校などで昼の服薬が困難な場合が多い。 ・睡眠リズム：新生児はトータルの睡眠時間が長い。乳幼児は午睡によって夜の寝付きが悪いことがある。
服薬アドヒアランス	・小児の服薬アドヒアランスは保護者に依存している。 ・与薬を行わない保育園もあり，患児の環境における与薬状況を確認する。
理解力	・患児，保護者それぞれについて，服薬についての知識・理解度を確認する。 ・保護者が本人を信頼し服薬を本人任せにしていても，本人が服用を忘れることは多々ある。
処方監査・処方設計	・薬用量：成長に伴って投与量が不足している場合がある。 ・医薬品の適応外使用や剤形変更に伴う問題を含めて処方監査する。 ・有効性，安全性，アドヒアランス向上を目的とした処方設計を行う。

2) Right Drug（Medicines）：正しい薬剤

　小児においては医学的に正しい薬剤というだけでなく，患児が服用可能な薬剤であることが重要である。小児は味覚が敏感で，患児が味（苦み，甘み），舌触り（ツブツブ感，口腔内に残るざらつき感），においなどを理由に拒薬している場合，まず与薬・服薬方法を改善する。それでも服薬できない場合には同一成分の他剤形や，同種・同効薬への

表3 小児薬剤管理指導チェックシート

薬剤管理指導確認表

記録作成日　　年　　月　　日

病棟　　　号室　　　　科	入院日　　　年　　月　　日
患者番号	退院日　　　年　　月　　日
名前	主治医
様	薬剤師
性別（　　）	身長　　　　　cm
生年月日	体重　　　kg　　BSA　　　m²
年　　月　　日　　歳　ヶ月	就学・保育園など　□なし　□あり（　　）
診断名	お薬経験
	散剤　　　□可　　　□不可
	水剤　　　□可　　　□不可
	錠剤　　　□可　　　□不可
	カプセル　□可　　　□不可
	飲み方：
	その他：
合併症・既往歴	生活
	排便　　□良好　□便秘　□下痢
	（　　　　　　　　　　　）
	睡眠　　□良好　□不眠
	（　　　　　　　　　　　）
	授乳（1日　　回）、離乳食（1日　　回）、その他（　　）
禁忌・相互作用等	持参薬　　□あり　　□なし
アレルギー歴　□あり　□なし	OTC・健康食品　□あり　□なし
副作用歴　　　□あり　□なし	
これまでの経過	お薬手帳　　　　□あり　□なし
	かかりつけ薬局　□あり　□なし
	服薬状況　□良好　□不良
	（　　　　　　　　　　　　　　　）
	服薬説明
	本人　□可（　　　　　）□不可
	キーパーソン：
	□母親（　　　　）□父親（　　　）
	□その他（　　　　　　　　　　　）
	患者背景
	家族：
	同胞：
	面会：
	特記事項

表4 小児などに用いている年齢区分（おおよその目安）

参考：WHOのレコメンデーションによる	
小児	15歳未満
幼児	7歳未満
乳児	1歳未満
新生児	出生後4週間未満
低出生体重児	体重2,500g未満

注：添付文書の年齢区分は現在，行政通知によるものではない。
（日本の薬事行政2014.3．日本製薬工業協会より）

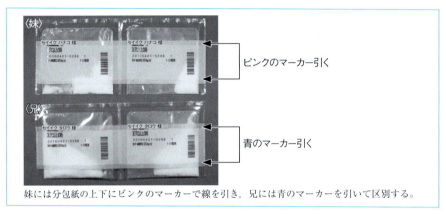

妹には分包紙の上下にピンクのマーカーで線を引き，兄には青のマーカーを引いて区別する。

図1　兄弟姉妹の薬剤の取り違え防止対策

変更を検討する。

　国立小児病院（現・国立成育医療研究センター）の服薬実態調査[2]では，散剤の服用を嫌がる原因として「味」が過半数を占め，続いて「感触」，「量」，「飲みづらさ」と続き，「顆粒剤」より「細粒剤」を好む傾向にあった。小児の好きな味については，「オレンジ」，「イチゴ」などの「フルーツ味」を好む小児が多く，続いて「リンゴ」，「甘い味」，「味なし」という結果だった。好きな色については，「なし」という回答が最も多く，続いて「オレンジ」，「赤」，「ピンク」という結果だった。また，錠剤の服薬が可能になった年齢は「5歳」が一番多く，続いて「6歳」，「7歳」という結果だったが，服薬させやすい剤形には個人差があった（図2）。

3）Right Purpose：正しい目的

　肺動脈性肺高血圧症の小児に対して，バイアグラ®（シルデナフィルクエン酸塩）を粉砕調剤した時期があった。2008年に，新たに肺動脈性肺高血圧症を適応としたレバチオ®が承認されたが，本剤にても用法・用量の欄に小児の適応は記載されておらず，添付文書の小児等への投与の欄には「低出生体重児，新生児，乳児，幼児又は小児に対する安全性は確立していない」との記載がある。適応外使用については十分な検討・評

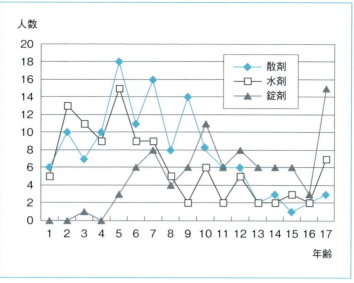

図2　服薬させやすい剤形

価を行い，適切かつ慎重に投与を行う必要がある。

　添付文書に小児に対して禁忌や注意の記載がある薬剤を表5に挙げた。この場合，なぜ禁忌や注意とされるのか根拠を確認したうえで対応する必要がある。

　例えばシプロフロキサシンは，動物実験（幼若イヌ，幼若ラット）で関節異常が認められていることから，炭疽の治療を除き小児等へは禁忌とされているが，ヒトでの関節異常の報告はない。それを理解したうえで，重症感染症で他に有効な抗菌薬がない場合はシプロフロキサシンの使用を考慮する場合がある。

4）Right Dose（Dosage）：正しい用量

　適応疾患や治療目的によって同一薬剤でも薬用量が異なる場合や，添付文書の小児薬用量の記載方法が"／kg／日"の場合と"／kg／回"の場合があるため，処方時や処方監査時に間違いが生じやすい。水剤では体重換算を行った結果，1回0.66mL内服と処方がなされる場合があり，保護者が計量しやすい量で処方設計を行うことも必要である。

　また，保護者が正しい薬用量を与薬するための計量方法についても指導が必要である。長期的に使用している薬剤や，冷蔵庫に長期保管された坐薬などは，児の成長に伴って適宜，適切な薬用量に見直す必要がある。

5）Right Time（Timing）：正しい時間

　小児の服薬時間割は，ミルクなど食事の生活のリズム（表6）や，睡眠・登園・登校などの患児の生活リズムだけでなく，与薬する保護者の生活リズムを含めて検討する必要がある。

表5 添付文書で禁忌など，小児に注意を要する医薬品

成分名	記載欄	対象患者と対応	理　由	その他
ジクロフェナクナトリウム	禁忌	インフルエンザの臨床経過中の脳炎・脳症の患者に禁忌	1）インフルエンザの臨床経過中に脳炎・脳症を発症した患者（主として小児）のうち，本剤を投与された例で予後不良例が多いとする報告がある。 2）インフルエンザ脳炎・脳症例の病理学的検討において脳血管の損傷が認められるとの報告があり，また，本剤は血管内皮修復に関与するシクロオキシゲナーゼ活性の抑制作用が強いとの報告がある。	警告：幼小児では過度の体温下降・血圧低下によるショック症状が現れやすい。
	注意	小児のウイルス性疾患（水痘，インフルエンザ等）の患者に投与しないことを原則とするが，投与する場合には慎重に投与し，投与後の患者の状態を十分に観察すること。	本剤を投与後にライ症候群を発症したとの報告があり，また，同効類薬（サリチル酸系医薬品）とライ症候群との関連性を示す海外の疫学調査報告がある。	
アスピリン	注意	15歳未満の水痘，インフルエンザの患者に投与しないことを原則とする注意	サリチル酸系製剤の使用実態はわが国と異なるものの，米国においてサリチル酸系製剤とライ症候群との関連性を示す疫学調査報告がある。	
メフェナム酸	注意	小児のインフルエンザに伴う発熱に対しては，原則として本剤を投与しないこと。	（添付文書以外からの参考）平成13年薬事・食品衛生審議会医薬品等安全対策部会で『小児のインフルエンザに伴う発熱に対して，メフェナム酸製剤の投与は基本的に行わないことが適当である』との合意があった。	注意：新生児には極度の体温上昇などやむを得ない場合にのみ投与すること（新生児は一般に体温調節機構が不完全なため，本剤の投与により過度の体温低下を起こすおそれがある）。
クロラムフェニコール	禁忌	低出生体重児，新生児に禁忌	クロラムフェニコール過量投与によりGray syndromeが発症し，その予後が重篤である。	
シプロフロキサシンレボフロキサシン	禁忌	小児等に禁忌	動物実験（幼若イヌ，幼若ラット）で関節異常が認められている。	
スルファメトキサゾール・トリメトプリム	禁忌	低出生体重児，新生児に禁忌	高ビリルビン血症を起こすことがある。	
ミノサイクリン塩酸塩	注意	小児（特に歯牙形成期にある8歳未満の小児）には他の薬剤が使用できないか，無効の場合にのみ適用を考慮すること。	小児（特に歯牙形成期にある8歳未満の小児）に投与した場合，歯牙の着色・エナメル質形成不全，また，一過性の骨発育不全を起こすことがある。	

（次頁に続く）

成分名	記載欄	対象患者と対応	理由	その他
ロペラミド塩酸塩	禁忌	低出生体重児，新生児および6カ月未満の乳児	外国で，過量投与により，呼吸抑制，全身性痙攣，昏睡等の重篤な副作用の報告がある。	
	原則禁忌	6カ月以上2歳未満の乳幼児	外国で，過量投与により，中枢神経系障害，呼吸抑制，腸管壊死に至る麻痺性イレウスを起こしたとの報告がある。	
プレドニゾロン	注意	低出生体重児，新生児，乳児，幼児または小児で発育抑制について，観察を十分に行うこと。	低出生体重児，新生児，乳児，幼児または小児の発育抑制が現れることがある。	注意：小児で頭蓋内圧亢進症状や高血圧性脳症が現れることがある。

表6 授乳と離乳食期間の目安

月齢		1日の離乳食の回数の目安	1日の授乳回数の目安	1日の授乳量の目安	1回の授乳量の目安	発達の目安	離乳食の例
新生児期	～1/2カ月	—	7～8回	～600mL	10～100mL	哺乳反射：吸啜(きゅうてつ)反射 ＋ 探索反射(唇に触れると首を回す) ＋ 嚥下反射	—
	1/2～1カ月	—	6～7回	600～700mL	80～120mL		—
授乳期	2～3カ月	—	5～6回	700～800mL	120～160mL		—
	3～4カ月	—	5回	800～900mL	160～200mL	・首がすわる ・寝返りをする	
離乳初期	5～6カ月	1回(1カ月)→2回	3～5回	離乳食のあと＋欲しがるだけ	～200mL	・支えると座れる ・哺乳反射が減弱 ・舌を前後に動かせるようになる ="ごっくん期"	ポタージュ
離乳中期	7～8カ月	2回	3～5回	離乳食のあと＋1日3回欲しがるだけ	～220mL	舌を上下に動かせるようになる ="もぐもぐ期"	7倍かゆ，豆腐
離乳後期	9～11カ月	3回	3～5回	離乳食のあと＋1日2回欲しがるだけ	—	・舌を左右に動かせるようになる ・歯ぐきで噛みつぶせるようになる	5倍かゆ，軟飯，バナナ
完了期	12～18カ月	3回＋補食	—	卒乳したら牛乳へ	—	かたちのある食べ物を噛みつぶす	軟飯，ご飯，肉団子

※1：ミルクの回数と量：新生児は吸うのが大変なため生後1カ月頃までは少ない量を頻回に飲み，1回の授乳量はだんだんと増えるが，離乳食が始まればミルクの量は減ってくる。
※2：直母（ちょくぼ：直接母乳を吸うこと）の場合：吸うのが大変なため，1回の授乳量は少なく，授乳回数は多くなる。
※3：母乳：12カ月を過ぎても与えている場合がある。
※4：離乳食を始める時期：舌を前後に動かして口の奥に運び，ゴクンと飲み込めるようになる時期。

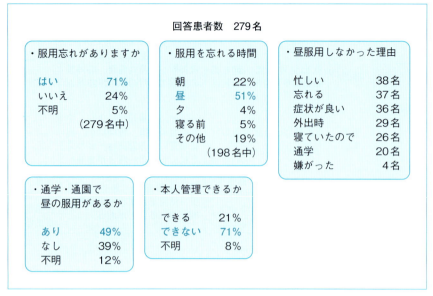

図3 小児の服薬の状況
〔国立小児病院（現 国立成育医療研究センター）での小児の服薬実態調査.
2001年8月20日～9月7日の3週間調査〕

　国立小児病院の服薬実態調査（図3）[2]では，「服用を忘れたことがある」との回答が71％を占め，「昼」の服用忘れが51％，朝が22％であった．服用を忘れた理由は，「通園・通学を含む外出」，「忙しい」，「うっかり忘れた」，「症状が良くなった」などの回答が多かった．この調査からも，1日3回の処方から1日2回への処方変更が有意義であることがうかがえる．昼の服薬は忘れやすいだけでなく，保育園などで与薬してくれない場合もあり，1日3回の服薬が必要な場合には帰宅後すぐに2回目の服薬をし，寝る前に3回目の服薬を行う．また，新生児期で1日10回も授乳をしている場合には1日を服用回数で大まかに割り，各時間帯のなかで患児が起きていて授乳・ミルク前の時間に服薬タイミングを設定するとよい．

6) Right Route (Correct Route)：正しい用法（投与経路）

　乳幼児では内服が困難なとき坐剤が常套手段だが，児の成長に伴って坐剤を嫌がることもあるため，坐剤の処方や与薬にあたっては患児の同意が必要となることもある．
　β_2-刺激薬は，貼付剤が内服よりも効果が安定して投薬が簡便なため選択することが多い．しかし，小児は皮膚が脆弱でテープ負けも起こりやすいため，貼付剤でかぶれがひどいときには内服や吸入へ変更するなど，常に最適な投与経路を検討する必要がある．

4 服薬指導

4-1 保護者，患児本人，それぞれへ指導する重要性

(1) 保護者の理解の重要性

小児の服薬は保護者の理解に依存することが多く，患児の薬物療法について保護者に十分な指導を行わないと与薬をあきらめたり，気軽に忘れたり，不安で中断したりする。

(2) 患児の理解を得る必要性：アドヒアランス

服薬指導は，乳幼児頃まではキーパーソン（保護者のことが多い）を中心に行うが，患児に対しては0歳からの声かけや，患児の理解に合わせた指導を行う。患児が拒薬している場合や長期的な薬物療法を必要とする場合は，患児本人の理解がアドヒアランス（表7）を左右するため，保護者への指導とは別に，患児本人への指導も行う。

(3) 指導時の配慮・思いやりの重要性

指導にあたっては，医療者自身がアドボカシー（advocacy：自己の権利を表明することが困難な人の代わりに代理人が権利を擁護すること）の精神をもって患児とその薬物療法に臨むだけでなく，子育てと自分の仕事に加えて子どもの看護を行っている保護者への配慮を忘れず，思いやりをもって対応する必要がある。

4-2 薬の理解を深める指導方法

1) 指導のポイント

指導の際は，患児と保護者が積極的に治療に参加できるよう必要な情報収集を行うとともに，最新の薬学的知見に基づいた適切な指導，助言を行うことが重要である。主な

表7 コンプライアンスとアドヒアランスの違い

服薬コンプライアンス　Compliance
医療者が提案した薬物療法プランや指示を，患者に守ってもらうように説得し働きかける考え方 ↓ 患者にとっては受動的で，医療者中心のイメージ
服薬アドヒアランス　Adherence
医療者が提案した薬物療法プランをもとに，患児や保護者が実行可能な薬物療法を自ら計画し，患児や保護者自らが積極的に実行する考え方 ↓ 患児や保護者が中心で，能動的に治療を実行するイメージ

表8 コーチング（Coaching）の考え方

1. 傾聴，観察
2. 質問（分析と判断をしたうえでの適切な質問）
3. 承認（肯定する）
4. フィードバック（感じたことを整理して適切に伝える）
5. 提案，リクエスト

ポイントは以下である。

(1) 服薬の期間，タイミングなどをはっきり伝える

①症状がなくても続ける薬，②今の症状が改善したら終了する薬，③自己判断で調節可能な薬，④頓服薬，を明確に分けて指導する。

(2) 薬で起こる目に見える変化（副作用以外）をあらかじめ伝える

尿や便の色調変化など，注意事項は事前に説明する

(3) 保護者の不安をあおらずに副作用を伝える

治療薬の成長への影響を心配する保護者もいるので，患児や保護者の不安をあおらないよう副作用や適応外使用についても適切かつ慎重に説明する

2) コーチングを取り入れ，アドヒアランス向上

与薬は，保護者にとって初めての経験であることも多く，適切な与薬方法を指導する必要がある。乳幼児は薬を嫌がって暴れたり走り回ったりすることがあり，保護者にとって点眼や吸入などの外用，内服が大きな負担となることも多い。

服薬指導時に患児や保護者のモチベーションを維持するために，薬剤師が患児や保護者と「一緒に喜ぶ」ことは非常に有効である。従来は「褒める」と表現してきたが，現在はコーチングの考え方（表8）を踏まえ，"できていること"，"できるようになったこと"を見つけて「承認」し，「一緒に喜ぶ」ことが適切な対応だと思われる。患児にとっても，自分の親が「できている」と医療者から認められることは誇らしいことである。

服薬指導のなかでは，与薬時の改善点を伝える場合も多いが，患児と保護者にとっては叱られている気分になることもある。そんなとき指導の最後に毎回必ず1つ「一緒に喜ぶ」ことで，叱られた気分が払拭され，それがアドヒアランス向上につながる。

4-3 薬を生活リズムに組み込む指導

保護者が共働きであったり，同胞が多いなど，多忙が理由で患児の服薬を忘れる場合，患児や保護者が毎日必ずとる行動と服薬タイミングを結びつけるようにする。

例えば，食卓についてすぐ服薬できるよう薬は食卓に置いておく，歯みがきや入浴のタイミングで吸入や軟膏塗布ができるよう薬を洗面所に置くなどである。患児と保護者に自分たちの日常生活を考え服薬タイミングを設定してもらうと，「自分で決めたから，やる！」とアドヒアランスが向上することが多い。

例）ある小学生の生活リズムと服薬

　　患児は下校後に祖父母宅で夕食をとり，祖父母とともに夜の内服と吸入を行い，その後自宅へ帰り，朝に父母とともに内服と吸入を行う，という生活リズムであった。薬は祖父母宅と自宅のそれぞれに置いておくこととなった。

4-4　薬の保管方法と期限の指導

1）保管している薬の注意点を明確に伝える

　冷蔵庫に，患児が小さかった頃に処方された坐薬を大事に保管している保護者は多い。また，レンジでチンして溶かしたチョコレートに散剤を混ぜて冷やし固めた予製を数日分まとめて作成しているという保護者もいた。内服薬をすべて混ぜて溶かしたものの，子どもが眠ってしまったり拒薬されたりして冷蔵庫に保管したというのもよく聞く話であるが，薬の保管と期限についてしっかり指導する必要がある。

　頓用の内服薬・坐薬などは，以下のことに注意するよう指導する。

①患児の症状，年齢，体重などに応じて処方内容や処方量は変化する
②薬だけでなく薬袋と説明書を一緒に保管する
③薬品名，用法・用量，調剤日，同胞の誰の薬かなど，わかるよう保管する
④処方薬の期限と開封後や溶解後の期限，廃棄方法について

2）患児の成長と保管場所の工夫

　保管にあたっては子どもの届かない場所に保管するなど，小児の誤飲に対しても注意と指導が必要である。昨日まで歩かなかった子どもが突然に歩き出すのと同様に，子どもはある日突然に，踏み台を自分で運んで高いところのものを取ったり，冷蔵庫を開けたり，蓋や薬のシートを開けられるようになり，薬の名前を言えるようになるということを意識する。

4-5　説明書を用いた指導

1）保護者間（父母，祖父母など）で情報を共有することを意識する

　一度説明を聞いただけで完璧に理解，記憶したうえで他の人に伝達できる人はほとんどいない。保護者は多忙なことも多く，祖父母に薬局窓口で服用方法を説明したにもかかわらず，夜になって父母から電話で質問されることもある。

　また，薬剤師が渡したパンフレットを「コピーして祖父へ渡した」と患児の母に言われたこともある。

　小児の薬物療法においては，キーパーソン以外にも情報を伝えるべき保護者が多く，

保護者間で共有できるよう，口頭で説明した内容を含めて指導内容を文書で配布することが必要である。

文書で配布する利点は，患児用の説明書は保護者にもわかりやすく，保護者用の説明書は医療従事者にもわかりやすい等情報が正しく共有される以外に，薬薬連携にも有用となることである。

2) お薬手帳の活用とその限界

「お薬手帳」は薬物療法全体を把握するために非常に重要なツールだが，手帳の情報からは適応外の使用目的やこまかな調剤方法などはわからないことが多い。

当センターで退院時指導を行う際はお薬手帳に処方内容などのシールを貼付するとともに，適応外薬品の使用目的，院内製剤，錠剤粉砕と賦形の量など，こまかな調剤方法などを記載した薬の説明書や「退院時のお薬の注意事項」（図4）を配布して，院外薬局でも提示するよう保護者に伝えている。

5　薬学的評価の重要性

最適な薬物療法を行うためには服薬指導だけでなく，患児や保護者の訴え，体重，臨床症状，検査データなどの情報収集を行い，薬剤の選択，剤形の選択，用法・用量，有効性と安全性，そして投薬の是非を含めて薬学的に評価を行う。評価内容は適宜，医師

育児書や育児番組のススメ

育児経験のないお父さんお母さんは，赤ちゃんが1日に何回ミルクを飲むのか，離乳食はいつからどうやって始めればいいのかなど，赤ちゃんの日常生活について日々勉強中です。それに加えて，予防接種はいつ受けるのか，飲み薬はいつ・どうやって飲ませるのか，坐薬はどのように使うのかなど，さまざまな問題が生じたらパニック状態になっても不思議ではありません。

お父さんお母さんのこんな日々の疑問に応えてくれるのが，『ひよこクラブ』（ベネッセコーポレーション）などの育児書や，『すくすく子育て』（NHK）などの育児番組です。育児雑誌や育児番組では，病気やお薬について連載や特集が組まれることもあり，それらで勉強している保護者の方も多くいらっしゃいます。

小児薬物療法に携わる医療者にとって育児書や育児番組は，乳幼児の食生活や発達，医療に関する教材であるとともに，保護者の不安要素を理解する教材でもあります。これらの情報源はお父さんお母さん向けにわかりやすく作られていて，思いやりのある，不安を取り除くような説明や指導の方法も非常に参考になります。子どもに最適な薬物療法を行うために，私たちも育児書や育児番組も参考にしてみてはいかがでしょう。

退院時のお薬の注意事項

ID番号　　○○○○○

お名前　　成育　花子　　様

退院日　○○年　○○月　○○日
退院後　　□当院　□他院
当院受診予定日
　　　　　　年　　　月　　　日

- 調剤薬局や他の医療機関に行かれる際に、この用紙と別紙のお薬の説明書とをお持ちいただくと貴方のお薬に関する情報を伝えることができます。
- お薬は、薬の入っている袋の記載をご確認の上でお使いください。
- 何か異常や気になることがある場合には、ご連絡ください。

お持ちかえりになるお薬の内容と服用上の注意点　　☑別紙参照
メドロール服用中なので、手洗い・うがい・マスクなどの感染予防を今まで通り行いましょう。

アレルギー歴の有無　　□無　☑有
卵でじんましん（加熱したものは食べている）。
薬の副作用歴の有無　　□無　☑有
ペングローブ錠（販売中止：ペニシリン系）で発疹。
調剤上の工夫の有無　　□無　☑有
アトロピン0.25％点眼：院内製剤。
メドロール6mg：4mg錠1.5錠で分包。
デパケンシロップ：入院中は1回2mLとなるように精製水で希釈。
ジゴシン散：0.1mg/gとなるように乳糖でフケイ。
アーチスト：錠剤をつぶして1包0.3gとなるように乳糖でフケイ。

院外処方せんについて

- 退院後、引き続き外来を受診される場合は、基本的には**院外処方せん**となります。
- 院外薬局は一カ所『かかりつけ薬局』を決めて、
  調剤を受けられることをお勧めします。

> 『かかりつけ薬局』のメリット（利点）
> 1. 貴方の「薬歴（お薬に関する記録）」を作ります。
> 2. 薬の重複投与や相互作用による副作用などの健康被害の未然防止が図れます。
> 3. お薬についての説明や相談が個別に対応できます。
>   ・薬の飲み方や使い方について
>   ・副作用（症状、頻度など）について　　など

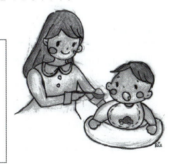

国立研究開発法人　**国立成育医療研究センター　薬剤部**
〒157-8535　東京都世田谷区大蔵2-10-1
TEL　03-3416-0181（代表）

薬剤師

図4　退院時のお薬の注意事項

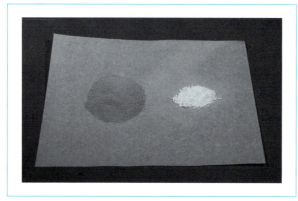

図5　ワイドシリン®細粒20％（250mg）と脱カプセルしたサワシリン®カプセル（250mg）の嵩の違い

などへフィードバックし，必要に応じて疑義照会を行い医薬品の適正使用を推進する。
　以下にアモキシシリン水和物を例に，予薬時の工夫の一例を示す（図5）。

例）アモキシシリン水和物

アモキシシリン水和物は最大90mg（力価）/kg/日まで適応
↓
サワシリン®細粒10％では非常に多くの散剤を飲む必要がある
↓
ワイドシリン®細粒20％（当センター採用）だと嵩は半分に減る
↓
それでも小児にとって大量であることに変わりなく，粉薬の嵩が高くて飲めない場合は，サワシリン®カプセルを脱カプセルして与薬する

おわりに

　小児の薬剤管理指導業務は，小児入院医療管理料を算定していると診療に係る費用として薬剤管理指導業務も包括となり，保険算定としての評価はなされない。したがって，小児調剤業務の煩雑さなどを理由に小児の薬剤管理指導業務を積極的に行っていない病院も多い。しかし小児の薬物療法自体がハイリスクであることと，子どもへの与薬にはアドヒアランスという観点が重要であることを考えると，もっとも適切な薬物療法を子どもたちに行うために，薬剤師が薬剤管理指導業務を通じてサポートしていくことが必要である。

● 参考文献

1) 日本医療機能評価機構：医療事故情報収集等事業　医療安全情報．No.101，2015年4月
2) 深田暁子，他：小児の服薬実態調査．医療の広場，42(10)：16-23，2002

2 患児本人への服薬指導

1 アドヒアランスの課題となる患児の状況

前述の本章「1 小児の薬剤管理指導業務」で述べたように，拒薬の理由として「味」が過半数を占めることがわかっているが，味やにおいなど物理的な理由以外にもアドヒアランスを低下させる理由があることに注意すべきである。

アドヒアランスの低さの課題として，患児本人が薬の必要性や使い方を理解していなかったり，漠然と薬に対する不安や嫌悪感を抱えていたり，薬そのものとは関係なく疾患によるしんどさや自分の不遇など，何らかの抵抗や表現として拒薬を行っている場合には，本人の気持ちを医療者が理解しようとしたり，本人が服薬の意義を理解して協力的にならないかぎりアドヒアランスを向上させることは難しい。

その一方で，年齢の割には大人の会話にもついてこられるようなどんなに賢い子どもでも，服薬アドヒアランスに関しては，保護者の理解や生活環境に影響を受けやすいため，アドヒアランスが低くなることがある。

したがって，どのような患児においても薬物療法を長期的に行う場合には患児本人への服薬指導が必要であり，患児ができたことを「一緒に喜ぶ」ことが患児のモチベーション維持につながる。

2 服薬指導時の心得

指導の際は，病気によってさまざまな制限を強いられている患児への配慮を忘れず，医療者自身がアドボカシー（advocacy）の精神と思いやりをもって対応する必要がある。患児が服薬の意義を理解できると，苦い薬でも積極的に服用するようになったり，吸入を自ら進んで行うようになったり，インスリンの自己注射を嫌がらなくなったりするなど，患児が積極的に治療に参加し協力するようになる。

3 就学前の患児の服薬指導

3-1 乳児期・幼児期の服薬指導

1）0歳からの服薬指導

　医療者が近づくだけで泣いてしまう患児がいる。その一方で「白衣の人で初めて泣きませんでした！」と母親から言われることもある。

　半べそでも、人見知りでおしゃべりができなくても、保護者に抱かれながら薬剤師と保護者との話に耳を傾ける患児もいる。

　そもそも乳幼児は、自分が置かれた状況を常に必死に理解しようとしているため、周囲の言動に敏感になっている。特に保護者の反応には敏感で、保護者が緊張すると患児も緊張してしまう。

　たいていの保護者は白衣を着た医療者（特に医師）には、少し緊張気味に接するため、患児にとっては、恐い人と映るのかもしれない。

　上記のように母親から「初めて泣かなかった」と言われた時のことを振り返ると、筆者は患児の母親と笑顔を交えて和やかに話しており、患児にも笑いかけていたことが思い出される。

　このことから、保護者への指導と患児への指導はリンクしていることを常に意識し、0歳の患児へも「お薬ちゃんと飲んでくれてありがとう～」などと笑顔で声かけを行うことから小児の服薬指導を始めることが重要である。

　患児と接する際には、以下のような工夫をするのがよいだろう。
　①カラフルでイラストがたくさん描かれた名札ストラップ
　②ポケットのPHSにぬいぐるみ
　③病室に入るときは、歩く速度をゆるめて「ゆったりと、笑顔で」挨拶

2）2歳からの服薬指導

　個人差はあるが、2歳頃になるとコミュニケーションとおしゃべりが上手になってくる。

　「今飲んだのはキプレス！　ムコダインも飲む！」と話し、外観と味で完全に薬を判別している2歳の患児もいた。

　患児へ指導を行う際には、優しい口調で、理解しやすそうな言葉を選び、そのつど、そのつど、患児の理解を確認しながら説明することが大切である。また、患児が話しやすいように、薬剤師は姿勢を低くして目線の高さを合わせるようにして笑顔で接するなど、態度にも気をつける必要がある。

○○くん の お薬 チェック シート

薬								
イムラン めんえきをちょうせつする薬	夕食後 1錠							
ペンタサ 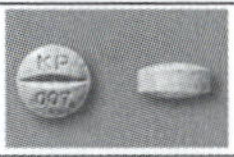	朝食後 6錠							
おなかの炎症をよくする薬	夕食後 6錠							
ビオスリー 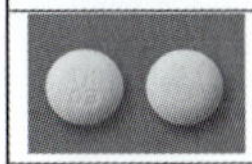	朝食後 3錠							
おなかの菌のバランスを整える薬	夕食後 3錠							
エレンタール 	朝	mL	mL	mL	mL	mL	mL	mL
	昼	mL	mL	mL	mL	mL	mL	mL
おなかにやさしい栄養剤 おなかの炎症も予防できる！	夕	mL	mL	mL	mL	mL	mL	mL
保護者チェック欄								

※飲めた回にシールを貼る。

図1　お薬チェックシート

このくらいの年齢になると，シールが好きな子どもも多く，お薬チェックシート（図1）やおくすりカレンダー（付録3）を作成し，「できたらシールを貼る」方法で，子どものモチベーションが維持されることもある。シールは患児の好みに合っていれば非常に喜んでくれる。

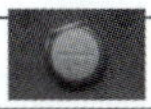

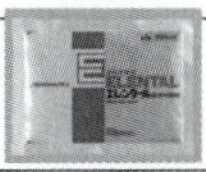

指導例）スペーサーを使用した初めての吸入

初めての吸入で，マスク付きのスペーサーが怖かったのか，泣いてしまって吸入ができない3歳の患児がいた。そこで薬剤師は患児の前で（患児の耳を意識しながら），保護者に，短時間で平易な言葉で治療の必要性の説明と実技指導を行って退出し，保護者から患児へ吸入の説明と指導を実施してもらった。薬剤師が退出後，病室の窓越しにしばらく見守っていると，患児は母親の言うことを素直に聞いて，すぐに上手に吸入できるようになった。窓越しに拍手する薬剤師を見て患児もうれしそうだった。

3）4～5歳からの服薬指導

大きな音を出せない病棟で，字幕を表示してテレビを見ている4歳の患児がいる。

平仮名であれば小学校入学前から読める患児も多く，患児用の説明書を作成して服薬指導を行うと，自分の薬に対してより強く興味を持つようになる。

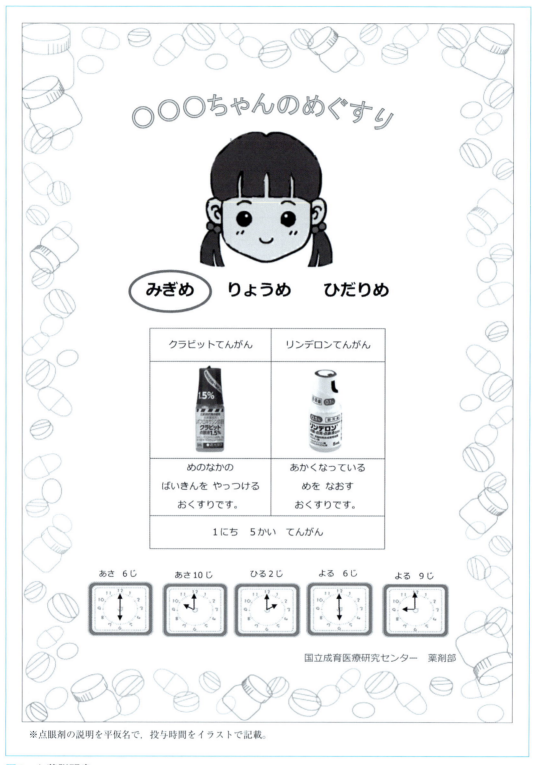

図2　お薬説明書

図3 小児向け説明書例
(患者向け医薬品情報CD化編集委員会・編：－わかりやすい薬剤情報提供のための－写真付/服薬指導CD-ROM 2011年月版. 八王子薬剤センター・発行，じほう・発売　にて作成)

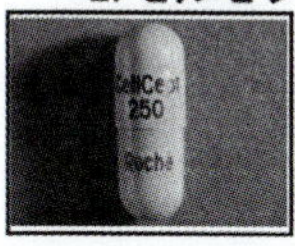

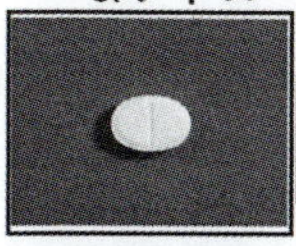

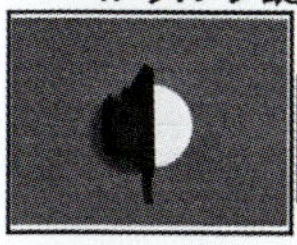

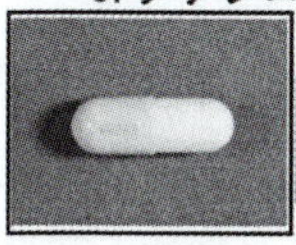

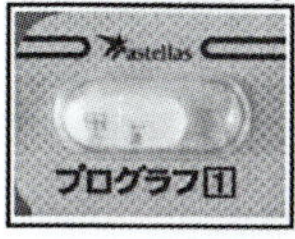

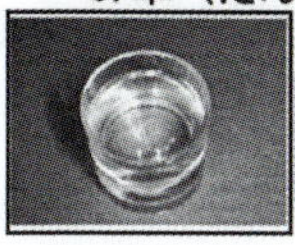

> # エレンタールのはたらき
>
> ## 1. 栄養を補う
> ふだん，わたしたちは，食べたものをおなかの中で細かく分解し，その中から，からだを作るのに大切な栄養を取りこんでいるんだ。
> エレンタールは，すでに栄養素を細かく分解してあるので，おなかに負担をかけずに，しっかりと栄養をとることができるよ。
> エレンタールの中には，じょうぶなからだを作るのに大切なアミノ酸が，いっぱい含まれているんだ。
> もともとは，宇宙飛行士のために作られたものなんだって。
>
> ## 2. 炎症を予防する
> 食べ物に含まれる「脂肪（あぶら）」は，おなかを刺激して，おなかの炎症を悪くしてしまうことがあるんだ。エレンタールには，この脂肪がほとんどふくまれていないので，おなかへの負担が少なくてすむんだよ。
> なんと，炎症をふせぐ効果もあるから，毎日，エレンタールをしっかり飲んでいる人では，病気が悪くなりづらく，いい状態を長くたもてるんだって。
>
>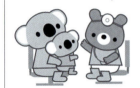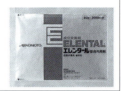

図4　お薬説明書

お薬説明書は患児と話しながら作成していく

　お薬説明書は患児の興味を引くようにイラストを多用する（図2）。この他，患児の理解に応じて，疾患と治療薬の関係についても説明し，クイズ形式の説明書で確認すると理解が深まる（後述参照）。また，4～6歳の患児に平仮名の説明書を作成して指導を行い，理解が深まったこともあった（図3，図4）。

　説明書は作ったときに完成するのではない。患児と話しながら，本人が理解できたことや，本人の口から出た言葉を書き足すようにし，どの漢字が読めるか，意味はわかるかなども患児と一緒に確認しながら書きこんで完成させる（図3，図4）。そうすることで患児本人も愛着がわき，繰り返し見るようになり理解が深まるようになる。

　「子どもが説明書を見ながら，『この薬が足りないよ』と教えてくれるようになった」と話す保護者もおり，患児への指導によってアドヒアランスは確実に向上する。

3-2 服薬指導の際の工夫

1）興味を引きつけるには手描きのイラストを

　小児は興味がないことに対しては短時間しか集中できないため，あらかじめ指導内容の準備と整理を行い，指導内容に優先順位をつけ，患児の理解とやる気に応じて指導を進めることが大切である。

　ジェスチャーを交えたり，目の前で手書きすると患児の興味を引きつけることができ，集中している時間をのばせることが多い。

　患児の理解度に応じて，メーカー作成のパンフレットなどを用いて説明する場合もあるが，患児の目の前で「ちょっと失敗しちゃった」などと話しながら一生懸命手描きで絵を描くほうが，患児の興味を引きつけることができ，理解を深められる。説明書の文書も同様である。

例）喘息の場合

　喘息のように病態と治療薬の関連性を図解しやすい場合には，「空気のトンネル」と「薬のお仕事」について絵を書いて説明すると（図5），多くの患児は身を乗り出してのぞき込み，薬物療法に対して興味を持つようになる。

2）患児への薬効説明は物語仕立てで

　「こんなにまずいものを飲ませないで！」——薬を嫌がる患児の気持ちは，おそらくこうだろう。そんなとき，少しでもおいしく飲める工夫をするだけでなく，物語仕立てで薬の必要性を説明すると，薬が必要なことを理解し，嫌がりつつも頑張って飲んでくれる場合がある。

　まず，患児本人の自覚症状について「一番困っていることはなんだっけ？」と尋ね，患児が自分のつらい症状を答えたら，「大変だったね。そうならないためにこの薬が必要なんだよ」と患児のつらい気持ちに寄りそいつつ，薬の必要性を説明すると，患児が実感をもって必要性を理解できる。

例）自己免疫性疾患の場合

　炎症性腸疾患やネフローゼ症候群などの自己免疫性疾患では，ステロイドを含め免疫抑制剤を用いることが多い。

　大人同士のやりとりを聞いていて，「免疫」や「ステロイド」など難しい単語を知っている5歳くらいの患児もいるが，「じゃあ，免疫ってなんだろう？」と尋ねると，もちろん「わからない」という返事が返ってくる。

　その場合は，以下のように，物語仕立てで話すと小児でも理解しやすい（図6）。
　①免疫は，身体のなかを見回ってくれているおまわりさんである
　②どういうわけか，おまわりさんが自分の身体をばい菌などのドロボウと間違えてしまう
　③どうしてかはわからなくて，誰のせいでもない

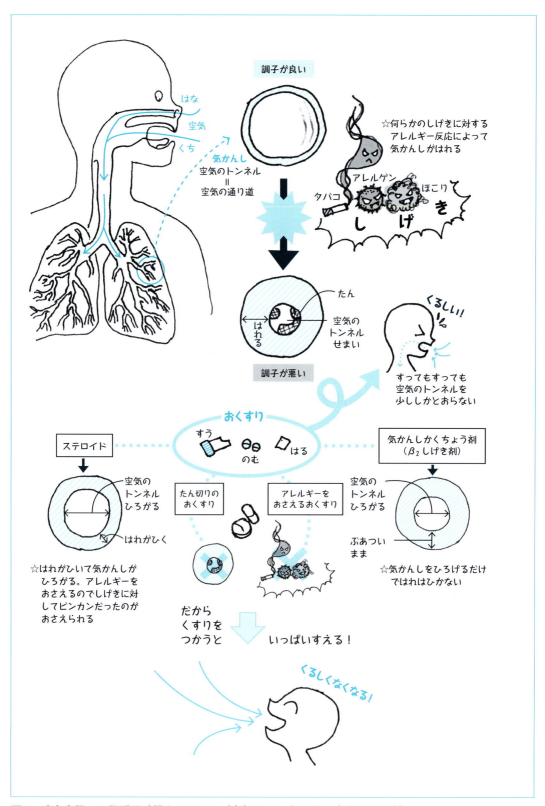

図5 喘息患児への説明用手描きイラスト（空気のトンネルとおくすりの仕事）

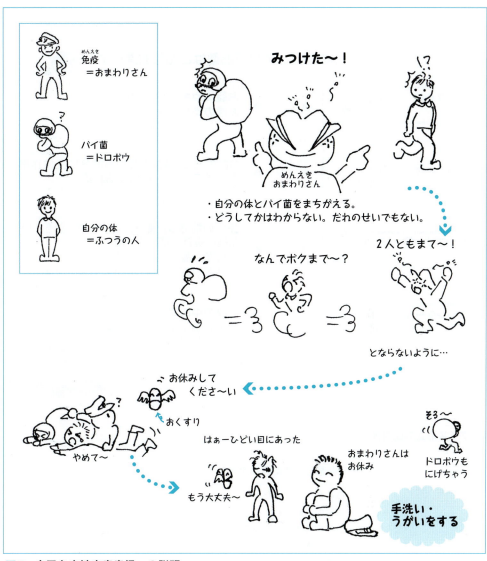

図6 自己免疫性疾患患児への説明

④おまわりさんが自分の身体をドロボウと間違えてしまうと困るので，おまわりさんを休ませるお薬をつかう
⑤おまわりさんが休んでいるので，手洗い・うがいなどの感染予防が必要である

この他，当センターではイラストを使った小児にもわかりやすい免疫抑制剤の説明パンフレットやポスターを作成している（付録3）。

3) クイズを出して「一緒に喜ぶ」

さまざまな話をしても，患児がどこまで理解できているのかわからない場合もある。

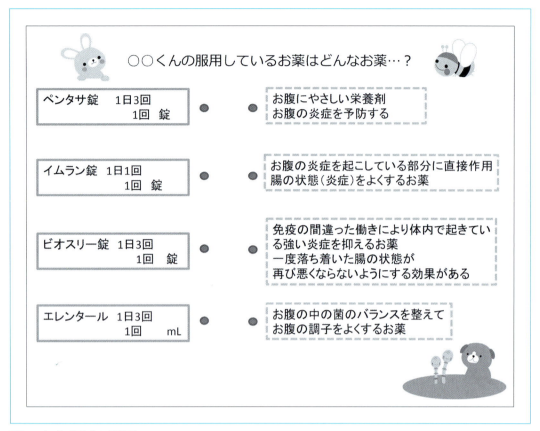

図7 クイズ形式の説明書

表 患児と一緒に喜ぶポイント

・飲めた！ できた！
・お薬の名前がわかる！
・お薬の効き目がわかる！
・吸入できた！
・軟膏をペタペタにぬれた！
・うがいができた！
・いつ，何色の薬を，何個飲んでいるかがわかる！
　　　　　　　　　　　　　　　　　　　　　　など

　そんなときには，お薬説明書をクイズ形式で作成したり（図7），ゲーム感覚で楽しめるよう「そこでクイズです！」と，話のポイント，ポイントで質問をしてみるとよい。
　学童には，お薬の説明書を作る際，あえて薬品名と薬の写真以外を空白にして，その空白を本人に埋めてもらうというのも有効である。
　本人がひとつ書き込むごとに，少しでも合っていれば「正解！」と一緒に喜びつつ（表），「でもこれも同じ効き目だね。違いはなんだろう？」と課題を与え，本人に考えさせるとよい。自分で考えて出した答えで，なおかつ褒められた答えは，患児本人も気

に入って忘れにくい。

　クイズを出題する側は，本人がお気に入りの答えを出せるようにヒントを与え，成功体験を積めるよう指導することが大切である。

学童期・思春期以降の服薬指導

　学童期以降は理解度が高く多感な時期であり，指導全般において接し方や表現に一層の配慮が必要である。

　ステロイド副作用のムーンフェイスを嫌がり，プレドニゾロン錠をこっそりとティッシュにくるんでゴミ箱に捨てる患児もいた。

　またこの時期は，服薬が親の管理から本人管理へ移行する時期であり，退薬が目立つ時期でもある。学校で昼の分を服用できない場合や，クラブ活動・塾などで帰宅時間が遅い場合は，その対応について，どうすれば忘れずに飲めるかを患児自身が考え実行できるように薬剤師がサポートすることが重要である。

おわりに

　病気を抱えた患児や保護者は不安を抱えて疲弊している場合も多く，「どうして？」，「これからどうしたらいいの？」という思いを持つことも多い。そんなとき，患児本人や保護者からの話しに耳を傾けること，そのうえで正しい情報を提供することが非常に大切で，それによってアドヒアランスが向上する。さらに，ほんの少しの頑張りでも見つけて「一緒に喜ぶ」ことが大切で，それが患児本人や保護者を支えることにもなる。

　また自宅での薬の置き場所も確認し，1日の生活リズムのなかに薬物療法をどう組み込むのか，患児本人と保護者が考えて実行するのをサポートするような指導を心がける必要がある。

服薬方法（テクニック）の指導

はじめに

「看護師さんがあげると飲むのに」とか，「こんなに嫌がっているのに（飲ませるの？）」というのは，しばしば耳にする保護者の訴えである。

小児に与薬する際に重要なのは，①薬の理解（知識），②手際の良さ（技術・経験），③愛，だと思う。

薬の必要性は多くの保護者が理解しているところであり，患児の薬の理解を得るための服薬指導については前項で解説した。本項では与薬の具体的なテクニックについて述べる。付録1のパンフレットもあわせてご覧頂きたい。

 ## 1 小児に与薬する際のポイント

1）飲む直前に手際よく準備

与薬の準備に手間取っていると，薬嫌いな小児は察知して"薬を拒む準備万端"となってしまう。また，薬嫌いの患児でなくても，集中力が切れてしまうと飲んでくれなくなるので集中力が切れる前に，段取り良く短時間で与薬する。

薬を飲んだ後は，口腔内をすぐ洗い流せるように，あらかじめ水や麦茶などを準備しておくことも重要である。

舌先は苦味を強く感じ，また，ざらざらした感じを嫌う子どももいるため，薬を飲ませるときは，薬が直接舌にのらないようにあらかじめ口に水を含ませ，そこに散剤を入れる。飲んだ後は，口腔内に薬が残らないように水や麦茶を飲ませて洗い流す。

散剤は数口で飲みきれる少量の水で混ぜ，苦味が出たり薬効が変化しないうちに直ちに飲ませる。

与薬準備
- 飲ませる薬
- 薬を溶かすカップ
- スポイトor注入器
- 服薬補助ゼリー
- 患児のコップ
- 水または麦茶

2）確固たる姿勢

患児が拒薬したとき，与薬する側が諦めると患児は「嫌がれば飲まなくて済む」と学習する。そうならないように，嫌がっても確固たる姿勢で飲ませることが重要である。「こんなに嫌がっているのに（薬を飲ませなきゃいけないの？）」という保護者は，処方薬の必要性を理解できていないことが多く，飲ませ方の指導とともに薬の必要性の再指導を「第Ⅱ章① ❹服薬指導」（p.79）を参考に行う。

3）薬が飲めたら一緒に喜ぶ

患児が薬を飲めたら，「上手に飲めたね！」，「やったね！」と，大人は大げさと感じるほど患児と一緒に気持ちを込めて喜び，楽しい成功体験が記憶に残るようにする。

まだ話せない乳幼児であっても周囲の状況を理解しており，理解度に応じて本人へ声かけや服薬指導を行うことも大切である（「第Ⅱ章② 患児本人への服薬指導」参照）。また，患児は医療者に対してはそれほど甘えなくても，保護者には甘えたりぐずったりして薬を嫌がることがある。患児が薬を飲まなかったり，ぐずったりするのは親に対する安心感や愛情からくる甘えであることを伝えることで疲弊している保護者が救われることがある。ただし，そのような場合，きちんとすべきときと甘えてよいときの違いを患児が理解できるような接し方を保護者に指導することも大事である。

② 散剤の与薬方法（新生児・乳児期〜幼児）

2-1　新生児・乳児期

1）与薬のタイミング——食前投与の検討

生後しばらくは消化管機能も未発達で，嘔吐を繰り返す病状でなくてもミルクの後のげっぷで薬も一緒に吐き出したり，満腹で飲めなかったりすることがある。そのため薬学的に問題がなく，医師から特別の指示がない場合には，授乳前や食前の内服を勧める。

新生児や乳児は眠っている時間が長いので，与薬時間を厳密に管理する必要がない薬であれば，服用時間が来ても無理に起こす必要はない。与薬は患児が起きたときでよいことを指導する。

2）ミルクにはなるべく混ぜない

「薬をミルクに混ぜてもよいか？」との質問をしばしば受ける。

実際，低出生体重児で水分制限がある患児の場合には，ミルクに混ぜて与薬せざるを得ない状況もある。
　しかし自宅での看護が可能な児の場合には，味の変化からミルクを飲まなくなると困るため，大事な栄養源であるミルクや主食に薬を混ぜないよう指導する。

3）与薬時の工夫

（1）スポイトや注入用シリンジを使用
　少量の水（多くても2mL程度）で溶いた散剤を，スポイトや注入用シリンジで手際よく与薬すると，ほぼ問題なく飲ませることができる（付録1）。スポイトでの与薬に失敗しても注入用シリンジでうまくいくこともあり，与薬する道具も大事である（図1）。

（2）団子状にして投与
　泥団子状にして指で頬の内側にこすりつけ，その後湯冷ましなどを飲ませて洗い流す方法もあるが，ベタベタの苦い団子を口腔内に塗りつけると味がしばらく残るため，簡単に洗い流せる程度のドロドロの固さがよい（図2）。上あごに塗りつけると舌につきやすいので，顆粒や苦みのある薬は頬の内側に塗りつけるとよい。団子はそのままペッと吐き出されることもあるが，錠剤が飲める患児であれば固めの団子で上手に飲めることがある。

2-2　幼児期──味覚と精神面の発達を考慮する

（1）個々の患児の味の好みに合わせる
　幼児期になると，離乳食が進み味覚が発達するとともに精神面でも発達し，患児の主

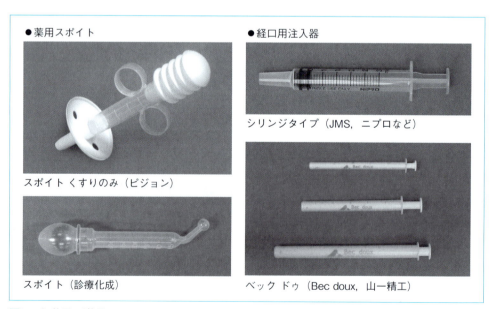

図1　与薬用の道具

体性が出てくる。味の好みも患児ごとに異なり，拒薬の際には個別の工夫が必要となる。

幼児への散剤の与薬方法は，乳児期同様に散剤を水で溶かしてスポイトや注入用シリンジで飲ませる方法のほかに，下記の方法もよい。

（2）患児の普段使いのスプーンを使う

患児の普段使いサイズのスプーンに散剤をのせ，その上からごく少量の水を垂らし（付録1），そのままスプーンでパクッと飲ませた後，水や麦茶などを飲ませる。

水の量を減らせば粉薬のまま飲む練習もできる。

薬を飲んだ後すぐに水や麦茶を飲むためのコップを，患児が好きな特別なコップを使うなどして，薬を飲むときだけ特別なコップが使えるという，シチュエーションの工夫をすると喜んで内服する場合もある。

（3）「大人飲みへ」の挑戦

上を向いて粉薬をそのまま口に入れる「大人飲み」（図3）は，少し年上の子どもたちが「大人飲み」をしている様子を患児に見せると真似してできるようになることもある。

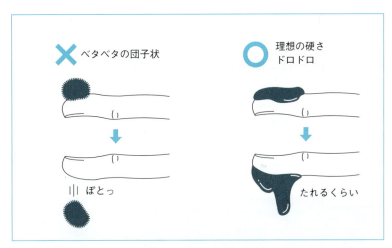

図2　泥団子の硬さ

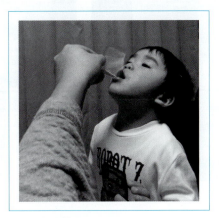

図3　大人飲み

2-3 どうしても飲まない場合の対応

1）患児の好む飲食物や服薬補助製品を使う

　散剤を拒薬する場合，単シロップや患児が好む飲食物と一緒に服用させる，服薬補助製品を使うなどの方法がある。
　①苦みが強く内服を嫌がる場合には，味が濃くコーティング効果がある食品に混ぜると飲めるようになることも多い。
　②オブラートにはゼリー状のタイプやイチゴ味等の袋型のタイプもある（図4）。
　③患児の味の好みに合わせやすいので，市販品ではなくとろみ剤を作成する。患児の好きなジュースで作ったとろみ剤で散剤を包むと喜んで飲む場合もある。
　④冷たいものは味覚を麻痺させるので，氷で口の中を冷やしてから飲ませる。
　⑤つぶしたバナナや海苔の佃煮などに混ぜる。

　上記のほか，頑張って内服した後にキシリトール（むし歯の原因にならないと言われている）入りのご褒美ラムネをあげるなども一案である。

2）飲食物と一緒に服用させるときの注意

　飲食物と混合して服用させる際は相互作用に注意する。また，コーティングがなされている薬剤についても，併用物に注意が必要である。

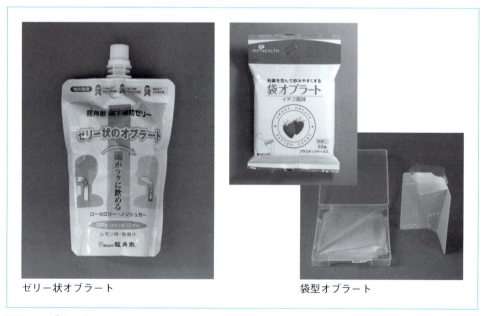

ゼリー状オブラート　　　袋型オブラート

図4　オブラート

コーヒーブレイク

子どもの味覚って？

●羊水の味
妊娠8カ月以降（妊娠後期）になると，母乳を飲むための準備運動なのか，胎児は盛んに羊水を飲むようになります．羊水は98％以上が生理食塩液的なもの，残り2％が脂質や蛋白質など．そんな羊水中に苦いリピオドールを入れると胎児が羊水を飲み込む量は減り，甘いサッカリンを入れると胎児の飲み込み回数が増加するという報告があります．つまり，妊娠後期以降の胎児は，苦味は摂取したくない味（毒？），甘味は積極的に摂取したい味（エネルギー源？　癒し？）と認識しているようなのです．

●そもそも味覚とは
基本味は，甘味，塩味，酸味，苦味，うま味の5つで，広義の味覚として，辛味（痛覚），渋みやえぐ味（触覚），香り（嗅覚）と味覚の複合した風味やフレーバー，ザラザラ感などのテクスチャー（触覚），色や形（視覚），音（聴覚）などの感覚系で感じる味覚があるようです．

●味の記憶
妊娠第3期か新生児期に母親がニンジンをたくさん食べた赤ちゃんは，母親がニンジンをあまり食べなかった赤ちゃんよりもニンジンが好き，という報告があります．私たちが塩味を好むのは，もしかすると胎内で羊水の塩味に慣れ親しんだからかもしれません．また，妊娠後期や授乳期に母親がさまざまな味に触れると，胎児や赤ちゃんは母体からの血液や母乳を介して味の経験が豊富になるため，7歳児でも母乳で育った子どもの方が人工乳で育った子どもよりも新しい食べ物を嫌がらないという報告があります．

●味覚の発達
離乳食を開始する生後半年頃，5カ月半の赤ちゃんにニンジンピューレで食べる能力を確かめた後，ニンジンだけを9日間与え続けたチーム（A）と，ニンジン以外の3種の野菜を3日間ずつ与え続けたチーム（B）で，10日目に新しい種類の豆ピューレを与えたところ，多彩な野菜の食経験があるBチームの赤ちゃんの方が新しい種類の野菜をよく食べた，という報告があります．

また，薬でいうところの"剤形"がさまざまな食品，すなわち，ピューレ状，ツブツブ状，サイコロ状のリンゴを生後半年〜1年の子どもたちに与えたところ，複数のテクスチャー（質感）を経験した子どもの方が，より複雑な固形食品を好んだという報告もあります．

味覚の発達は，胎内や母乳で学んだ味覚とさまざまな食品や質感に直接触れた経験から学んでいく味覚の両方に影響され，苦味やザラザラ感など一般的に子どもが嫌がるような味でも，さまざまな経験を上手にさせることで比較的早期に受け入れられる可能性があります．"かわいい子には旅をさせよ"ということでしょうか．

参考文献
1) 原田秀逸，他：発育に伴う味蕾の分布及び成熟と味覚感受性．日本味と匂学会誌，11（1）：53−60，2004
2) 雨海照祥：胎児，乳児の味覚形成と母体の栄養．臨床栄養，100（5）：580−582，2002
3) 堀尾強：子どもの味覚と嗜好の現状．小児科臨床，67（12）：2309−2314，2014

飲食物の注意点

① 1歳未満の乳児は腸内細菌叢が未成熟で，ハチミツで「小児ボツリヌス症」を発症した報告があるのでハチミツは摂取させないよう伝える。
② カルシウムなどとキレートを形成する薬剤の場合，粉ミルク・牛乳などの乳製品にも注意が必要である。
③ 口腔内で溶けず胃酸で溶けるようなコーティングがなされている薬剤では，スポーツドリンクやオレンジジュース，ヨーグルトなどの酸性でコーティングが剥がれて苦味が出現する場合があり，保護者への説明が必要である。

3 錠剤・カプセルの与薬方法（新生児・乳児期〜幼児）

1）剤形選択には個人差がある

小児は一般的に5歳前後まで錠剤の内服が難しく，内服薬の剤形選択は個人差が大きい。そうかと思うと，完了食を食べている2歳児の便に枝豆がそのまま出ていたりして，大きな錠剤も意外と飲めそうなことがわかる。

シオノギ製薬のプレドニン錠は直径が約5mm，厚さ2.3mm程度と小さな錠剤で，色も薄いオレンジ色で可愛らしいため，2〜3歳で内服できる患児も多い。

また，散剤が苦手な5歳の患児は空カプセル（図5）に散剤を詰めて内服していた。その一方で，10歳を過ぎてもカプセルが内服できず散剤を好む患児もいる。

2）内服の練習

カプセルの内服練習は空カプセルで，錠剤の内服練習はラムネなどで行い，成功体験を積ませることで自信をもって内服できるようになる。

また，マシュマロを錠剤がくるめる程度の大きさに小さくカットして，錠剤を包み込んで飲ませたら上手に飲めたと保護者から聞いたことがある。

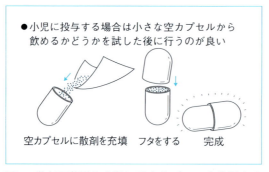

図5 散剤が苦手な小児には空カプセルを使用する

4　学童期以降の服薬

　手がかかった乳幼児期を過ぎ，学童期や思春期では与薬自体での苦労は減るが，本人任せによる退薬が問題となる。拒薬や退薬をする患児に対してはコーチング（第Ⅱ章「4-2　薬の理解を深める指導方法」，p.79）の考え方を応用しながら指導を行う。また保護者に対しては，目をかける，声をかけることの必要性を伝え，保護者にサポーターとして関わるよう依頼する。

おわりに

　嫌がっている子どもに薬を飲ませるのは本当に大変である。しかし，ちょっとした発想の転換でうまくいくことはよくあり，上手に服薬ができて自信に満ち，まずは"心"が少しだけ元気になった子どもの顔と，安心した保護者の顔を見るたびに，私たち薬剤師が服薬指導を通じて服薬そのもののサポートをする大切さを感じる。

第Ⅲ章

薬効別にみた薬物療法の実際

1 解熱鎮痛薬（OTCを含む）

Point

❶ 解熱薬は38.5℃以上の発熱を目安に使用するが，あくまでも対症療法であり，原疾患の治癒をめざすものではないことを説明する。

❷ 小児に用いられる解熱鎮痛薬は，主にアセトアミノフェンを第一選択薬とし，イブプロフェンを第二選択薬とする。

❸ OTC医薬品としては，小児ではアセトアミノフェン単味製剤を第一選択とする。

1 解熱鎮痛薬の作用機序と分類

解熱鎮痛薬は非ステロイド性抗炎症薬（NSAIDs）と，それ以外に大別することができる。

1）非ステロイド性抗炎症薬（NSAIDs）

NSAIDsは，アラキドン酸代謝経路でのシクロオキシゲナーゼ（COX）活性を阻害することにより解熱効果と抗炎症作用を示す。COXには，胃腸粘膜，腎臓などの正常細胞に生理的に分布するCOX-1と，主に炎症関連細胞に刺激誘導されるCOX-2がある。

(1) アスピリン

アスピリンは，血小板におけるCOX-1を非可逆的に阻害してトロンボキサンA_2の合成を阻害し，血小板凝集抑制作用を示す。また，アラキドン酸からプロスタグランジン（PG）E_2などが合成される経路を阻害し，抗炎症作用を示す。これらの作用を目的とし，川崎病などに使用される。

(2) イブプロフェン，ナプロキセン

イブプロフェン，ナプロキセンなどのNSAIDsはCOX-1，2ともに阻害しPGの産生を抑制するため，解熱，鎮痛，抗炎症作用を持つ反面，胃腸障害，腎障害などが副作用としてあることに注意する。

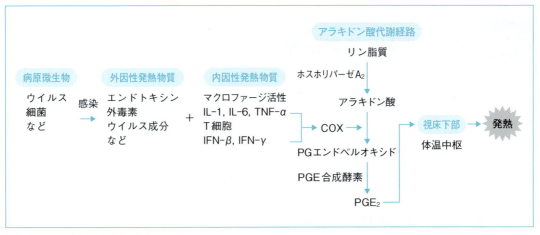

図　感染症による発熱のメカニズム

2) NSAIDs以外の解熱鎮痛薬 ── アセトアミノフェン

　アセトアミノフェンはCOX活性の阻害を介さず，中枢性の解熱鎮痛作用を示すため，NSAIDsには分類されず，胃腸障害や出血傾向の助長といった副作用を認めない。

2　発熱のメカニズム

(1) 発熱の仕組み

　発熱とは，脳の視床下部にある体温調節中枢における設定温度の上昇である。体温調節中枢はさまざまな刺激によって体温の設定温度を上昇させる。刺激には大きく分けて2種類あり，①化学的刺激（感染による菌の毒素，単球やマクロファージが産生する炎症性物質など）と，②機械的刺激（頭部外傷，脳出血など）──がある。

(2) 小児の発熱の原因

　小児の発熱の大部分は，感染を原因として起こる化学的刺激である。感染によって細菌やウイルスなどが体内に侵入するとマクロファージなどが活性化され，インターロイキン（IL）-1，IL-6，腫瘍壊死因子α（TNF-α），インターフェロン（IFN）など，多くの内因性発熱物質であるサイトカインが産生される。これらによりアラキドン酸代謝経路に関わるCOXが活性化され，COXによりPGの産生が誘導され，発熱を生じる（図）。

解熱薬に対する考え方

1）発熱は疾患の指標

　発熱は，小児診療において頻度が高い主訴の1つであるが，生体防御反応でもあり，疾患の経過をみる指標となるので，安易に解熱薬を使用しない。一方で，まれに重篤な疾患が潜んでいる場合もあるため注意を要する。

2）患児の状態と解熱薬使用の検討

　過度の発熱による苦痛や体力の消耗，あるいは心肺に基礎疾患を持つ児や脳疾患のある児の場合には，児の状態を改善させる目的で解熱薬の使用を検討する。

3）解熱薬使用の目安

　解熱薬使用の目安は原因疾患にもよるが，通常38.5℃以上で使用する。ただし，元気が出ればよく，平熱まで下げる必要は特にないことも保護者に説明すべきである。

4）家庭でのケア

（1）衣服と室温管理
　薬物療法だけでなく家庭でのケアも重要である。熱の上がり始めは寒気があるので暖かくし，手足が暖かくなったら薄着にして風通しを良くし，熱がこもらないようにする。また，夏や冬には冷暖房の使用を考慮する。

（2）氷枕と放熱用貼付剤
　氷枕や市販の放熱用貼付剤で頭を冷やす方法は一般的だが，解熱効果は少ない。これらの目的は解熱よりも快適性の向上であり，児が嫌がる場合は避ける。

（3）発汗と水分補給
　発熱時は発汗や不感蒸泄の増加により水分の喪失が増えるため，こまめな水分補給を行う。経口補水液などの糖分と塩分を含むイオン飲料を摂ると良い。

小児の疼痛管理

　解熱鎮痛薬を疼痛管理の目的で使用することも多い。痛みはさまざまな病態においてだけでなく，治療のための医療行為などでも生じる。

小児の慢性疼痛については，世界保健機関（WHO：World Health Organization）がガイドラインを策定している。軽度な慢性疼痛に対する治療の第一段階として，アセトアミノフェン，イブプロフェンが推奨されている。両剤の優先順位についてエビデンスはないが，3カ月以下ではアセトアミノフェンが第一選択である。

また，心理的な不安や恐怖は疼痛の閾値を下げる方向に働き，逆に楽しいとき，何かに集中しているときなどは疼痛の閾値が上がるといわれている。よって，子どものストレスや不安などを軽減するような環境づくりに気を配り，特に処置などの予期される痛みについては，子どもにきちんと説明し話し合うことが有効である。

5 小児に使用できる解熱鎮痛薬および使用上の注意点

添付文書上に小児に対する用法・用量が明記されている解熱鎮痛薬は少ない。サリチル酸系製剤（アスピリン，エテンザミドなど）やジクロフェナクナトリウムは，「15歳未満の水痘，インフルエンザ患者に使用しないこと」とされている。メフェナム酸は，「小児のインフルエンザに伴う発熱に対しては，原則として投与しない」とされている。インドメタシンは小児に原則禁忌であり，強い炎症や痛みに対してのみ使用し，解熱には用いない。

さらに，ジクロフェナクナトリウムとメフェナム酸は，過度の体温低下や血圧低下によるショック症状が現れることが多く，小児への使用は必要最小限にとどめるべきである。

主に小児に使用されている薬剤を以下に示す。

5-1 アセトアミノフェン

1）静注製剤の開発

（1）静注製剤の開発の経緯

アセトアミノフェン製剤は，解熱鎮痛薬として安全かつ有効な第一選択薬として最も多く用いられている。解熱鎮痛作用を持つが，PG生成抑制作用が非常に弱いため，抗炎症作用はほとんどない。

わが国では内服薬と坐剤のみであったが，2013年11月に静注製剤のアセリオ®が発売された。静注剤は欧州では2002年より販売されており，欧米80カ国以上で広く使用されている。しかし当時，わが国ではアセトアミノフェンに限らず，小児に使用できる静脈内投与鎮痛薬は1つも承認されておらず，成人においてもロピオン静注（フルルビプロフェン アキセチル）が唯一承認されているのみだった。これらを受け2010年，「医療上の必要性の高い未承認薬・適応外薬検討会議」において，静注製剤は長期にわたる使用経験に基づき，有効性・安全性が確立されており，世界で小児の解熱鎮痛に対して

標準的な治療薬として位置づけられていることから医療上の必要性が高いと判断され，厚生労働省より開発要請が行われた経緯がある。

(2) 使用上の注意

アセリオ®はわが国初の小児適応のある非オピオイド系の静脈内投与鎮痛薬となった。同剤は承認時に投与が必須でない患者に対しても安易に使用される懸念があったため，「経口製剤および坐剤の投与が困難な場合における疼痛及び発熱」に適応とされている。また，内服薬や坐剤との併用から過量投与による肝障害のおそれがあることから，使用時は内服薬や坐剤の併用を避けるよう，添付文書に記載されている。以上から，院内採用にあたっては臨床的に不可欠な場合のみ使用されるよう注意すべきである。

2）小児への使用法と注意

(1) 投与対象

アセトアミノフェン製剤は，坐剤・内服薬・注射剤のいずれも小児の解熱鎮痛に適応がある。ただし新生児，3カ月未満の乳児については，体温調節中枢が未熟なため安全性などをめぐり議論があり安易な投与はしない。ピリン過敏症の患児およびアスピリン不耐性患児にも有用である。

(2) 坐剤と内服薬の相違を考慮した剤形選択

坐剤は内服薬より効果発現が早いと思われがちだが，アセトアミノフェンの場合，坐剤と内服薬では効果発現や用量を含め区別して投与する必要はない。

よって，内服薬か坐剤かという選択に際しては，小児の年齢・症状，保護者の投与しやすい剤形などをポイントに選択すればよい。

①年齢

例えば，乳児から1〜2歳の場合は内服薬の投与が慣れていない保護者にとっては坐剤のほうが投与しやすい。2〜3歳頃になると味やにおいの感覚が発達し，薬の味に好き嫌いが現れるようになる。4歳頃を過ぎると，患児が坐剤の挿入を嫌がるようになり内服薬を選択することが多い。

②病状

吐き気がある，のどが痛い，食欲がないなどの状態では坐薬が適する。反対に，下痢がひどいときは内服薬が適する。

(3) 内服薬の剤形および服用時の注意点

内服薬は，シロップ剤，ドライシロップ剤，散剤，錠剤など多くの剤形が販売されている。細粒およびドライシロップ剤は口に含んでいると原薬の苦みが出てくるので，速やかに服用させるよう保護者へ説明する。

(4) 使用時の注意点

その他アセトアミノフェン使用時には以下に注意する。

①抗生物質および抗菌薬との併用で過度の体温降下の頻度が上昇する。

②肝毒性は用量依存性であり，栄養不良，肥満，発熱性疾患などがある場合や，長期にわたる経口摂取不良，肝疾患を持つ場合で増強する可能性があるので，患児の状

表 アセトアミノフェンの年齢別1回投与量の目安

年　齢	アセトアミノフェンとしての1回投与量	体重の目安
3〜6カ月	60〜90mg	6kg
6カ月〜1歳未満	80〜120mg	8kg
1〜2歳	100〜150mg	10kg
3〜5歳	140〜210mg	14kg
6〜12歳	200〜300mg	20kg

態にも注意を払う。

用法・用量

年齢別の1回投与量の目安を表に示す。
通常，小児にアセトアミノフェンとして1回10〜15mg/kgを4〜6時間以上の間隔をあけて投与する。1日総投与量として60mg/kgを限度とする。

5-2 イブプロフェン

アセトアミノフェン同様，小児に安全に使用できる。プロピオン酸系のNSAIDsであり，抗炎症・鎮痛・解熱作用を有する。わが国では，坐剤は消炎・鎮痛のほか「急性上気道炎の解熱」に対する小児適応を持つが，内服薬では解熱に対する小児適応はない。一方，欧米では内服薬は解熱鎮痛の小児適応を持つが，坐剤は販売されていない。また，わが国では4歳以下の適応がないため，内服薬にシロップ剤，ドライシロップ剤などの小児に適した剤形はない。抗炎症作用を期待して，ナプロキセンとともに若年性特発性関節炎の治療に使用されている。

体内動態の面では，坐剤と内服薬での効果発現に大きな差はなく用量の区別はない。
短期的な使用における消化器や腎への副作用は小児ではまれであるが，気管支喘息の既往がある場合には注意が必要とされている。

用法・用量

5〜7歳：1日200〜300mgを3回に分服
8〜10歳：1日300〜400mgを3回に分服
11〜15歳：1日400〜600mgを3回に分服
※4歳未満の使用については記載なし

5-3 アスピリン

アスピリンは古くから解熱薬として小児領域でも汎用されてきた。しかし，米国にてサリチル酸系製剤とライ症候群の関連性を示す疫学調査報告があり，原則として15歳未満の水痘，インフルエンザ患者への投与はしないこととなっている。さらに，現在で

は小児期には川崎病を除いて解熱薬としては使用しない。

> 用法・用量

　川崎病のアスピリンの使用量は，急性期は解熱を目的として30～50mg/kg/日，解熱後は血小板凝集阻害作用を目的として3～5mg/kg/日で6～8週間継続使用される。肝機能障害がある場合には，フルルビプロフェンなどを使用する。

5-4　幼児用PL配合顆粒（配合剤）

> 組成

成分・含量（1g中）
サリチルアミド　　　　　　　　　　　45mg
アセトアミノフェン　　　　　　　　　25mg
無水カフェイン　　　　　　　　　　　10mg
プロメタジンメチレンジサリチル酸塩　2.25mg

> 用法・用量

通常，次の区分による。
2～4歳：1回1g（1包），1日4回
5～8歳：1回2g（2包），1日4回
9～11歳：1回3g（3包），1日4回

> 注意

- 15歳未満の水痘，インフルエンザの患者には，ライ症候群との関連が指摘されていることから投与しないことを原則とする。
- 小児（特に2歳未満）に投与した場合，乳児突然死症候群（SIDS）および乳児睡眠時無呼吸発作との関連が指摘されていることから投与しないことを原則とする。

過量投与

　総合感冒剤や解熱鎮痛薬などの配合剤にはアセトアミノフェンを含むものがあり，本剤とこれら配合剤との偶発的な併用により，アセトアミノフェンの過量投与による重篤な肝障害が発現するおそれがある。

　一般に，アセトアミノフェンの急性中毒用量は12歳未満の小児で200mg/kg以上である。6歳未満の小児では，比較的大量のアセトアミノフェンでも1回投与では顕著な中毒を発現することはあまりない。それでも大量摂取した場合は血漿アセトアミノフェン濃度を測定し，濃度がノモグラム上の毒性範囲に入っていればアセトアミノフェンの解毒薬であるN-アセチルシステイン（NAC）による治療を行う必要がある。

熱性けいれん（ひきつけ）

　解熱薬に関連し，小児において特徴的な熱性けいれんについて説明する。
　熱性けいれんとは6カ月～6歳の小児に多くみられ，通常38℃以上の発熱に伴って起こる痙攣である。未熟な脳が急な発熱に対応できず痙攣を起こすといわれており，日本では乳幼児健診や学童健診では7～8％の有病率と報告されている。熱が出始めて24時間以内に起こることが多く，通常1～数分で自然に止まり，患児の過半数は生涯を通じて発作の回数は1回である。
　発熱時は，解熱薬投与による熱性けいれんの再発予防効果は認められていない。解熱薬の使用は，必要最小限にとどめるべきである。

ジアゼパム坐剤と解熱薬の併用

（1）併用剤との投与間隔
　抗痙攣薬のジアゼパム坐剤と解熱薬を併用するときは，解熱薬を経口剤にするか，坐剤を使用する場合には，ジアゼパム坐剤挿入後30分以上間隔をあけるよう保護者へ説明する。

（2）投与のタイミング
　単純型の熱性けいれんで，医師から抗痙攣薬使用の指示を受けているような乳幼児に対しては，症状にもよるが37.5℃程度で早めにジアゼパム坐剤を投与することが大切である。解熱薬を用いての解熱は，高熱では配慮するが，2次的な扱いである場合が多い。

ジアゼパム（坐剤）

用法・用量
　ジアゼパム坐剤0.4～0.5mg/kgを目安に使用する（製剤は4mg，6mg，10mg）。なお，症状に応じて適宜増減するが，1日1mg/kgを超えないようにする。

重要な基本的注意
　37.5℃を超す発熱に気づいた時点で速やかに使用する。8時間経過後も発熱が持続する際，同量を追加投与してもよい。

投与の際の注意点
- 通常2回投与で終了する。発熱が持続するときは，さらに24時間後に3回目の投与を行ってもよいが，3回目は初回投与から24時間経過後とする。
- 乳児では一般的に代謝排泄機能が未熟であることが考えられるので慎重投与とする。
- 低出生体重児・新生児に対しては使用経験が少なく，安全性が確立していないので投与しないこと（一般的に，脂肪組織が少ないため予想より血中濃度が高くなる可能性がある。また，肝機能，腎機能が未熟であるので半減期が延長されるとの報告がある）。

OTC医薬品での対応

1）15歳未満に使用できる薬剤

　OTC医薬品において，解熱鎮痛薬は使用頻度が高い。最近では小中学生の生理痛に対してもよく使用されている。販売名として『小児用バファリンCⅡ』（ライオン）や『小中学生用ノーシンピュア』（アラクス）など，「こども」「小児用」と記載されているものの他，『新セデス錠』（塩野義），『ナロン錠』（大正）なども15歳未満に使用できる。

2）15歳未満に使用できない薬剤

　一方，上記に挙げた薬剤と名称が似ている『ノーシン』や『セデス・ファースト』にはエテンザミドが配合されており，水痘やインフルエンザに罹患，またはその疑いがある15歳未満の小児には使用できない。その他，イブプロフェンはOTC医薬品では15歳未満には使用できない。

3）類似名称でも含有成分が異なる

　また，同じ『小児用バファリン』でも「CⅡ」にはアセトアミノフェンが1錠あたり33mg含有されているのに対し，「チュアブル」には同成分が1錠あたり50mg含有されており，成分量が異なり，さらに味も異なる。

　保護者には，対象年齢や使用上の注意，味などを十分理解できるよう説明しなければならない。

4）購入時に注意するよう保護者に促す

　以上のことから，小児に対するOTC医薬品としてまず勧めるのは，アセトアミノフェンの単味製剤である。ただし，市販されているアセトアミノフェンの単味製剤は少ないため，患児の状態に合わせた薬の選択が必要である。

　小児では，OTC医薬品を保護者が購入することが多いため，販売する際は誰に使用するのか確認することが重要である。

● 参考文献

1）古西　満, 善本栄一郎, 三笠桂一：解熱鎮痛薬の適正使用. 治療, 85（12）：3123-3127, 2003

2) 冨田健太朗：症状に対する説明マニュアル　発熱．小児科診療，77（11）：1381-1388，2014
3) 洲鎌盛一：知っておきたい発熱に対するホームケアのワザ．薬局，58（1）：84-87，2007
4) WHOガイドライン『病態に起因した小児の持続性の痛みの薬による治療』．武田文和・監訳，金原出版，pp42-88，2013
5) 佐藤典子：小児の痛み治療に関するWHOガイドライン．小児科臨床，66（12）：2525-2533，2013
6) 多田羅竜平：緩和医療として提供する内容　身体症状の管理−疼痛．小児科診療，75（7）：1125-1133，2012
7) 石川洋一：「発熱」に対する薬物療法4.解熱薬を頓服する際，内服薬と坐剤をどのように使い分けるよう説明したらよいですか？　薬局，58（1）：37-40，2007
8) 藤川　敏：小児によく使う薬，重要な薬33.解熱薬・非ステロイド抗炎薬．小児科臨床，57（4）：849-857，2004
9) 五十嵐隆，渡辺　博，木津純子・編：新 小児薬用量 改訂第6版．診断と治療社，pp86-87，2012
10) 後藤伸之：適応拡大クローズアップ　アセトアミノフェン静注液．薬事，56（5）：747-749，2014
11) 日本小児循環器学会学術委員会 川崎病急性期治療のガイドライン作成委員会(佐地　勉・執筆責任)：日本小児循環器学会研究委員会研究課題「川崎病急性期治療のガイドライン」（平成24年改訂版）．日本小児循環器学会雑誌，28（suppl-3）：s22-s24，2012
12) 熱性けいれん懇話会ガイドライン改訂委員会（福山幸夫・監）：熱性けいれんの指導ガイドライン．小児科臨床，49（2）：207-215，1996
13) 鍋島俊隆，医薬品適正使用推進機構Q&A委員会：解熱鎮痛薬の適正使用．調剤と情報，18（6）：933-936，2012
14) 宮沢伸介，山崎ひろみ：小児科領域に用いるOTC薬について—薬局における服薬指導のポイントと今後の課題．月刊薬事，54（2）：289-295，2012

2 鎮咳薬・去痰薬・鼻炎治療薬

Point

1. 咳嗽は乾性咳嗽と湿性咳嗽に大別され，病態や原因疾患によって鎮咳薬の使い分けが必要である．
2. 咳による体力の消耗や睡眠障害を抑える必要性などから，鎮咳・去痰薬を適切に使用する．
3. 喀痰の多い湿性咳嗽の主体は炎症であり，原疾患の治療および痰の除去を優先する．
4. 小児感冒薬・鎮咳去痰薬OTCは，安易に使用しないようにする．

はじめに

　小児における咳や鼻汁は外来でよくみられる主訴であるが，咳は気道内分泌物や侵入物質を排除する目的の反射的または意図的な反応であり，また一種の生体防御反応である．

　咳や鼻汁により子どもは機嫌が悪くなり，また長引く咳は体力の低下にもつながる．保護者も夜間に何度も起こされるなどQOLが低下することから，咳を止めることは両者にとって重要であるが，安易に鎮咳薬を使用するのではなく原疾患の治療が求められる．鎮咳薬を使用することで痰が出にくくなり，咳がひどくなる場合があるので，その場合には去痰薬が使用されることが多い．

　ここでは咳の起こるメカニズム，小児科領域での咳嗽の主な原因について，また汎用される鎮咳薬・去痰薬について解説する．

 咳嗽

1-1 咳嗽の分類

　咳嗽は，喀痰を伴う湿性咳嗽と喀痰を伴わない乾性咳嗽（空咳）に大きく分かれる．湿性咳嗽は主に細菌感染による炎症性疾患によくみられ，乾性咳嗽は物理的または化学的刺激による気道圧迫などによって起こるほか，ACE阻害薬の副作用としても起こることが報告されている（表1）．

表1　咳嗽の分類と代表的基礎疾患

咳嗽の分類	咳嗽の原因	具体的な基礎疾患
湿性咳嗽 (wet cough)	急性感染症	咽頭気管支炎，急性気管支炎，急性肺炎
	慢性感染症	慢性気道感染症 (慢性気管支炎，気管支拡張症，びまん性汎細気管支炎，副鼻腔気管支症候群) 抗酸菌感染症 (肺結核，気管支結核，非結核性抗酸菌症)
	肺胞性肺水腫	心不全，肺うっ血，ARDS
	アレルギー性疾患	気管支喘息，過敏性肺炎
乾性咳嗽 (dry cough)	物理化学的刺激	冷気，乾燥，塵埃，後鼻漏，気道内異物，誤嚥，逆流性食道炎
	間質性肺炎，肺水腫	特発性間質性肺炎，薬剤性肺障害
	肺気量減少	自然気胸
	悪性腫瘍	腫瘍の気道系への圧迫，浸潤
	アレルギー性疾患	喘息，過敏性肺炎
	その他	ACE阻害薬，β遮断薬，心因性咳嗽

〔岡本竜哉，菅　守隆，興梠博次，安藤正幸：咳嗽の機序と鎮咳薬．綜合臨牀，47（12）：3156-3161，1998より〕

1-2　咳嗽発生のメカニズム

さまざまな原因によって気道に生じた外因性または内因性の刺激が，直接あるいはケミカルメディエータなどを介して迷走神経中の求心性の知覚神経に伝達される。これが延髄にある咳中枢を刺激し，その刺激が反射的に横隔神経や肋間神経などの遠心性の運動神経を介して横隔膜，気管支筋などの効果器官に伝達され咳嗽が発生する（図）。

2　鎮咳薬

鎮咳薬は，その作用点から中枢性と末梢性（表2）に分けられる。

特に小児ではアスベリン®を使用する程度であり，咳の痰喀出作用を重視し，一般的には去痰薬と併用されることが多い。代表的な鎮咳薬の小児薬用量を表3に示す。

2-1　医療用鎮咳薬

1）中枢性麻薬性鎮咳薬

コデインリン酸塩が代表的な薬剤で，延髄の咳中枢を直接抑制することで作用を発揮

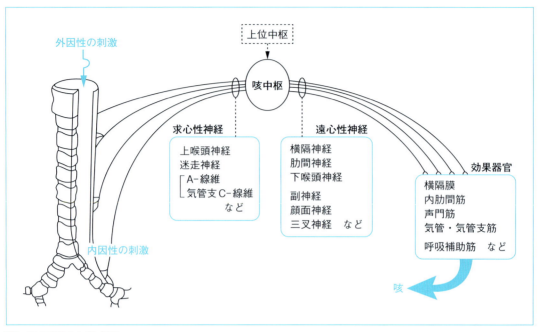

図　咳反射弓の模式図

〔髙濱和夫，宮田　健：咳の生理と薬理―新しい展開．ファルマシア，33（4）：365-369，1997〕

表2　中枢性鎮咳薬と末梢性鎮咳薬

分類	作用
中枢性鎮咳薬	求心性インパルスに対する咳中枢の閾値を高めて咳反射を抑制する。
末梢性鎮咳薬	気道粘膜における求心性インパルスの生成を抑制するもので，含嗽薬，局所麻酔薬，去痰薬，気管支拡張薬が含まれる。

表3　鎮咳薬年齢別投与量（mg/日）

薬剤名	成人量	0.5歳	1歳	3歳	7.5歳	12歳
チペピジンヒベンズ酸塩（アスベリン®）	60〜120	10	20	30	40	50
デキストロメトルファン臭化水素酸塩水和物（メジコン®）	60〜120	10	15	20	30	45
コデインリン酸塩	60	7	15	20	30	45

する。気管支腺分泌の低下作用，気管支平滑筋の収縮作用があり，気管支喘息や肺気腫のような閉塞性肺疾患には適応がない。副作用として特に乳児に対する呼吸抑制作用が強く現れるほか，便秘，悪心・嘔吐などがあるので注意が必要である。湿性咳嗽に用いる場合には去痰薬を併用するなどの配慮が必要である。

2）中枢性非麻薬性鎮咳薬

　小児科領域で汎用されている鎮咳薬の大部分がこれに属する。非麻薬性鎮咳薬は麻薬性鎮咳薬と異なり，多くは気管支平滑筋に対しては弛緩作用を有する。また，中枢性鎮咳薬は一般に呼吸抑制的に働くが，クロフェダノール塩酸塩（コルドリン®）は呼吸中枢の刺激作用を有するため，呼吸不全の患者に使用されることがある。小児科領域で汎用される鎮咳薬は以下の通りである。

(1) チペピジンヒベンズ酸塩（アスベリン®）

　延髄の咳中枢を抑制し，咳の感受性を低下させることにより鎮咳作用を示す。また，気管支腺分泌を亢進し気道粘膜線毛上皮運動を亢進することで去痰作用を示す。副作用としては食欲不振や便秘がまれにみられる程度である。投与量は20～60mg/日 分3で，症状軽減まで1～2週間投与される。

(2) デキストロメトルファン臭化水素酸塩水和物（メジコン®）

　咳嗽中枢における咳嗽反射を抑制することにより，コデインリン酸塩と同程度の鎮咳作用を示す。コデインのような気道分泌抑制作用はない。MAO阻害薬との併用は禁忌（いずれもセロトニンの濃度を上昇させ，けいれんや異常高温を誘発する可能性がある）である。副作用としては，悪心やめまいがまれにみられる程度である。投与量は7.5～40mg/日を1日3回で，症状軽減まで1週間程度投与される。咳中枢抑制が強いので，小児では激しい乾性咳嗽時に限って使用される。

2-2　市販（OTC薬）の咳止め薬

　咳は，気道の分泌物である痰の貯留や異物の侵入時に，それを体外に出そうとする生理的な防御反応である。咳が出ても機嫌が良く，すやすや眠れるなら，むやみに薬で止めないほうがよい。ただ，咳により睡眠が妨げられたりする場合，体力の消耗を抑えるために一時的にOTC薬を使用する場合はあると思われる。

1）OTC薬の成分と使用時の注意点

　OTC薬の咳止めシロップには，①鎮咳作用のある成分（コデインリン酸塩など），②痰を薄めて出しやすくする成分（セネガ流エキス），③気管支を拡張する成分（*dl*-塩酸メチルエフェドリン），④消炎酵素剤（リゾチーム塩酸塩）——などの成分が含まれる。

　また，咳止めは飲みやすいシロップになっているので，子どもが喜んで何度も飲みたがることがあるが，過量投与になりかねないので，用量と回数はきちんと守るように注意喚起する。翌日も咳が続いていたら，必ず受診するように勧める。喘息発作などには効き目がないので，かかりつけの小児科医に処方してもらうように説明する必要がある。

2）各国の使用規制と日本での添付文書記載

最近，2歳以下の乳幼児に対する市販（OTC薬）の感冒治療薬の使用規制が国内外で厳しくなっている。2008年，米国OTC医薬品協会から，コデイン，プソイドエフェドリン，PPA（塩酸フェニルプロパノールアミン），抗ヒスタミン薬等を含むOTC風邪薬等（鎮咳去痰薬，鼻炎薬，配合風邪薬を含む）について，誤飲・誤用の観点から4歳未満は使用しないことになっている。また，米国FDAからは，6歳未満は服用しないように勧告も出されている。

カナダの保健省からも，6歳未満の子どもにはOTC風邪薬や咳止めを使用しないように文言を加えるよう勧告が出されている。フランス，イタリアの規制当局は2010年，去痰薬（カルボシステイン，アセチルシステイン）の使用が，逆に気管支漏や急性の呼吸促迫症状などにつながる可能性があるとして，2歳未満の乳幼児に対する適応承認の中止を決定している。

このような背景があるなかで，FDAなどにおける年齢制限の根拠が明確ではないことや，日本の小児用感冒薬のシロップ剤の濃度は米国製品より薄いため，重複投与による過量投与につながりにくいとの考えから，国内では特別な対策はとっていない。海外の状況を踏まえながら当面の措置として，風邪薬などについて，日本OTC医薬品協会の自主的な対応により，添付文書に「2歳未満の乳幼児には，医師の診察を受けさせることを優先し，止む得ない場合にのみ服用させてください」と記載されている。

3　去痰薬

気道からの病原体の除去は，咳嗽以外に痰と線毛の連動により行われ（粘膜線毛輸送機構：mucociliary transport），最大の下気道感染防御機構となっている。痰には，気道に侵入した微生物やほこりのような微粒子を覆いこみ線毛運動で運ばれやすい形にし，気道から水分の喪失を減らし，酵素や免疫グロブリンなどの分泌物質を運ぶ媒体となる，といった重要な役割がある。去痰薬はさまざまな機序により痰の量と質を改善し，痰の喀出を容易にする（表4）。

表4　去痰薬年齢別投与量（mg/日）

薬剤名	成人量	1/2歳	1歳	3歳	7 1/2歳	12歳
ブロムヘキシン塩酸塩（ビソルボン®）	12	2	3	4	6	10
L-カルボシステイン（ムコダイン®）	1,500	30mg/kg/日				
アンブロキソール塩酸塩（ムコソルバン®）	45	0.9mg/kg/日				

1）気道分泌促進薬

気道の漿液性分泌を増加し，痰を希釈し粘稠性を下げて喀出しやすい状態にする。また，粘液線毛輸送運動を亢進させ，去痰を促進する。

ブロムヘキシン塩酸塩（ビソルボン®）

気道分泌増大作用と，喀痰の粘度に大きく関与する酸性糖蛋白を溶解・低分子化することにより気道粘膜溶解作用および呼吸を容易にする作用を現す。投与量は2〜10mg/日を1日3回。副作用として悪心，食欲不振，頭痛などがある。本剤投与による気管支分泌物の増加により自然の喀出が困難な場合がある。

2）気道粘液修復薬

気道分泌物の性状を改善し，去痰を促進する。

L-カルボシステイン（ムコダイン®）

粘液構成成分の調整作用，喀痰粘液低下作用，喀痰流動性の改善作用，線毛細胞修復作用を有する。副鼻腔領域での粘液線毛輸送能改善作用，浸出性中耳炎の排液（シロップ・ドライシロップが適応）を期待して使用される。投与量は30mg/kg/日を1日3回。

3）気道潤滑薬（肺サーファクタント産生促進薬）

肺胞Ⅱ型細胞から肺サーファクタントの分泌を促進させ，痰と気道粘膜との粘着性を低下させ喀出しやすくする。つまり，痰を滑らせて切れやすくする作用がある。

アンブロキソール塩酸塩（ムコソルバン®，ムコサールなど®）

肺表面活性物質分泌促進作用，気道液分泌促進作用，線毛運動亢進作用により気道壁を潤滑にして喀痰・喀出する作用がある。投与量は0.9mg/kg/日を1日3回。

4）気道粘液溶解薬

粘液性分泌物を溶解し，喀出を容易にする。

システイン系薬剤：アセチルシステイン（ムコフィリン®）

遊離のSH基を有するチオール化合物で，粘液成分のムコ蛋白の"-S-S-基"を切断・開裂し，痰の構成物質の分子を小さくして粘度を下げる。副作用としては，不快臭による悪心・嘔吐がある。また，ペニシリン系抗生物質を不活性化するため併用は避ける。

気管支拡張薬

　湿性咳嗽時には痰による気管支狭窄があったり，乾性咳嗽には咳による気管支の攣縮がみられたりすることから，末梢性鎮咳剤として気管支拡張薬が使われる。少量投与することで，気管支を多少広げる。しかし，非喘息児の急性咳嗽に対しては有益性が否定されてきている。

1）$β_2$アドレナリン受容体刺激薬

サルブタモール硫酸塩（ベネトリン®，サルタノール®），ツロブテロール塩酸塩（ホクナリン®），プロカテロール塩酸塩水和物（メプチン®）など

　Adenylate cyclaseの活性を高め，c-AMPを増加させて気管支平滑筋を弛緩させる。また，線毛運動を促進し去痰効果もある。副作用として動悸や手指の振戦がみられることがある。

2）キサンチン誘導体

テオフィリン（テオドール®，テオロング®）

　小児では気管支喘息や，喘息性気管支炎，慢性気管支炎などに使用されることがある。
　Phosphodiesterase阻害によるc-AMP増加作用や，アデニン受容体拮抗作用により，気管支拡張作用，肺血管拡張作用，呼吸中枢刺激作用，気道の粘膜線毛輸送能の促進作用などを示す。
　小児，特に乳幼児は成人に比べて痙攣を誘起しやすいため，てんかんなどの既往歴によっては通常より低用量から投与開始を考慮する。小児はテオフィリンクリアランスが変動しやすく，有効血中濃度と中毒域が近いため，厳密な管理が必要となる。よって，最近では使用頻度が非常に低い。
　添付文書には「2歳以上の重症持続型の患児を除き，他剤で効果不十分な場合などに，患児の状態（発熱，痙攣等）等を十分に観察するなど適用を慎重に検討し投与する」，また「2歳未満の熱性痙攣やてんかんなどのけいれん性疾患のある患児には，原則として推奨されない」となっている。

 鼻炎治療薬

　花粉症の時期におけるアレルギー性鼻炎に対して，ステロイド薬の経鼻投与が行われている。また，アレルギー性の咳嗽に対してもヒスタミン受容体拮抗薬やステロイド薬

の経鼻投与の有効性が示されている．ヒスタミン受容体拮抗薬に関しては，アレルギー用剤の項を参照すること．

1）フルチカゾン点鼻

（1）フルチカゾンプロピオン酸エステル（小児用フルナーゼ®点鼻液）

小児には通常1回，各鼻腔に1噴霧（フルチカゾンプロピオン酸エステルとして25μg）を1日2回投与．症状により適宜増減．1日の最大投与量は8噴霧．

（2）フルチカゾンフランカルボン酸エステル（アラミスト®点鼻液）

小児には通常1回，各鼻腔に1噴霧（1噴霧あたりフルチカゾンフランカルボン酸エステルとして27.5μgを含有）を1日1回投与．

2）その他のステロイド薬

モメタゾンフランカルボン酸エステル水和物（ナゾネックス®点鼻液）

各鼻腔に1日1回　12歳以上：1日2噴霧（200μg），12歳未満：1回1噴霧（100μg）

ベクロメタゾンプロピオン酸エステル（リノコート®パウダースプレー鼻用）

各鼻腔に，通常成人は1回1噴霧を1日2回　小児は通常，1回1噴霧を1日1～2回．

6　その他

咳嗽に対する薬物療法として吸入療法がある．吸入療法は薬剤が気管支に直接作用するため速効性が期待でき，他器官への影響が少ない（具体例：β_2アドレナリン受容体刺激薬・ベネトリン®とビソルボン®配合液）．

気道感染を繰り返すと，「急性気道炎症→気道線毛上皮の損傷，線毛輸送の低下→痰貯留→再感染，炎症再燃→」という悪循環を生じやすい．痰の貯留を軽減し，この悪循環を絶つ目的で抗生物質の予防投与を行うことがある．

14員環マクロライド

（1）エリスロマイシンエチルコハク酸エステル（エリスロシン®など）

10mg/kg/日を1日2回（通常25～50mg/kg/日を4～6回に分割経口投与）

（2）クラリスロマイシン（クラリス®，クラリシッド®）

3～5mg/kg/日を1日2回（通常10～15mg/kg/日を2～3回に分けて経口投与）

殺菌的な薬用量ではなく，気道感染予防や痰の性状の改善を目的に少量投与される．小児慢性副鼻腔炎にクラリスロマイシンとL-カルボシステインの併用療法が行われることがある．マクロライド系薬剤は，カルシニューリン阻害薬やテオフィリンなど相互

作用のある薬剤が多いため注意が必要である。

● 参考文献

1) 岡本竜哉, 他：咳嗽の機序と鎮咳薬. 綜合臨牀, 47 (12): 3156-3161, 1998
2) 高濱和夫, 宮田 健：咳の生理と薬理—新しい展開. ファルマシア, 33 (4): 365-369, 1997
3) 横山美貴：小児によく使う薬, 重要な薬12. 鎮咳去痰薬. 小児科臨床, 57 (4): 645-650, 2004
4) 足立雄一：鎮咳・去痰薬の使いかた. 小児科診療, 69 (10): 1503-1507, 2006
5) 岩田 力・監, 木津純子, 荒川義弘・編：小児薬物療法の基礎と実際, 東京医学社, pp.140-147, 2001
6) 佐川賢一・監編, 櫛田賢次・編：小児のくすりQ&A, じほう, pp.73-78, 2011
7) 五十嵐隆, 渡辺 博, 木津純子・編：新 小児薬用量 改訂第6版. 診断と治療社, 2012
8) 日本呼吸器学会 咳嗽に関するガイドライン第2版作成委員会・編：咳嗽に関するガイドライン第2版, 日本呼吸器学会, 2012

3 気管支喘息用薬

Point

❶ 治療は日本小児アレルギー学会『小児気管支喘息 治療・管理ガイドライン2012（JPGL 2012）』[1]に基づいて進められる。
❷ 治療を受ける患児と，治療をサポートする保護者の両者に長期管理薬の必要性，使い方を理解してもらうことが重要である。
❸ 各薬剤の特徴を理解し，個々の患者に見合った薬剤を選択すること，副作用をモニタリングすることが重要である。

はじめに

　喘息は，発作性に起こる気道狭窄によって，喘鳴や呼気延長，呼吸困難を繰り返す疾患である。これらの臨床症状は自然ないし治療により軽快，消失するが，ごくまれに致死的となる。
　基本病態は慢性の気道炎症と気道過敏性だが，成人と同様，小児においても気道の線維化や平滑筋肥厚など不可逆的な構造変化（＝リモデリング）が関与することもある。
　治療は，日本小児アレルギー学会『小児気管支喘息 治療・管理ガイドライン2012（JPGL2012）』に基づいて進められる。薬物治療は大きく分けて，急性発作に対する治療と長期管理に対する治療があり，使用される薬剤は，気管支拡張薬やステロイド薬，抗アレルギー薬など多岐にわたる。主な薬剤の具体的な使用法について解説する。

1 急性発作に対する薬物療法

　JPGL2012に従い，医療機関での急性発作に対する薬物療法プラン（2〜15歳）を表1に示した。主な薬剤の使用法を解説する。

1-1 β_2刺激薬吸入

　サルブタモール硫酸塩（ベネトリン®）とプロカテロール塩酸塩水和物（メプチン®）があり，ネブライザーで吸入させる。使用量は0.1〜0.5mLを生理食塩水（2mL），またはクロモグリク酸ナトリウム（インタール®）（2mL）に混合する。動悸，頻脈，不整脈，

表1 医療機関での喘息発作に対する薬物療法プラン（2〜15歳）

発作型	小発作	中発作	大発作	呼吸不全
初期治療	β₂刺激薬吸入	酸素吸入 （SpO₂≧95％が目安） β₂刺激薬吸入反復*¹	入院 酸素吸入・輸液 β₂刺激薬吸入反復*¹ または イソプロテレノール持続吸入*³ ステロイド薬全身投与 アミノフィリン持続点滴（考慮）*²	入院（意識障害があれば人工呼吸管理） 酸素吸入・輸液 イソプロテレノール持続吸入*³ ステロイド薬全身投与 アミノフィリン持続点滴*²
追加治療	β₂刺激薬吸入反復*¹	ステロイド薬全身投与 アミノフィリン点滴静注および持続点滴（考慮）*² 入院治療考慮	イソプロテレノール持続吸入（増量）*³ 人工呼吸管理	イソプロテレノール持続吸入（増量）*³ 人工呼吸管理 アシドーシス補正 （下記考慮） 麻酔薬

*1：β₂刺激薬吸入は改善が不十分である場合に20〜30分ごとに3回まで反復可能である。大発作以上では2時間あけて反復する。
*2：アミノフィリン持続点滴は痙攣などの副作用の発現に注意が必要であり，小児の喘息治療に精通した医師のもとで行われることが望ましい。
*3：イソプロテレノール持続吸入を行う場合は人工呼吸管理への移行を念頭に置く必要がある。この治療が不可能な施設ではβ₂刺激薬吸入を反復する。
（日本小児アレルギー学会喘息治療・管理ガイドライン委員会：小児気管支喘息治療・管理ガイドラインハンドブック2013 ダイジェスト版 http://www.jspaci.jp/Jpgl_hb2013/chap04.html）

振戦，嘔気，嘔吐などの副作用を慎重に観察しながら使用する。

1-2 ステロイド薬全身投与

表2に示すようなステロイド薬の静注または内服薬を使用する。即効性はなく，効果発現に数時間を要する。特に注意すべき副作用は，ステロイド投与自体による喘息発作の増悪である。コハク酸エステルによる過敏症がみられたり，ソル・メドロール®40mgに添加される乳糖中の微量の乳蛋白質が牛乳アレルギーの患者にとって過敏症の原因となることがある。ステロイド投与後に症状悪化を認めたら，過敏症を疑い別の薬剤へ変更する。

1-3 アミノフィリン静注

以前はよく用いられていたが，最近ではテオフィリン関連痙攣が問題となり，使用される機会が減っているのが実情である。

1-4 イソプロテレノール持続吸入

アスプール®液（0.5％）2〜5mLまたはプロタノール®L注10〜25mLを生理食塩水500mLに希釈し，ネブライザー付き酸素吸入器のインスピロンネブライザーなどを用

表2 全身性ステロイド薬の投与方法

静脈内

	初回投与量		定期投与量	
	2〜15歳	2歳未満	2〜15歳	2歳未満
ヒドロコルチゾン	5〜7mg/kg	5mg/kg	5〜7mg/kg 6時間毎	5mg/kg 6〜8時間毎
プレドニゾロン	1〜1.5mg/kg	0.5〜1mg/kg	0.5mg/kg 6時間毎	0.5〜1mg/kg 6〜12時間毎 （max：2mg/kg/日）
メチルプレドニゾロン	1〜1.5mg/kg	0.5〜1mg/kg	1〜1.5mg/kg 4〜6時間毎	0.5〜1mg/kg 6〜12時間毎

経口

プレドニゾロン	0.5〜1mg/kg/日（分3）
*プレドニゾロンの内服が困難な場合 　ベタメタゾンシロップあるいはデキサメタゾンエリキシル0.5mL（0.05mg）/kg/日（分2）	

＜静脈内投与方法＞10分程度かけて静注または30分程度の点滴静注
＜注意点＞
・ヒドロコルチゾン：ミネラルコルチコイド作用もあるため、数日以内の使用に留めること。
・静脈内投与で稀に即時型アレルギー反応が誘発されることあり。
・使用は1カ月に3日間程度，1年間に数回程度とする。これを超える場合には，小児の喘息治療に精通した医師に紹介する。
（日本小児アレルギー学会 喘息治療・管理ガイドライン委員会：小児気管支喘息治療・管理ガイドラインハンドブック2013
ダイジェスト版　http://www.jspaci.jp/Jpgl_hb2013/chap04.html）

いて吸入する。プロタノール®Lは注射用製剤であり，吸入薬としての使用に保険適用はない。プロタノール®Lは薬理活性を有するl体のみを含み，アスプール®はl体とほとんど薬理活性のないd体が等量含まれている。

　これらのイソプロテレノールの利点は$β_2$作用にあり，最も強力な固有活性を有し，かつ持続時間が極めて短いために管理しやすい。一方，欠点は$β_1$作用に起因する循環系の副作用である。心電図モニター，SpO_2モニターを装着して心拍数，不整脈の有無などをモニターし，さらに血圧や呼吸数もモニターする必要がある。

2 長期管理に対する薬物療法

　長期管理薬（コントローラー）による治療は長期にわたる継続が必要であり，アドヒアランス向上のための患者教育が不可欠となる。特に小児科領域の場合は，治療を受ける患児と，治療をサポートする保護者の両者に薬の必要性や使い方を理解してもらうことが重要となってくる。JPGL2012に従い，長期管理の薬物療法プラン（2〜5歳）を表3に示した。主な薬剤の使用法を解説する。

表3 小児気管支喘息の長期管理に関する薬物療法プラン（2〜5歳）

	治療ステップ1	治療ステップ2	治療ステップ3	治療ステップ4
基本治療	発作の強度に応じた薬物療法	ロイコトリエン受容体拮抗薬[*1] and/or DSCG and/or 吸入ステロイド薬（低用量）[*2]	吸入ステロイド薬（中用量）[*2]	吸入ステロイド薬（高用量）[*2] 以下の併用も可 ・ロイコトリエン受容体拮抗薬[*1] ・テオフィリン徐放製剤 ・長時間作用性β_2刺激薬の併用あるいはSFCへの変更
追加治療	ロイコトリエン受容体拮抗薬[*1] and/or DSCG		ロイコトリエン受容体拮抗薬[*1] 長時間作用性β_2刺激薬の追加あるいはSFCへの変更 テオフィリン徐放製剤（考慮）	以下を考慮 ・吸入ステロイド薬のさらなる増量あるいは高用量SFC ・経口ステロイド薬

DSCG：クロモグリク酸ナトリウム
SFC：サルメテロールキシナホ酸塩・フルチカゾンプロピオン酸エステル配合剤
[*1]：その他の小児喘息に適応のある経口抗アレルギー薬（TH2サイトカイン阻害薬など）
[*2]：各吸入ステロイド薬の用量対比表（単位はμg／日）

	低用量	中用量	高用量
FP, BDP, CIC	〜100	〜200	〜400
BUD	〜200	〜400	〜800
BIS	〜250	〜500	〜1000

FP：フルチカゾン
BDP：ベクロメタゾン
CIC：シクレソニド
BUD：ブデソニド
BIS：ブデソニド吸入懸濁液

①長時間作用性β_2刺激薬は症状がコントロールされたら中止するのを基本とする。長時間作用性β_2刺激薬ドライパウダー定量吸入器（DPI）は自力吸入可能な5歳以上が適応となる。
②SFCへの変更に際してはその他の長時間作用性β_2刺激薬は中止する。SFCと吸入ステロイド薬の併用は可能であるが，吸入ステロイド薬の総量は各ステップの吸入ステロイド薬の指定範囲内とする。SFCの適応は5歳以上である。
③治療ステップ3の治療でコントロール困難な場合は小児の喘息治療に精通した医師の下での治療が望ましい。
④治療ステップ4の追加治療として，さらに高用量の吸入ステロイド薬やSFC，経口ステロイド薬の隔日投与，長期入院療法などが考慮されるが，小児の喘息治療に精通した医師の指導管理がより必要である。
（日本小児アレルギー学会 喘息治療・管理ガイドライン委員会：小児気管支喘息治療・管理ガイドラインハンドブック2013 ダイジェスト版　http://www.jspaci.jp/Jpgl_hb2013/chap07.html）

2-1 吸入ステロイド（inhaled corticosteroid：ICS）

現在，わが国で小児適応のあるICSを表4に示した。小児では治療を嫌がって継続できない，吸入力が弱く薬剤を十分投与することができないなど，アドヒアランスが問題となることが多いため，薬理的作用の強さや肺内沈着率，経口的生体利用率といった薬剤の特徴だけでなく，年齢や吸入能力，本人の嗜好に見合った剤形を考慮し薬剤を選択することも重要である。

1）吸入器の種類と特徴

剤形が懸濁液の場合，①霧化するネブライザーを用意する必要がある，②使用に時間がかかる（液体の薬剤を少しずつ気体にするため），③普通の呼吸で吸入可能なため乳幼児でも吸入可能——などの特徴がある。JPGL2012で推奨されているネブライザーを図1に示した。2〜3万円ほど費用がかかる。

表4 小児適応のある吸入ステロイド（ICS）

成分名	商品名			特徴
	液	pMDI（加圧噴霧式定量吸入器）	DPI（ドライパウダー定量吸入器）	
フルチカゾンプロピオン酸エステル（FP）		フルタイドエアゾール	フルタイドディスカス ロタディスク	抗炎症作用強い，経口摂取した時の生体利用率低いため全身的な副作用少ない
ベクロメタゾンプロピオン酸エステル（BDP）		キュバール		アルコール含有，粒子小さく，肺内沈着率高い
ブデソニド（BUD）	パルミコート吸入液		パルミコートタービュヘイラー	
シクレソニド（CIC）		オルベスコ		アルコール含有，1日1回吸入と簡便，プロドラッグのため口腔への副作用少ない
サルメテロールキシナホ酸塩・フルチカゾンプロピオン酸エステル配合剤(SFC)		アドエアエアゾール	アドエアディスカス	合剤

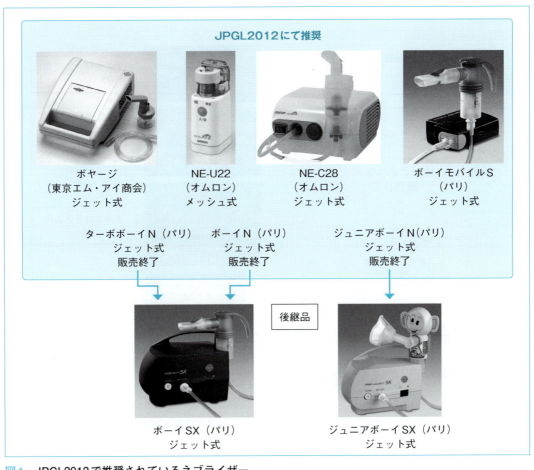

図1 JPGL2012で推奨されているネブライザー

加圧噴霧式定量吸入器（pMDI）は，小児では吸気と噴霧の同調が難しいためスペーサーを必要とする．スペーサーの使用により乳幼児から吸入が可能などの特徴がある．JPGL2012で図2に示したようなスペーサーが推奨されるようになり，以前頻用されていたベビーヘラーやインスパイアイースは製造中止となっている．スペーサーにかかる費用は2〜4千円程度である．
　ドライパウダー定量吸入器（DPI）は，使用にはある程度の吸気力が必要だが，単独で使用可能なため携行性に優れるなどの特徴があり，小学生程度から使用可能である．

2) 副作用

　吸入ステロイド（ICS）の副作用としては，吸入に伴う局所的なものと，気道や消化管からの吸収に伴う全身的なものがある．局所的な副作用には咽頭刺激感や咳嗽，嗄声，口腔カンジダ症などがあり，予防のため吸入後のうがいを勧める．うがいができな

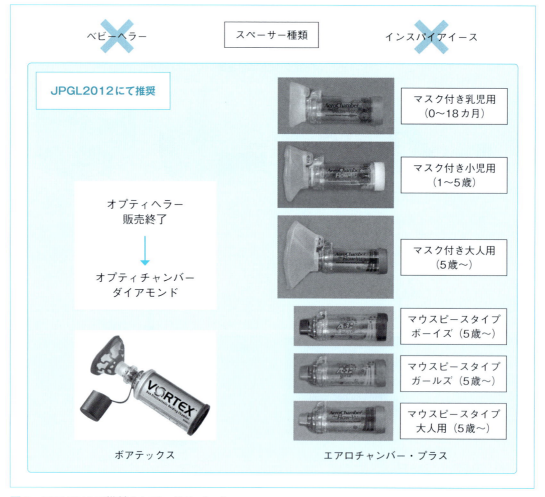

図2　JPGL2012で推奨されているスペーサー

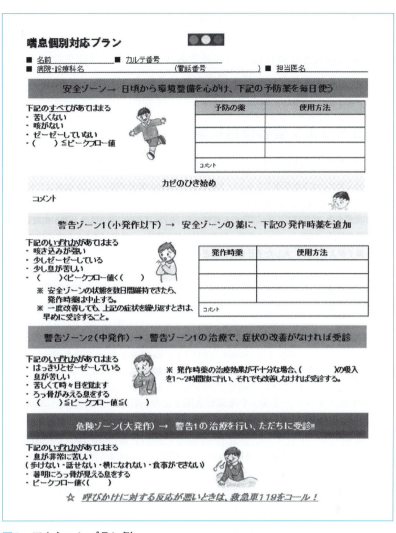

図3　アクションプラン例

(日本小児アレルギー学会：小児気管支喘息治療・管理ガイドライン2012
(濱崎雄平, 他・監), 協和企画, p204, 2011)

い小児の場合は，食前・歯磨き前の吸入，吸入後の飲水，洗顔，清拭を指導する。

　全身的な副作用として成長抑制などがあるが，ICSは患部に直接薬が届くため，内服や注射のステロイドに比べ極めて少ない量で効果が得られ，全身的な副作用は少ないと考えられてきた。しかし近年，ICS使用により成長抑制をきたす可能性が改めて報告され[2),3)]，懸念の声が多くあがったことで，日本小児アレルギー学会喘息治療・管理ガイドライン委員会が2014年3月に見解[4)]を文書で公開した。

　ICSの使用には成長抑制などのリスクがある一方，臨床的にはQOLの向上，生理学的には肺機能・気道過敏性の改善，病理組織学的には気道炎症の改善というベネフィットもある。適応基準はベネフィット・リスクの観点から決定される。患児や保護者が自

己判断で減量や中止をせず，医師と相談しながら治療していくよう指導する必要がある。

また，従来はICSは連日投与が常識であったが，近年は間欠投与という考え方がクローズアップされており，今後の研究が期待される[5)6)]。

2-2 ロイコトリエン受容体拮抗薬

プランルカスト水和物（オノン®）とモンテルカストナトリウム（シングレア®，キプレス®）で小児喘息の適応が認められている。2剤は用法や剤形が異なるためICS同様，長期に治療継続可能な薬剤を選択する。

おわりに

喘息はどんなに良好なコントロールが得られていても，天候などによりコントロール状態が悪化することが知られている。日頃の治療薬や発作時の対応をまとめた書面，アクションプラン（図3）を使って患者教育をすることも重要である。

参考文献

1) 日本小児アレルギー学会：小児気管支喘息治療・管理ガイドライン2012（濱崎雄平，他・監），協和企画，2011
2) Guilbert TW, et al: Growth of preschool children at high risk for asthma 2 years after discontinuation of fluticasone. J Allergy Clin Immunol, 128: 956-963, 2011（PEAK studyのfollow up report）
3) Kelly HW, et al: Effect of inhaled glucocorticosteroids in childhood on adult height. N Engl J Med, 367: 904-912, 2012（CAMP studyのfollow up report）
4) 日本小児アレルギー学会 喘息治療・管理ガイドライン委員会：吸入ステロイド薬（inhaled corticosteroid；ICS）による小児喘息の長期管理について，2014（http://www.jspaci.jp/modules/membership/index.php?page=article&storyid=69）
5) 勝沼俊雄：ICS間欠投与の是非　Proの立場から．日本小児アレルギー学会誌，28（1）：71-74，2014
6) 勝沼俊雄：ICS間欠投与の是非　Conの立場から．日本小児アレルギー学会誌，28（1）：75-80，2014

4 消化器用薬（止痢薬・制吐薬・下剤）

Point

1. 下痢は脱水に注意，十分な水分補給が必要
2. 細菌性下痢では抗菌薬の投与
3. 急性下痢では腸の蠕動運動を抑制する薬の使用は慎重に！
4. 牛乳アレルギーがある場合は，整腸剤の使用は慎重に！
5. 吐き気止めは使いすぎに注意
6. 便秘の予防には食物繊維の摂取，規則正しい排便習慣が大切

1 下痢

1-1 発症機序と種類

1）下痢の発症機序

下痢とは通常よりも水分が多い便や，形のない便が頻回に排出される状態をいう。
病因は異なるものの，①腸における水・電解質の吸収不全と分泌亢進，②腸管内の高浸透圧，③腸蠕動の亢進——これらの機序が2種類以上複合し，下痢が発症すると考えられている。

2）下痢の種類

大きくは急性下痢と慢性下痢に分けられる。

（1）急性下痢

多くの場合は急性下痢であり，症状の進行が速く，的確な診断と脱水への対応が必要である。さらに，急性下痢は感染性（細菌やウイルス感染）と薬剤性に大別される。
①細菌性下痢症の起因菌：カンピロバクター，サルモネラ，下痢原性大腸菌など
②ウイルス性下痢症の原因：ロタウイルス，ノロウイルス，サポウイルス，アデノウイルスなど

133

(2) 慢性下痢

慢性下痢の原因疾患は多種類あるが，特に近年増加傾向にある過敏性腸症候群や炎症性腸疾患が原因となることが多いため注意が必要である。

1-2　下痢による脱水症の治療

小児における感染症罹患時は，飲水摂取水分量の低下，発汗や頻回下痢による排泄の増加が容易に起こりやすく，脱水症状を合併することが多い。

よって下痢の治療は原因疾患の治療を中心とするが，対症療法として補液，食事療法も行われる。止瀉薬などの薬物治療はあくまで対症療法であり，脱水症状に対しては輸液等を用いた水・電解質補給を行うことが望ましい。脱水は体重・皮膚ツルゴールや呼吸パターン・心拍数・全身状態などの臨床症状から総合的に評価する。米国疾病予防管理センター（CDC）が推奨する小児急性胃腸炎の重症度判定基準では，体重の3%未満の喪失をわずかな脱水（もしくは脱水なし），体重の3～9%の喪失を軽度から中等度の脱水，体重の9%以上の喪失を重度の脱水と定義している。

1）脱水症の治療

(1) 補液

補液には経口補水液を用いた経口補水療法（oral rehydration therapy：ORT）と経静脈輸液療法がある。

急性胃腸炎の初期や中等度までの脱水症ではORTは経静脈輸液療法と同等の効果があるとされており，下痢や嘔吐が始まった時点で速やかなORTの開始が推奨されている。

経口補水液は医療用医薬品（ソリタ-T配合顆粒）のほかにもドラッグストアなどで市販品も購入できるため，家庭に常備しておくことが望ましい。

十分な量を与えるのが原則であるが，嘔吐を誘発しないよう少量をゆっくり，頻回に分けて与える。白湯やお茶等電解質を含まない飲料，または糖濃度が高く，ナトリウム，カリウム濃度が低いスポーツドリンクは体液が希釈され，低ナトリウム血症を起こす場合があるため，経口補水液としては好ましくない。

ショック状態や重症脱水症では基本的に入院管理下での経静脈輸液療法の適応となり，初期の輸液としてはソリタ-T1号，維持輸液としてはソリタ-T3号を投与する。

(2) 食事

脱水が改善されたら，日常食べ慣れている普通の食事も再開する。絶食後，重湯，三分，五分，全粥といった食事の考え方は現在では勧められていない。これは低カロリーの食事が腸の回復を遅らせ，体力低下による感染を誘発し，下痢の悪化や遷延化の誘因となるためである。

2）離乳前の乳幼児での注意点

乳幼児では，母乳は経口補液剤を投与している間を含め，いつ与えてもよい。一方，人工乳は経口補液剤が十分飲めるようになった後に開始し，希釈の必要はない。急性の下痢が続くと，二次性の乳糖不耐症の下痢がみられる場合があり，このような場合は乳糖除去乳を用いる。

1-3 下痢における種々の薬物治療

1）腸管運動抑制剤・腸液分泌抑制剤

ロペラミド塩酸塩（ロペミン®小児用細粒0.05%）

腸管壁神経叢に作用し，アセチルコリン，プロスタグランジン放出を抑制することで腸管運動抑制，水分・電解質の腸管腔内貯留抑制作用を示す。作用部位は腸管に限局し，全身循環への移行はきわめて少ない。

用法・用量
内服：1日0.02〜0.04mg/kg（成分量）を2〜3回に分ける
小児の長期連用における安全性は未確立であるため，短期投与にとどめること。

禁忌
6カ月未満の乳児では禁忌

2）乳酸菌製剤

乳酸菌製剤は，腸管内で乳糖を分解し，乳酸を産生することにより，腸管内を酸性に保ち病原性細菌の繁殖を抑制する。また，腐敗発酵物によるアンモニアの生産も抑制する。これらの作用により，便通を整えるといわれている。酪酸菌やビフィズス菌も同様の作用をもつとされている。耐性乳酸菌は，添加物として使用されている二価または三価の金属イオンが消化管内で難溶性キレートを形成し，テトラサイクリン系抗菌薬の吸収を阻害することがあるので併用時には注意する。また，牛乳アレルギーがある場合は注意を要するものがある（表）。

3）収斂・吸着剤

（1）天然ケイ酸アルミニウム（アドソルビン®原末）

過剰な水分や粘液，細菌により胃や腸管内で産生された腐敗性有害物質（アンモニア，アミン，硫化水素など）や刺激物（酪酸，シュウ酸，酢酸など），細菌毒素を吸着・除去し，収斂・止瀉作用を示す。腸閉塞や透析患者では禁忌。細菌性下痢では，毒素の排泄の遅延の可能性が考えられるため原則使用しないが，慎重に投与することは可能。腎障害のある患者の長期投与も慎重にすべきである。

表　牛乳アレルギーの整腸剤禁忌と牛乳成分を含まない整腸剤

牛乳アレルギーの整腸剤禁忌	
耐性乳酸菌製剤	エンテロノン®-R，，コレポリー®R，ラックビー®R
牛乳カゼインが原料	タンナルビン
牛乳成分を含まない整腸剤	
乳酸菌製剤	ビオフェルミン®，ラックビー®，レベニン®S，ビオスミン®など
耐性乳酸菌製剤	ビオフェルミンR®，レベニン®，ラクスパン®
酪酸菌製剤	ビオスリー®，ミヤBM®

用法・用量

1日0.1〜0.15g/kgを3回に分けて投与
（参考：成人量は1日3〜10gを3〜4回に分けて投与）

(2) タンニン酸アルブミン（タンナルビン）

腸管のアルカリ性消化液により分解され，タンニン酸を遊離，穏やかな収斂作用を示す。出血性大腸炎や牛乳アレルギーの患者には禁忌。

用法・用量

1日0.1g/kgを3回に分けて投与（参考：成人量は1日3〜4gを3回に分けて投与）

4）消化酵素剤

β-ガラクトシダーゼ（ミルラクト®細粒50％）

乳糖分解酵素製剤で，乳児の乳糖不耐症により生ずる下痢・消化不良に対して使用する。消化管内で乳糖のβ-D-ガラクトシド結合を加水分解し，ブドウ糖とガラクトースを生成する。

用法・用量1

乳児の乳糖不耐により生じる消化不良の改善
1回0.25〜0.5gを少量の水またはお湯（50℃以上にならないこと）で溶解し，哺乳時に経口投与する。

用法・用量2

経管栄養食，経口流動食など摂取時の乳糖不耐により生じる下痢などの改善
摂取乳糖量10gに対して1gを食餌とともに投与する。症状により増減する。

5）抗菌薬

細菌性下痢症の場合は抗菌薬が使用される場合もある。

(1) カンピロバクター

カンピロバクターでは，成人では自然治癒傾向が強いため抗菌薬は必要とされないが，小児では症状が重い場合が多く，抗菌薬の投与に関しては議論の分かれるところで

ある．ただし，免疫抑制状態の患児や症状が重篤な場合は，抗菌薬の投与が考慮される．治療薬としてはマクロライド系抗菌薬を使用する．

用法・用量

アジスロマイシン10mg/kgを1日1回，3日間投与

(2) サルモネラ症

サルモネラ症では，1歳以下の小児や易感染性宿主では重症化が予想されるため，抗菌薬投与の適応となる．

用法・用量

ホスホマイシン40～120mg/kg/日を7日間投与

(3) 腸管出血性大腸菌

腸管出血性大腸菌（EHEC）ではO157が有名である．毒性も強く，溶血性尿毒症症候群（HUS）を合併すると生命予後も左右する．小児のEHEC感染に対する治療は保存的治療が中心である．欧米では抗菌薬の投与は，菌体からの毒素の放出がHUSの合併因子になりうるとの考えから積極的ではないが，わが国では集団発生時の治療経験からHUSの増加をみなかったことや，症状の軽減，有症期間の短縮から抗菌薬が使用されている．

用法・用量

第一選択薬：ホスホマイシン40～120mg/kg/日を5日間投与

2 嘔吐

2-1 原因と誘因

1）原因

嘔吐は，延髄の迷走神経背側核付近にある嘔吐中枢が直接，または第4脳室底部にあるCTZ（chemoreceptor trigger zone）を介して間接的に刺激されることで引き起こされる．

2）誘因

ドパミンは消化管を支配している迷走神経線維の末端に作用し，神経伝達物質であるアセチルコリンの遊離を抑制する末梢性の作用，CTZに対する中枢性の作用により嘔吐を誘発する．

また，抗がん薬の投与により消化管粘膜内の腸クロム親和性細胞からセロトニンが放出されると，消化管の求心性腹部迷走神経末端に存在する$5-HT_3$受容体に結合し，そ

の刺激が直接，またはCTZに存在する5-HT受容体を介して延髄の嘔吐中枢に達し，嘔吐を誘発する。

上記のように，嘔吐は刺激の伝達経路により中枢性嘔吐と末梢性（反射性）嘔吐に分類される。

2-2 嘔吐の分類

1）中枢性嘔吐

（1）機械的刺激

脳腫瘍・髄膜炎・脳炎などによる頭蓋内圧亢進や脳出血，脳梗塞などによる脳の血行障害が嘔吐中枢を機械的に刺激することにより起こる。悪心を伴わず，急激に出現するのが特徴である。

（2）化学的刺激

代謝異常（尿毒素，肝性脳症，電解質異常，糖尿病性アシドーシスなど）によって発生した異常な代謝産物，薬物（抗がん薬，抗ウイルス薬など），細菌毒素（食中毒，その他）などはCTZを刺激し，その興奮を嘔吐中枢に伝達する。

（3）心因性刺激

激しい感情の変化（怒り，不安，恐怖，悲嘆など），不快な感覚刺激（痛み，音，臭気，光景，味覚など）が大脳皮質を介して嘔吐中枢を刺激する。

2）末梢性（反射性）嘔吐

消化管粘膜などの遠位臓器から発生した刺激が，迷走神経，交感神経終末を刺激し，神経を介して嘔吐中枢を刺激する。

2-3 薬物療法

1）中枢性・末梢性制吐薬

（1）ドンペリドン（ナウゼリン®）

上部消化管に対する作用（胃運動促進作用，胃・十二指腸協調運動促進作用，胃排泄能の正常化作用，下部食道括約筋圧の上昇作用），ならびにCTZに対するドパミン拮抗作用（嘔吐刺激に対する閾値を上昇）により制吐作用を発現する。

血液脳関門を通過しにくいので，錐体外路症状の出現はまれであり小児でも使用しやすいが，3歳以下の乳幼児では7日間以上の連用は避ける。嘔吐が認められる場合は内服困難となるため，初回は坐剤を使用し内服に切り替えるとよい。

用法・用量

坐剤：3歳未満では1回10mg，3歳以上では1回30mgを1日1〜2回経口投与

内服：乳幼児1日1〜2mg/kgを食前3回に分けて投与。6歳以上1日最大1mg/kgまで（最大30mg）

（2）メトクロプラミド（プリンペラン®）

CTZのドパミンD_2レセプターを遮断する中枢性作用と，末梢性のドパミン拮抗作用，消化管運動亢進作用を併せ持つ。小児では錐体外路症状が出現しやすいため注意する。症状出現時は投与を中止し，ビペリデンで対応。

用法・用量

内服：1日0.5〜0.7mg/kgを2〜3回に分けて投与（参考：成人量は1日10〜30mg）
注射：1回0.25〜0.3mg/kgを1日1〜2回筋注・静注にて投与（参考：成人量は1回10mg）

錐体外路症状発現時

本剤の投与を中止。
ビペリデン（アキネトン®）0.15〜0.2mg/kgを皮下注・筋注にて投与

（3）グラニセトロン塩酸塩（カイトリル®）

消化管の求心性腹部迷走神経末端に存在する5-HT_3受容体とCTZの5-HT_3受容体に結合し制吐作用を示す。適応は抗がん薬投与時と放射線照射時のみである。

用法・用量

内服：原則1日1回（参考：成人量は1回2mg。小児は年齢・体重で増減）
注射：1回40μg/kgを緩徐に静注，または30分程度で点滴静注

（4）オンダンセトロン（ゾフラン®）

5-HT_3受容体選択的拮抗薬。機序はグラニセトロンを参照のこと。

錠剤の他に，口腔内速溶錠（ゾフランザイディス®4）や水剤（ゾフラン®小児用シロップ）など剤形が豊富である。適応は抗がん薬投与時のみである。

用法・用量

内服：1日1回2.5mg/m^2（最大1回4mg）を経口投与
注射：1日1回2.5mg/m^2（最大1回4mg）を緩徐に静注

2）中枢性制吐薬

クロルプロマジンフェノールフタリン酸塩（ウインタミン®細粒10%）

嘔吐中枢の抑制，ドパミン拮抗作用によるCTZの抑制。

用法・用量

内服：1日0.5〜1mg/kg（成分量）を3回に分けて投与
※生後6カ月未満の乳児は使用回避

3）末梢性制吐薬

（1）ロートエキス（ロートエキス散）

副交感神経遮断薬。アセチルコリンのムスカリン様作用に拮抗し消化管平滑筋の痙攣

をとり，亢進した消化管運動を低下させる。また，胃幽門部を弛緩させ，胃酸分泌も抑制し，悪心・嘔吐に有効である。

用法・用量

1日0.5～1mg/kgを2～3回に分けて経口投与（参考：成人量は1日20～90mg）

(2) モサプリドクエン酸塩水和物（ガスモチン®）

選択的セロトニン5-HT_4受容体アゴニスト。

消化管内在神経叢に存在する5-HT_4受容体を刺激し，消化管運動促進作用および胃排出促進作用を示す。

用法・用量

1日0.4mg/kg（成分量）を2～3回に分けて経口投与（参考：成人量は1日15mg）

3 便秘

便秘の種類

便秘とは一般的には「便が滞った，または便が出にくい状態」と定義される。日常的に使用される言葉・概念であるため，そのとらえ方・考え方は人によって異なる。

便秘は，病状の期間から慢性便秘症と一過性（急性）便秘症に分けられる。また，原因から器質性便秘と機能性便秘に分類され，日常診療でみられる便秘の90％以上（1歳以上では95％）が機能性便秘とされる。

生姜のチカラ

皆さんがご存じの生姜は，漢方薬にはなくてはならない生薬として日本に入ってきました。生姜の辛みの主成分はジンゲロールと，これをアルカリ処理や加熱することで生じるショウガオールです。主な作用として，前者には殺菌，抗胃潰瘍，制吐作用が，後者には血管拡張，鎮咳，血小板凝固抑制作用があげられます。また，両者には鎮痛鎮静作用もみられます。

身近な薬（民間療法）として，生姜湯がかぜのひき始めなどに使われます。生姜湯は，生姜を擦ってそのまま，あるいは絞り汁をお湯に入れて，砂糖や蜂蜜を加えたものです。子ども用に作るときは，甘みを強めにして香り付けにユズやレモンの果汁と皮を加えてみてもよいかもしれません。また，お湯の代わりに紅茶を利用しても美味しくできます。紅茶を使った場合，ミルクや砂糖，蜂蜜などを加えるとさらに飲みやすくなります。これは，いわゆるハーブティーの一種なので普段のティータイムにも飲みやすい飲み物です。

1）器質性便秘

器質性便秘は解剖学的異常を含む器質的疾患による便秘で，基礎疾患・全身疾患に伴う便秘も含まれる。器質的な外科的疾患としては，ヒルシュスプルング病や直腸肛門奇形の存在があげられ，下肢の運動異常を伴う場合には脊髄神経異常を考慮する。肛門の位置異常にも留意する必要がある。

2）機能性便秘

機能性便秘は器質性便秘を除いた便秘で，食事内容や運動・排便習慣など日常の生活習慣を見直し，必要に応じて薬物治療を追加する。

食事では果汁や野菜などの摂取を増やし，食物繊維を多く与える。食後の胃・結腸反射は朝食後に生じやすいので，朝食後の排便習慣をつけるなど生活習慣を改善することが大切である。新生児や乳児では，綿棒にグリセリンやオリーブオイルをつけて肛門を刺激するだけでも十分な場合がある。

3-2 薬物治療

薬物維持治療は原則として塩類下剤や糖類下剤などの浸透圧性下剤から使用する。浸透圧下剤は，主に下行結腸・S状結腸・直腸に作用し，腸管内で水分を吸収し腸内容の体積を増加させ，便の排泄を促進する。乳児期にはマルツエキスやラクツロース，幼児期以降にはラクツロースやマグネシウム製剤が使用されることが多い。浸透圧性下剤による治療が無効な例に対して，刺激性下剤・消化管運動賦活薬，漢方製剤が有効な場合がある。

1）浸透圧下剤

（1）ラクツロース（モニラック®・シロップ65%）

浸透圧作用を示し，腸内細菌により発生した有機酸が蠕動運動を亢進することによる。小児の便秘にも適応がある。

用法・用量
シロップ：通常1日0.5～2mL/kgを1日3回に分けて投与する。

禁忌
ガラクトース血症の小児

(2) マルツエキス

麦芽糖の緩やかな発酵作用が腸蠕動を亢進させ，添加されたカリウム塩の作用と相まって栄養を与えながら軟稠な便を排出させる。

用法・用量

1日2〜3回経口投与，1回量は年齢，症状により適宜増減（下表）

年齢	6カ月未満	6カ月〜1歳未満	1〜3歳未満
1回量	3〜6g/回	6〜9g/回	9〜15g/回

(3) 酸化マグネシウム

腸内では難吸収性の重炭酸塩または炭酸塩となり，浸透圧維持のため腸壁から水分を奪い腸管内容物を軟化することにより緩下作用を現す。本剤は非吸収性であり，アルカローシスを生じない。

用法・用量

1日3回に分けて経口投与，1日量は年齢，症状により適宜増減（下表）

年齢	新生児	6カ月	1歳	3歳	7歳半	12歳
1日量	100mg/日	400mg/日	500mg/日	650mg/日	1,000mg/日	1,300mg/日

（参考：成人は2,000mg/日）

2）刺激性下剤

(1) ピコスルファートナトリウム水和物（ラキソベロン®内用液0.75%）

小児に適応がある。無味無臭で副作用も少ないことから使いやすい。

用法・用量

1日1回経口投与。年齢，症状により適宜増減（下表）

年齢	6カ月以下	7〜12カ月	1〜3歳	4〜6歳	7〜15歳
1日量	2滴(0.13mL)	3滴(0.20mL)	6滴(0.40mL)	7滴(0.46mL)	10滴(0.67mL)

(2) ビサコジル（テレミンソフト®坐薬）

結腸・直腸の粘膜に選択的に作用し，蠕動運動を促進，腸粘膜への直接作用により排便反射を刺激，結腸腔内における水分の吸収を抑制し内容積を増大することで排便を促進する。

用法・用量

乳幼児で1回2mg，小児で1回5mgを1日1〜2回，肛門内に挿入する。

(3) センノシドA・B（アントラキノン誘導体製剤）（プルゼニド®，アローゼン®）

主成分であるセンノシドA・Bは胃および小腸から吸収されず，そのままの形で作用部位である大腸に到達したのち，腸内細菌の作用によりレインアンスロンとなり，瀉下作用を発現する。

> 用法・用量1

プルゼニド

7歳半で1回6mg，12歳で1回12mgを1日1回経口投与，寝る前。

> 用法・用量2

アローゼン

1日1～2回を経口投与。年齢，症状により適宜増減（下表）

年齢	1歳	3歳	7歳半	12歳
1回量	150mg/回	200mg/回	300mg/回	400mg/回

3）消化管賦活薬

モサプリドクエン酸塩水和物（ガスモチン®）

選択的セロトニン $5\text{-}HT_4$ 受容体アゴニスト。

消化管内在神経叢に存在する $5\text{-}HT_4$ 受容体を刺激し，消化管運動促進作用および胃排出促進作用を示す。

> 用法・用量

1日0.4mg/kgを2～3回に分けて経口投与（参考：成人量は1日15mg）

4）漢方製剤

（1）大建中湯

体が弱く風邪をひきやすかったり，痩せて体が冷えることによる腹痛や，小腸や大腸へのガス貯留による腹部膨満感のある患児に有効である。大建中湯には直腸知覚を改善させる働きがあり，便意が低下したものや直腸肛門奇形術後患児にも有効である。

> 用法・用量

1日2～3回に分けて経口投与。年齢，症状により適宜増減（下表）

年齢	6カ月	1歳	3歳	7歳半	12歳
1日量	1.5g/日	3g/日	5g/日	7.5g/日	10g/日

（2）大黄甘草湯

小腸ガスの貯留がなく，結腸に便塊の貯留を認める学童や，大建中湯無効の弛緩性由来の便秘に用いられる。

大黄は薬理学的には小腸輸送能には影響を与えず，用量依存的に結腸運動を亢進させ，便量および便中水分含量の顕著な増加をきたす。甘草は大黄による強収縮運動の増加を有意に抑制，便秘に伴う腹痛や大黄の刺激による排便時の腹痛を緩和する。

> 用法・用量

1日2～3回に分けて経口投与（参考：成人量は1日7.5g），年齢症状に応じて適宜増減

5)その他

グリセリン(グリセリン浣腸)

用法・用量

乳児は5〜10mL,生後6カ月以降であれば通常は30mLを用いる。年齢により適宜増減

● 参考文献

1) King CK, Glass R, Bresee JS, et al: Managing acute gastroenteritis among children: oral rehydration, maintenance, and nutritional therapy. MMWR Recomm Rep, 52(RR-16): 1-16, 2003
2) 十河 剛,増澤雷吾,乾あやの:小児の感染性疾患にともなう脱水症の病態と治療.臨床栄養,125(3):267-274, 2014
3) 豊原清臣,中尾 弘,松本壽道・監:開業医の外来小児科学 改訂5版.南山堂,2007
4) 山口 徹,北原光夫・監:今日の治療指針 2015版.医学書院,2015
5) 横田俊平,田原卓浩,橋本剛太郎:小児の薬の選び方・使い方 改訂3版.南山堂,2010
6) 奥田真珠美,宮代英吉,小池通夫:小児でよく見る下痢・便秘.診断と治療,89(3):478-484, 2001
7) 溶血性尿毒症症候群の診断・治療ガイドライン作成班・編:溶血性尿毒症症候群の診断・治療ガイドライン(五十嵐隆・総括責任),東京医学社,2014
8) 高久史麿,矢崎義雄・監:治療薬マニュアル 2015.医学書院,2015
9) 日本クリニカル・エビデンス編集員会・監:クリニカル・エビデンス 日本語版.日経BP社,2004
10) 福本陽平:嘔気・嘔吐と便通異常(便秘・下痢).診断と治療,93(4):607-613, 2005
11) 堂園道子:根拠がわかる症状別看護過程(関口恵子・編).南江堂,2002
12) 李 翼,他:鎮吐薬,止痢薬.小児科臨床,57(4):660-668, 2004
13) 日本小児栄養消化器肝臓学会,日本小児消化管機能研究会・編:小児慢性機能性便秘症診療ガイドライン.診断と治療社,2013
14) 五十嵐隆,渡辺 博,木津純子・編:新 小児薬用量 改訂第6版.診断と治療社,2012
15) 齋藤昭彦・監訳:ネルソン小児感染症治療ガイド 原書 第19版.医学書院,2013

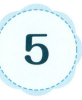

5 アレルギー用剤

Point

❶ ステロイド薬をアレルギー治療に用いる場合は，外用が基本である。
❷ ステロイド薬の使用量，使用方法は，医師の指示に従うことが大切である。
❸ 抗ヒスタミン薬は，アレルギー性鼻炎の鼻漏やアトピー性皮膚炎の瘙痒感の軽減などに用いられる。
❹ 抗アレルギー薬は遅効型で，アレルギー症状の発症予防などに用いられる。

はじめに

　小児のアレルギー性疾患には，気管支喘息，アレルギー性鼻炎，アトピー性皮膚炎，食物アレルギーなどがある。いずれの疾患も近年その増加と，難治化，発症の低年齢化がいわれ，治療に用いられる薬剤も表1のように多岐にわたる。ここではそのなかから，ステロイド薬，抗ヒスタミン薬・抗アレルギー薬について述べる。

 ステロイド薬

　ステロイド薬は，抗アレルギー作用と抗炎症作用（大量投与では免疫抑制作用）が強力であり，その一方でさまざまな副作用が知られている（表2）。

1）小児期のステロイド薬使用における注意点 —— 成長障害

　特に成長期の患児に対するステロイド薬投与は，成長ホルモン放出を阻害する場合もあるため，小児期よりステロイド薬による治療を続行していると，まれに成長障害をきたす例もみられる。したがって，ステロイド薬を用いる場合は，全身的な副作用を回避するためできるだけ局所投与で治療を行う。ただし，アレルギー症状の増悪時や重症例などでは全身投与が必要となる場合もある。

表1 小児のアレルギー性疾患の治療に用いられる薬剤

- ステロイド薬（注射・内服・吸入・軟膏・点鼻・点眼）
- 抗ヒスタミン薬・抗アレルギー薬（注射・内服・吸入・点鼻・点眼）
- 免疫抑制薬（内服・軟膏）
- 交感神経刺激薬（エピネフリン注射，β_2刺激薬内服・吸入）
- 漢方薬など

表2 ステロイド療法の主な副作用

重篤な副作用（Major Side Effects）：生命に危険があるか，恒久的な障害を残しうる副作用

副作用	発症機序
感染症の誘発・増悪	免疫抑制作用
病的骨折（骨粗鬆症）	体蛋白の異化作用，骨Caの吸収促進
副腎萎縮	HPA抑制，副腎への直接作用
消化性潰瘍	胃酸分泌促進，胃粘膜防御作用の低下
糖尿病の発症・増悪	糖質新生の促進作用
精神神経症状	中枢神経直接作用
血栓形成	凝固因子産生増加
成長障害	HPA抑制に伴う成長ホルモン分泌低下

軽度の副作用（Minor Side Effects）：自覚的・他覚的副作用

副作用	発症機序
満月様顔貌，野牛肩	脂質代謝作用（異常脂肪沈着）
多毛，ざ瘡，月経不順	男性ホルモン作用
浮腫，高血圧，心不全	鉱質コルチコイド（電解質代謝）作用
皮膚線条，創傷治癒障害	蛋白質合成抑制作用
筋萎縮，ミオパチー	体蛋白異化作用

（宮本謙一：ステロイド―服薬指導のためのQ&A 改訂4版．フジメディカル出版，p.10，2016）
※HPA：Hypothalamic-Pituitary-Adrenocortical，視床下部-下垂体-副腎系

2）長期ステロイド薬使用における注意点 —— 離脱症状

　ステロイド薬を長期継続して使用していた場合，突然使用を中止すると離脱症状が起こったり，症状が増悪することがあるため，ステロイド薬の強度や投与量を徐々に下げていき中止することとする。

3）ステロイド薬の減量・中止における注意点 —— 不安からくる自己判断

　ステロイド薬の減量や中止については，医師の指示に従うことが大切である。一方で，ステロイド薬に対して漠然とした不安感を持ち，ステロイド薬を自己中断してしま

う患児やその家族も少なくない。患児や家族が納得して，積極的に治療に参加できるよう，薬剤師が指導することも大切である。

抗ヒスタミン薬・抗アレルギー薬

2-1 抗ヒスタミン薬（第一世代，第二世代）

1）抗ヒスタミン薬の適応症

抗ヒスタミン薬（H_1受容体拮抗剤）は効果発現まで短時間であり，①蕁麻疹，②アトピー性皮膚炎，③接触皮膚炎，④皮膚瘙痒感などかゆみを伴う皮膚疾患，⑤アレルギー性鼻炎，⑥アレルギー性結膜炎，⑦花粉症，⑧アトピー咳嗽，⑨気管支喘息——などが適応症である。

2）抗ヒスタミン薬の世代による作用の違い

抗ヒスタミン薬には第一世代と第二世代があり，第一世代が脂溶性で血液脳関門を通過し中枢神経系に作用を及ぼすのに対して，第二世代は中枢神経系に対する作用がきわめて小さい。

(1) 第一世代の特徴
第一世代の抗ヒスタミン薬には通常治療域での中枢抑制作用と中毒域での中枢興奮作用がみられ，小児では成人に比べて鎮静作用などの中枢抑制作用よりも，痙攣や興奮などの中枢興奮作用に注意が必要である。また，第一世代の抗ヒスタミン薬は抗コリン作用を有し，痰を粘稠化して喀出を困難にするので気管支喘息には通常用いない。

(2) 第二世代の特徴
一方で，第二世代の抗ヒスタミン薬は咳嗽の強い喘息の患児に有効で，他のアレルギー疾患合併例では合併症への効果も期待して使用することがある。脳内移行性が特に少ないフェキソフェナジン塩酸塩，エピナスチン塩酸塩，エバスチン，レボセチリジン塩酸塩は非鎮静性抗ヒスタミン薬とよばれている。

2-2 その他の抗アレルギー薬

1）抗アレルギー薬の種類

抗アレルギー薬には，第二世代の抗ヒスタミン薬（ヒスタミンH_1拮抗薬）以外に，①化学伝達物質遊離抑制薬，②ロイコトリエン（LT）受容体拮抗薬，③Th2サイトカ

イン阻害薬，④トロンボキサンA_2（TXA_2）阻害薬——などがある。

2）抗アレルギー薬の適応症

抗アレルギー薬は①気管支喘息，②アトピー咳嗽，③アレルギー性鼻炎，④アレルギー性結膜炎，⑤花粉症，⑥蕁麻疹，⑦アトピー性皮膚炎——など，アレルギー性疾患に使用される。

システイニルロイコトリエン（CysLTs$_1$）受容体拮抗薬

システイニルロイコトリエン（CysLTs）は，気管支平滑筋収縮作用，気管支腺分泌促進作用，血管透過性亢進作用，気道炎症惹起作用，鼻粘膜容積血管拡張作用などを有し，気管支喘息や鼻閉の病態に深く関与している。これらの作用はCysLT$_1$受容体を介して発現するのでCysLT$_1$受容体拮抗薬（LT受容体拮抗薬）は抗喘息作用を示し，運動誘発喘息やアスピリン喘息に対する有用性が高く，また鼻閉にも有効である。

3）抗アレルギー薬の効果発現時間

LT受容体拮抗薬やTXA$_2$阻害薬の効果は1〜4週間で発現するが，他の抗アレルギー薬は遅行性であり，投与後4〜6週間後に効果判定をする。そのため抗アレルギー薬は喘息に対しては発作止めではなく予防薬として使用される。また相加相乗効果を目的として，異なる系統の抗アレルギー薬を併用する場合もある。

ロイコトリエン受容体拮抗薬

炎症の抑制効果や気道リモデリングの抑制効果があり気管支喘息に用いられるが，コントローラーとしての効果が最終的に確認されるまでには2カ月程度かかる場合もある。

4）患児や家族への指導

これらの抗アレルギー薬は，すでに起こっている症状を速やかに軽減する薬剤ではないことを，患児や家族にあらかじめ説明しておくことが大切である。家族には患児の状態を十分に観察し，異常が認められた場合は速やかに主治医に連絡するなど適切な処置をとるよう注意しておく必要がある。

2-3 小児への投与での各薬剤（分類）での注意点

抗ヒスタミン薬・抗アレルギー薬において，小児の用法・用量の記載が添付文書にある経口剤を表3に示す。

特に注意の必要な抗ヒスタミン薬について以下に解説する。

表3 小児の用法・用量の記載が添付文書にある主な経口抗アレルギー薬（2015年5月現在）

分類名	一般名	主な商品名
第一世代抗ヒスタミン薬（古典的抗ヒスタミン薬）	クレマスチンフマル酸塩*	タベジールシロップ0.01%
	アリメマジン酒石酸塩	アリメジンシロップ0.05%
	シプロヘプタジン塩酸塩水和物*2	ペリアクチンシロップ0.04%
	ベタメタゾン・d-クロルフェニラミンマレイン酸塩*3	セレスタミン配合シロップ
第二世代抗ヒスタミン薬（ヒスタミンH₁拮抗薬）	ケトチフェンフマル酸塩*	ザジテンシロップ0.02% ザジテンドライシロップ0.1%
	オキサトミド*4	セルテクトドライシロップ2%
	メキタジン*5	ゼスラン小児用シロップ0.03% ゼスラン小児用細粒0.6%
		ニポラジン小児用シロップ0.03% ニポラジン小児用細粒0.6%
	フェキソフェナジン塩酸塩*6	アレグラ錠30mg, 60mg アレグラOD錠60mg アレグラドライシロップ5%
	エピナスチン塩酸塩*7	アレジオンドライシロップ1%
	セチリジン塩酸塩*8	ジルテックドライシロップ1.25% ジルテック錠5, 10
	レボセチリジン塩酸塩*9	ザイザルシロップ0.05% ザイザル錠5mg
	オロパタジン塩酸塩*10	アレロック顆粒0.5% アレロック錠2.5, 5 アレロックOD錠2.5, 5
	ロラタジン*11	クラリチンドライシロップ1% クラリチン錠10mg クラリチンレディタブ錠10mg
化学伝達物質遊離抑制薬	クロモグリク酸ナトリウム*12	インタール細粒10%
	トラニラスト	リザベン細粒10% リザベンドライシロップ5%
	ペミロラストカリウム*13	アレギサール錠5mg, 10mg アレギサールドライシロップ0.5%
		ペミラストン錠5mg, 10mg ペミラストンドライシロップ0.5%
ロイコトリエン受容体拮抗薬	プランルカスト水和物*14	オノンドライシロップ10%
	モンテルカストナトリウム*15	キプレスチュアブル錠5mg キプレス細粒4mg/包
		シングレアチュアブル錠5mg シングレア細粒4mg/包
Th2サイトカイン阻害薬	トシル酸スプラタスト*16	アイピーディドライシロップ5%

* 小児等への投与：乳児，幼児に投与する場合には，観察を十分に行い慎重に投与すること（痙攣，興奮等の中枢神経症状があらわれることがある）．
*2 禁忌：新生児・低出生体重児に対する安全性は確立されていないので投与しないこと（新生児へ投与し，無呼吸，チアノーゼ，呼吸困難を起こしたとの報告がある）．
慎重投与：乳・幼児において，過量投与により副作用が強くあらわれるおそれがあるので，年齢および体重を十分考慮し，用量を調節するなど慎重に投与すること（抗ヒスタミン剤の過量投与により，特に乳・幼児において，幻覚，中枢神経抑制，痙攣，呼吸停止，心停止を起こし，死に至ることがある）．
*3 小児等への投与：1．幼児・小児の発育抑制があらわれることがあるので，観察を十分に行い，異常が認められた場合には，減量または投与を中止するなど適切な処置を行うこと．2．長期投与した場合，頭蓋内圧亢進症状があらわれることがある．
*4 慎重投与：幼児（特に2歳以下）において錐体外路症状が発現するおそれがあるため，過量投与を避けること．
*5 小児等への投与：低出生体重児，新生児（使用経験がない）および乳児（使用経験が少ない）に対する安全性は確立していない．
*6 小児等への投与：【錠剤，OD錠】低出生体重児，新生児，乳児，幼児に対する安全性は確立していない（使用経験が少ない）．【ドライシロップ】低出生体重児，新生児，または6カ月未満の乳児に対する安全性は確立していない（使用経験がない）．
*7 小児等への投与：1．低出生体重児，新生児，乳児に対する安全性は確立していない（低出生体重児，新生児には使用経験ない．乳児には使用経験が少ない）．2．小児気管支喘息に対する本剤の有効性および安全性は確立していない．
*8 小児等への投与：低出生体重児，新生児，乳児または2歳未満の幼児に対する安全性は確立していない（国内における使用経験が少ない）．
*9 小児等への投与：【シロップ】低出生体重児，新生児または6カ月未満の乳児に対する安全性は確立していない（国内における使用経験はない）．【錠剤】低出生体重児，新生児，乳児または7歳未満の小児に対する安全性は確立していない（国内における使用経験はない）．
*10 小児等への投与：【顆粒】低出生体重児，新生児，乳児または2歳未満の幼児に対する安全性は確立していない（使用経験が少ない）．【錠剤，OD錠】低出生体重児，新生児，乳児，幼児に対する安全性は確立していない（使用経験が少ない）．
*11 小児等への投与：1．3歳以上7歳未満の小児に対しては，ロラタジンドライシロップ1%を投与すること．2．低出生体重児，新生児，乳児または3歳未満の幼児に対する安全性は確立していない（使用経験がない）．
*12 小児等への投与：6カ月未満の乳児に対する安全性は確立していない（使用経験が少ない）．
*13 小児等への投与：低出生体重児，新生児に対する安全性は確立していない（使用経験が少ない）．
*14 小児等への投与：【ドライシロップ】低出生体重児，新生児，乳児に対する安全性は確立していない（低出生体重児，新生児に対しては使用経験がなく，乳児に対しては使用経験が少ない）．
*15 小児等への投与：1．1歳以上6歳未満の小児に対しては，モンテルカスト細粒4mgを1日1回就寝前に投与すること．2．6歳以上の小児に対しては，モンテルカストチュアブル錠5mgを1日1回就寝前に投与すること．3．1歳未満の乳児，低出生体重児に対するモンテルカスト製剤の安全性は確立していない（国内でのモンテルカスト製剤の使用経験がない）．
*16 小児等への投与：低出生体重児または新生児に対する安全性は確立していない（低出生体重児，新生児は使用経験がない）．

1) 第一世代抗ヒスタミン薬——痙攣の誘発

　小児への投与で考慮すべきことは，第一世代抗ヒスタミン薬での中枢興奮作用が挙げられる。脳内ヒスタミン神経系がH_1受容体を介して痙攣の抑制系として作用するため，小児では抗ヒスタミン薬により痙攣が誘発されやすいとの指摘がある。したがって熱性痙攣やてんかんなどの既往のある小児に対する抗ヒスタミン薬の投与には注意を要する。

2) 第二世代抗ヒスタミン薬の特徴

　その点，非鎮静性第二世代抗ヒスタミン薬では眠気やインペアード・パフォーマンス（学習能力の低下，集中力，判断力，作業効率の低下），痙攣の懸念が少なく小児へも使いやすい。フェキソフェナジン塩酸塩，レボセチリジン塩酸塩は2歳未満の乳幼児にも使用可能となった。

◉ 参考文献

1) 橋本博史，西崎　統：ステロイド—効果的な選び方・使い方．総合医学社，1999
2) 矢野三郎，佐藤文三：ステロイド薬の選び方と使い方．南江堂，1999
3) 日本小児アレルギー学会：小児気管支喘息治療・管理ガイドライン2012（濱崎雄平，他・監）．協和企画，2011
4) 鼻アレルギー診療ガイドライン作成委員会：鼻アレルギー診療ガイドライン—2009年版ダイジェスト（馬場広太郎・監）．ライフ・サイエンス，2008
5) 日本アレルギー学会　アトピー性皮膚炎ガイドライン専門部会：アトピー性皮膚炎診療ガイドライン2015（片山一朗・監）．協和企画，2015

6 抗菌薬

Point
❶ 小児では主要原因菌が成人と異なる場合がある。
❷ 各年齢層で体内動態におけるADMEが異なる。
❸ 副作用が成人と異なる。
❹ 投与期間の目安はあるが，全身状態の改善度や副作用の発現の有無などトータルで判断する。

1 主要原因菌

　小児における感染症では，疾患の原因菌として頻度の高い細菌の種類が成人と異なる場合がある。また，年齢によっても頻度の高い原因菌が異なる。小児における年齢別の主要原因菌をにあげる。

　免疫機能が不十分な新生児は，無菌の状態から産道を通過して出生し，各種の環境細

表1　年齢別の主要原因菌

	疾　患	原因菌
新生児期	敗血症	B群レンサ球菌，腸球菌，大腸菌，リステリア
	髄膜炎	B群レンサ球菌，大腸菌，リステリア
	肺炎	B群レンサ球菌，グラム陰性桿菌，リステリア
	尿路感染症	腸内細菌，緑膿菌
小児期	上気道炎	A群レンサ球菌
	気管支炎	肺炎球菌，インフルエンザ菌
	肺炎	肺炎クラミジア，肺炎球菌，インフルエンザ菌，マイコプラズマ
	中耳炎	肺炎球菌，インフルエンザ菌
	尿路感染症	大腸菌
	腸管感染症	サルモネラ，カンピロバクター，大腸菌
	敗血症・髄膜炎	肺炎球菌，インフルエンザ菌

（砂川慶介：抗菌薬使用の手引き．日本感染症学会，日本化学療法学会・編，協和企画，p23，2001を参考に作成）

菌に曝露されていくことから，各疾患ともに原因菌としてはB群レンサ球菌，腸内細菌属が多い。

新生児期を過ぎるとブドウ球菌による皮膚感染症が多くなり，乳児期・幼児期からは肺炎球菌やインフルエンザ菌による髄膜炎や敗血症などの全身感染症が多くなる。

肺炎は年齢によって主要原因菌が異なる代表的な疾患の1つで，新生児期ではその原因となる細菌が，1歳まではブドウ球菌，1歳以降は肺炎球菌，インフルエンザ菌，学童ではマイコプラズマが多くなる。

原因菌を確定するために最近では迅速診断キットも多く用いられるようになってきているが，患児を取り巻く環境なども重要な判断材料となる。

2 薬剤を使用する際の注意点

疾患の決定，原因菌の確認，薬剤の選択，薬剤の投与が抗菌療法の流れである。小児に薬剤を用いる際の注意点として，以下の点があげられる。

①各年齢層において，使用する抗生物質（抗菌薬）の吸収，分布，代謝，排泄（ADME）といった体内動態が異なる。
②副作用が成人と異なる。
③効能・効果，用法・用量で小児に対する適応のないものも多く，薬剤の選択に注意を要する。
④コンプライアンスを上げるためにも経口薬の味は重要である。

特に新生児期は，小児科領域のなかでも特殊であり注意を要する。

3 新生児期の体内動態

吸収に影響を及ぼす要因として，まず胃酸分泌があげられる。出生時の胃内pHは6〜8であるが，出生後1日以内で1〜3に低下する。乳児期を通して胃のpHは不安定であり，3歳頃に成人と同じレベルになる。そのため酸で加水分解されやすいペニシリンGを含む数種の合成ペニシリンは新生児期の吸収が良く，血中濃度は高くなる。

新生児では，①血漿蛋白含量が少ない，②細胞外液の割合が大きい，③肝臓の酵素システムが低下している，④腎機能が低下している——などの理由で，β-ラクタム系薬では一般に血中濃度のピークは低く，半減期は長くなるという特徴がある。細胞外液の比率，肝・腎機能の発達とともに次第に成人のパターンに近づいていく。

アミノ配糖体系抗生物質のような水溶性で，そのまま腎で排泄される薬物は，主に細胞外に分布し，その分布容積は細胞外液と同様に変動するため，新生児の薬物血中濃度は初回負荷量として，成人と体重当たり同一投与量を投与された場合，成人の約1/2と

表2 小児感染症の抗菌薬投与期間（日間）

疾患名	原因菌	Red Book[*1]	Nelson[*2]	Textbook of Pediatric Infectious Disease[*3]
急性咽頭炎	S. pyogenes	10	10	10
急性化膿性中耳炎	S. pneumoniae H. influenzae	5〜7 5〜10		5〜7 2歳未満は10日
急性肺炎	S. pneumoniae H. influenzae M. pneumoniae		10 4	軽症：5〜14 中等症：5〜14 重症：7〜21
化膿性髄膜炎	S. pneumoniae H. influenzae H. meningitidis	 10 5〜7	10 10 7	7〜14 7〜10 7
新生児敗血症	Gram-negative enteric bacilli GBS	10〜14 10	10	
新生児髄膜炎	Gram-negative enteric bacilli GBS	21 14	21 14〜21	14〜21
化膿性骨髄炎	S. aureus H. influenzae	 7〜10		28〜42 14
細菌性心内膜炎	S. pneumoniae S. aureus Enterococcus		28 42 28〜42	28〜42

*1：Red Book Report of the Committee on Infectious Diseases, 2012　（適切な抗菌薬を投与した場合）
*2：Nelson Textbook of Pediatrics, 原書第19版, 2013
*3：Textbook of Pediatric Infectious Disease, 2013-2014, 2012

（田島　剛：抗菌薬の変更・中止時期．小児科診療，63：1671-1676，2000を参考に作成）

なる。このような理由から，小児では体重kg当たりで投与量を決定するが，新生児では1回投与量は変更せず，投与回数で調節する。

4　投与期間

　細菌感染症には，①除菌が必要な疾患と，②感染巣の細菌が抑制できれば治癒と判断し治療を中止することが可能な疾患の2つがある。そのため，個々の疾患ごとに必要最小限の治療期間が経験的に定められている（表2）。しかしながら，これはあくまでも目安であり，全身状態の改善度，基礎疾患または合併症の有無，副作用の発現の有無などを考慮して判断する必要がある。

5 副作用

5-1 テトラサイクリン系薬

1）8歳未満の歯への影響

本剤は8歳未満の小児の歯に永久的黄染をきたすため，小児患者への使用は限定されている。テトラサイクリンおよびその分解産物の歯への沈着部位は，象牙質および慢性にエナメル質に認められている。

薬剤の沈着に注意が必要となる永久歯のエナメル質形成時期は，8歳でほぼ完了する。黄染の程度は投与量，投与日数と関連し，総投与量が最も重要である。歯の黄染に加えてテトラサイクリンは，エナメル質低形成と可逆的な骨成長の遅延をきたす。

2）胎盤通過，母乳への移行に注意

テトラサイクリンは胎盤も通過し母乳にも移行するため，妊娠中，母乳栄養中の母親への投与も避ける必要がある。

5-2 ニューキノロン系薬

幼弱動物の実験で関節障害をきたした報告があるため，わが国では安全に配慮して小児への投与が制限されてきた。しかし，小児の市中感染症における耐性菌の増加などを背景に，小児の肺炎や中耳炎に適応を持つニューキノロン系薬としてトスフロキサシントシル酸塩水和物が2009年10月に製造承認され，同年12月に薬価収載された。また現在，小児に対する尿路感染症および囊胞性線維症の効能・効果を追加する承認申請が行われている（2015年5月現在）。ただし濫用による耐性菌の増加を防ぐ意味でも，他の薬剤が無効な場合や，注射薬の適応が考慮される重症の感染症の場合に使用を検討するなど，今後も限定的な使用を考慮する必要がある。

5-3 β-ラクタム系薬

アナフィラキシーなどのアレルギー症状に十分な注意が必要である。それ以外の副作用は比較的少なく小児に使用しやすい薬剤である。ただし，腸内細菌叢が影響を受けやすく，特に3歳未満の小児で下痢や菌交代の原因となる。

参考文献

1) 砂川慶介：抗菌薬使用の手引き．日本感染症学会，日本化学療法学会・編，協和企画，p23, 2001
2) 田島　剛：抗菌薬の変更・中止時期．小児科診療，63：1671-1676, 2000
3) 岩田健太郎, 宮入　烈：抗菌薬の考え方，使い方Ver.3, 中外医学社, 2012
4) 砂川慶介, 尾内一信：小児感染症治療ハンドブック 2013-2014, 診断と治療社, 2012
5) 齋藤昭彦・監訳：ネルソン小児感染症治療ガイド 原書第19版, 医学書院, 2013
6) 岡部信彦・監：最新感染症ガイド　R-Book 2012. 米国小児科学会・編，日本小児医事出版社, 2013

7　抗ヘルペスウイルス薬

Point

① 小児におけるヘルペス感染症とは，単純性疱疹または帯状疱疹のこと。
② 使用される薬剤では，剤形により適応が異なるので注意が必要。
③ 日本では水痘ワクチン接種が任意であるが，米国では推奨されている。

1　小児におけるヘルペス感染症

　ヘルペスは水疱性のウイルス疾患，すなわち，ヘルペスウイルス（HSV）感染症である単純性疱疹または帯状疱疹のことである。小児でみられる感染症としては，手足口病，ヘルパンギーナ，新生児ヘルペス，水痘などがあげられる。

2　ヘルペス感染症の病態

（1）手足口病

　幼児を中心に流行する急性ウイルス性感染症である。潜伏期は2～7日，多くは3～6日で発病する。典型的な水疱を手（手のひらの端，手の甲），足（足底の端，足の甲），口（後咽頭）に認める。前駆症状として発熱，口内痛，食欲不振などを認める。

（2）ヘルパンギーナ

　潜伏期は2～5日で特に前駆症状はなく，突然39℃以上の発熱がみられる。灰白色の丘疹，水疱を扁桃腺の前部，軟口蓋，口蓋垂に認める。

（3）新生児ヘルペス

　分娩時，新生児が産道を通過する際に，産道に感染しているヘルペスウイルスにより感染して起こる。非常に死亡率の高い疾患であり，出生10万人当たり7人程度で発症する。
　大別すると全身性〔体温の変動，嗜眠，筋緊張低下，呼吸障害，痙攣，播種性血管内凝固症候群（DIC）など〕と局所性（さらに脳炎型と皮膚，眼球，口腔内のみのタイプがある）に分けられる。

(4) 水痘

基本的には小児科領域の感染症だが，罹患せずに成人する例もある。1歳でピークを認め，5歳までに約60％，9歳までに約95％が罹患する。季節的には毎年12～7月に多く，8～11月には減少する。

子どもでは通常，発疹が初発症状である。幼児では前駆症状がないことが多く，年長児では微熱，全身倦怠感，頭痛などを認める。発疹は全身性で瘙痒を伴い，紅斑や丘疹を経て短時間で水疱となり，痂皮化する。通常は最初に頭皮，次いで体幹，四肢に出現するが，体幹に最も多くなる。数日にわたり新しい発疹が次々と出現するので，急性期には紅斑，丘疹，水疱，痂皮の各段階の発疹が混在することが特徴である。また，これらの発疹は，鼻咽頭，気道，膣などの粘膜にも出現することがある。臨床経過は一般的に軽症で，大半は倦怠感や瘙痒感，38℃前後の発熱が2～3日間続く程度である。

使用される薬剤

現在，国内で使用されている主な抗ウイルス薬のうちヘルペスに用いられる薬剤として，アシクロビル，バラシクロビル塩酸塩，ビダラビン（アラセナ-A）などがある（表）。剤形により適応が異なるので注意する必要がある。

アシクロビルとバラシクロビル塩酸塩（アシクロビルのプロドラッグ）は，ウイルス誘導のチミジンキナーゼ（TK）によりリン酸化され活性型となる。ウイルスDNAポリメラーゼ阻害物質および基質として作用し，ウイルスDNA合成を阻害する。正常細胞内ではアシクロビルはほとんどリン酸化を受けず，細胞毒性はきわめて低い。腎障害のある患者では，せん妄，痙攣，不安などの精神系症状が発現しやすくなる。

ビダラビンの作用機序はいまだ確立されていないが，ウイルスのDNA依存DNAポリメラーゼを強力に阻害することにより，抗ウイルス作用が発現すると考えられている。

3-1 局所療法

皮膚病変に対しては，アシクロビル軟膏やビダラビン軟膏を用いる。ヘルペス性角結膜炎ではアシクロビル眼軟膏を使用する。

水痘に対しては通常，対症療法としてフェノール・亜鉛華リニメント（カチリ®）などの外用剤が用いられる。二次感染を起こした場合には，抗生物質の外用や全身投与が行われる。

3-2 全身療法

新生児ヘルペスやヘルペス脳炎などの重症例に対しては，できるだけ早期にアシクロ

表 ヘルペスに使用される薬剤

薬剤名（商品名）	剤　形	適　応	用量・用法（成分量）
アシクロビル（ゾビラックス®他）	顆粒 ドライシロップ シロップ 錠	水痘（顆粒，シロップ，ドライシロップのみ）	80mg/kg/日を4回に分服（最高800mg/回）
		帯状疱疹	80mg/kg/日を4回に分服（最高800mg/回） 成人：4g/日を5回に分服
		単純疱疹	80mg/kg/日を4回に分服（最高200mg/回） 成人：1g/日を5回に分服
		造血幹細胞移植における単純ヘルペスウイルス感染症（単純疱疹）の発症抑制	80mg/kg/日を4回に分服（最高200mg/回） 成人：1g/日を5回に分服 小児，成人とも移植7日前から後35日まで投与
		性器ヘルペスの再発抑制	80mg/kg/日を4回に分服 （最高200mg/回）
	注射	単純ヘルペスウイルスおよび水痘・帯状疱疹ウイルスに起因する下記感染症： ・免疫機能の低下した患者（悪性腫瘍・自己免疫疾患など）に発症した単純疱疹・水痘・帯状疱疹 ・脳炎・髄膜炎	15mg/kg/日を3回に分ける 8時間ごと，1時間以上かけて点滴静注。7日間（最高20mg/kg/回） 脳炎・髄膜炎では投与期間の延長可 成人：15mg/kg/日を3回に分ける 8時間ごと，1時間以上かけて点滴静注。7日間 脳炎・髄膜炎では投与期間の延長もしくは増量可（最高10mg/kg/回）
		新生児単純ヘルペスウイルス感染症	30mg/kg/日を3回に分ける 8時間ごと，1時間以上かけて点滴静注。10日間 投与期間の延長もしくは増量可（最高20mg/kg/回）
	軟膏・クリーム	単純疱疹	
	眼軟膏	単純ヘルペスウイルスに起因する角膜炎	
バラシクロビル塩酸塩（バルトレックス®）	顆粒 錠	水痘	顆粒 小児：75mg/kg/日を3回に分服（最高1g/回） 成人：3g/日を3回に分服
			錠 体重40kg以上の小児および成人：3g/日を3回に分服
		帯状疱疹	顆粒 小児：75mg/kg/日を3回に分服（最高1g/回） 成人：3g/日を3回に分服
			錠 体重40kg以上の小児および成人：3g/日を3回に分服
		単純疱疹	顆粒 体重10kg未満の小児：75mg/kg/日を3回に分服 体重10kg以上の小児：50mg/kg/日を2回に分服（最高500mg/回） 成人：1g/日を2回に分服
			錠 体重40kg以上の小児および成人：1g/日を2回に分服

（次頁に続く）

薬剤名（商品名）	剤形	適応	用量・用法（成分量）
バラシクロビル塩酸塩（バルトレックス®）	顆粒錠	造血幹細胞移植における単純ヘルペスウイルス感染症（単純疱疹）の発症抑制	顆粒 体重10kg未満の小児：75mg/kg/日を3回に分服 体重10kg以上の小児：50mg/kg/日を2回に分服 （最高500mg/回） 成人：1g/日を2回に分服 小児，成人とも移植7日前から後35日まで投与
			錠 体重40kg以上の小児および成人：1g/日を2回に分服 移植7日前から後35日まで投与
		性器ヘルペスの再発抑制	顆粒，錠 体重40kg以上の小児および成人：500mg/日/回 HIV感染症の患者（CD4リンパ球数100/mm^{3}以上）には1g/日を2回に分服
ビダラビン（アラセナ-A 他）	注射	単純ヘルペス脳炎	10～15mg/kg/日を点滴静注。10日間
		免疫抑制患者の帯状疱疹	5～10mg/kg/日を点滴静注。5日間
	軟膏・クリーム	帯状疱疹，単純疱疹	
ファムシクロビル（ファムビル®）	錠	単純疱疹	成人：750mg/日を3回に分服
		帯状疱疹	成人：1.5g/日を3回に分服

ビルを投与する。アシクロビル投与でいったん解熱したものが断薬後に再発熱した場合は，再燃を考えウイルス学的検査（PCR）の再検とアシクロビル投与を行い，効果が不十分な場合はビダラビンの投与を検討する。

処方例

アシクロビル　10mg/kg　1時間で点滴静注。8時間ごと，少なくとも2週間投与

軽症例

アシクロビル（錠，顆粒，ドライシロップ，シロップ）30～40mg/kg/日　4～5日間

3-3　水痘

　重症水痘，および水痘の重症化が容易に予測される免疫不全者などでは，アシクロビルが第一選択薬となる。この場合，15mg/kg/日を1日3回に分けて静脈内投与するのが原則である。

　一方，免疫機能が正常と考えられる者の水痘についても，アシクロビルの経口投与は軽症化に有効であると考えられており，その場合，発症48時間以内に50～80mg/kg/日を4～5日間投与するのが適当であるとされている。しかし，すべての水痘患者に対してルーチンで投与する必要はないと思われる。

処方例

アシクロビル　15mg/kg/日　1時間で点滴静注。8時間ごと

アシクロビル顆粒40%　50〜80mg/kg/日（成分量）4〜5日間　経口投与
【参考】免疫グロブリン製剤
　母親が分娩前5日間，分娩後2日以内に水痘を発症した場合には，その新生児も予防投与の対象となる。

ワクチンと予防

　水痘はヒト-ヒト感染によるので，その予防は感染源のヒトとの接触を避けることが重要である。弱毒化生ワクチンが認可されているが，任意接種のワクチンとして扱われる。1回の接種での抗体獲得率は約92%で，米国では，1歳以上で水痘の既往のないすべての小児に対してワクチン接種が推奨されている。
　水痘が流行している施設や家族内での予防は，患者との接触後できるだけ早く，少なくとも72時間以内に水痘ワクチンを緊急接種することにより，発症の防止や軽症化が期待できる。

ワクチンの副反応

　主な症状は，軽度の局所の発赤，腫脹（小児では19%，成人では24%）である。水痘様発疹の出現は4〜6%とされているが，発疹の個数は5個程度でほとんどは斑丘疹である。また，全身性の副反応はまれである。
　従来，ゼラチンアレルギーのある小児などでは注意が必要とされていたが，各ワクチンメーカーの努力により，すべての生ワクチンからゼラチンが除去されるか，アレルギー反応を起こしにくい低分子ゼラチンの使用に変更された。これに伴い水痘ワクチンからもゼラチンが除去され，現在，日本で流通している水痘ワクチンはゼラチンを含まない製剤である。

● 参考文献

1) 砂川慶介，尾内一信・編：小児感染症治療ハンドブック 2013-2014．診断と治療社，2012
2) 山口徹，北原光夫・監：今日の治療指針 2015版．医学書院，2015
3) 青木眞：レジデントのための感染症診療マニュアル，医学書院，2008
4) 脇口宏・編：こどもの感染症ハンドブック 第2版，医学書院，2004
5) 高久史麿，矢崎義雄・監：治療薬マニュアル2015，医学書院，2015
6) 国立感染症研究所　感染症疫学センターホームページ（http://www.nih.go.jp/niid/ja/from-idsc.html）

8 抗インフルエンザウイルス薬

Point

1. 乳幼児ではインフルエンザ特有の全身症状が成人より軽くなるため，他の呼吸器感染症との区別が困難である。
2. 抗インフルエンザウイルス薬は5種類（アマンタジン塩酸塩，ザナミビル水和物，オセルタミビルリン酸塩，ラニナミビルオクタン酸エステル水和物，ペラミビル水和物）が承認されている（2016年6月現在）。
3. インフルエンザワクチンの予防効果は，小児と高齢者では低下する。

1 小児のインフルエンザ症状

1-1 小児における特徴

　小児におけるインフルエンザの症状は小学生以上では成人の場合と変わらない。高熱と頭痛，筋肉痛，倦怠感などの全身症状で突然発症し，続いて鼻汁や咳などの呼吸器症状が現れる。

　小児では，最高体温は成人に比べて高い傾向がある。いったん解熱した後半日から1日して再び高熱を示す二峰性発熱は生後6カ月頃からみられ，1～4歳で著明となり，その後年齢とともに少なくなる。腹痛，下痢，嘔吐などの消化器症状も成人に比べ多い。

1-2 乳幼児における特徴

　乳幼児では，インフルエンザ特有の全身症状（頭痛，倦怠感，筋肉痛）などが軽くなり，鼻汁，咳などの呼吸器症状が中心となるので，他の呼吸器感染症（RSウイルスやアデノウイルスなど）との区別が困難となる。なお，乳幼児では熱性けいれんの合併も多い。

　また，乳幼児では時に長期（1週間）にわたってインフルエンザウイルスが排出され，感染源となりやすい。

表　抗インフルエンザウイルス薬

薬剤名（商品名）	剤形	適応	用量・用法（成分量）
アマンタジン塩酸塩（シンメトレル, 他）	細粒, 錠	A型インフルエンザ	3〜5mg/kg/日を2回に分服, 5日間 成人：100mg/日を2回に分服, 5日間
ザナミビル水和物（リレンザ）	吸入	A型, B型インフルエンザ	1回10mgを1日2回, 5日間吸入
オセルタミビルリン酸塩（タミフル）	ドライシロップ, カプセル	A型, B型インフルエンザ	4mg/kg/日を2回に分服, 5日間 成人：150mg/日を2回に分服, 5日間
ラニナミビルオクタン酸エステル水和物（イナビル）	吸入	A型, B型インフルエンザ	10歳未満：20mg　単回吸入 10歳以上〜成人：40mg　単回吸入
ペラミビル水和物（ラピアクタ）	注射（静注）	A型, B型インフルエンザ	小児：10mg/kg/日/回（最大600mg/回） 成人：300mg/回（最大600mg/回） 15分以上かけて単回静注 症状に応じて連日反復投与可

抗インフルエンザウイルス薬の特徴

1）抗インフルエンザウイルス薬の違い

5種類の抗インフルエンザウイルス薬の違いを簡単に表に示す。

2）抗インフルエンザウイルス薬の用法

（1）アマンタジン塩酸塩（シンメトレル細粒10％, シンメトレル錠50mg・100mg）

効能・効果

A型インフルエンザウイルス感染症

用法・用量

発病後48時間以内の早期に投与すると軽症化の効果が著明である。添付文書上では「小児等への投与：使用経験が少ないため安全性は確立していない」となっている。
通常成人では100mgを分1〜2

投与期間

発病後1〜2日目にウイルス量はピークに達するため、発病後48時間以内に投与することが望ましい。投与期間は3〜5日間である。

作用機序

M2（Membrane protein 2：膜蛋白質2）蛋白機能阻害

副作用
めまい，ふらつき，集中力低下，神経過敏，抑うつ，振戦，幻覚，てんかん発作の誘発

処方例
シンメトレル　5mg/kg/回　1日2回を5日間投与

(2) ザナミビル水和物（リレンザ）（ドライパウダーインヘラー）

効能・効果
A型およびB型インフルエンザウイルス感染症

用法・用量
1回10mgを1日2回投与

投与期間
5日間

副作用
蓄積による副作用のリスクは低いと考えられている。気管支喘息および慢性閉塞性肺疾患者では，気道の攣縮を誘発する可能性があるため注意する。

その他
因果関係は不明であるが，本剤使用後に異常行動などの精神・神経症状を発現した例が報告されている。
自宅において療養を行う場合，少なくとも2日間，保護者などは小児・未成年者が1人にならないよう配慮すること。

(3) オセルタミビルリン酸塩（タミフルドライシロップ3%，カプセル75）

効能・効果
A型およびB型インフルエンザウイルス感染症

用法・用量
オセルタミビルとして

〈予防〉

小児：1日1回2mg/kg（最大75mg）10日
※1歳未満には安全性未確立。
成人：1日1回75mg　10日

〈治療〉

小児：4mg/kg/日を1日2回　5日
成人：1回75mgを1日2回　5日

投与期間
5日間

副作用
悪心，嘔吐，下痢がみられるが程度は軽い。

服薬指導
粉が飲みにくい小児にタミフルドライシロップを服用させるには，子どもの好物であるヨーグルト，ココア，オレンジジュース，チョコレートアイスクリームやペーストなどに用時懸濁し直後に服用させる方法を保護者に指導する。ただし，本剤は非常に苦いの

で水への溶解は避ける。

作用機序

ノイラミニダーゼ阻害

乳児への投与

海外での動物実験データに基づき，2004年1月に乳児へのタミフル投与を控える要請が出された。わが国では，日本外来小児科学会を中心に乳児への投与の安全性に関する検討がなされ，指示された用法・用量によるタミフルドライシロップ投与の危険性は高くないと推測されるが，今後有用性を慎重に評価する必要があるとされている。

その他

異常行動との因果関係については原因が解明されていないが，10歳代の患者への投与はハイリスク群などへの治療を除き当面差し控える，との小児科学会の見解が出されている。自宅において療養を行う場合，少なくとも2日間，保護者などは小児・未成年者が1人にならないよう配慮すること。

処方例

37.5kg未満の小児：タミフルドライシロップ3％　4mg/kg/日を1日2回に分けて5日間投与（最大量：150mg/日）

37.5kg以上の小児または成人：タミフルカプセル1回1カプセル（75mg）を1日2回5日間投与

（4）ラニナビルオクタン酸エステル水和物（イナビル吸入粉末剤20mg）

効能・効果

A型およびB型インフルエンザウイルス感染症

用法・用量

10歳未満：20mgを1回吸入

10歳以上：40mgを1回吸入

投与期間

単回使用

副作用

蓄積による副作用のリスクは低いと考えられている。気管支喘息および慢性閉塞性肺疾患患者などでは，気道の攣縮を誘発する可能性があるため注意する。

服薬指導

吸入手技の優劣が薬効を左右する可能性もあり，患者やその家族に対して，添付の使用説明書を用いて十分理解できるまで説明を行う必要がある。また，1回で治療完結が期待されることを説明する。

作用機序

ノイラミニダーゼ阻害

（5）ペラミビル水和物（ラピアクタ点滴静注液バッグ300mg，ラピアクタ点滴静注液バイアル150mg）

効能・効果

A型およびB型インフルエンザウイルス感染症

用法・用量

1日1回10mg/kg（成人は1回300 mg）を15分以上かけて単回点滴静注する。年齢，症状に応じて適宜減量する。最大600mg/回。

投与期間

症状に応じ連日反復投与可。

副作用

あくまでも，静注で投与できるという特徴を持つノイラミニダーゼ阻害薬である。好中球減少などが報告されているため，副作用出現には注意が必要である。

作用機序

ノイラミニダーゼ阻害

3 一般療法と対症療法

　一部の非ステロイド系消炎剤（サリチル酸系医薬品，ジクロフェナクナトリウム，メフェナム酸）はインフルエンザ脳炎・脳症の発症因子ではないが，その合併に何らかの関与をしている可能性があり，インフルエンザ治療に際しては非ステロイド系消炎剤の使用は慎重にすべきである。一般的に頻用されているアセトアミノフェンによる本症の致命率の上昇はなく，インフルエンザに伴う発熱に対して使用するのであればアセトアミノフェンがよいと考える。

4 ワクチンと予防

　わが国では，1歳以上6歳未満の乳幼児については，インフルエンザによる合併症のリスクに鑑み，有効率20～30％であることを説明したうえで任意接種としてワクチン接種を推奨することが現段階で適切な方向であると考える。なお，基礎疾患を有する乳幼児については従来と同様の考え方であり，インフルエンザ感染により重症化が容易に予測される場合においては，インフルエンザワクチン接種は健康乳幼児より強く勧められる。

　インフルエンザワクチンは，HA不活化でA型2種類（H1N1，H3N2）とB型1種類が含まれる3価ワクチンである。

　一般的には13歳未満は3～4週間あけて2回接種，13歳以上は1回接種を行う。現行ワクチンの効果は80％程度とされているが，小児と高齢者では予防効果は低下する。

ワクチンの副反応

インフルエンザワクチンによる副反応については，軽度の副反応，すなわち局所反応が10％程度，発熱など全身反応が1％以下である。死亡あるいは生涯にわたりハンディキャップとなる副反応の発生は，予防接種被害認定などの調査に基づくと100万接種当たり1件に満たない。残念ながらゼロではないが，この数字は現在広く用いられている他のワクチンに比べやや少ない程度で，特にインフルエンザワクチンの安全性が低いということはない。

● 参考文献

1) 砂川慶介，尾内一信・編：小児感染症治療ハンドブック 2013-2014．診断と治療社，2012
2) 山口　徹，北原光夫・監：今日の治療指針 2015版．医学書院，2015
3) 日本小児感染症学会・編：小児感染症マニュアル2012．東京医学社，2012
4) 国立感染症研究所　感染症疫学センターホームページ（http://www.nih.go.jp/niid/ja/from-idsc.html）
5) 五十嵐 隆・監：乳幼児・小児服薬介助ハンドブック（日本小児総合医療施設協議会・編），じほう，2013

9 皮膚科用薬（ステロイド外用薬など）

Point
1. 小児は成人と比べてランクの低いステロイド外用薬を用いる。
2. 使用薬剤や目的，副作用，使用部位，塗布量，塗布方法，スキンケア方法などを，医師の処方意図通りに指導する。

 適切な患者教育の重要性

　小児は皮膚が未成熟でバリア機能が弱いため，日頃からスキンケアを行うことが重要である。アトピー性皮膚炎の患児では特にスキンケアが重要となる。患児の保護者もスキンケアに熱心なことが多いが，保護者が良かれと思って尿素入りローションを手作りして塗っていたところ，患児が最重症のアトピー性皮膚炎だったため肌から浸出液が出て，成長障害も併発していたため，緊急入院となった例もある。このように正しい知識を持ち合わせていなかったため，症状を悪化させてしまうこともある。
　ステロイドについてはよく，「誰を信じればいい？」，「薬剤師から"ステロイドは怖い薬"だと聞いた」などと，患児や保護者が話すことがある。アトピー性皮膚炎やステロイド治療については情報が氾濫し，不安を抱える患児や保護者には偏見や誤解が生じやすくなっているため，適切な患者教育（表1）[1]が必要となる。本項ではアトピー性皮膚炎の治療を中心に，小児の皮膚疾患で用いられる外用薬とスキンケアについて述べる。

表1 アトピー性皮膚炎における患者教育

患者教育の基本姿勢
1. 当たり前のことから指導する
2. すべてのことが実行可能であると過信しない
3. 相手がわかるように指導する

治療を開始する際の患者教育
1. 疾患についての正しい知識を提供する
2. 治療方針を明示する
3. ステロイド忌避に対する対応

治療を継続させるための患者教育
1. 自己効力感を持たせる
2. 小さな目標を積み重ねる
3. 挫折や不安への迅速な対応をする
4. 治療行為を実行していることに対する報酬を与える

〔二村昌樹:アトピー性皮膚炎の患者教育.日本小児難治喘息・アレルギー疾患学会誌,9(1):41-45,2011〕

2 ステロイド外用薬の副作用

よくある保護者からの質問：

Q1 ステロイドは強い薬というイメージですが，副作用はありますか？

1) ステロイドに対するイメージは？

　ステロイドに対して，「強い薬」や「怖い薬」というイメージを持っている人は多い。指導の際は，まず「ステロイドというと，どんなイメージですか？」と尋ね，患児や保護者が抱えている疑問や不安をすべて聞き出し，一つひとつ受け止めた後に，正しい情報提供をして指導することが大事である。
　<u>副腎皮質ステロイドホルモンはもともと副腎という自分の臓器から出ているホルモン</u>であることや，医薬品としての歴史，全身投与と局所投与の違いなどについて患児や保護者に説明すると，「知らなかった」と言う人が多く，ステロイドに対する漠然とした不安を払拭できる場合が多い。

2) ステロイド外用薬の副作用の実際

　ステロイド外用薬の副作用を，ステロイドの全身投与時に起こり得る副作用（「第Ⅲ

表2 ステロイド外用薬の局所性副作用

	2歳未満（%）	2歳以上13歳未満（%）	13歳以上（%）
頬部の血管拡張	0	2.3	13.3
肘窩の皮膚萎縮	1.5	5.2	15.8
膝窩の皮膚萎縮	1.9	4.1	9.8
ざ瘡・毛囊炎	0	1.3	8.2
多毛	0.5	1	2.7
細菌感染症	1.4	2.1	2.5
真菌感染症	1.9	0.6	1.2
酒さ様皮膚炎	0	0.4	3.1
接触皮膚炎	0	0.4	0.8
皮膚線条	0	0	1

〔厚生労働科学研究費補助金 疾病・障害対策研究分野 免疫アレルギー疾患予防・治療研究（平成17〜19年度）：アトピー性皮膚炎の症状の制御および治療法の普及に関する研究〕

章⑤アレルギー用剤」の表2，p.146)[2]と混同する人がいる。しかし，ステロイド外用薬は通常の使用方法では全身性の副作用はまず起こらない。

ステロイド外用薬の塗布による副作用の多くは，塗った局所に対するもの（表2)[3]で，最も高頻度の皮膚萎縮（皮膚がやや薄くなる）は可逆性であり，ステロイド外用薬の減量で回復する。ただし，皮膚線条（妊娠線のようなものができる）は非可逆性であり，成長期は特に注意が必要である。顔面は皮膚が薄く薬剤の吸収が良いため，弱めのステロイド外用薬でも長期使用により酒さ様皮膚炎（赤ら顔）が起こりうる。したがって適宜，タクロリムス軟膏や保湿剤に切り替える必要がある。

また，ステロイド外用薬を使用していて症状の悪化や難治化がみられる場合は，接触皮膚炎の可能性も疑う必要がある。接触皮膚炎は，外用薬では抗菌薬やNSAIDsによるものの頻度が高いが，ステロイド外用薬によるものもまれにみられる[4]。

3)「皮膚が黒くなる」という誤解

アトピー性皮膚炎の治療の過程で皮膚が褐色になることがある。これは日焼けで皮膚が赤くなった後で褐色の肌になるように，アトピー性皮膚炎の炎症がひどく，ジュクジュクした汁（浸出液）が出たり赤くなったりしていた箇所が，ステロイド外用薬を含む薬剤や保湿剤などのスキンケアにより炎症が治まった後，色素沈着したためである。日焼けした肌がしばらくすると元の色に戻るように，スキンケアを継続して炎症をコントロールすることで元の肌の色に戻る。

4）「成長障害が起こる」という誤解

　内服や注射といった長期間のステロイド全身投与で成長障害が起こる可能性があることが知られている。一方で皮膚科用ステロイド外用薬での全身性副作用は，強いステロイドの外用により副腎機能抑制が起こる可能性が示唆されているが，弱いステロイド外用薬の使用例では副腎機能抑制，成長障害などは認められておらず，適切に使用すれば安全性は高い[5]。

　成長障害については，むしろ，「寝る子は育つ」の言葉通り，夜いつまでもかゆくて眠れないと成長ホルモンが出にくくなるため，ステロイド外用治療がなされない方が成長の妨げとなる可能性が高い。また，重症アトピー性皮膚炎の治療をせず皮膚から浸出液が出続けると蛋白漏出や電解質異常が起こり重篤な状態になる可能性がある。このようなことにならないよう，きちんと治療を行うことが重要である。

5）「白内障になる」という誤解

　アトピー性皮膚炎における白内障の合併は，ステロイド外用薬の臨床応用以前からみられ，顔面の重症度と関連している[6]。一方，緑内障は局所投与によって高頻度に誘発されるため，眼瞼にステロイドを塗布している場合には，緑内障の発生に注意する必要がある[7]。

ステロイド外用薬と保湿剤の使い方（図1）[8]

Q2 ステロイドはやめられないのでしょうか？　保湿剤と交互に塗るのはどうしてですか？

1）寛解導入療法

　アトピー性皮膚炎診療ガイドライン[6),9)]によると，確実な診断と重症度の評価，治療ゴールの説明，スキンケアなど適正治療に向けた患者教育をした後に，寛解「導入」療法を行う。寛解導入時には，かゆみや炎症を速やかに軽減するためにステロイド外用薬やタクロリムス軟膏などを用いる。

　軽症の場合は，治療を継続することで何ら徴候や症状がない「寛解」状態となり，徐々に保湿剤のみのスキンケアへ移行し，ステロイド外用薬を中止できる場合もある。アトピー性皮膚炎患者は一般的にドライスキン状態にあるため，保湿剤によるスキンケアと患者教育は引き続き行う。

2）寛解維持療法

　肌がつるつる・すべすべになった寛解導入後も，部分的に症状が持続していたり，皮膚の下で炎症がくすぶっていて頻回に再燃を繰り返したりする場合には，寛解"維持"療法を行う。

　患児の皮疹の状態と自覚症状を点数化したSCORADによる重症度分類（図2）や，血清総IgE値，血清TARC値などを参考に病勢の評価と治療の検討を行い，寛解維持期にはステロイド外用薬は保湿剤と組み合わせて間歇的に使用する。

　例えば「ステロイド外用薬を週2日」という間歇塗布の場合，火曜日と土曜日はステロイド外用薬を塗り，ほかの曜日には保湿剤を塗る。このような間歇塗布により，症状に応じてステロイド外用薬を減量できるとともに，炎症再燃の徴候が現れたら直ちにステロイド外用薬を塗布して重症化を回避でき，結果としてステロイド外用薬の総量を減らすことができる。

　ステロイド外用薬は徐々に減量して，①ステロイドを中止して保湿剤でのスキンケアのみになる場合と，②寛解維持療法中も間歇塗布を継続する場合（proactive therapy）などがあるため，医師の指示を確認したうえで信頼関係を築くような指導を行う必要がある。

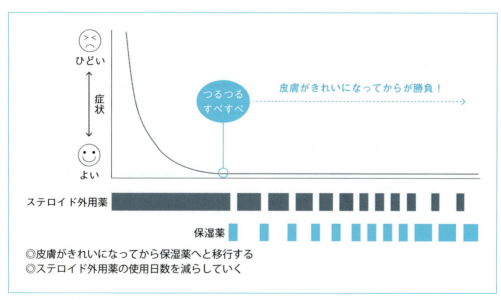

図1　ステロイド外用薬の使用例
　　　（大矢幸弘・監：ぜん息悪化予防のための小児アトピー性皮膚炎ハンドブック．環境再生保全機構，2009）

第Ⅲ章 薬効別にみた薬物療法の実際

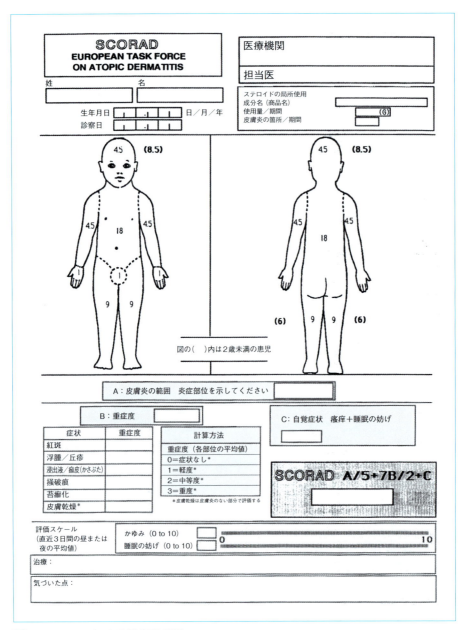

図2 SCORADによる重症度分類
〔Consensus Report of the European Task Force on Atopic Dermatitis：Severity Scoring of Atopic Dermatitis：The SCORAD Index, Dermatology, 186（1）：26, 1993〕

4 ステロイド外用薬の使い分けとタクロリムス軟膏

**Q3 どうしてこんなにいろいろな軟膏が必要なんですか？
塗る順番はありますか？**

10歳男児の処方例

Rp.1	ヒルドイドソフト：プロペト（1：1混合）	1日2回塗布	保湿
Rp.2	リンデロン-V軟膏0.12％：ヒルドイドソフト軟膏0.3％（1：1混合）		
		1日2回塗布	体四肢に（外耳道にも）
Rp.3	ロコイド軟膏0.1％	1日2回塗布	顔に数日間
Rp.4	タクロリムス軟膏0.03％	1日2回塗布	顔に
Rp.5	マイザー軟膏0.05％	1日2回塗布	ひどいところ

1）ステロイド外用薬の分類

　ステロイド外用薬は血管収縮能と臨床効果から5つのランクに分けられており（表3）[9]，アトピー性皮膚炎の治療では，治療の基本となる保湿剤やステロイドの他に，感染徴候がある場合の抗菌薬，亜鉛華単軟膏など，複数の外用薬が処方される。

　新生児の皮膚機能は未成熟であり，2歳になっても成人と比較してバリア機能が不完全なため，薬剤の吸収は良い。年齢に応じて弱めのステロイド外用薬を選択するとともに，症状に合わせた薬剤を選択する（表4）[9]。

　本例の患児は，体四肢（顔面と頭皮以外の全身のこと。首や耳周りには体四肢用を塗る）にⅢ群のストロング，「体四肢の」症状がひどいところにはⅡ群のベリーストロングが用いられている。また，顔面（お面で隠れる部分のイメージ）には，体四肢用よりも1ランク弱いⅣ群のマイルドが用いられており，これは身体の部位によりステロイドの吸収が異なる（図3）[9] ためである。

　頭皮は，急性期ではステロイドや保湿剤のローションを塗布するが，もともと皮脂が多い部位のため寛解維持期では不要なことが多い。外用薬を塗布する順番は，保湿剤やランクの低いステロイドから行うイメージで，陰部や感染部位への塗布は最後に行う。

2）タクロリムス軟膏

　タクロリムス軟膏は，急性期に用いると灼熱感やヒリヒリ感などがみられるが，皮膚萎縮の副作用がなく，臨床効果はⅣ群程度と考えられている。一方で，ステロイド外用薬を顔面に長期間塗布すると副作用の酒さ様皮膚炎が起こりやすいため，顔面はⅣ群の

表3 ステロイド外用薬の分類

薬効	一般名	代表的な製品名
I群 ストロンゲスト	クロベタゾールプロピオン酸エステル	デルモベート®
	ジフロラゾン酢酸エステル	ジフラール®，ダイアコート®
II群 ベリーストロング	モメタゾンフランカルボン酸エステル	フルメタ®
	ベタメタゾン酪酸エステルプロピオン酸エステル	アンテベート®
	フルオシノニド	トプシム®，シマロン®
	ベタメタゾンジプロピオン酸エステル	リンデロン®-DP
	ジフルプレドナート	マイザー®
	アムシノニド	ビスダーム®
	ジフルコルトロン吉草酸エステル	ネリゾナ®，テクスメテン®
	酪酸プロピオン酸ヒドロコルチゾン	パンデル®
III群 ストロング	デプロドンプロピオン酸エステル	エクラー®
	デキサメタゾンプロピオン酸エステル	メサデルム®
	デキサメタゾン吉草酸エステル	ボアラ®，ザルックス®
	ベタメタゾン吉草酸エステル	リンデロン®-V，ベトネベート®
	ベクロメタゾンプロピオン酸エステル	プロパデルム®
	フルオシノロンアセトニド	フルコート®
IV群 マイルド	プレドニゾロン吉草酸エステル酢酸エステル	リドメックス®
	トリアムシノロンアセトニド	レダコート®
	アルクロメタゾンプロピオン酸エステル	アルメタ®
	クロベタゾン酪酸エステル	キンダベート®
	ヒドロコルチゾン酪酸エステル	ロコイド®
V群 ウィーク	プレドニゾロン	各種プレドニゾロン軟膏，クリームなど

〔日本アレルギー学会　アトピー性皮膚炎ガイドライン専門部会：アトピー性皮膚炎診療ガイドライン2015（片山一朗・監）．協和企画，p.67，2015〕

　ステロイド外用薬で炎症を抑えた後に保湿剤やタクロリムス軟膏へ切り替える。
　タクロリムスは基本的に0.03%は小児用（2～15歳），0.1%は成人用（16歳以上）だが，成人でも0.03%でうまくコントロールできることがある。また，2歳未満の幼児などは禁忌で，リンパ腫や皮膚がんの発生リスクについての説明義務がある。外用薬にもかかわらず用量制限があり，適正使用の徹底が求められる薬剤である。

表4 アトピー性皮膚炎のステロイド外用薬の使用法

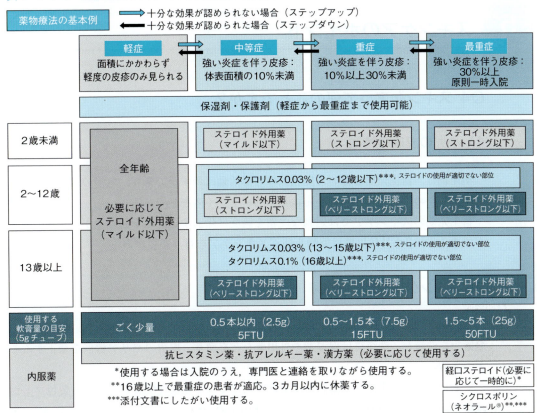

〔日本アレルギー学会 アトピー性皮膚炎ガイドライン専門部会：アトピー性皮膚炎診療ガイドライン2015（片山一朗・監）．協和企画，p.68，2015〕

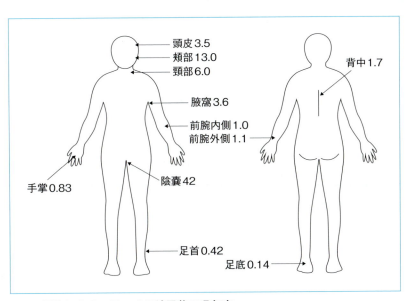

図3 部位によるステロイド外用薬の吸収率
〔日本アレルギー学会 アトピー性皮膚炎ガイドライン専門部会：アトピー性皮膚炎診療ガイドライン2015（片山一朗・監）．協和企画，p.72，2015〕

スキンケアのポイント

Q4 スキンケアって何のことですか？

1）小児の皮膚の特徴

　小児期は，新生児期を除いて皮脂腺の分泌活動はわずかであり，角層の水分保持能力も未熟なため，成人に比べて小児は基本的にドライスキンである[10]。

　新生児期のスキンケアでは過剰な皮脂を適度に除去することを勧めるが，角層の乾燥が始まる生後2カ月目以降は乾燥を防ぐスキンケアを行う必要がある。

2）スキンケアとは

　スキンケアとは，よく泡立てた石けんで皮膚についた余分な皮脂や汚れ，細菌などの刺激物を洗浄し，洗浄後は保湿剤や外用薬などを塗り，皮膚のバリア機能を補正することである。

　アトピー性皮膚炎では，湿潤性皮膚病変だけでなく乾燥性皮膚病変からも黄色ブドウ球菌が高率に検出され，それが皮膚炎悪化因子の一つであることが知られている[9]。また，乳児湿疹や尋常性ざ瘡（ニキビ），面皰（ニキビの初期段階），毛嚢炎（アクネ桿菌ではなくブドウ球菌によるもので，ニキビとともに，ステロイド外用薬使用中にみられることがある）においても皮膚の洗浄は重要である。

3）洗浄の仕方

　汗や石けんも皮膚に残留すれば刺激物となり，過剰な洗浄は皮膚のバリア機能に障害をもたらす。したがって，皮膚は泡で優しく洗い，石けんをしっかり洗い流してタオルで押すように拭いた後に，保湿することが大事である。スキンケアに用いる石けんは一般的なものでかまわないが，香料や添加剤が刺激になることもあるため，肌に合わないようであれば香料や添加剤の入っていないものを選ぶとよい。

　保護者が塗布する場合は，塗布前に手を洗うことも大事で，「子どものスキンケアで私の手荒れが治りました」と話す保護者もいる。スキンシップを楽しみながら必要に応じてグローブを用いるなど，治療を継続できるように指導を行う。

6　外用薬の塗り方

Q5 薄くすり込むのですか？ いつ塗ればよいのですか？

1）外用薬の塗布量

　皮膚炎の場合は，すり込むと患児が痛みを感じ，そのうえ，炎症部位の軟膏塗布量が少なくなることもあるため，乗せるようなイメージで厚めに塗るとよい（図4）[8]。軟膏の場合はFTU（Finger Tip Unit）という塗布量の単位がある（図5）[11]。大人の両手の手のひら分に相当する面積に1FTU（0.5g程度）塗り，仕上がりがベタベタする程度がちょうど良い塗布量とされる（付録1）。

　1FTUの量はチューブの口径で異なり，例えば，顔全体に塗るのに0.5g程度が必要な場合，ヒルドイドソフトでは1FTU，タクロリムス軟膏では2FTUと指示される場合がある。

　また，体四肢で小さじ4杯分を塗布（図5）[11]と指示される場合があるが，軟膏つぼで調剤する際は，手指の雑菌が軟膏に混入しないように清潔な計量スプーンなどで量り取るよう指導する。必要な総量を肌の上に数カ所に分けて乗せてから全体に塗り広げると，塗りムラができにくく，こする頻度も低くなる。軟膏を塗った後にチュビファーストやリント布で覆うよう医師が指示する場合もある。

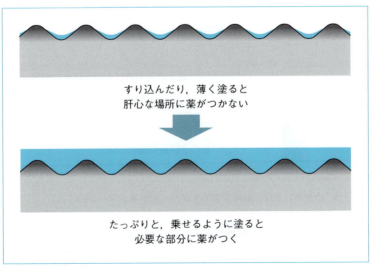

図4　外用薬の塗り方
（大矢幸弘・監：ぜん息悪化予防のための小児アトピー性皮膚炎ハンドブック．
環境再生保全機構，2009）

2）塗布時の留意点

　おむつかぶれや難治性の苔癬化（掻き壊しを繰り返して皮膚が厚く硬くなった状態）などで亜鉛華単軟膏を塗る場合は，保護収斂作用や苔癬化した皮膚の軟化，湿潤面の乾燥を期待し，たっぷりと乗せるように塗布する。サトウザルベ軟膏が比較的軟らかめで扱いやすい。厚く塗った亜鉛華単軟膏は除去しにくく，化粧落としのクレンジングのようにオリーブ油で除去することもある。

　かぶれや虫刺されなどでステロイド外用薬を塗布する場合は，医師から「薄く塗布」と指示される場合がある。また，とびひ（伝染性膿痂疹）で，カチリ（フェノール・亜鉛華リニメント）を塗布する場合は，とびひが広がらないよう擦らずのせるように塗ることが大事である。小児は皮膚が脆弱なため，成人のリウマチでの軟膏塗布のように塗擦するような塗り方は基本的に行わない。

3）塗布するタイミング

　塗るタイミングは，アドヒアランスの観点からも清潔操作の観点からも入浴直後が一番良い。また，入浴後は肌の水分が多いため，外用薬を塗ることで保湿効果も高まる。入浴できない場合は，皮膚をきれいにしてから外用薬を塗るよう指導する。

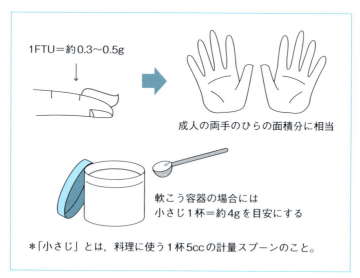

図5　軟膏を塗布する量の単位（Finger Tip Unit）
（大矢幸弘・編，五十嵐隆・監：国立成育医療研究センターBookシリーズ
こどものアレルギー アトピー性皮膚炎・食物アレルギー・ぜんそく．
メディカルトリビューン，p.74，2013）

7 眼や耳，口の周りの塗り方

Q6 眼の周りは嫌がります。耳はどうやって塗るのですか？
プロペトは食後ではなく食前ですか？

6カ月男児の処方例

Rp.1	ヒルドイドソフト：プロペト（1：1混合）	1日2回塗布	保湿
Rp.2	リンデロン-V軟膏：ヒルドイドソフト（1：1混合）		
		1日2回塗布	体四肢に（外耳道にも）
Rp.3	ロコイド軟膏	1日2回塗布	顔に
Rp.4	プロペト	1日数回塗布	食前にも

1）眼の周りへの塗布

　眼の周囲は，患児が洗うのを嫌がったり，軟膏が眼に入るのを心配したりするため，スキンケアが甘くなることが多い。また，子どもは眠気やかゆみで眼の周囲をこすったり，かゆさのあまり叩いたりして網膜剥離を起こすこともあるため，眼の周囲のスキンケアは非常に大事である。

　眼の周囲に塗る軟膏は眼軟膏である必要はなく，Ⅳ群のステロイド外用薬やタクロリムス軟膏などを，眼を閉じて瞼の上から眼の際まで丁寧に塗る。顔に塗るときは，必要な総量を2～3カ所にまとめて塗りつけてのばすのではなく，細かく数カ所に分けて乗せ，それを全体に塗り広げるようにすると，擦る回数が減り，塗りムラもできにくい（付録1）。

おしゃれな爪は意外と危険？

　綺麗でかわいいネイルアート。でも，伸びた爪には病原菌が溜まりやすく，菌が繁殖しやすい状態となっています。家事や子育てが忙しいなかで，ママがおしゃれをするのは素敵なことですし，ストレス発散や気分転換になるのでよいことです。しかし，長い爪で子どもに薬を飲ませたり，軟膏を塗ったりするのはとても危険です。子どもを傷付けてしまうかもしれませんし，さらに，付け爪や装飾のビーズなどが取れてしまうと，小さな子どもの誤飲につながります。

　お薬を扱うときは清潔な手で行い，子どもを傷付けないように，保護者にそれとなくアドバイスしましょう。もちろん薬剤師も，爪は清潔にしておき，おしゃれは常識の範囲内で楽しみたいものです。

2）耳，口の周りへの塗布

外耳道は，見える範囲の耳垢を綿棒できれいにした後，見える範囲に綿棒で体四肢用の外用薬を塗る（奥のほうまで塗る必要はない）。耳の上や下は耳切れになりやすいので，耳の周囲にも体四肢用の軟膏を忘れずに塗るようにする。

離乳食を始めたばかりの乳幼児は，口から顎へ食物やよだれを垂らしながら食べるため，口の周囲に炎症が起きていることがある。炎症のある皮膚に食物がつくと，そこから食物抗原が入って食物アレルギーになる危険性が増す[11]ため，食前に口の周囲にプロペトを塗布して肌からの食物の感作を防ぐ。付着した食物は速やかに洗い落とし，必要に応じてプロペトや顔用の軟膏を塗布するよう指導する。

8 軟膏の混合

Q7 薬を混ぜてもらえませんか？

処方例

Rp.1	ロコイド軟膏　　10g
	ルドイドソフト　10g
	上記混合
	1日2回　塗布　入浴後

皮膚を洗浄して外用薬や保湿剤を塗布するスキンケアはアトピー性皮膚炎治療の重要な柱だが，吸入や内服に比べて時間を要するという問題がある。『軟膏・クリーム配合変化ハンドブック』[12]によると，ステロイド外用薬の混合処方は軟膏塗布のコンプライアンス向上が最大の目的である。

しかし，①混合による乳化の破壊の可能性，②17位モノエステルタイプのステロイド外用薬のアルカリ性薬剤との混合による力価低下の可能性，③白色ワセリンでステロイド外用薬を希釈しても力価は低下しない可能性，④保湿剤とステロイド外用薬の混合により効果と副作用が増強する可能性，⑤軟膏つぼの細菌汚染 —— などが危惧される。『軟膏・クリーム配合変化ハンドブック』などを確認し，混合のリスクとベネフィット（図6）を理解して調剤を行い，服薬指導を行う必要がある[12]。

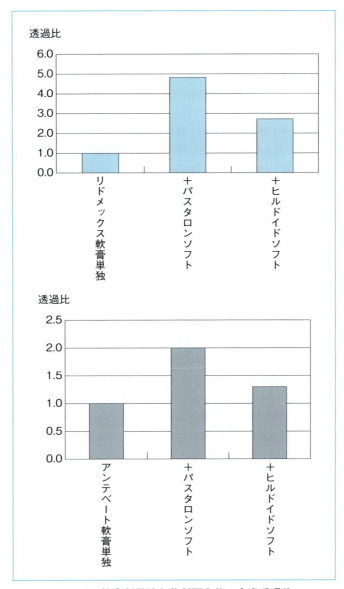

図6　ステロイド軟膏剤単独と他剤配合後の皮膚透過比
(大谷道輝, 他：病院薬学, 23 (1)：11-18, 1997)

おわりに

　小児皮膚疾患における外用薬治療では，症状や薬剤名，使用部位，使用回数だけでなく，どのくらいの量をどうやって塗るのかを確認したうえで指導することが大切である。患児・保護者と医師との間の信頼関係を崩さないよう，薬剤管理指導業務（第Ⅱ章 **①小児の薬剤管理指導業務**参照）を通じてサポートする必要がある。

参考文献

1) 二村昌樹：アトピー性皮膚炎の患者教育．日本小児難治喘息・アレルギー疾患学会誌，9（1）：41-45，2011
2) 宮本謙一：ステロイド―服薬指導のためのQ＆A 改訂4版．フジメディカル出版，p.10，2016
3) 厚生労働科学研究費補助金 疾病・障害対策研究分野 免疫アレルギー疾患予防・治療研究（平成17～19年度）：アトピー性皮膚炎の症状の制御および治療法の普及に関する研究
4) 高山かおる，他：接触皮膚炎診療ガイドライン，日皮会誌：119（9）：1757-1793，2009
5) Consensus Report of the European Task Force on Atopic Dermatitis：Severity scoring of atopic dermatitis：the SCORAD index, Dermatology, 186（1）：23-31, 1993
6) 古江増隆，他：アトピー性皮膚炎診療ガイドライン．日皮会誌，119（8）：1515-1534，2009
7) 古江増隆：ステロイド軟膏適正使用ガイドライン．小児科診療，69（8）：1152-1157，2006
8) 大矢幸弘・監：ぜん息悪化予防のための小児アトピー性皮膚炎ハンドブック．環境再生保全機構，2009
9) 日本アレルギー学会 アトピー性皮膚炎ガイドライン専門部会：アトピー性皮膚炎診療ガイドライン 2015（片山一朗・監）．協和企画，2015
10) 佐々木りか子：子どもの皮膚　子どものドライスキン．日小皮会誌，24（2）：229，2005
11) 大矢幸弘・編，五十嵐隆・監：国立成育医療研究センターBookシリーズ　こどものアレルギー アトピー性皮膚炎・食物アレルギー・ぜんそく．メディカルトリビューン，2013
12) 江藤隆史，大谷道輝，内野克喜・監：軟膏・クリーム配合変化ハンドブック―処方・調剤の適正使用ガイド―．第2版 じほう，2015

10 抗てんかん薬

Point

① 薬剤選択はてんかん発作型を確実に診断し，適正な薬剤を選択し単剤投与で通常の半量から投与開始することを基本とする．他剤併用時は相互作用に注意が必要である．
② 小児期は成長によって薬物代謝能が変化すること，また薬物反応に個人差があることから，薬物血中濃度を定期的に測定し有効性・安全性をチェックすべきである．

はじめに

　てんかんは，種々の原因により脳の神経細胞が発作性に異常な電気活動を起こし，一過性の脳機能障害を引き起こす慢性の脳疾患である．小児期から青年期に多く，約9割が20歳までに発症するとされている．

　小児てんかんの特徴として，①年齢と強く関連する特有なてんかん病型が多い，②発作症状が多様である，③脳障害を合併することが多い，④発症頻度が高いが治療に反応しやすい，⑤特徴的な脳波異常の出現率が高い——などがあげられる．

　てんかんの治療は薬物治療が中心であり，その約8割は発作のコントロールが可能とされている．しかし長期投与が必須であることから，有効で安全な薬物療法を行うためにはコンプライアンスの確保および副作用モニタリングなど，トータルな薬物治療管理が重要である．

1 抗てんかん薬の選択と使い方

　てんかんは発作型によって有効な薬剤が異なってくることから，診断に基づいて適正な薬剤を選択することが薬物療法においては最も重要である．

1）初期量と維持量の設定

　単一発作型の場合はできるだけ単剤による治療を試み，初回は維持量の概ね1/10〜1/3の量より開始する．

　薬物治療開始時にいきなり維持量を投与され，眠気やふらつきに耐えかねたりして自

己断薬する例も散見されるため，薬物の維持量だけでなく初期投与量を理解することは重要である。

半減期が長い薬剤（フェノバルビタール，フェニトイン，ゾニサミドなど）や，眠気の生じにくい薬剤（バルプロ酸ナトリウム）の場合には，比較的多めの量から始めることも可能であるが，通常の維持量や有効血中濃度以下でも効果を示し増量が不要となることがあり，特別に急ぐ状況でなければ少ない量から徐々に増量することが望ましい。成書に記載されている有効維持量や至適血中濃度は目安として考える。

2）増量時の注意点

効果が不十分な場合には，副作用の有無を確かめ，服用量，その他の症状変化，可能であれば血中濃度も勘案して用量変更の必要性を評価し，1〜4週ごとに増量を行う。

一般的な最大維持量，有効血中濃度に達しても効果が十分ではない場合には，第2選択薬との置き換えを徐々に行う。単剤治療が望ましいが，複数の発作を併せ持つ場合や難治な経過では2剤以上の組み合わせを必要とすることも少なくない。

抗てんかん薬の体内動態

1）年齢による薬物代謝能の相違

抗てんかん薬の投与量と体内動態を表1に示す。抗てんかん薬は体内に取り込まれると主に肝臓のチトクロムP450（CYP）で代謝・不活化され，腎から排泄される。小児における薬物代謝能は年齢によって異なり，新生児期は薬物の代謝酵素群が未成熟であるため代謝能は低いが，乳児期には代謝活性が高くなり成人に比べて代謝能が大きくなる。その結果，抗てんかん薬の消失半減期（$t_{1/2}$）も新生児期は長いが，乳児期になると成人より短くなる。すなわち，成人と同じ血中濃度を得るためには，乳児期は体重当たりの投与量を多くしなければならない。

2）活性代謝物と相互作用への注意

抗てんかん薬のなかには，代謝された後も不活化されず活性代謝物となるものがある。他の薬物との相互作用などにより抗てんかん薬の体内動態が影響を受けると活性代謝物の濃度も変化し，主薬の血中濃度が有効域であっても副作用が出現することがあるので注意が必要である。

表1 小児における抗てんかん薬の投与量と薬物動態

一般名	維持量 mg/kg	増量幅 mg/kg	血中濃度治療域 (μg/mL)	T$_{1/2}$：半減期（時）	Tmax：ピーク時間（時）	主な代謝経路
カルバマゼピン（CBZ）	5〜25	3〜5	5〜10	8〜20	3〜6	肝
バルプロ酸（VPA）	15〜50	5〜10	50〜100	6〜15	1〜3	肝大部分 腎：1〜3%
バルプロ酸（VPA）徐放剤	15〜40	5〜10		6〜12	1〜4	
フェノバルビタール（PB）	2〜7	1〜2	15〜40	25〜75	0.5〜4	肝：50〜80% 腎：20〜50%
プリミドン（PRM）	10〜20	3〜5	5〜12	4.5〜11	4〜6	肝：60〜70% 腎：30〜40%
フェニトイン（PHT）	3〜12	1〜3	7〜20	血中濃度5μg/mL前後では：2〜16 血中濃度10μg/mL以上では：8〜30	2〜6	肝
ゾニサミド（ZNS）	4〜12	1〜3	10〜30	16〜36	1〜3	肝＞70% 腎＜30%
エトスクシミド（ESM）	15〜40	5〜10	50〜100	24〜41	1〜3	肝：80〜90% 腎：10〜20%
クロナゼパム（CZP）	0.025〜0.2	0.015〜0.03	0.02〜0.07	22〜33	—	肝
ニトラゼパム（NZP）	0.2〜0.5	0.1〜0.2	0.02〜0.1	—	0.25〜0.5	肝
ジアゼパム（DZP）	0.1〜0.5	0.1〜0.2	0.2〜0.5	8〜20		肝
クロバザム（CLB）	0.2〜1.0	0.1〜0.2	—	16		肝
デスメチルクロバザム	—	—		15		—
クロラゼプ酸[*1]（CLZ）	0.5〜2.0	0.2〜0.3	0.5〜1.9	—	—	肝
アセタゾラミド（AZM）	10〜20	3〜5	10〜14	—	—	腎
臭化カリウム（KBr）	20〜80	5〜10	750〜1,250	5〜8日	—	腎
ガバペンチン（GBP）	5〜45	5〜10	—	—	1〜3	腎
トピラマート（TPM）	4〜10	1〜2.5	—	13〜20	1〜3	肝：20〜50% 腎：50〜80%
ラモトリギン（LTG）	1〜5	0.15〜0.3	—	19〜33	4〜5	肝大部分
ラモトリギン（LTG）（バルプロ酸併用）	1〜3	0.15〜0.3	—	45〜66	3〜4.5	
ラモトリギン（LTG）（グルクロン酸抱合を誘導する薬剤を併用）	5〜15	0.6〜1.2	—	7〜8	1.5〜3	
レベチラセタム（LEV）	20〜60	5〜10	—	5〜7	—	加水分解：27% 腎：66%
スチリペントール（STP）	20〜50	10	—	8.5〜23.5	2.4〜3	肝大部分
ルフィナミド（RUF）（〜30kg）	200〜1,000	200	—	8〜12	3〜4	肝大部分
30.1〜50.0kg	400〜1,800	400				
50.1〜70.0kg	400〜2,400					
70.1kg〜	400〜3,200					

*1：保険適用外

〔市川暁，他：てんかん（小児）．薬局，65（4），2014より引用〕

3）特徴的な体内動態を示す薬剤 —— フェニトイン

特徴的な体内動態を示す抗てんかん薬として，フェニトインがある。フェニトインは他の抗てんかん薬と異なり代謝過程に飽和現象がみられるため，1日3mg/kg以上を投与すると，投与量の増量分以上に血中濃度が急激に上昇する。このため，投与量の変更に際しては特に注意が必要である。

3 剤形による血中濃度およびピーク時間の変化

抗てんかん薬は剤形による血中濃度の差，および食事の摂取状況によりピーク時間に影響が出ることが知られている。

フェニトインは，錠剤＞10倍散＞錠剤粉砕，細粒＞末の順に血中濃度が上昇し，同量で錠剤は末の約2倍の血中濃度となるので，剤形変更時はけいれんの悪化と副作用に注意が必要である。

また，バルプロ酸ナトリウムのピーク時間は，シロップ＜細粒＜錠剤の順で早くなり，空腹時は食後より早い。徐放製剤のピーク時間は，食後は空腹時より早い。

4 抗てんかん薬の相互作用

抗てんかん薬はCYPで同様に代謝される薬剤との併用により，代謝抑制や酵素誘導による代謝亢進を起こすことが知られている。抗てんかん薬同士の併用による血中濃度への影響について表2に示した。特に注意すべき相互作用は，カルバマゼピンの酵素誘導による併用薬の血中濃度の低下，バルプロ酸ナトリウムの代謝抑制による併用薬の血中濃度の上昇あるいは蛋白結合置換による併用薬の血中濃度の低下などがある。また，抗てんかん薬以外の薬剤との相互作用も多数報告されていることから，抗てんかん薬投与中に他剤を併用する場合は注意が必要である。

5 主な抗てんかん薬の特徴

（1）フェノバルビタール（PB）

小児てんかんの第一選択薬として比較的安全な抗けいれん薬であり，特に強直間代発作，部分発作に有効である。バルプロ酸ナトリウムはフェノバルビタールの代謝を阻害し，通常の1日量であっても血中のフェノバルビタール濃度を増加させ，中毒を起こす

表2 抗てんかん薬の薬物間相互作用

追加AED	元の抗てんかん薬の血中濃度												
	VPA	PB	PRM	CBZ	PHT	ZNS	CZP	CLB	ESM	GBP	TPM	LTG	LEV
VPA		↑↑	↑*1	↓*3,6	↓*2	→		↓	↑	→	↓	↑↑	→
PB	↓			↓	→*4	↓	↓	↓	↓	→	↓	↓↓	↓
PRM	↓			↓	↓					→	↓	↓↓	↓
CBZ	↓	→↑	↓*5		↑	↓	↓	↓	↓	→	↓↓	↓↓	↓
PHT	↓↓	↑→	↓*5	↓↓		↓	↓	↓	↓	→	↓↓	↓↓	↓
ZNS	→			→*6	→							→	
CZP		→	↑	↓	→	→							
CLB	↑↑	↑		↑	↑↑								
ESM	↑	↑	→	↓	↑								
AZM		↑↓	↓*		↑	↓							
GBP	→	→	→	→							→		→
TPM	↓	→		→	↑							↓	
LTG	→	→	→	→	→	↓	→			→			→
LEV	→	→	→	→		→	→			→		→	

血中濃度：↑上昇, ↑↑著増, ↓減少, ↓↓著減, →不変
＊1：一過性
＊2：一過性に減少するが不変
＊3：総濃度は減少, 非結合型は上昇
＊4：少し増減, 実質的に不変
＊5：PRM→PBを促進しPRM減少, PB減少
＊6：CBZ-epoxideは増加

〔須貝研司：薬物相互作用のまとめ. てんかんテキストNew Version（宇川義一 専門編集, 辻省次 総編集）, 347-351, 中山書店, 2012〕

ことがある。剤形として散薬の他にエリキシル剤があり緊急時に短期間使用されることがあるが，エタノールを含有するため長期間使用されることはない。嘔吐などにより内服できない場合は坐剤を使用する。副作用として初期に眠気，ふらつきがあるが用量依存性である。

(2) フェニトイン（PHT）

フェニトインは原発性および二次性全般化発作，部分発作，てんかん重積状態に用いられる。剤形によって吸収率が異なるので注意が必要である。

重大な副作用として，皮膚粘膜眼症候群，中毒性表皮壊死症，SLE（全身性エリテマトーデス）症状，再生不良性貧血や無顆粒球症などの血液障害，間質性肺炎，リンパ節腫脹，リンパ腫などが報告されている。その他，特異な副作用としては，小児では歯肉増殖や体毛増生の出現頻度が高いことが報告されており，歯周疾患は増悪因子となるためブラッシング指導を行うことが望ましい。

(3) カルバマゼピン（CBZ）

　カルバマゼピンは，抗けいれん作用と向精神作用を合わせ持ち，主に部分発作を中心に使用される。眠気などの症状に注意しながら通常投与量の1/4～1/2量から開始し漸増する。必要投与量は個人差が大きいので，臨床効果，副作用，血中濃度などを参考にして投与量を決定する。重大な副作用として皮膚粘膜眼症候群などの皮膚障害，汎血球減少などの血液障害，リンパ節腫脹を伴う過敏反応，重篤な肝障害，急性腎不全などが報告されている。

(4) バルプロ酸ナトリウム（VPA）

　バルプロ酸ナトリウムは全般発作のみならず，部分発作に対しても効果があり，てんかん発作全般に使用可能である。小児用として細粒剤やシロップ剤があるが，徐放性製剤は従来の剤形とバイオアベイラビリティがほぼ同等であり，血中濃度の日内変動が少なく，副作用として頻度が高い上部消化管症状（悪心・嘔吐，食欲減退など）が起きにくいなどの利点を有している。

　重大な副作用としては，劇症肝炎などの重篤な肝障害，高アンモニア血症を伴う意識障害，溶血性貧血などの血液障害などが報告されている。

(5) クロナゼパム（CZP）

　クロナゼパムはミオクローヌス発作，脱力発作，点頭発作といった小型（運動）発作に有効である。なお，急性狭隅角緑内障の患者と重症筋無力症の患者には禁忌である。本剤は投与初期に劇的な効果が得られることもあるが，薬剤耐性が生じやすいので，耐性回避のため間欠的投与法（1日1回投与，隔日投与，週末の休薬）を用いることもある。

　重大な副作用として呼吸抑制，睡眠中の多呼吸発作などの他，依存性が報告されている。

服薬コンプライアンスとアドヒアランスとは？

　医療現場では服薬状況に関する言葉として"コンプライアンス"を用いていますが，"コンプライアンス"という言葉は本来，「命令や要求を遵守する」，すなわち「患者に対し，医療従事者の指示通りに薬の服用を守ってもらう」という意味合いが強く含まれます。そこで近年，WHO（世界保健機関）などで導入されているのが"アドヒアランス"という考え方です。すなわち「患者自身が治療を理解し，受け身ではなく自らが進んで積極的に治療方針に参加し，その決定に従って治療を受ける」という考え方が世界に広がっています。

　もともとアドヒアランスの概念は，HIV感染治療において取り上げられました。抗HIV薬による完治は難しいため，治療開始後は服用を継続する必要があるのですが，一方で抗HIV薬については，副作用が強い，値段が高い，食事との相互作用がある，人前で飲みにくいなど，留意すべき問題が多くあります。その中で，自身のライフスタイルなどを適応させれば服薬が実行可能となる患者と，治療を進めたい医療チームとの間のやりとりからアドヒアランスが生まれました。

　子どもが服薬する際も，薬を飲む意味を知らない子どもに薬の大切さを伝え，飲みやすい方法を一緒に考えて，アドヒアランスを高めるようにしたいですね。

(6) ゾニサミド（ZNS）

　全般発作と部分発作に有効であり，特に部分発作には高い有効性が認められている。本剤の半減期は60時間程度と非常に長いため，1日1回の投与で十分な効果が期待できる。しかし，副作用が発現した場合や相互作用により血中濃度が上昇してしまった場合などは，本剤の投与を中止しても血中濃度が半分になるまで2日以上かかるので，特に注意が必要である。

　重大な副作用としては，皮膚粘膜眼症候群，中毒性表皮壊死症，再生不良性貧血，無顆粒球症などが報告されている。

(7) クロバザム（CLB）

　ベンゾジアゼピン受容体に選択的に結合し，GABAニューロンの働きを増強することにより効果を発揮すると考えられており，他の一次治療薬の補助薬剤として，全般発作（強直間代発作，強直発作，非定型欠神発作，ミオクロニー発作，脱力発作），部分発作（単純部分発作，複雑部分発作，二次性全般化強直間代発作）の両者に含まれるさまざまな発作に有効である。

　本剤のようなベンゾジアゼピン系薬剤については耐性獲得が問題となったり，睡眠中の強直発作を誘発することもあるので，1日1回投与や隔日投与など投与回数を少なくする工夫や注意が必要となる。

　主な副作用は，眠気，ふらつき，行動異常などであり，重大な副作用としては，依存性，呼吸抑制が報告されている。また小児や高齢者では，喘鳴，喀痰増加，気道分泌過多，嚥下障害が現れることがある。

(8) ラモトリギン（LTG）

　Naチャネルを頻度依存的，かつ電位依存的に抑制することにより神経膜を安定化させ，グルタミン酸などの興奮性神経伝達物質を抑制することによって抗けいれん作用を示す。Caチャネルに対する抑制作用も報告されている。

　二次性全般化発作を含む部分発作，強直間代発作，定型欠神発作に対して有効であり，特にLennox-Gastaut症候群における全般発作に対して効果が期待される。乳児重症ミオクロニーてんかんでは，発作が悪化することがあるので使わないほうがよい。

　バルプロ酸ナトリウムはグルクロン酸抱合が競合するため，本剤の血中濃度が上昇する。フェニトイン，カルバマゼピン，フェノバルビタール，プリミドン，リファンピシン，ロピナビル・リトナビル合剤は本剤の代謝が促進し，本剤の血中濃度が低下する。

　特徴的な副作用としては，本剤成分に対するアレルギーによる薬疹である。丘疹が多いとされ，5〜6%程度の頻度で，投与開始から8週間以内に出現することが多い。薬疹の頻度が他剤と比較して高いわけではないが，皮膚粘膜眼症候群および中毒性表皮壊死症などに重症化しやすいことが特徴的である。バルプロ酸ナトリウム併用例，高用量投与開始例で発現率が高く，少量で開始し，緩徐に増量することで発疹の頻度を減少させることができる。

　他の副作用には傾眠，めまい，肝機能障害があり，再生不良性貧血，汎血球減少，無顆粒球症，無菌性髄膜炎の報告がある。

(9) レベチラセタム（LEV）

　脳のシナプス小胞の蛋白質SV2Aに結合し，Nタイプ高電位依存性（HVA）Caチャネル電流の抑制，抑制性のグリシンおよびGABA$_A$受容体のアロステリック阻害の抑制などを介して発作を抑制する。従来の抗てんかん薬でみられる作用機序，つまりGABA$_A$受容体の増強，興奮性Naチャネルの阻害，低電位依存性Caチャネル（Tタイプ）の阻害，グルタミン酸受容体の阻害などはみられない。

　局在関連てんかんだけでなく全般てんかんにも効果があり，さらには症候性てんかんや特発性てんかんにも効果があることが報告されている。その一方で，他の抗てんかん薬で認められている頭痛，痛み，精神疾患などへの効果は報告されていない。

　主な副作用は他の抗てんかん薬と同様で眠気，脱力感，めまい，頭痛，倦怠感，思考異常などであるが，他の抗てんかん薬に比べて忍容性が高いとされている。しかしながらレベチラセタム使用患者において自殺や自殺企図，自殺念慮が報告されているので十分な注意が必要である。また一部の患者では，けいれんが増加することが報告されており，突然の中止により発作を誘発することも報告されている。

　本剤は腎排泄のため，腎機能障害を認める患者においては投与量の調節が望ましい。透析によって約50％のレベチラセタムが除去される。

(10) トピラマート（TPM）

　GABA作動性の増強，カイニン酸/AMPA（α-アミノ-3-ヒドロキシ-5-メチルイソキサゾール-4-プロピオン酸）型グルタミン酸受容体の抑制，電位依存性Naチャネルの抑制，電位依存性Caチャネルの抑制と，多くの機序を介して抗てんかん作用を発現するものと考えられている。

　わが国においての適応は，他の抗てんかん薬で十分な効果が認められないてんかん患者の部分発作に対する抗てんかん薬との併用となっている。

　主な副作用は傾眠，体重減少，浮動性めまい，無食欲および大食症候群などで，重大な副作用は続発性閉塞隅角緑内障とそれに伴う強度近視，腎・尿路結石，代謝性アシドーシス，乏汗症などが報告されている。

　本剤をはじめ，中枢神経系の副作用およびそれに伴う高熱がみられる薬剤では，急峻に増量するより緩徐に増量することが推奨される。

● 参考文献

1) 須貝研司：てんかん．小児科，46：819-825，2005
2) 須貝研司：抗てんかん薬．小児科臨床，57(4)：813-822，2004
3) 東　明正：小児用薬剤の種類とその選択基準・使用上の注意−医師の立場から−抗てんかん薬．臨床と薬物治療，11：104S-108，1992
4) ネルソン小児科学 原著第19版．衛藤義勝・監，エルゼビアジャパン，pp2336-2368，2015
5) 藤原建樹・監，高橋幸利・編：小児てんかん診療マニュアル（改訂第2版）増補版．診断と治療社，pp92-151，2012

11 循環器用薬

> **Point**
> ❶ 循環器系で使用される薬剤は強心薬，利尿薬，降圧薬，アンジオテンシン変換酵素阻害薬（ACE-I），アンジオテンシンⅡ受容体拮抗薬（ARB），抗不整脈薬など多岐にわたり，病態により各薬剤の使用方法（用法・用量，併用など）が異なる。
> ❷ 循環器系薬剤の適正使用には，TDMを含めたモニタリングの実施が重要である。
> ❸ 代表的な副作用の初期症状などを見逃すことなく確認することが重要である。

はじめに

　循環器系とは心臓（ポンプ機能）と血管を指し，これらは自律神経，内分泌による調整と血液，リンパ液など体液成分の影響を受けている。循環器系の機能は，簡単にいえば組織細胞へ酸素と栄養成分を供給し，老廃物を排泄器官へ運ぶことにある。

　小児循環器の対象となる疾患は大人のそれとは違い，主に心疾患である。ここでは小児循環器の対象疾患のなかで代表的な心不全，不整脈，肺高血圧症そして川崎病（急性心不全に含まれるが別途説明）で使用される強心薬，抗不整脈薬，心保護薬〔アンジオテンシン変換酵素阻害薬（ACE-I），アンジオテンシンⅡ受容体拮抗薬（ARB），β遮断薬〕，利尿薬，肺血管拡張薬などについて『小児期心疾患における薬物療法ガイドライン』などを参考に述べる。

1 心不全治療薬

　心不全とは「心機能低下により臓器，組織の機能を維持するのに十分な血液量を送ることができなくなった状態，あるいはそれが心室充満圧の上昇によってのみ可能な状態」と定義される。小児の心不全の病態は成人と違い，川崎病を含めた心筋炎や先天性心疾患手術後などの急性心不全，心筋症や先天性心疾患治療後の慢性心不全，先天奇形の特殊な血行動態による心肺不全などがある。これらの疾患に対する薬物療法では近年，経静脈的強心薬であるホスホジエステラーゼ（PDE：phosphodiesterase）Ⅲ阻害薬の小児科領域への導入，各種疾患に対するACE-Iなどの適応拡大がみられる。

1）カテコラミン

（1）ドパミン塩酸塩（急性循環不全改善薬）

内因性ノルアドレナリンの前駆物質で，心筋β_1受容体を介してcAMPを増加させ，L型カルシウムチャネルがリン酸化されCa^{2+}流入が増加して強心作用を発揮する。

本剤は使用濃度により作用する受容体が異なり，少量（2μg/kg/min前後）ではドパミン受容体刺激による腎血管拡張作用が主体であるが，中等量（2～10μg/kg/min）ではβ_1受容体刺激作用による心筋収縮力増強作用を示す。さらに高用量（10μg/kg/min以上）ではα_1受容体刺激作用による末梢血管収縮が起こり，腎血管拡張作用も消失する。

用法・用量

新生児・小児：5μg/kg/min以下では腎血管拡張作用が主であり，それ以上では強心作用が強くなる。

（2）ドブタミン塩酸塩（心筋収縮力増強薬）

通常量ではβ_1受容体刺激作用が主体であり，ドパミン受容体には作用しない。心筋収縮力を増強し，末梢血管を拡張して体血管抵抗を低下させる。カテコラミンのなかでは心拍増加作用が弱く心筋酸素消費量の増加も少ない。

用法・用量

2～20μg/kg/min持続静注。腎血管拡張作用はまったく期待できないので，尿量減少の場合は用量を下げてドパミンと併用可能。PDE Ⅲ阻害薬との併用も効果がある。

（3）イソプレナリン塩酸塩

非選択的にβ受容体を刺激するが，有意なα刺激作用はない。心筋収縮力増強作用，心拍増強作用，末梢血管拡張作用，さらには気管支拡張作用も認められる。頻脈と心筋収縮力増強により心筋酸素消費量は増大し，催不整脈作用がある。

用法

生理食塩液または5%ブドウ糖液で希釈し，0.01～0.5μg/kg/minで持続点滴。少量から効果が出現するまで心拍数をモニターしながら増量。

（4）アドレナリン（心肺蘇生の第一選択薬，アナフィラキシーショック，喘息発作）

α，β_1およびβ_2受容体刺激作用を持ち，緊急蘇生，周術期などの著しい低心拍出量状態，および心原性ショックなどに用いる。心室性不整脈に注意を要する。

用法・用量

静注：（救急蘇生）10倍生理食塩希釈液（0.1mg/mL）を1回0.1～0.2mL/kg（max 2.5mL）。必要があれば5～15分ごとに繰り返す。

皮下注：0.01mL/kg（max 0.3mL）

2）ホスホジエステラーゼ（PDE）Ⅲ阻害薬（急性心不全治療薬）

選択的PDE（心筋および血管平滑筋の細胞内サイクリックAMP分解酵素）Ⅲ阻害薬は，心筋に対する陽性変力作用とともに体循環・肺循環血管拡張作用を併せ持つ急性心不全治療薬である。現在わが国で承認されているPDEⅢ阻害薬にはミルリノン，オル

プリノン塩酸塩水和物がある。血管拡張作用を有するため，血管内容量が少ない患者では血圧低下に注意する。閉塞性肥大型心筋症では流出路閉塞が悪化する可能性があり，禁忌である。

ミルリノン
用法・用量

初期量：小児では省略可（成人：開始時初期投与量25〜50μg/kgを5〜15分で静注）
維持投与量：0.25〜0.5μg/kg/minで開始。症状に応じて最大0.75μg/kg/minの範囲で増減。

3）利尿薬

利尿薬は腎臓または心臓の機能が低下し体内に水分が貯留した各種病態において，腎臓の機能単位であるネフロンの尿細管に作用して体内のナトリウムと水分の排泄を促し，体液量を減らすことにより浮腫をとり，容量負荷の軽減を図ることができる。利尿薬は心不全治療でまず用いられる薬剤であり，左右短絡性疾患や浮腫に対しては第一選択である。ループ利尿薬であるフロセミドが最もよく用いられ，低カリウム血症の予防も兼ねてカリウム保持性利尿薬であるスピロノラクトンを併用することも多い。

（1）ループ利尿薬

ループ利尿薬は，腎尿細管全域（近位，遠位尿細管およびヘンレ係蹄上行脚）においてナトリウム，クロールの再吸収を抑制し腎血流量，糸球体ろ過値を上昇させる作用を持ち，腎機能が低下している場合でも利尿効果が期待できる。利尿効果が急激に現れることがあるので，電解質失調（低カリウム・低ナトリウム血症など），脱水に十分注意を要する。

フロセミド
用法・用量

0.5〜4mg/kg/dayを分1〜4
持続静注：0.05〜0.1mg/kg/hrで開始。
急速静注：1〜2mg/kg/doseを1日1〜4回。

（2）カリウム保持性利尿薬

遠位尿細管におけるアルドステロン依存性ナトリウム−カリウム交換部位に働き，アルドステロン拮抗作用により，ナトリウムおよび水の排泄を促進し利尿効果を発揮する。通常，他の利尿薬と併用し血清カリウム濃度を保持する目的で使用されるが，アルドステロンは交感神経を亢進させたり，心筋の線維化を促す可能性があるので，心筋保護作用も期待できると考えられている。

スピロノラクトン
用法・用量

1〜4mg/kg/dayを分1〜4

（3）チアジド系利尿薬

腎尿細管におけるナトリウム，クロールの再吸収を抑制することにより，ナトリウ

ム，クロールを排泄し，これに伴って水の排泄が増加する。乳児では低カリウム血症など電解質のバランス異常を生じやすく，新生児または乳児では高ビリルビン血症，血小板減少を起こすことがあるので注意を要する。ACE阻害薬，β遮断薬などの併用により協力的に作用し，降圧作用を増強する。

ヒドロクロロチアジド

用法・用量

0.5〜4mg/kg/dayを分1〜2

4）ジギタリス（強心薬：心筋収縮力増加，心拍数減少，二次的な利尿作用）

　うっ血性心不全や上室性頻脈性不整脈，特に先天性の心臓病，心臓弁膜症，重症の高血圧症，肺性心など，心筋のポンプ作用の低下による心不全に有効である。強心効果は心筋のNa^+-K^+-ATPase抑制作用に由来する。増加した細胞内NaイオンがNa^+-Ca^{2+}交換機構により細胞外へくみ出されるため細胞内Caイオンは上昇し，心筋収縮力が増強する。しかし，慢性心不全における本剤の有益な作用は，この強心作用ではなく圧受容体の感受性改善や交感神経興奮抑制作用によると考えられている。

　ジギタリス中毒の初期症状として消化器症状が現れるため，食欲の低下や嘔気などが生じていないか，TDMを含めたモニタリングが重要である。

用法・用量

経口（維持量）：0.005〜0.01mg/kg/day（近年，心不全に対し急速飽和および静注は用いない傾向にある）

　心不全における血中濃度は，投与後6〜8時間後の採血で，0.5〜0.8mg/mLの低濃度でのコントロールが推奨されている。一般に小児では中毒域が成人より高めといわれている。

5）心保護薬

　慢性心不全の治療として，陽性変力作用を有する薬剤では心不全の予後は改善しないが，心保護薬を用いると予後が改善することが成人領域で明らかとなっている。小児領域でも活性化しているレニン-アンジオテンシン-アルドステロン（RAA）系の抑制を目的に，アンジオテンシン変換酵素阻害薬（ACE-I）・アンジオテンシンⅡ受容体拮抗薬（ARB）やβ遮断薬が用いられている。

（1）アンジオテンシン変換酵素阻害薬（ACE-I）（エナラプリルマレイン酸塩など）

　ACE-Iは組織キマーゼなどを抑制できないため，アンジオテンシンⅡ産生は完全にはブロックされないが，成人において慢性心不全での左室収縮不全に対する予後改善効果が報告されている。単にRAA系の抑制だけでなく，ACEはキニナーゼⅡでもあることから，これの抑制によりブラジキニン系が活性化して一酸化窒素産生系-PGI2産生系が亢進することが，心保護作用の一因であると考えられている。小児ではカプトプリル，エナラプリルマレイン酸塩，シラザプリル水和物の有効例が報告されている。ブラ

ジキニン濃度上昇に起因する副作用と考えられている咳は，小児の頻度は成人より低いといわれている．腎機能障害に注意が必要であり，カリウム保持性利尿薬と併用する場合に血清カリウム値が上昇しやすいほか，副作用として味覚異常，血管浮腫に注意を要する．

エナラプリルマレイン酸塩

用法・用量

0.08〜0.2mg/kg/dayを分1〜分2
特に新生児期は少量からの投与が推奨される．

（2）アンジオテンシンⅡ受容体拮抗薬（ARB）（ロサルタンカリウムなど）

血管平滑筋のアンジオテンシンⅡタイプⅠ（AT_1）受容体に結合し，昇圧物質であるアンジオテンシンⅡと拮抗して血管収縮作用を抑制することによって，末梢血管抵抗を低下させる．さらに，AT_1受容体を介した副腎でのアルドステロン遊離に対する抑制作用も，末梢血管拡張作用に一部関与していると考えられている．

（3）β遮断薬（α・β遮断薬を含む）（プロプラノロール塩酸塩，カルベジロールなど）

心臓に存在する$β_1$受容体を遮断し，心拍出量（心拍数・心筋収縮力）を減少させ，血圧を低下させる．β非選択的遮断，$β_1$受容体選択的遮断，αβ受容体遮断，また，それぞれの内因性交換神経刺激作用の有無により分類される．

主な副作用は，徐脈，房室ブロック，末梢循環障害，めまい，頭痛，慢性閉塞性肺疾患の悪化，CPKの上昇などに注意を要する．

2 抗不整脈薬

2-1 不整脈の発生機序と薬物治療

不整脈の発生は心筋細胞からの刺激生成異常によるものと，発生した興奮が細胞間を伝導する際に生じる興奮伝導異常によるものに分類される．前者は主に自動能の亢進やtriggered activityによるもので，後者はリエントリーであるとされている．

1）自動能亢進・triggered activityによる不整脈の治療薬

自動能亢進の不整脈には，β遮断薬（プロプラノロール塩酸塩など）が有効である．Triggered activityにはβ遮断薬の他，カルシウム拮抗薬やATPにも効果が認められる．難治例ではナトリウムチャネル遮断薬（フレカイニド酢酸塩など），およびカリウムチャネル遮断薬（アミオダロン塩酸塩など）の有効例もある．

2）リエントリーによる不整脈の治療薬

発作性上室頻拍の多くはリエントリーが原因で起こり，房室結節伝導抑制作用のあるATP製剤（アデノシン三リン酸二ナトリウム水和物）静注が治療第一選択薬である。ATP製剤は治療だけでなく，房室結節をリエントリー回路に含むかどうかの診断にも有用である。カルシウム拮抗薬またはジギタリスによっても房室結節伝導は抑制され，頻拍は停止する。

心房リエントリーまたは難治性上室頻拍例ではナトリウムチャネル遮断薬，カリウムチャネル遮断薬が使用される。

3）その他 —— torsade de pointesの予防

先天性QT延長症候群におけるtorsade de pointesの予防にはβ遮断薬が一般的に用いられており，ナトリウムチャネル遮断薬（リドカイン，メキシレチン塩酸塩など）やカルシウム拮抗薬が有効なこともある。

抗不整脈薬の主な副作用として，薬剤による催不整脈作用，心筋収縮力低下，血圧低下，QRS幅の拡大やQT延長などが報告されていることから，TDMを含めたモニタリングによる確認が必要となる。

2-2　各種抗不整脈薬

1）ナトリウムチャネル遮断薬

フレカイニド酢酸塩

心臓刺激伝導系のナトリウムチャネルを抑制することで，心房筋，心室筋ともにナトリウムチャネルを遮断する。ナトリウムチャネルとの解離速度が遅く，低頻度の異所性興奮や連結期の長い早期興奮にも有効である。ただし，使用頻度依存性があるため正常調律興奮伝導にも抑制効果が現れ，心電図でのQRS幅延長や伝導障害を引き起こす可能性が高い。

日本において小児に適応を持つ唯一のナトリウムチャネル遮断薬である。

用法・用量

静注：1〜2mg/kg，100〜150 mg/m^{2}を10分で希釈静注

経口：50mg/m^2〜100mg/m^2/day（6カ月未満の乳児では50mg/m^2/day）を分2〜3。1日最高200mg/m^2/day

有効血中濃度：200〜1,000ng/mL

2）カリウムチャネル遮断薬

アミオダロン塩酸塩

　主にカリウムチャネルをブロックして心房筋，心室筋，プルキンエ線維，洞結節，房室結節を含むすべての心筋細胞の活動電位持続時間（APD）・不応期を延長させる。アミオダロンはナトリウムチャネル，カルシウムチャネル，β受容体をもブロックする作用を持つことが特徴である。ほとんどの上室性，心室性頻脈性不整脈に対して効果がある。特に心収縮能の抑制が少ないため器質性心疾患を伴う心室性頻拍で使用されることが多い。副作用としては甲状腺機能障害・角膜沈着・光線過敏・発疹・頭痛・嘔吐などが報告されており，肺線維症などの致死的副作用はまれであるが，注意して使用する必要がある。

用法・用量

静注：初期投与量として5mg/kg（30分以上かけて），または1mg/kg（bolus）を5回まで（5分以上間隔をあけて）。維持量として10 mg/kg/day
経口：初期投与量10〜20mg/kg/dayを1〜2週間。維持量として5〜10 mg/kg/day 分1〜2
有効血中濃度：500〜1,000 ng/mL（活性代謝物モノデスエチル体との合計が2,500ng/mLを超えない）

3）β遮断薬

プロプラノロール塩酸塩

　β_1，β_2ともに遮断し，内因性交感神経刺激作用はない。ナトリウムチャネル遮断作用を持つ。カテコラミンにより誘発される上室性頻拍，心房頻拍，心室頻拍に有用である。房室伝導を抑制するため，房室回帰性頻拍，房室結節回帰性頻拍にも有効である。副作用として，徐脈，房室ブロック，低血圧，心不全の悪化，気管支けいれんなどがある。

用法・用量

静注：0.05〜0.1mg/kgをゆっくり静注
経口：1〜4mg/kg/dayを分3〜4
有効血中濃度：50〜100 ng/mL

4）カルシウム拮抗薬

ベラパミル塩酸塩

　フェニルアルキルアミン系のカルシウム拮抗薬であり，洞結節，房室結節を介する上室性頻拍，撃発活動による心室頻拍，心房頻拍に有効である。また，房室伝導抑制があるため，心房頻拍などの心房不整脈の心室レート抑制にも有効である。新生児・乳児には心機能低下に伴う徐脈，低血圧，無呼吸などが起こり得るため禁忌である。

用法・用量
静注：0.1mg/kgを5分かけて希釈静注
経口：3〜6mg/kg/day
有効血中濃度：50〜150 ng/mL

5）ジギタリス強心配糖体

　抗不整脈作用としては，自律神経を介した洞結節機能・房室伝導の抑制により，心房筋のAPDや有効不応期の短縮がみられる。房室結節を介する上室性頻拍，心房頻拍などの心房不整脈の心室レート抑制にも有効である。WPW（Wolff-Parkinson-White）症候群では副伝導路の不応期を短縮し，その房室伝導を促進するため使用するべきではない。

ジゴキシン
用法・用量
静注（急速飽和量）：乳幼児0.04 mg/kg/回，学童0.03mg/kg/回（いずれも初めに半量，続いて残り半量を2〜3回に分けて6〜8時間ごとにゆっくり静注）
経口（維持量）：乳幼児0.0075〜0.01 mg/kg/day，学童0.005〜0.0075 mg/kg/dayを分1〜2
有効血中濃度：0.5〜2.0 ng/mL

6）プリン誘導体

ATP製剤──アデノシン三リン酸ニナトリウム水和物

　血中ではATPaseにより速やかにアデノシンに分解され，アデノシンが心筋のプリン受容体に作用することで，ムスカリン作動性カリウムチャネルを活性化し，β刺激によるアデニルシクラーゼを介するcAMP合成に拮抗する。房室伝導遮断作用により，房室結節を介する発作性上室頻拍の停止，一部のtriggered activityを機序とする頻拍の停止に有効である。

用法・用量
0.1〜0.3mg/kgを急速静注，生理食塩水または5％ブドウ糖液で後押しする。

3 肺動脈性肺高血圧治療薬

　肺高血圧症はさまざまな原因により肺動脈圧が持続的に上昇した病態で，右心不全・呼吸不全が順次進行する疾患であり，特発性を代表とする肺動脈性肺高血圧（PAH：pulmonary arterial hypertension）と，左心不全を代表とする肺静脈性肺高血圧とに大きく分けられる。後者に対する治療は，その原疾患に対する治療が優先される。PAH

の本体は微小肺細小動脈の器質的狭窄・閉塞であり，近年肺血管に選択性の高い血管拡張薬が開発され，内科治療が本格的に開始された．小児・新生児においては十分なエビデンスはないため，成人での有効性や安全性を参考に臨床応用しているのが現状であるが，最近ボセンタンが小児適応を獲得するなど開発が進められている．血管拡張薬に共通する副作用として頭痛やほてり・顔面紅潮，ふらつき，下痢などの消化器症状がある．

1）ホスホジエステラーゼ（PDE）5阻害薬

PDE5は特に肺血管平滑筋細胞に多く存在し，血管拡張作用を有するcGMPを特異的に加水分解する．これを阻害することで，肺動脈血管平滑筋を弛緩させる．現在日本で成人において承認されているのはシルデナフィルとタダラフィルである．羞明や色覚異常など視覚障害の報告もあり，注意する．

シルデナフィルクエン酸塩
用法・用量
目安として0.5〜1mg/kg/dayを分3から開始．忍容性は良好．

2）エンドセリン受容体拮抗薬

エンドセリン受容体（ET）にはA, Bのサブタイプが存在し，ET_Aは主に血管平滑筋において血管収縮・細胞増殖・細胞遊走に関与し，炎症・線維化を誘導する．一方，ET_Bは正常では主に血管内皮細胞においてNOやプロスタサイクリン産生を亢進し，血管拡張に作用するが，PAHの病態では血管内皮細胞では減少し，血管平滑筋で増加する．ボセンタンはET_A・ET_Bの両方を阻害し，アンブリセンタンはET_Aに選択的である．成人で報告のある肝機能障害は，小児では比較的頻度が低いといわれている．

ボセンタン水和物
用法・用量
4mg/kg/dayを分2．最大投与量240mg/day

3）プロスタサイクリン関連薬

プロスタグランジンI_2（PGI_2，プロスタサイクリン）は，血管内皮細胞表面のPGI_2受容体を介し平滑筋細胞内のcAMP濃度を上昇させ，血管拡張作用を呈するだけでなく，血小板凝集抑制・血管平滑筋増殖抑制作用も有すると考えられている．持続静注で用いられるエポプロステノール，持続静注もしくは皮下注で用いられるトレプロスチニル，経口薬ではベラプロストが国内で承認を得ている．

（1）エポプロステノールナトリウム

半減期が3〜5分と短く，持続静脈内投与が必要である．また，溶解液がアルカリ性で血管刺激性があるため中心静脈カテーテルの留置が不可欠となることから，菌血症やカテーテル損傷などのトラブルに注意が必要である．家族には溶解や輸液ポンプへの

セットなど、薬剤調製法と保管方法の十分な指導を実施する。特異的な副作用として開始時の顎関節痛や足底部の痛みなどがあるが、用量が固定されると軽減できるので経過を注意して観察する。

> **用法・用量**

1〜2ng/kg/minから開始し、副作用や忍容性に注意しながら1ng/kg/minずつ増量。増量の上限は定められていないが、開始後2〜3年で安定維持量（20〜30ng/kg/min）に達することが多い。

(2) ベラプロストナトリウム

> **用法・用量**

1μg/kg/dayを分3から開始（心不全合併や低血圧の症例、乳幼児では半量から開始）。効果不十分な症例では、副作用・忍容性に注意しながら3〜5μg/kg/dayを分3〜4まで増量可能。

川崎病治療薬

川崎病は主に、4歳以下の乳幼児に好発する全身の中小動脈の炎症である。

(1) ガンマグロブリン

急性期の川崎病の治療目標は強い炎症反応を早期に抑え、合併症の冠動脈瘤の発症頻度を最低限にすることである。そのためには、できる限り早期にガンマグロブリン（IVIG：intravenous immunoglobulin）の2g/kg/dayの超大量療法を単回投与、または重症度に応じて1g/kg/dayを2日連続で投与する。投与中は急激な容量負荷による心不全や心機能低下に十分注意する。IVIG療法は用量依存的に効果が高いことが報告されており、川崎病の臨床症状および検査所見を速やかに鎮静化させ、冠動脈病変の発症頻度を低下させることができる最善の治療法である。

> **用法・用量**

超大量療法：2g/kg/day　単回投与
または
1g/kg/day　2日

(2) アスピリンとガンマグロブリンの併用

従来から使用されていたアスピリンはIVIGと併用される。アスピリンは抗炎症作用および血管内血液の抗凝固作用の両方を期待して使用される。急性期は腸管からの吸収が悪いため中等量（30〜50mg/kg/dayを分3）のアスピリンを使用するが、解熱後は抗血栓効果を期待し3〜5mg/kg/day 分1で、検査所見が正常となるまで2〜3カ月継続使用される。

> **用法・用量**

急性期：30〜50mg/kg/day　分3
解熱後：3〜5mg/kg/day　分1　2〜3カ月

(3) フルルビプロフェン，クロピドグレル硫酸塩

肝機能障害がある場合にはフルルビプロフェン（3～5mg/kg/dayを分3）や，クロピドグレル硫酸塩（月齢25カ月以上：1mg/kg/dayを分1，24カ月以下：0.2mg/kg/dayを分1）を使用する。

(4) IVIG療法不応例

IVIG療法不応例に対する治療法については，現在さまざまな検討が行われているところで，統一された標準治療はないのが現状である。追加IVIG，メチルプレドニゾロンパルス療法（30mg/kg/dayを1～3日間，後療法にプレドニゾロン1～2mg/kg/dayから漸減）や，インフリキシマブ，シクロスポリン，ウリナスタチンなどが個々の症例ごとに選択される。

また，日本で小林らにより実施された重症患者に対するIVIG＋PSL初期併用投与の有用性を検討する無作為化比較試験（RAISE Study）により，重症患者においてIVIG＋PSL初期併用療法が冠動脈病変合併頻度と治療抵抗例を有意に減少させることが示唆されており，今後の追試の結果によっては標準的治療となる可能性もある。詳細は『川崎病急性期治療のガイドライン』を参照のこと。

● 参考文献

1) 日本循環器学会，他　合同研究班：小児期心疾患における薬物療法ガイドライン，2012（http://www.j-circ.or.jp/guideline/pdf/JCS2012_sachi_h.pdf）
2) 小児循環器学会「小児不整脈の診断・治療に関する検討委員会」：小児不整脈の診断・治療ガイドライン，2010（http://jspccs.umin.ac.jp/site/html/guideline/pdf/guideline_cure.pdf）
3) 長嶋正實，他：小児不整脈 改訂第2版．診断と治療社，2011
4) 日本循環器学会，他　合同研究班：肺高血圧症治療ガイドライン（2012年改訂版），2012（http://www.j-circ.or.jp/guideline/pdf/JCS2012_nakanishi_h.pdf）
5) 日本小児循環器学会：川崎病急性期治療のガイドライン（平成24年改訂版），2012（http://minds4.jcqhc.or.jp/minds/kawasaki/kawasakiguideline2012.pdf）

12 免疫抑制薬

Point

❶ 免疫抑制薬には，ステロイド剤（プレドニゾロンなど），カルシニューリン阻害薬（シクロスポリン，タクロリムス水和物），代謝拮抗薬（ミコフェノール酸モフェチル，ミゾリビン，アザチオプリンなど），アルキル化剤（シクロホスファミド水和物），mTOR阻害薬（エベロリムス）などがある．近年，小児に安全性や有効性が確立されてきた薬剤も多くある．

❷ その反面，重篤な副作用も多く，使用に際してはそれぞれの薬物の特性を十分理解して選択し，患者に十分なインフォームドコンセントを行い使用することが重要である．

各種免疫抑制薬の投与方法と注意点

各種免疫抑制薬の特徴とその投与方法および注意点について，薬剤ごとに以下に述べる．

1）副腎皮質ホルモン

（1）副腎皮質ホルモンの作用

副腎皮質ホルモンは，標的細胞の核内の糖質コルチコイド受容体と結合し，T細胞の増殖を抑制，免疫応答を阻害し，サイトカインの産生を抑制する．ステロイドホルモンは免疫抑制効果の他，シクロオキシゲナーゼ阻害による抗炎症作用，糖質・蛋白・脂質代謝への影響など，全身の組織にさまざまな作用を及ぼす．

（2）全身投与の投与経路

ステロイドの全身投与には経口剤と注射剤がある．経口的にステロイドを投与した場合，消化管での吸収率は通常70～100％と高く，食事の影響は少なく，投与後の血中濃度は1～2時間でピークとなるため，経口投与が最も推奨できる投与方法である．注射剤はショック状態，喘息重積状態，ステロイドの大量投与など，経口困難な場合などに用いる．

（3）主なステロイドの種類と特徴

主なステロイドの種類と作用の特徴について表に示した．これらの薬剤は，ヒドロコルチゾンを基本骨格として化学修飾されて合成されているが，二重結合を加えたり，フッ素を導入するなどにより作用増強が図られている．血中半減期が長い薬剤ほどグルココルチコイド作用が強力であることなどがわかる．

表　ステロイド薬の効力比較

生物活性 作用時間	ステロイド	対応量 (mg)＊	力価比（/コルチゾール）＊2		生物学的 半減期（hr）
			グルココルチコイド作用	ミネラルコルチコイド作用	
短時間型	ヒドロコルチゾン類	20	1	1	8〜12
中間型	プレドニゾロン類	5	4	0.8	12〜36
	メチルプレドニゾロン類	4	5	0.5	12〜36
	トリアムシノロン類	4	5	0	24〜48
長時間型	デキサメタゾン類	0.75	25〜30	0	36〜54
	ベタメタゾン類	0.6	25〜30	0	36〜54

＊：コルチゾールの1日平均分泌量（20mg）に対応する投与量を示す。
＊2：副腎皮質ホルモンのコルチゾールは生理的糖質コルチコイドであり，糖代謝作用，抗炎症作用および免疫作用を持っている。また，副作用としてナトリウムの体内貯留など電解質作用をあわせ持っている。
〔神田博仁，他：NSAIDs・ステロイドの特徴と薬学的管理指導のポイント．月刊薬事，47(3):393-404, 2005を参考に作成〕

（4）副作用，保護者への説明

ステロイドを導入する際は，患児の親は漠然と抵抗や不安を感じていることがあるため，服用意義や副作用，注意点について十分に説明する必要がある。また，ステロイド離脱症候群について理解してもらい，自己中断がないように患児自身にもその年齢に応じた説明が必要である。

当院では，ステロイド離脱症候群を含め副作用が現れる可能性があることを説明している。下記のように主な副作用だけでも多種多様であるが，対処法が周知されているため，注意して使用すれば比較的に安全に使用できること，ステロイドを減量していけば副作用の症状が良くなることを説明すると安心されることが多い。

ステロイド離脱症候群
内面的な副作用：成長障害，高血圧，消化器潰瘍，骨粗鬆症，無菌性骨壊死，緑内障，白内障，糖尿病，中枢神経障害，感染症など
外面的な副作用：多毛，満月様顔貌，中心性肥満，皮膚線条，ざ瘡など

保護者，患児へのステロイドの副作用についての説明例は，「第Ⅱ章⑭　腎臓病薬（ネフローゼ症候群）」(p.235）を参照。

（5）投与方法の再考

隔日投与は連日投与に比べて副作用を抑えられることが報告されている。長期投与が避けられない症例の場合は，免疫抑制薬への切り替えを考慮に入れる。

（6）プレドニゾロン

プレドニゾロンは苦味があるため，小児の服用時は単シロップに混ぜるなどの工夫が必要である。錠剤の服用が難しい年齢であっても，プレドニゾロンの錠剤がかなり小さいため，散剤から錠剤に切り替えることで服用できるようになることもある。それでも服用が困難な場合は，空カプセルに充填したり，ジュースや乳製品，ゼリーに混ぜて内服させるなどにより服用できるようになる場合もある。

用法・用量

ネフローゼ症候群：初発時の治療は，国際法または長期漸減法を選択する。

国際法：プレドンゾロン8週間投与
①60mg/m²/day or 2.0mg/kg/day（最大60mg/day）
分2～3連日投与4週間
②40mg/m²/day or 1.3mg/kg/day（最大40mg/day）
朝1回隔日投与4週間

長期漸減法：プレドンゾロン3～7カ月投与
①60mg/m²/day or 2.0mg/kg/day
分2～3連日投与4週間（最大60mg/day）
②40mg/m²/day or 1.3mg/kg/day
朝1回隔月投与から漸減し2～6カ月間（最大40mg/day）
②の減量法に関しては，主治医の裁量に委ねられる部分が大きい。

メチルプレドニゾロンパルス療法：20～30mg/kg（最大1g）を5％ブドウ糖液100～200mLに配合，2時間で点滴静注を3日間投与。

2）シクロスポリンA（CyA）製剤

（1）特徴（作用，代謝，適応症など）

シクロスポリンは，T細胞増殖因子であるインターロイキン-2を中心とした各種サイトカインmRNAの転写を阻害し，選択的にヘルパーT細胞の増殖を抑制する。

バイオアベイラビリティは約38％である。主にCYP3A4によって代謝され，その後，主に胆汁中に排泄される。

トランスポーター（OATP1B1，OATP1B3，P-糖蛋白など）に対して強い阻害作用があるため，これらのトランスポーターの寄与が高い薬剤には注意する。

なお，グレープフルーツなどの柑橘類はシクロスポリンの代謝を阻害しシクロスポリン血中濃度を上昇させるため摂取を避けるべきである。その他，マクロライド系抗生物質など併用注意の薬剤も多く，注意が必要である。

適応症
腎臓・肝臓移植後の拒絶反応抑制，骨髄移植における拒絶反応，GVHD（移植片対宿主病：graft-versus-host disease）の抑制。
重篤な臓器障害あるいは尋常性乾癬，再生不良性貧血，頻回再発型・ステロイド抵抗性ネフローゼ症候群などにも使用される。

剤形
カプセル剤，液剤，注射剤

各製剤の特徴
サンディミュン®：脂溶性製剤であるため，吸収に及ぼす胆汁酸分泌量や食事による影響により，吸収にばらつきが生じる
ネオーラル®：製剤学的工夫が加えられ，O/W型のマイクロエマルジョン製剤にするこ

とにより，吸収に及ぼす胆汁酸分泌量や食事による影響が減少し，安定した血中濃度を維持

(2) 副作用

　副作用として腎機能障害，肝機能障害，高血圧のほか，多毛，歯肉増殖などが知られている。このため血中濃度のモニタリングを行い，適切な血中濃度を維持するよう用量の調節が必要である。近年はトラフ値の調整法のほか，AUCと相関の良い内服後2時間値（C_2）に基づいて調整が行われている。

　カルシニューリン阻害薬による腎機能障害は，減量により回復する可逆性な急性の高窒素血症，さらには不可逆性な慢性の進行性腎疾患として症状が現れることもある。このため定期的なモニタリングを行い，場合によっては腎生検を定期的に施行するなど注意を要する。

(3) ネオーラル®

　ネオーラルは特有のエタノール臭と味があるため，服用時に工夫を要することがある。液剤の場合，専用ピペットで舌に触れないように入れてあげたり，それでも服用困難な場合は少量のジュース（りんご，オレンジなど）に混ぜる方法もある。しかし，単シロップに混ぜると分離したり，牛乳に混ぜるとさらに味が悪くなるなど，混ぜるのに適さないものがあるため注意する。カプセル剤の場合は，服用30分くらい前にカプセルに空気穴を開けて脱臭することで服用できたという報告がある。

　液剤の保管方法は，冷蔵庫に保存するとゼリー状になるため，室温保存であることを説明する。

3) タクロリムス水和物製剤

(1) 特徴

　本剤はシクロスポリンAと作用機序が酷似しており，細胞内の結合蛋白と結合しカルシニューリン活性を阻害する。

　CYP3A4で代謝されるが，CYP3A4およびCYP3A5による寄与が高く，特に小腸のCYP3A5の寄与が高いことが知られている。

　シクロスポリンと同様に，グレープフルーツなどの柑橘類は摂取により本剤の吸収が阻害されるので併用注意となっている。

　シクロスポリンと比較して多毛，歯肉増殖といった外見的副作用が少ないことが知られている。外見的副作用によりシクロスポリンを使用できない頻回再発型・ステロイド依存性ネフローゼ症候群に使用されることがあるが，国内のみならず海外でも適応症として承認されておらず，安全かつ有効な用量・用法は確立していないのが現状である。

適応症

臓器移植後の拒絶反応の抑制，既存治療で効果不十分な関節リウマチ，ループス腎炎など

(2) 投与量 ── TDMの必要性

　小児に一般的なことであるが，体重あたりの肝重量が大きく，薬物代謝能が成人に比

べて高いため，投与量を増量する必要性を考慮して測定頻度を増やすことが知られている。

また，患児により食事の摂取前後で吸収率が異なってくるため，過量投与による副作用発現の防止のため，あるいは十分な効果を得るために，トラフ値でのモニタリングを行い，投与量を調節する必要がある。

（3）カテーテルへの吸着と偽性高値への注意

持続点滴で投与されたシクロスポリンやタクロリムスの血中濃度測定で，投与量とは不一致な異常高値を示す症例に遭遇することがある。これらの薬剤は脂溶性がきわめて高いためカテーテルに吸着しやすい。そのため，点滴投与時に中心静脈カテーテル素材へ収着し，隣接する採血専用ラインまで染み出し，採血時に薬剤が溶出することにより，測定値が偽性高値になることが報告されている[8]。そのような現象に遭遇した場合はすぐに投与量を変更するのではなく，末梢採血をして血中濃度を再測定する必要がある。

（4）副作用

副作用は，肝機能障害，腎機能障害，高血糖，高K血症，振戦などが知られている。シクロスポリンに比べ，多毛症や歯肉増殖がみられないこと，低用量の場合は腎毒性が少ないことが特徴的である。

（5）プログラフ，グラセプター，他

本剤は，1日2回製剤（プログラフカプセル），1日1回製剤（グラセプターカプセル）がある。剤形としてはカプセル剤，顆粒剤，注射剤，軟膏剤がある。カプセル剤を服用できない場合は，吸湿性があり脱カプセルの調剤が適さないため，服用直前に脱カプセルをして服用する必要性がある。

4）ミコフェノール酸モフェチル

（1）特徴

現在は，移植後の免疫抑制療法における代謝拮抗薬として広く用いられている。また小児においてはループス腎炎や，頻回再発型あるいはステロイド依存性ネフローゼ症候群に使用されている報告が増加しているが，保険適用を取得していないため，適応拡大に向け今後の臨床研究が期待されている。

（2）作用・代謝・排泄

ミコフェノール酸モフェチル（MMF）の活性代謝産物であるミコフェノール酸（MPA）は，イノシン一リン酸脱水素酵素（IMPDH）を阻害することにより，細胞の核酸合成経路のうちde novo系を選択的に抑制する。その結果，Tリンパ球やBリンパ球の増殖や抗体産生が抑制され免疫抑制効果が発現する。

MMFはMPAの経口的バイオアベイラビリティを改善する目的で開発されたエステル化されたプロドラッグである。MPAは肝臓でグルクロン酸抱合を受け，不活性代謝物質のMPAグルクロニダーゼ（MPAG）となり，約87％は尿中へ，残りは有機アニオントランスポーター（OATP）1B1と1B3によって肝臓に取り込まれ，胆汁中に排泄さ

れる。MPAの半減期は17時間で，第1ピークは服用1時間後であるが，胆汁中に排泄されたMPAGが腸管内の微生物のグルクロニダーゼにより再びMPAとなり腸管循環されるため，6～12時間後に第2ピークを認めることが報告されている。

一般的にMMFは十分な免疫抑制効果を得るためには50％以上のIMPDH阻害が必要とされており，MPAトラフ値は2～5μg/mLに相当するため，この範囲に入る投与量を指標に行っていることが多い。

(3) 副作用

副作用は白血球減少，感染症，脱毛などがあるが，消化器症状（下痢，腹痛）がみられることが多い。消化器症状は腸管内でのMPAの曝露によると考えられており，MPA血中濃度とは関連しないと考えられている。症状が重症の場合は減量することもある。

5) ミゾリビン（MZR）

(1) 特徴

ミゾリビンは日本で開発されたプリン体合成阻害薬であり，重篤な副作用が少なく，他の免疫抑制薬より長期投与が可能である。ミコフェノール酸と同様にリンパ球の核酸合成に関与するde novo経路を阻害することにより，リンパ球の増殖を抑制し，免疫抑制効果を示すとされている。

(2) 適応症と投与方法

本剤は小児IgA腎症重症例に対するカクテル療法として推奨されている。また，腎移植後の免疫抑制療法のカルシニューリン阻害薬による副作用の腎症が問題となる症例の治療薬の1つとして考えられている。

小児頻回再発型ネフローゼ症候群における本剤の2～5mg/kg/dayの長期投与の安全性は以前から報告されているが，再発抑制効果は不十分であった。しかし投与量，投与法の変更により，治療効果が改善するという報告がある[7]。そのため近年，ミゾリビン大量療法が行われている。また多くの報告では，最高血中濃度（内服後2時間値または3時間値）を3μg/mL以上に保つことが推奨されている。今後，投与量，投与法について検討が必要な薬剤である。

(3) 副作用

副作用としては，消化器症状，白血球減少等の血液系障害，高尿酸血症などが報告されている。脱毛により減量，中止する必要がある症例も報告されている。

6) アザチオプリン

(1) 特徴（作用と効果）

アザチオプリンはプリン拮抗薬であり，体内に吸収された後，ヒポキサンチンの類似体である6-メルカプトプリン（6-MP）となり，核酸合成を阻害することにより免疫抑制作用を現す。また，細胞内に取り込まれた6-MPは，チオイノシン酸から6-TGNに変換され，DNAへ取り込まれて細胞障害作用を発揮すると考えられている。

本剤は，腎移植，肝移植，心移植，肺移植における拒絶反応の抑制や，小児を含む潰瘍性大腸炎，クローン病における緩解維持効果とステロイド減量効果が報告されている。また，びまん性メサンギウム増殖を示す重症な小児IgA腎症のカクテル療法や，ループス腎炎の維持療法などの1つとして使用される。

(2) 相互作用

アロプリノールとの併用は本剤の代謝酵素であるキサンチンオキシダーゼを阻害し，6-MPの血中濃度を上昇させ副作用が増強すること，また，ワルファリンとの併用はワルファリンの代謝を促進させることが考えられており，抗凝血作用が減弱することが報告されているため，注意が必要である。

(3) 副作用

副作用として悪心，嘔吐，下痢などの消化器症状，骨髄抑制，肝機能障害などが認められる。副作用が原因で投薬の中止を要する症例が3～4割あることが報告されているため，定期的な血液検査が必要である。また，炎症性腸疾患患者におけるリンパ腫発生リスクのメタアナリスにおいて，チオプリン製剤の使用患者は使用しない患者と比較して発生リスクが約4倍になるとの報告がある[6]。

7）シクロホスファミド水和物（CPA）

(1) 特徴（作用と代謝物の毒性）

ナイトロジェンマスタードの誘導体であり，細胞内でアルキル基ラジカルをDNA，RNAと核蛋白へ転移させることにより細胞増殖を抑制する。血中半減期は2～10時間で，24時間以内にほとんど尿中に排泄される。尿中に排泄される代謝物は細胞毒性（アクロレイン）を有しており，副作用の1つである出血性膀胱炎の原因となる。アクロレインを無毒化するメスナを使用することが多いが，十分な水分負荷により出血性膀胱炎は防止可能とされている。

(2) 投与法

投与法は，経口投与とシクロホスファミド大量静注（IVCY）療法がある。経口投与はネフローゼ症候群に使用されることがあるが，新しい免疫抑制薬の開発により使用頻度は減っている。全身性エリテマトーデスや血管炎症症候群に合併する腎炎などの難治性病態では，効果発現が早いIVCY療法が頻用される。

(3) 副作用

副作用として悪心，嘔吐，脱毛，骨髄抑制，出血性膀胱炎，性腺機能障害，感染症がある。悪心や嘔吐に関しては，代謝物であるホスファミドマスタードが血中で上昇する投与6～18時間後に多く，投与開始前や投与8～12時間後に5-HT$_3$受容体拮抗薬を使用することが多い。性腺機能障害は女児より男児に起こりやすく，思春期以降の投与はより危険性が増すことが知られている。女児の場合，総投与量は400mg/kg以内が望ましく，投与時の年齢，総投与量が増すほど無月経になりやすい。男児の場合は安全域が狭く総投与量は200mg/kg以内が望ましく，総投与量が300mg/kgを超えると無精子症や精子減少症となる危険性が増す。

8）エベロリムス

（1）特徴（作用と適応症）

本剤は，細胞内結合蛋白であるFKBP12と結合して複合体を形成し，さらにこの複合体は細胞周期のG1期からS期への誘導に関与する主要な調節蛋白であるmTORに結合することにより，細胞の増殖を抑制する。細胞増殖が促進されるp70S6キナーゼの活性化を阻害することで，IL-2およびIL-15などによる主にT細胞の増殖を抑制し免疫抑制作用を示すと考えられている。高用量製剤は抗がん薬として，根治切除不能または転移性の腎細胞がん，手術不能または再発乳がんなどに使用され，低用量製剤は免疫抑制剤として，心移植・腎移植における拒絶反応の抑制に使用されている。

（2）投与量 ── TDMの必要性

本剤を投与する際には，十分な有効性を得るため，および副作用を軽減するために，トラフ値を測定し適切な投与量を決定することが重要である。推奨されるトラフ値は3～8ng/mLである。また，高脂肪食摂取後に服用すると，C_{max}およびAUCが空腹時に比べてそれぞれ60％および16％低下することが知られている。バラつきを最小限に抑えるため，服用は食後または空腹時のいずれか一定の条件下で服用する必要がある。

本剤はバイアオアベイラビリティが約15％と低いことが特徴的である。それは消化管内のP-糖蛋白によって消化管管腔側に排出され，本剤の門脈側への移行が低下することに起因している。本剤の一部はCYP3A4に代謝されるが，約80％が胆汁排泄を受け，糞便中から排泄され，約5％が尿中に排泄される。グレープフルーツはCYP3A4だけでなくP-糖蛋白も阻害するため，グレープフルーツやそのジュースを摂取しないことなどを指導する必要がある。

（3）副作用

主な副作用は脂質異常症や鼻咽頭炎，高血圧などがある。口内炎を訴える患者もいるため，注意していく。

9）リツキシマブ

（1）特徴

抗CD20モノクローナル抗体であり，Bリンパ球表面に発現するCD20抗原に特異的に結合した後，補体依存性細胞障害作用および抗体依存性細胞介在性細胞障害作用により，既存の化学療法薬，免疫抑制薬とは異なる作用機序により効果を発揮する。国内の臨床試験においては，CD20抗原陽性のB細胞性非ホジキンリンパ腫が認められていた。

（2）効果

2014年8月に難治性のネフローゼ症候群（頻回再発型またはステロイド依存性）の適応が承認された。本剤は既存の免疫抑制薬が効かず，重度のステロイド依存性ネフローゼ症候群であってもステロイド離脱が可能となり，免疫抑制薬の感受性を高める効果も期待できる。ただし，その効果はB細胞枯渇期間に限定され，B細胞の回復とともに再発することが多い。B細胞の回復後も寛解を維持させるため，シクロスポリンやミコ

フェノール酸モフェチルなどの免疫抑制薬を後療法として継続する報告がされており，今後も検討が必要である[12]。

（3）高頻度に現れる副作用 —— インフュージョンリアクション

代表的な副作用として，インフュージョンリアクションがある。国内の臨床試験では，難治性ネフローゼ症候群を対象とした患者のうち約63％，B細胞性非ホジキンリンパ腫を対象とした患者のうち約90％にインフュージョンリアクションが認められている。

本剤の投与速度を上げる際に出現しやすいため，注意する。本剤の投与速度を守り，投与開始前から終了後1時間は定期的にバイタルサインのモニタリング，自他覚症状の観察を十分に行う必要がある。軽微から中等度の症状が現れた場合は，症状により投与速度を緩めるか，投与の中断も考慮する。投与を再開する場合は，症状が完全に消失した後，中止時点の半分以下の投与速度で投与を開始する[3]。

インフュージョンリアクションを軽減するため，解熱鎮痛剤（アセトアミノフェン），抗ヒスタミン薬（d-クロルフェニラミンマレイン酸塩），および静注メチルプレドニゾロンを30分前に投与する。

（4）その他副作用

その他の副作用として，細菌，真菌，ウイルスによる重篤な感染症，進行性多巣性白質脳症，B型肝炎ウイルスによる劇症肝炎，皮膚粘膜症状，汎血球減少や好中球減少などの重篤な血球減少，消化管穿孔・閉塞，間質性肺炎などがある。致死的な副作用を出現する可能性もあるため，患者へのインフォームドコンセントが必要である。

（5）投与法

必ず本剤投与前には臨床検査を実施し，全身状態を観察のうえ，投与の是非を検討する。本剤を調製する際は，希釈時および希釈後に泡立つような激しい振動を加えると抗体が凝集するおそれがあるため注意する。

ネフローゼ症候群において小児に投与する場合は，初回の投与速度は，最初の1時間は25mg/hrとし，状態観察のうえ，次の1時間は100mg/hr，その後は最大200mg/hrまでを目安としている。また，2回目以降の注入開始速度は，初回投与時に発現した副作用が軽微であった場合，100mg/hrまで上げて開始できるが，患者の状態により適宜減速する。

用法・用量

難治性のネフローゼ症候群：1回375mg/m^{2}を1週間間隔で4回点滴静注

◉ 参考文献

1) 日本小児腎臓病学会：小児特発性ネフローゼ症候群診療ガイドライン．診断と治療社，pp2-40，2013
2) 伊藤秀一・専門編集：小児のネフローゼと腎炎；小児科臨床ピクシス22（五十嵐隆・総編集），中山書店，pp168-183，2010

3) 全薬工業：リツキサン注適正使用ガイド

4) ノバルティスファーマ：サーティカン FAQ 医療関係者向けページ（https://drs-net.novartis.co.jp/dr/products/product/certican/faq/）

5) 三浦昌朋：薬物相互作用．腎移植にかかわる医療従事者の役割と最新の知識【最新の知識：維持期の管理（外来管理）】．腎と透析，78（1）：85-89，2015

6) 新井勝大：炎症性腸疾患のエビデンスに基づいた最新治療．小児科診療 UP-to-DATE, 1：32-36，2013（ラジオNIKKEI：http://medical.radionikkei.jp/uptodate/uptodate_pdf/uptodate-130515.pdf）

7) 後藤美和，他：小児頻回再発型ネフローゼ症候群に対するミゾリビン高用量治療の再発抑制効果と安全性．日本腎臓学会誌，48（4）：365-370，2006

8) 早川美惠子，他：中心静脈カテーテル採血は免疫抑制剤血中濃度の偽高値につながる可能性がある．医学検査，56（6）：900-904，2007

9) 山本一彦，鈴木洋史・編：薬剤ごとの違いがわかるステロイドの使い分け．羊土社，pp48-56，2010

10) 村木優一，奥田真弘：免疫抑制薬，月刊薬事，55（13）：87-90，2013

11) 各医療用医薬品インタビューフォーム

12) Fujinaga S, et al.：Single infusion of rituximab for persistent steroid-dependent minimal-change nephrotic syndrome after long-term cyclosporine. Pediatr Nephrol, 25（3）：539-44, 2010

13 糖尿病治療薬

Point
1. 小児は成長発育期にあるため，過度の「食事制限」は必要ない。
2. 血糖管理目標値は高めの設定である。
3. 近年，小児では1型より2型糖尿病の発症率が増加している。
4. 適正かつ安全に治療を行うためには，保育園・学校などへの協力依頼も不可欠である。

はじめに

　糖尿病の概念は小児期にあっても成人と変わらないが，成長発育期にあることから治療・管理においては，糖尿病の病態が成長発育に影響すること，治療，特に栄養管理が成人と大きく異なる点に注意が必要である。

　また，小児の糖尿病は絶対的インスリン欠乏の1型糖尿病がほとんどと考えられてきたが，近年，学校検尿・糖尿病検診や肥満児検診の普及により，2型糖尿病がより多く発症していることが明らかとなった[1]。

　小児糖尿病に関しては医療従事者だけでなく一般社会の理解も深まってきており，そのことが患児のQOLを高めていく原動力となりつつある。私たち薬剤師も一層の努力が必要である。

1 糖尿病の分類と小児領域での疾患紹介

　1999年に日本糖尿病学会から発表になった「糖尿病の成因分類」（表1）は，広く知られているところであるが，そのなかの「その他の特定の機序，疾患によるもの」はさらに分類されている。ここでは，「内分泌疾患」および「その他の遺伝的症候群で糖尿病を伴うことの多いもの」に注目し，特に小児領域に関連する例を紹介する。

1）内分泌疾患

成長ホルモン分泌過剰症（下垂体性巨人症，先端巨大症）
　成長ホルモン（GH：growth hormone）は，肝臓からの糖放出を亢進させる作用があ

表1 糖尿病と糖代謝異常*の成因分類

Ⅰ．1型（膵β細胞の破壊，通常は絶対的インスリン欠乏に至る）
  A．自己免疫性
  B．特発性
Ⅱ．2型（インスリン分泌低下を主体とするものと，インスリン抵抗性が主体で，それにインスリンの相対的不足を伴うものなどがある）
Ⅲ．その他の特定の機序，疾患によるもの
  A．遺伝因子として遺伝子異常が同定されたもの
    (1) 膵β細胞機能にかかわる遺伝子異常
    (2) インスリン作用の伝達機構にかかわる遺伝子異常
  B．他の疾患，条件に伴うもの
    (1) 膵外分泌疾患
    (2) 内分泌疾患
    (3) 肝疾患
    (4) 薬剤や化学物質によるもの
    (5) 感染症
    (6) 免疫機序によるまれな病態
    (7) その他の遺伝的症候群で糖尿病を伴うことの多いもの
Ⅳ．妊娠糖尿病

注：現時点では上記のいずれにも分類できないものは分類不能とする。
*：一部には，糖尿病特有の合併症をきたすかどうかが確認されていないものも含まれる。
〔糖尿病診断基準に関する調査検討委員会：糖尿病の分類と診断基準に関する委員会報告．糖尿病，53（6）：450-467, 2010〕

る。さらに，インスリン受容体へのインスリン結合を抑制する。したがって，GH分泌過剰状態での耐糖能異常の特徴は，インスリン抵抗性による高インスリン血症を伴うことである。本症では耐糖能異常を60〜70％に合併する[3]。

2）その他の遺伝的症候群で糖尿病を伴うことの多いもの

Down症候群

　肥満および耐糖能異常を合併する頻度が高いとされている。しかし，食事・運動療法で肥満を予防した場合は糖尿病の合併率は高くなく，本症の耐糖能異常は肥満による二次性のものと考えられる[4]。

小児糖尿病治療の基本

1）1型糖尿病治療

インスリン注射，持続皮下インスリン注入療法（CSII：Continuous Subcutaneous Insulin Infusion）

　良好な血糖コントロールを維持することだけでなく，重症低血糖をできるだけ少なくし，正常な発育・発達を促すことが目的である。

なお，食事療法は「食事制限」ではなく，同年齢の健常な小児の所要量に等しい適切な食事内容とすることを理解しておく必要がある。

2）2型糖尿病治療

食事・運動療法

成人と異なり，「食事制限」は行わない．1型と同様に同年齢の健常小児の所要量に等しいエネルギー，3大栄養素の配分比で摂取する．これに楽しみながら行える運動メニューを加えていく．必要ならば薬物療法も行われる．

  小児糖尿病の血糖管理目標

乳児の重症低血糖は，年長児よりも神経学的後遺症を残しやすいことが知られている．また，年少時では血糖管理は不安定であり，特に早朝空腹時血糖が70mg/dL未満では夜間の低血糖の存在を考慮する．

小児期の目標値は，あくまで低血糖の危険を避けることが優先される（日本糖尿病学会小児糖尿病委員会）（表2）[5),6)]。

表2　小児糖尿病の血糖管理目標

指標	正常値	糖尿病の成人の目標値	小児の年代別の目標値
空腹時血糖値 (mg/dL)	<110	130未満[*2]	（思春期）80〜140 （学童期）80〜150 （幼児期）80〜160
食後2時間血糖値 (mg/dL)	<126	180未満[*2]	（思春期）　〜180 （学童期）　〜200 （幼児期）　〜250
夜間血糖値 (mg/dL)		記載なし	（思春期）65〜126 （学童期）70〜140 （幼児期）70〜170
HbA1c（NGSP）[*3] (%)	<6	7.0未満[*]	（思春期）　〜7.5 （学童期）　〜8.0 （幼児期）　〜8.5

小児・思春期の目標値はあくまでも低血糖の危険を避けることが優先される．また，年少時では血糖管理は不安定であり，目標値以下になることをいたずらに推奨してはならない．特に早朝空腹時血糖が70mg/dL未満では夜間の低血糖の存在を考慮する（日本糖尿病学会小児糖尿病委員会）．
＊ ：日本糖尿病学会糖尿病診療ガイドライン（2013）におけるコントロール評価　合併症予防のための目標値を記載
＊2：合併症予防の観点からのHbA1cの目標値に対応するおおよその血糖値の目安を記載
＊3：小児のHbA1c（NGSP）値は丸山太郎，丸山千寿子：1型糖尿病の治療マニュアル，南江堂，p11, 2010より引用

〔文献5), 6) を参考に作成〕

子どもへの服薬指導

　どんなに適した薬が処方されても，それを服用してもらえなければ意味がありません。継続して薬を服用してもらうためにはどうすればよいかが，服薬指導する上で重要なポイントとなります。

　患者が子どもの場合，薬の説明では患者さんと保護者のどちらにお話ししますか？　またどんなお話をしますか？　筆者がアトピー性皮膚炎のお子さんを担当したときのことです。保護者はとても熱心なお母さんで「この子のことを思って，これまでずっとステロイドを避けてきたのに…。使えば良くなる実感はあるけど，使い続ける決心がつかない」とステロイド外用薬への不安が強く，なかなか治療が継続できない状況でした。

　お母さんに任せていたスキンケアをお子さんが自分自身で行えるようにする目的で，入院時にお子さんに服薬指導をしました。患児向けにわかりやすく加工したお薬説明書（薬の写真と塗布部位のみ）を作成してから，指導に向かいました。患者さんはお薬説明書を見ると「これ塗ると，痒いのよくなるの！？　これはなに？」，「どれくらい塗ればいいの？　毎日使うの？」と，自分の使っている薬に興味を持ち，たくさんお話ししてくれました。それぞれの疑問に対し，使う目的や使い方などをわかりやすく説明すると，理解して「お家でも頑張るね！」と元気に退院しました。

　外来受診時に，その後の様子をお母さんに尋ねると「"これ（ステロイド外用薬）があると痒くなくなるから，塗るのを手伝って！"と，お薬を自分で持ってきて一生懸命スキンケアしています。その様子を目の当たりにすると，この子にはこの薬が必要だと思って。一緒に頑張っています」と話してくれました。薬の管理は保護者が行うことが多いので，保護者中心に説明しがちですが，患者さん本人に薬への興味を持ってもらうことの大切さを改めて実感した症例でした。

　子どもに薬への興味を持ってもらうには，子どもと仲良くなることも大切です。子どもと仲良くなるには子どもの世界を知っていると便利で，アニメやゲームなどの好みを尋ねて，お薬説明書にキャラクターなどの絵を描くと興味を示してくれます。また，お話しするときは子どもの特徴や性質を理解して話すのも大事なポイントです。女の子は男の子よりも"おませさん"なことが多く，子ども扱いをすると逆効果となることもあります。仲良くなると，自分から薬の剤形や服薬方法，服用タイミングなどを提案してくるなど，治療にもっと積極的になるきっかけとなります。

小児患者のインスリン療法における特徴と注意点

（1）低年齢ほど皮下でのインスリン吸収は早い
　インスリン効果が早く現れ，早く切れる傾向がある。
（2）食事や運動量が不安定
　特に運動量の変化によるインスリン必要量の変動が大きい。
（3）注射に伴う痛み，恐怖に対する許容能が低い
（4）低血糖の自覚が乏しい
　機嫌が悪いなど様子がおかしいときは，まず疑う必要がある。
（5）思春期はインスリン必要量が増える
　ホルモンの影響でインスリン抵抗性が増す。特に夜間や早朝のインスリン必要量が増える傾向が強い。

表3 インスリン治療糖尿病患者における，これまで報告された個々の低血糖症状の出現頻度（％）

症　状	出現頻度（％）	症　状	出現頻度（％）
発汗	47〜84	耳鳴り	11〜41
震え	32〜78	頭痛	24〜36
筋力低下	28〜71	不安感	10〜44
視力障害	24〜60	吐き気	5〜20
空腹感	39〜49	集中力の欠如	31〜75
心悸亢進	8〜62	疲労感	38〜46
発語困難	7〜41	眠気	16〜33
口唇周囲のヒリヒリ感	10〜39	意識混濁	13〜53

〔Hepburn DA. in Hypoglycemia and Diabetes, 1993 より〕

5 低血糖症状と対策

インスリン治療において低血糖はある程度避けられないことではあるが，その症状を理解し，適切に対応することによって重症低血糖を回避できる可能性があることを指導すべきである。また，なぜ低血糖になったかを一緒に考え，評価していくことも非常に重要である。特に子どもは夢中になって走り回ることも多いので，数時間後に低血糖症状が現れる危険性があることも知っておくべきである。

1）低血糖症状の出現頻度

低血糖症状はさまざまであるが，個々においては一定の症状を示すことが多く，その症状を知ることにより早く適切な対応をとることができる（表3）。

2）低血糖時の対応

（1）補食による血糖上昇

すばやく体内に吸収され血糖を上昇させるもの（スティックシュガー，ペットシュガー，ブドウ糖，ブドウ糖のラムネ等のお菓子など）で対応する。また，必要時にはゆっくりと吸収されるもの（ビスケットなど）も摂取する。

保護者には人工甘味料では血糖が上昇しないこと，チョコレートなどの脂肪分が多い食品は血糖がすばやく上がらないことを伝える。逆に低血糖をおそれて菓子パンなどのカロリーが高いものを食べすぎると，高血糖になることがあるので注意する。

自宅だけでなく，保育園・学校などでも同じ対応ができるよう施設側にも低血糖の対応などを事前に伝えておくように指導する。対応例を図に示す[7]。

低血糖　基本ルール

軽症 空腹感・不機嫌 あくび・冷や汗 震え・顔面蒼白	どうしたの？と声をかける。 グルコースサプライや糖分を含んだジュースなどを摂る。 口の中に直接はちみつや水あめを塗ることも有効です。 15分後症状が治まらなければ，もう一度繰り返す。 症状が落ち着いたら，食事を摂る。

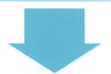

重症 意識消失 けいれん	側臥位で寝かせる。（誤嚥防止） 救急車を呼ぶ。インスリン治療による低血糖と思われると伝える。 主治医・保護者に連絡する。

● 注 意
- 意識がはっきりしない場合に口の中へ食べ物を入れることは危険です。
- 低血糖の回復を，症状だけでなく血糖値の上昇（100mg/dL以上）からも確認すること。
- 低血糖の再発に十分注意してください。

● 補食の摂り方
- 症状のあるときはAグループ（単純糖質…すぐに血糖上昇する）
- 再発予防にはBグループ（複合糖質…緩やかに血糖上昇する）
  0.5～1単位の食品を摂るようにすること。
  いつも置いてある場所　─────▶　□

Aグループ	6歳未満	6～10歳	11歳以上
グルコースサプライ	2個	3個	4個
はちみつ・砂糖	ティースプーン2杯	3杯	4杯
フレッシュジュース	100mL	150mL	200mL

Bグループ【1単位のめやす】
食パン〔6枚切り半分〕，ビスケット〔大2枚〕，おにぎり〔小1個〕

緊急連絡先
　保護者　　　　　　　　　　　　　　病院・主治医

〔1型糖尿病［IDDM］お役立ちマニュアル Part2，日本IDDMネットワーク，p.47，2005を参考に作成〕

図　低血糖時の対応フローチャート

表4 補食の摂取状況

	具体的に	人数（％）
補食内容	1．ビスケット・パン・せんべい・おにぎりなど	26（ 51.0）
	2．砂糖・アメ・ジュースなど	12（ 23.5）
	3．場合により1 or 2	7（ 13.7）
	4．その他（果物・牛乳・チーズ・ヨーグルトなど）	5（ 9.8）
	5．無回答	1（ 2.0）
	計	51（100.0）
補食場所*	1．教室	17
	2．保健室	13
	3．決められた場所（職員室・用務員室・湯沸かし室など）	9
	4．トイレ	4
	5．その他（屋上・ロッカー室・水飲み場・廊下・食堂・決まっていないなど）	13
	計	56

＊：重複回答（同一人が重複して回答してもよい）

〔佐々木望：新 小児糖尿病―治療と生活，診断と治療社，p97，2005〕

（2）重症血糖時のグルカゴン筋肉注射

けいれん時や食物が摂取できないような重症低血糖時には，グルカゴンの筋肉注射が必要となってくる。しかしながら，保護者のシリンジ注射器の使用経験は皆無に等しい状況となってきている。来局時などに，グルカゴンの溶解方法・注射部位などを保護者が十分に理解しているか確認しておく。同時にグルカゴン注の期限が切れていないかも確認する。

3）子どもへの接し方

低血糖時には子どもの機嫌が悪かったり，眠ってしまったりしてなかなか補食できないことがあるが，子どもには食べれば元気になることを伝え，保護者はがんばって摂取を促したい。また，ブドウ糖を所持することはもちろんだが，自分の子どもにとって自宅以外でも食べやすい補食を把握しておくことも重要である[8]（表4）。

4）原因分析

補食によって重症化を回避できたことで安心せず，低血糖症状の発症について繰り返さないためにはどうすればよいのか考えることが重要である。そのためには，血糖自己測定（SMBG）で得られる血糖値だけでなく，日々の運動量や補食の量・時間など，気付くところを書き留める癖をつけることも大切である。このような日常の記録は，予期せぬ低血糖症状の原因分析に役立つため大変重要となる。

インスリン注射への関わり方

　幼児期は主に保護者が注射を実施する段階である．子どもは「注射をしないと，ごはんが食べられない」という状況を徐々に理解し，必然的に注射の受け入れができてくるようである．まず，泣かずに注射が実施できるようになれば十分である．その後，注射の準備や片付け，注射部位を当ててみるなど，段階的に子どものできることを増やしていくようにする．実施できた後は大いに褒めたり抱きしめてあげたりすることが大切である．

　手技的には幼稚園の年長くらいで実施できるようであり，小児用の「1クリック＝0.5単位」のペン型注入器も使用頻度が高い．また，デザイン・色などで区別しやすいペン型注入器を利用して「ごはん前用」，「寝る前用」など，使用時別に準備するとよい．

参考文献

1) 大和田操，似鳥嘉一，浦上達彦：小児期発症2型糖尿病の特徴と予後に関する研究—東京地区における26年の学童糖尿病検診から．糖尿病学．岡　芳知・編，pp.53-63，診断と治療社，2002
2) 糖尿病診断基準に関する調査検討委員会：糖尿病の分類と診断基準に関する委員会報告．糖尿病，53(6)：450-467，2010
3) 鈴木晟時：下垂体疾患における耐糖能異常．日本臨牀，60（増刊号）：691-696，2002
4) Ohyama Y, Utsugi T, Uchiyama T, et al：Prevalence of diabetes in adult patients with Down's syndrome living in a residential home. Diabetes Care, 23：705-706, 2000
5) 似鳥嘉一，浦上達彦，大和田操：小児糖尿病．糖尿病，47(12)：892-894，2004
6) 丸山太郎，丸山千寿子：1型糖尿病の治療マニュアル，南江堂，p.11，2010
7) Hepburn DA. in Hypoglycemia and Diabetes, 1993
8) 1型糖尿病［IDDM］お役立ちマニュアル Part2，日本IDDMネットワーク，p.47，2005
9) 佐々木望：新 小児糖尿病—治療と生活，診断と治療社，p.97，2005

14　抗がん薬

Point

① 小児がんは，医療の進歩とともに80％近くが治る病気となった。
② 小児がんは，成人のがんに比べて化学療法や放射線療法が奏効する確率が高い。
③ 標準治療として治療レジメンが確立している疾患もあるが，臨床試験として治療を行う場合や，症例が少なく文献やケースレポートを参考に治療を組み立てることも多くある。
④ 小児がんの治療レジメンは成人に比べ煩雑なものが多く，支持療法や副作用対策も病態により多岐にわたる。
⑤ 造血幹細胞移植時には，前処置である大量化学療法に加え，支持療法としてさまざまな薬剤を使用する。

はじめに

　小児がんは子どもに生じる悪性腫瘍の総称であり，発生頻度は15歳未満の小児人口1万人あたり約1人（全国で年間2,000～2,500人程度）で，決して高い確率ではない（図1）。
　小児がんは発見が難しく，がんの増殖も速いが，成人のがんに比べて化学療法や放射線療法の効果がきわめて高い。治療は外科治療，薬物療法（化学療法），放射線治療，造血幹細胞移植などを組み合わせて行うことが多く，現在では医療の進歩により70～80％が治るようになってきた。
　本項では国立成育医療研究センター内の小児がんセンターにて頻用されるレジメンを紹介し，主な抗がん薬の小児科領域での投与方法ならびに副作用対策，造血幹細胞移植における薬剤の使い方について述べる。

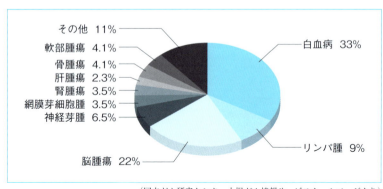

図1　小児がんの内訳　　　（国立がん研究センター小児がん情報サービスホームページより）

1 化学療法の運用

　抗がん薬による医療事故の多くは，抗がん薬の複雑な投与方法に起因する。そのため，治療の柱となる抗がん薬，支持療法用薬，併用薬剤などの日程・時系列をあらかじめ組み立てたレジメンシステムによるオーダー管理と処方監査が重要である。

レジメン管理と鑑査

　レジメンを登録する際には十分な検討が必要であり，センター内にはレジメン審査委員会を設置し，小児がんセンター医師のほかに当該診療科以外の医師，看護師，薬剤師による審議を行っている。当センターでは医療安全を確保し，適正ながん薬物療法を実施するため，以下のような仕組みでリスクマネジメント的管理を行っている。
　①内服を除く抗がん薬に分類される薬剤は，レジメンシステムを用いないとオーダーできない。
　②レジメンシステムによりオーダーできる医師を限定する。
　レジメン管理，監査はがん化学療法において非常に有用であり，薬剤師はそのなかで重要な役割を担っている。

2 小児がん化学療法でよく使われるレジメン

　2016年現在，当院にて登録している抗がん薬レジメンは，血液腫瘍科，移植外科，腎臓リウマチ膠原病科，産婦人科を合わせて90を超える。臨床試験のプロトコールも多く含まれ，症例数を重ねていくレジメンもあるが，珍しい症例では文献やケースレポートを参考に一から治療を組み立てて登録するレジメンもある。
　これらのうち，本項では小児がんに多い急性リンパ性白血病と神経芽腫で主に使用するレジメンについて，いくつか紹介する。

2-1　急性リンパ性白血病

1）初発小児B前駆細胞性急性リンパ性白血病

　表1は10歳以上の症例に使用される28日間のプロトコールである。
　治療の開始基準が設けられているプロトコールであれば，①レジメン運用の際に検査値を確認すること，②各薬剤についてモニタリングすべき副作用を把握すること，③副作用対策の支持療法を提案すること──などがレジメンを管理する薬剤師に求められ

表1 初発小児B前駆細胞性急性リンパ性白血病 10歳以上（再寛解導入療法の例）の28日間プロトコール

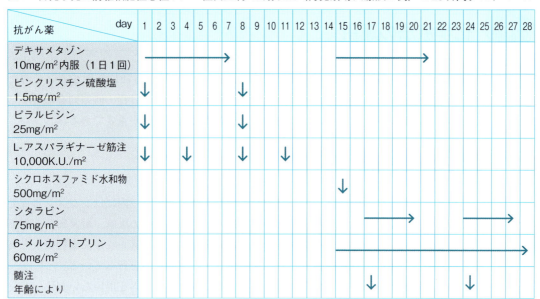

る。L-アスパラギナーゼは用法がいくつかあるが，このレジメンでは筋肉注射で投与することにも注意が必要である。

2）再発小児急性リンパ性白血病

表2のレジメンは，再発症例に使用するブロック治療の一例である。

この治療では，①初日の大量メトトレキサート（以下，HD-MTX）が36時間持続点滴となっている，②イホスファミドの投与時刻がday1はHD-MTXの前に，day2はHD-MTXの後に，day5はダウノルビシンの前に投与する，と細かく設定されている，③L-アスパラギナーゼの用法が点滴静注である（先のレジメンとは違う用法である）──など，非常に煩雑で複雑な構成になっていることに注意が必要である。

さらに，HD-MTX投与時は必ず血中濃度の測定を行い，MTXの排泄遅延がないかフォローする。プロトコールによっては採血時刻が決まっており，血中濃度の推移と必要なホリナートカルシウム（ロイコボリン®）の用量，回数の検討も必要である。

2-2 神経芽腫

表3は神経芽腫に用いられるレジメンの一例である。血液腫瘍に比べると，使用薬剤の種類・用法は簡素に思えるが，支持療法としての大量輸液の用量や，シクロホスファミド投与に伴う泌尿器障害のためのメスナの予防投与など，監査すべき点はいくつもある。

また，催吐リスクの高い薬剤を使用するため，制吐薬の使用にも工夫が必要である。5-HT$_3$阻害薬に加え，デキサメタゾンの投与を行う症例が多い。

表2 再発小児急性リンパ性白血病（強化療法の例）のブロック治療の1例

抗がん薬	day 1	2	3	4	5	6
デキサメタゾン内服 20mg/m²	→	→	→	→		
6-メルカプトプリン 100mg/m²	→	→	→	→		
ビンデシン硫酸塩 3mg/m²	↓					
大量メトトレキサート（HD-MTX） 1g/m² 36時間かけて点滴静注	↓					
イホスファミド 400mg/m²	*1	*2→	→	→	*3	
ダウノルビシン塩酸塩 35mg/m²					↓*4	
L-アスパラギナーゼ 10,000K.U./m² 6時間かけて点滴静注					↓	
髄注 年齢により	↓					

＊1：HD-MTXの前に投与
＊2：HD-MTX投与終了後に投与
＊3：ダウノルビシンの前に投与
＊4：イホスファミドの後に投与

表3 神経芽腫（高リスク群の例）のレジメン例

抗がん薬	day 1	2	3	4	5
シクロホスファミド水和物 1,200mg/m²	↓	↓			
ビンクリスチン硫酸塩 1.5mg/m²	↓				
ピラルビシン 40mg/m²			↓		
シスプラチン 20mg/m² 24時間かけて点滴静注		→	→	→	→

2-3 化学療法時に必要なサポート

　紹介したのは小児がんの化学療法でよく使われるレジメンである。支持療法は施設によりさまざまだが，抗がん薬に加え，大量輸液の管理や制吐薬，便通コントロール，粘膜障害の疼痛コントロールなどにより，支持療法まで含めた包括的なサポートを行っていく必要がある。

3 抗がん薬各論

3-1 アルキル化薬

1）シクロホスファミド水和物

急性リンパ性白血病や悪性リンパ腫などの血液腫瘍，脳腫瘍・神経芽腫・横紋筋肉腫などの固形腫瘍や，造血幹細胞移植前処置などで幅広く使用される。

主な副作用
- 投与1～2日以内：抗利尿ホルモン分泌異常症候群（SIADH），出血性膀胱炎　など
- 投与2～3週以内：心毒性（大量投与時）　など
- 晩　　期　　　：性腺機能障害　など

対策
- 投与前から大量輸液を行い，尿量を確保する。
- 出血性膀胱炎予防にメスナを使用する。
  - 1回量：シクロホスファミド1日量の40％相当量
  - 1日3回（シクロホスファミド投与時，4時間後，8時間後）
  - 30分かけて点滴静注

NCCNガイドライン2016では，投与量が1,500mg/m^2を超えると催吐性リスク分類で高リスク（頻度＞90％）とされている。

2）イホスファミド

急性リンパ性白血病・悪性リンパ腫などの血液腫瘍や，神経芽腫・ユーイング肉腫・横紋筋肉腫などの固形腫瘍などで，シクロホスファミド同様に幅広く使用される。

主な副作用

特徴的な副作用はシクロホスファミドと類似しており，加えてイホスファミド脳症と呼ばれる中枢神経毒性があげられる。焦燥感や傾眠などの軽度なものから，痙攣や昏睡など重篤なものまでさまざまである。

対策

ほとんどの副作用はイホスファミド投与中止後，数日で自然に回復する。
- メチレンブルーの投与により改善したという臨床報告も多数ある。
- 出血性膀胱炎予防にメスナを使用する。
  - 1回量：イホスファミド1日量の20％相当量
  - 1日3回（イホスファミド投与時，4時間後，8時間後）

3）メルファラン

造血幹細胞移植時の前処置として使用される。

主な副作用

代表的な副作用は，粘膜障害（下痢，口内炎），悪心・嘔吐，肝・腎障害などである。

対策

- 投与前日から投与終了後24時間は，水分補給および利尿剤の投与を行い十分な尿量を確保する。補液量は2,000mL/日以上，確保すべき尿量は100mL/hr以上が目安（添付文書）。
- 粘膜障害の対策として，投与中にクライオセラピーを併行する施設も多い。

4）ブスルファン

造血幹細胞移植時の前処置として使用される。

主な副作用

代表的な副作用は，痙攣，静脈閉塞性肝疾患，肺障害などがある。髄液移行性が高く，あらかじめ抗痙攣薬が投与されていない場合は10％以上の患者で痙攣が起こるとの報告がある。

対策

- CYP代謝に影響の少ないクロナゼパムなど，ベンゾジアゼピン系の抗痙攣薬の併用が望ましい。
- 静脈閉塞性肝疾患にはヘパリン製剤や肝庇護薬などを併用しながら，血液凝固系の検査データをフォローしていく。

3-2 代謝拮抗薬

1）メトトレキサート

主に急性リンパ性白血病，悪性リンパ腫などの血液腫瘍や，骨肉腫などの固形腫瘍に使用される。投与経路，用量が多岐にわたる。

用法・用量・適応

- 内服：20mg/m^2（例：急性リンパ性白血病の維持療法）
- 静脈注射：7〜15mg/m^2〔例：造血幹細胞移植後のGVHD（移植片対宿主病）予防〕
- 脳脊髄腔内注射：6〜15mg（年齢によって用量は細分化）
- 大量静脈点滴注射：2,000〜8,000mg/m^2（例：急性リンパ性白血病，悪性リンパ腫），10〜12g/m^2（例：骨肉腫）

脳脊髄腔内注射（以下，髄注）とは，薬理学的聖域である中枢神経系に直接薬剤を投与する処置であり，メトトレキサート単剤で投与することもあれば，シタラビン，ステロイドと一緒に投与する場合もある。

> **主な副作用**

髄注の主な副作用は，頭痛，下肢のしびれ，症候性白質脳症などである。

大量メトトレキサート療法は，薬理学的聖域である中枢神経，精巣などに薬剤を到達させる投与方法である。腎機能障害，肝機能障害，粘膜障害などの副作用が起こりやすいため，その対策が重要である。

> **対策**

大量輸液，尿アルカリ化薬（アセタゾラミド，炭酸水素ナトリウムなど）を併用するほか，ホリナートカルシウム（ロイコボリン®）救援が必須である。

2）シタラビン

主に急性リンパ性白血病，悪性リンパ腫などの血液腫瘍に使用される。メトトレキサートと同様に投与経路や用量が多岐にわたる。

> **用法・用量**

- 静脈注射：20～75mg/m^2
- 点滴静脈注射：100～200mg/m^2（1時間点滴，24時間点滴などさまざま）
- 脳脊髄腔内注射：15～30mg（年齢によって用量は細分化）
- 大量静脈点滴注射：2,000～3,000mg/m^2/回　1日2回

> **主な副作用**

特有の副作用として，大量投与時にシタラビン症候群といわれる高熱，筋肉痛，関節痛，結膜炎などの症状がみられるため，注意が必要である。

> **対策**

予防としてステロイドの点滴やステロイド点眼を行うことが推奨されている。

3）メルカプトプリン水和物

小児がん領域では，主に急性リンパ性白血病の維持療法として使用される。食事との間隔をあけ，就寝前に内服すると吸収が良い。

4）フルダラビンリン酸エステル（点滴静注）

造血幹細胞移植時の前処置として使用される。用量や投与期間は，各前処置によりさまざまである。

5）L-アスパラギナーゼ

急性リンパ性白血病，悪性リンパ腫などの血液腫瘍に使用される。血中のL-アスパラギンをアスパラギン酸とアンモニアに分解し，L-アスパラギンを栄養素として増殖する腫瘍細胞の蛋白合成を阻害する。

表4 心機能障害の発症リスクが生じるとされる閾値

医薬品名	総投与量[*1]	換算係数[*2] （ドキソルビシンを1としたとき）
アントラサイクリン系		
ドキソルビシン塩酸塩	500mg/m²	1
ダウノルビシン塩酸塩	25mg/kg	0.83
エピルビシン塩酸塩	900mg/m²	0.67
ピラルビシン	950mg/m²	0.6
イダルビシン塩酸塩	120mg/m²	5
アントラキノン系		
ミトキサントロン塩酸塩	160mg/m²	4

*1：各添付文書
*2：JPLSG（日本小児白血病リンパ腫研究グループ）推奨値

主な副作用

アナフィラキシー様反応，急性膵炎，血液凝固異常，高アンモニア血症，脂質代謝異常などである。

対策

ショック症状が現れるおそれがあるため，投与中は特に観察を要する。また，上記副作用のモニタリングのため，投与後のこまめな採血データのフォローも必要である。

急性膵炎は重篤化することがあるため，アミラーゼの分画とともに，症状出現時にはエコー検査やCT検査も積極的に行うことが推奨される。

万が一，L-アスパラギナーゼで何らかの副作用が出現し，同薬剤の継続投与が困難になった場合，未承認薬のエルウィナーゼ®を代替薬として使用する症例がある。エルウィナーゼ®は*Erwinia chrysanthemi*という細菌に由来するL-アスパラギナーゼであり，大腸菌を由来とする本邦のL-アスパラギナーゼと交差耐性を持たないために，代替薬として多くの国で臨床使用されている。

3-3 抗腫瘍性抗生物質

1) アントラサイクリン系

リスク因子

アントラサイクリン系薬剤では，フリーラジカルの発生による不可逆性の心筋障害および心不全のリスクがあることが知られている。総投与量に比例してリスクが上昇するとされ，添付文書上で発症リスクが生じるとされる閾値は表4の通りである。実際は，これ以下でも心機能障害は起こり得るため注意が必要である。

他のリスク因子としては縦隔への照射歴，心疾患の既往などがあげられる。

> **予防**
>
> 　心筋障害の予防を目的に，米国ではデキストラゾキサンが実用化されているが，本邦ではアントラサイクリン系血管外漏出治療薬としての適応しかなく，他の有効な予防手段もない。したがって，総投与量の管理が唯一の予防手段となる。
> 　ドキソルビシンを1としたときの換算係数は報告によりさまざまだが，JPLSG（日本小児白血病リンパ腫研究グループ）で推奨している値は表4に示す通りである。

2）その他の抗腫瘍性抗生物質

（1）アクチノマイシンD

　主に横紋筋肉腫，ユーイング肉腫，ウイルムス腫瘍などの固形腫瘍に使用される。1回投与法と分割投与法があり，添付文書上ではそれぞれに最大投与量が定められているので注意が必要である。

（2）ブレオマイシン塩酸塩

　小児がんの領域では胚細胞腫瘍に白金系薬剤，エトポシドとともに使用される。重大な副作用として間質性肺炎や肺線維症などの肺症状があり，総投与量300mgを超えないように注意する。

3-4　微小管阻害薬（ビンカアルカロイド）

1）ビンクリスチン硫酸塩

　血液腫瘍，固形腫瘍ともに幅広く使用される。キョウチクトウ科のニチニチソウから成分を抽出されたビンカアルカロイドである。

> **主な副作用**
>
> 　末梢神経障害，便秘，発熱などがみられ，蓄積に伴いこれらの発症頻度も高まることがわかっている。

2）ビンブラスチン硫酸塩

　小児がんの領域では主にランゲルハンス細胞組織球症（LCH）などに使用される。

3）ビンデシン硫酸塩

　主に再発急性白血病に使用される。

3-5　白金製剤

1）シスプラチン

主に神経芽腫，横紋筋肉腫，骨肉腫などの固形腫瘍に使用される。

特徴的な副作用

①腎毒性
主に近位尿細管終末部を傷害することにより起こり，多くは可逆的である。電解質異常にも注意が必要である。

〈予防〉
予防のためにシスプラチン投与前より大量輸液負荷を行い，D-マンニトールなどの利尿剤を併用する。

〈注意〉
利尿剤としてフロセミドを使用すると腎障害や聴力障害を増強させるおそれがあるため使用しない。

②聴力障害
蝸牛の有毛細胞を傷害することで起こる。高音域の障害が特徴的で，非可逆的な障害であることが多い。1日投与量では80mg/m^{2}以上で，総投与量では300mg/m^{2}を超えると難聴出現の傾向が顕著となる。1日投与量が150mgを超えると，ほとんどの症例で難聴が出現すると報告されている。

③悪心・嘔吐
NCCNガイドライン2016では，催吐性リスク分類で高リスクとされている。特に1回投与量が50mg/m^{2}を超えると90％以上の催吐リスクがある。急性，遅発性の2相性を有することが知られている。

〈急性〉
投与1～3時間後から発現し始め，6～8時間後に第1のピークをもつ。5-HT$_3$阻害薬とステロイド剤の併用が推奨される。

〈遅発性〉
投与24時間後から発現し始め，48～72時間後に第2のピークをもつ。長いもので5日間ほど続くこともある。長時間作用型5-HT$_3$阻害薬，ステロイド剤，メトクロプラミドなどとの併用が推奨される。

2）カルボプラチン

シスプラチン同様に小児固形腫瘍に幅広く使われ，シスプラチンよりも各副作用のリスクが軽減されている。シスプラチンのように大量輸液負荷は必須ではないが，腎毒性のリスクはある。

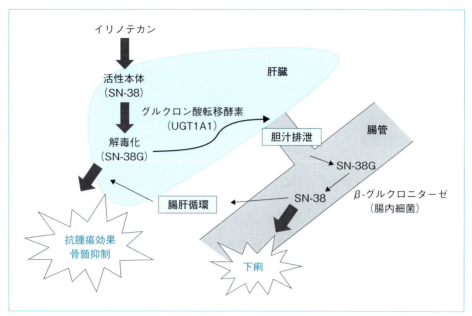

図2　イリノテカンによる下痢の発生

特徴的な副作用

　過敏反応がしばしば起こる。初回投与で起こることもあるが，症例報告によっては，何コースか投与を重ねていった際にアレルギー反応として現れることも多い。また，血小板減少が白血球減少よりやや先行して発現し高度となる傾向があり，骨髄抑制はカルボプラチンの用量規制因子である。

3-6　トポイソメラーゼ阻害薬

1）イリノテカン塩酸塩

　小児固形腫瘍に対し単剤や併用療法で広く使われる。トポイソメラーゼⅠ阻害薬である。

特徴的な副作用

下痢

　特徴的な副作用として下痢があげられる（図2）。イリノテカンは肝臓のカルボキシルエステラーゼにより，活性代謝物（SN-38）に変換される。さらにSN-38は，グルクロン酸転移酵素（UGT1A1）によりグルクロン酸抱合体（SN-38G）に変換され，胆汁から腸管内へ排泄される。腸管内では，一部のSN-38Gが腸内細菌のβ-グルクロニダーゼにより脱抱合を受けてSN-38に変換され，SN-38により腸管粘膜が傷害され，遅発型の下痢を発現すると考えられている。

＜予防＞
　*UGT1A*遺伝子変異を事前に調べることで下痢や好中球減少の程度を予測し，投与量を調整することがある．また，下痢予防で以下の内服薬を併用することがある．
- ・炭酸水素ナトリウム：腸管内をアルカリ化する．
- ・ウルソデオキシコール酸：胆汁をアルカリ化する．
- ・半夏瀉心湯：β-グルクロニダーゼを阻害する活性があるバイカリンを主成分とするオウゴンが多く含まれている．

2）エトポシド

　急性白血病・悪性リンパ腫などの血液腫瘍や，胚細胞腫瘍・ユーイング肉腫・肝芽腫などの固形腫瘍に対し，他剤との併用で広く使用される．トポイソメラーゼⅡ阻害薬である．また，造血幹細胞移植時の前処置として大量投与で使用される．

重大な副作用
　重大な副作用として，アレルギー症状や二次性がんなどがあげられる．特に二次性がんは，投与後1〜3年頃に染色体11q23に関連する相互転座を伴う急性骨髄性白血病の発症が多く報告されている．

注射製剤の注意
①添加剤 ── 無水エタノール
　注射薬は基剤にエタノールを含んでおり，小児への投与時には顔面紅潮，気分高揚，ふらつきなどの酩酊症状を呈することがある．
②可塑剤DEHP
　可塑剤としてDEHPを含むラインから投与すると，DEHPが溶出することが知られており注意が必要である．

4　造血幹細胞移植での薬剤の使い方

　小児がん治療に携わる薬剤師は，造血幹細胞移植の症例を多く経験する．本項では移植の種類や幹細胞ソースの種類は割愛し，主に大量化学療法時の支持療法と移植後のGVHD（移植片対宿主病）予防のための薬剤の使い方について述べる．

4-1　主な副作用とその対策

　造血幹細胞移植に伴う合併症と，前処置である大量化学療法による副作用について，代表的なものを以下にあげる．大量化学療法によるものがほとんどである．GVHDは同種移植の際に起こり得る合併症で，急性と慢性がある．

感染症，嘔気，粘膜障害（口内炎，下痢）*，脱毛，肝中心静脈閉塞症（VOD）/類洞閉塞症候群（SOS）*，血栓性微小血管病変（TMA），腫瘍崩壊症候群（TLS）*，移植片対宿主病（GVHD，急性/慢性）*，痙攣*，出血性膀胱炎，性腺機能不全，二次性がん，色素沈着

特定の抗がん薬に起因する副作用もあり，例えば，痙攣は前処置にブスルファン注射液を用いた場合，出血性膀胱炎はシクロホスファミドを用いた場合，二次性がんはエトポシドを用いた場合などにみられる。これらのなかから，＊印のついた合併症・副作用に用いられる薬剤について説明する。

1）粘膜障害（口内炎）

（1）ブチルスコポラミン臭化物
抗コリン作用の1つである口渇を利用して，大量化学療法による口腔内への薬液染み出しを予防する。用量は年齢，体重に合わせて決定する。

（2）IV-PCAポンプ
麻酔科の指示のもと，モルヒネから開始することが多い。

2）肝中心静脈閉塞症（VOD）/類洞閉塞症候群（SOS）

（1）ウルソデオキシコール酸
肝臓の機能を改善する。
10mg/kg/day　分2〜3

（2）ダナパロイドナトリウム
血管閉塞予防に用いる。
30U/kg/回　1日2回
※移植後30日までは全員続ける。

（3）ヘパリンナトリウム
血管閉塞予防に用いる。
100U/kg/day 24時間持続点滴

3）腫瘍崩壊症候群（TLS）

（1）アロプリノール
尿酸生成抑制により，高尿酸血症の予防に用いる。
10mg/kg/day　分2〜3

（2）ラスブリカーゼ
生成された尿酸を分解することで尿酸値を下げる。
0.2mg/kg/day　1日1回　最大7日間

（3）大量輸液

尿アルカリ化薬（ダイアモックス，メイロン）を併用する。

4）移植片対宿主病（急性GVHD）

（1）メトトレキサート
移植日をday0として，day1, 3, 6, 11に静注する。
day1：10〜15mg/m^2
day3, 6, 11：7〜10mg/m^2

（2）タクロリムス水和物
day1から連日投与する。
0.02〜0.03mg/kg/day：24時間持続点滴

（3）シクロスポリン
day1から連日投与する。
3〜5mg/kg/day　4時間点滴　1日2回

（4）プレドニゾロン
必要に応じて投与する。
1〜2mg/kg/day

5）痙攣

前処置にブスルフェクス®を使う場合，約10％の割合で起こるといわれている。

（1）クロナゼパム
0.1mg/kg/day　分2

（2）バルプロ酸ナトリウム
10〜15mg/kg/day　分2

（3）レベチラセタム（4歳以上）
20〜40mg/kg/day　分2

上記の支持療法はここ数年，当センターで主に使用されている薬剤である。薬剤の使い方や用法・用量は施設によって異なることがあるので注意されたい。

4-2　服薬指導のポイント

以下に造血幹細胞移植に携わる際の服薬指導のポイントをあげる。
①造血幹細胞移植は，多種多様の合併症，副作用，リスク，侵襲を伴う治療である。これらを回避するため，また起こってしまった後の対症療法として，さまざまな薬剤が投与される。
②患者家族には薬剤について説明するだけでなく，各合併症や副作用のリスク，好発

時期，初期症状などもあわせて伝える必要がある。
③内服してもらうよう患者自身の協力が必要となるため，理解度に応じた服薬説明などの介入を行う。
④前処置の大量化学療法から始まり，無事に造血幹細胞が生着し，再び造血が確認されるまで，患者・患者家族は非常に長い期間，不安のなかにいる。服薬説明に留まらず，その不安を傾聴し，小さな症状の変化もチームで共有することが重要である。

おわりに

　本項では分子標的薬と内服の抗がん薬については述べていないが，本邦では小児適応のない薬剤でも，文献やケースレポートを参考に使用する症例は多い。その際は，患者家族への十分な情報提供と説明，医療者間での密な情報共有，副作用が起きた際の早期対応などが重要となる。

　がん化学療法分野では，各施設にレジメン審査委員会や医療チームなどが設置されているが，その目的はさまざまな専門職が分担・連携・相互支援するためである。そのなかで薬剤師は，副作用の予防・軽減と治療継続性の向上において大きな役割を担っている。

参考文献

1) 各医薬品添付文書，インタビューフォーム，製品情報概要
2) 堀部敬三・編：小児がん診療ハンドブック．医薬ジャーナル社，2011
3) 日本臨牀 増刊号「抗がん剤の副作用と支持療法」2015年73巻，日本臨牀社
4) 豊嶋崇徳・編：造血幹細胞移植（ガイドラインパースペクティブ）．医薬ジャーナル社，2009

15 腎臓病薬（ネフローゼ症候群）

> **Point**
> ❶ 小児腎臓病のなかでも多くを占めるネフローゼ症候群は再発率が高く，ステロイド薬や免疫抑制薬など，副作用が問題となる薬剤の使用が多い。
> ❷ ステロイドや免疫抑制薬の適正使用にあたっては，保護者や患児の正しい理解を得るための服薬指導，副作用モニタリングが重要である。
> ❸ リツキシマブのネフローゼ症候群に対する適応の追加により，ネフローゼ症候群の治療は劇的に変化してきている。しかし，まれであるものの致死的な副作用が出る可能性があることを考慮し，その使用には注意と正しい理解が必要である。

はじめに

腎臓の機能は水分調節，老廃物除去，電解質の調整，ホルモン産生など多岐にわたる。

小児腎臓病のうち多くを占める腎炎・ネフローゼ症候群においては，適切な治療がなされれば腎不全に陥る可能性は低い。しかし，適切な治療がなされず放置されると，腎臓への負担が蓄積され，腎機能低下を招く危険がある。

本項ではネフローゼ症候群において使用される薬について，診療ガイドラインなどを参考に述べる。

1 ネフローゼ症候群とは

ネフローゼ症候群とは，体内の蛋白質が大量に尿中に漏出し，血中の蛋白質低下や浮腫のみられる病態を表す。したがって，高度蛋白尿や血液中の蛋白低下の診断基準を満たせばネフローゼ症候群になる（表1）。

ネフローゼ症候群は，①先天性ネフローゼ症候群，②続発性（二次性または症候性）ネフローゼ症候群，③原発性（一次性または特発性）ネフローゼ症候群に分類できるが，小児の場合，およそ90％が原因不明の原発性ネフローゼ症候群にあてはまり，そのうち80％は6歳未満で発症するといわれている。

また，ステロイド感受性ネフローゼ症候群（後述）であっても，80％が少なくとも一

表1 ネフローゼ症候群の診断基準と関連語句の定義

用 語	定 義
ネフローゼ症候群	高度蛋白尿（夜間蓄尿で40mg/hr/m^{2}以上）または早朝尿で尿蛋白クレアチニン比2.0g/gCr以上，かつ低アルブミン血症（血清アルブミン2.5 g/dL以下）
完全寛解	試験紙法で早朝尿蛋白陰性を3日連続して示すもの，または早朝尿で尿蛋白クレアチニン比0.2g/gCr未満を3日連続して示すもの
不完全寛解	試験紙法で早朝尿蛋白1＋以上または早朝尿で尿蛋白クレアチニン比0.2g/gCr以上を示し，かつ血清アルブミン2.5g/dLを超えるもの
再発*	試験紙法で早朝尿蛋白3＋以上を3日連続して示すもの
ステロイド感受性	プレドニゾロン連日投与開始後4週間以内に完全寛解するもの
頻回再発	初回寛解後6カ月以内に2回以上再発，または任意の12カ月以内に4回以上再発したもの
ステロイド依存性	プレドニゾロン減量中またはプレドニゾロン中止後14日以内に2回連続して再発したもの
ステロイド抵抗性	プレドニゾロンを4週間以上連日投与しても，完全寛解しないもの
initial nonresponder	ネフローゼ症候群初発時にステロイド抵抗性になったもの
late nonresponder	以前ステロイド感受性だったものがステロイド抵抗性になったもの
難治性ネフローゼ症候群	ステロイド感受性のうち，標準的な免疫抑制薬治療では寛解を維持できず，頻回再発型やステロイド依存性のままで，ステロイドから離脱できないもの ステロイド抵抗性のうち，標準的な免疫抑制薬治療では完全寛解しないもの

＊：小児特発性ネフローゼ症候群薬物治療ガイドライン1.0版では，再発の定義を寛解後尿蛋白40 mg/hr/m^{2}以上あるいは試験紙法で早朝尿蛋白100mg/dL（試験紙法で2＋）以上を3日間示すものとしていた．小児特発性ネフローゼ症候群診療ガイドライン2013では，KDIGOガイドライン，Pediatric Nephrology 第6版にならい，試験紙法で早朝尿蛋白3＋以上を3日連続して示すものとした．
　試験紙法で早朝尿蛋白2＋以上が3日以上続く場合は，再発を念頭において診療にあたる．また急激に尿蛋白が増加した場合は特に注意する

● ネフローゼ症候群の分類

① 先天性ネフローゼ症候群
② 続発性（二次性または症候性）ネフローゼ症候群
③ 原発性（一次性または特発性）ネフローゼ症候群

（日本小児腎臓病学会・編：小児特発性ネフローゼ症候群診療ガイドライン2013，診断と治療社，2013）

度は再発する．さらに，そのうち半数は頻回再発型ネフローゼ症候群となり，多くはステロイド依存性の経過をたどり治療に難渋する傾向にある．近年，リツキシマブの難治性ネフローゼ症候群に対する適応が追加され，ネフローゼ症候群の治療を変える薬剤として期待されている．

2 ネフローゼ症候群治療薬

ネフローゼ症候群治療薬として主に使用される薬剤とその特徴，注意点などを以下にあげる。

2-1 ステロイド

小児ネフローゼ症候群の多くを占める微小変化型は，ステロイドに効果を示すステロイド感受性ネフローゼ症候群が90％以上にのぼるため，続発性のネフローゼ症候群が疑われる場合を除き，腎生検をせずにプレドニゾロンで治療を開始することが一般的である。治療開始にあたっては，治療の必要性や副作用の初期症状などを理解してもらうための介入が必要である（図1）。

1）ステロイドによる治療方法（ステロイド感受性ネフローゼ症候群）

小児におけるステロイド感受性ネフローゼ症候群に対するステロイド治療は，一般的には日本小児腎臓病学会の作成したガイドラインに従って行われる（表2）。

2）ステロイド抵抗性ネフローゼ症候群に対するステロイドパルス療法

ステロイド抵抗性ネフローゼ症候群の治療では免疫抑制薬のシクロスポリンが第一選択薬とされるが，ステロイドパルス療法との併用も寛解導入に有効な場合があり，推奨されている。しかし，ステロイドパルス療法の単独使用は推奨されない。

ステロイドパルス療法を行う際には，副作用（特に血圧上昇，血糖上昇，徐脈，血栓症，眼圧上昇など）が発現する可能性が高くなるため，十分なモニタリングが必要である。また，シクロスポリン投与中は可逆性後白質脳症症候群（PRES）のリスクも考慮し，症状が疑われる場合は投与中止を検討する。

> **推奨される用量**
> メチルプレドニゾロンコハク酸エステルナトリウム注射用
> 20〜30mg/kg/回（最大1g）静脈内投与　1日1回　1週間に3日間連続
> を1クールとして使用する。

3）注意が必要な副作用

ステロイドは効果も期待されるが，副作用の発現も多くみられる薬剤である。投与する際には，以下のような副作用の発現に注意が必要である。

成長障害，緑内障・白内障，高血圧，食欲上昇，胃潰瘍，肥満，高血糖，多毛，満月

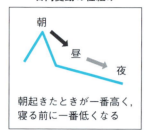

図1　ステロイドを使用する患者への説明用資料

様顔貌，ざ瘡，皮膚線条，気分の変化，骨粗鬆症，骨壊死

4) 服薬指導のポイント

　ステロイドの副作用は多岐にわたるが，治療に使用されてきた歴史が長いため，副作

表2 ステロイド感受性ネフローゼ症候群のステロイド治療（ガイドライン掲載のステートメント）

1. 小児の特発性ネフローゼ症候群はその多くが微小変化型である。そのため，初発，再発時ともにステロイド（プレドニゾロン）を第一選択薬として治療を開始することを推奨する。 推奨グレードA

2. 初発時の治療には，国際法または長期漸減法を選択することを推奨する。 推奨グレードB
   ■国際法：プレドニゾロン　8週間投与
   ① 60mg/m²/日または2.0mg/kg/日　分3　　連日投与　4週間（最大60mg/日）。
   ② 40mg/m²/日または1.3mg/kg/日　朝1回　隔日投与　4週間（最大40mg/日）。
   ■長期漸減法：プレドニゾロン　3〜7か月投与
   ① 60mg/m²/日または2.0mg/kg/日　分3　　連日投与　4週間（最大60mg/日）。
   ② 40mg/m²/日または1.3mg/kg/日　朝1回　隔日投与（最大40mg/日）から漸減し2〜6カ月間。
   ただし，②の減量方法に関しては，主治医の裁量にゆだねられる部分が大きい。

3. 再発時の治療には，国際法変法または長期漸減法を選択することを推奨する。 推奨グレードC1
   ■国際法変法：プレドニゾロン
   ① 60mg/m²/日または2.0mg/kg/日　分3で少なくとも尿蛋白消失確認後3日目まで投与する。ただし4週間を超えない（最大60mg/日）。
   ② 60mg/m²/日または2.0mg/kg/日　隔日　朝1回　2週間（最大60mg/日）。
   ③ 30mg/m²/日または1.0mg/kg/日　隔日　朝1回　2週間（最大30mg/日）。
   ④ 15mg/m²/日または0.5mg/kg/日　隔日　朝1回　2週間（最大15mg/日）。
   ただし②以下の減量法に関しては，主治医の裁量にゆだねられる部分が大きい。
   長期漸減法も適宜選択する。

注：体重は身長からみた標準体重で計算する（体表面積についても同様）

（日本小児腎臓病学会・編：小児特発性ネフローゼ症候群診療ガイドライン2013，診断と治療社，2013）

用に対する予防，対策についても明らかになってきている。保護者に対しては，ステロイドは注意すれば比較的安全に用いることができる旨を伝え，過度な不安を招かないように説明する。

　外見的な副作用は多くが減量中止によって改善するが，皮膚線条は一度できると治りにくいため注意が必要となる。また，低身長は成長期の子どもにとって特に大きな問題であり，場合によってはステロイドの減量や，免疫抑制薬の積極的使用が必要となる。

　内面的に起こる不可逆的な副作用については，初期症状を理解してもらうことが重要となる。保護者の理解度や，ステロイドに対するイメージを確認しながら，自己中断の危険性も含め繰り返し説明する。

2-2 免疫抑制薬

　頻回再発型・ステロイド依存性ネフローゼ症候群においては，ステロイド使用期間が長期に及び副作用が懸念されることから，免疫抑制薬の併用が推奨されている。

1）シクロスポリン

　頻回再発型・ステロイド依存性ネフローゼ症候群に対し非常に有効で，ほとんどの症例でステロイドの減量・中止が可能である。しかし，多くの症例で中止後の再発がみられることや，経過中に感受性低下による無効例がみられるなどの問題点がある。

作用

　Tリンパ球の作用を抑制する。

用量

《頻回再発型・ステロイド依存性ネフローゼ症候群》
2.5〜5mg/kg/日　分2で開始し，血中濃度モニタリングを行いながら管理。
トラフ値：80〜100ng/mLで6カ月間，以後60〜80ng/mL
《ステロイド抵抗性ネフローゼ症候群》
2.5〜5mg/kg/日　分2で開始し，血中濃度モニタリングを行う。
トラフ値：100〜150ng/mL（3カ月）
トラフ値： 80〜100ng/mL（3カ月〜1年）
トラフ値： 60〜 80ng/mL（1年以降）

特徴

　人によって吸収にばらつきがあるため，血中濃度モニタリングを行い，服用2時間値またはトラフを把握する必要がある。また，食後よりも食前内服（15〜30分前の内服）のほうが吸収が良いとされている。

主な副作用

　腎障害（シクロスポリン使用開始前と2〜3年継続後に腎生検を行い，慢性腎毒性の有無を評価することが推奨されている），多毛，振戦，歯肉肥厚，高血圧

相互作用

　グレープフルーツジュースの摂取やマクロライド系抗菌薬の併用により血中濃度の上昇がみられるため，注意が必要である。

服薬指導のポイント

　併用に注意が必要なマクロライド系抗菌薬に関しては，エリスロシン®，クラリス®，ジスロマック®など，実際の製品名をあげて話をすることが大切である。

内用液に関する注意

- 薬液を計り取る際は，目盛りを見るときピペットをまっすぐに立て，正確に行えていることを確認する。
- なるべく単独で，舌に触れないように専用のシリンジで内服させる。
- 服用が困難な場合は少量のジュース（リンゴ，オレンジなど）に混ぜてもよいが，牛乳（味が悪くなる），単シロップ（混ざらないで分離する）との混合は避ける。
- 保管の際に冷蔵庫に入れるとゼリー状になるため，①室温保存，②誤って冷所に保管した場合は室温に戻すことで内服可能であることを伝える。

2）シクロホスファミド水和物

　古くから使用されており，ステロイド依存性ではない頻回再発型ネフローゼ症候群に有効であることが証明されている。

　副作用で特に問題となるのが男児の無精子症である。これを考慮して投与は1クールのみとし，累積投与量は300mg/kgを超えてはならない。

- 作用

Tリンパ球とBリンパ球の作用をともに抑制する。

- 用量

2～2.5mg/kg/日（最大100mg）分1　8～12週

- 特徴

低年齢では寛解維持効率が劣るとの報告が多くあり，小学校低学年から思春期前の中学生の患者に対して使用されることが多い。

- 主な副作用

性腺障害，骨髄抑制（特に白血球減少），感染症，脱毛，出血性膀胱炎，肝機能障害，嘔気・嘔吐

3）ミゾリビン

　わが国で開発された代謝拮抗薬であり，他の免疫抑制薬に比較し副作用が少ない。

　頻回再発型・ステロイド依存性ネフローゼ症候群に対する4mg/kg/日の通常量での使用は有効性が低いと考えられていたが，その後7～10mg/kg/日の高用量での有効性が報告されている。

- 作用

Tリンパ球とBリンパ球の作用をともに抑制する。

- 用量

通常用量（4mg/kg/日）では十分な効果が期待できない。高用量（7～10mg/kg/日 分1）で，ピーク（C_2値またはC_3値）を3μg/mL以上とすると再発予防効果が高いとの報告があり，高用量の投与が推奨される。

- 特徴

副作用が少ない。

- 主な副作用

尿酸上昇，消化器症状，白血球減少

4）ミコフェノール酸モフェチル

　ミゾリビンと作用機序の類似する代謝拮抗薬であり，小児では移植後の拒絶予防に適応があるが，ネフローゼに関しては適応がない。

　米国を中心に，難治性を含む頻回再発型・ステロイド依存性ネフローゼ症候群に対す

る有効性が多数報告されている。

ミコフェノール酸モフェチルの吸収は個体差が大きいため，血中濃度モニタリングが望ましい。トラフ値2.0μg/mL未満の場合は再発する傾向が高いともいわれている。

作用

Tリンパ球とBリンパ球の作用をともに抑制する。

用量

1,000〜1,200mg/m^2/日（または24〜36mg/kg/日，最大2g/日）分2

特徴

カルシニューリン阻害薬（シクロスポリン，タクロリムスなど）と異なり，腎毒性がない。

相互作用

・Mg，Al含有薬剤との併用で血中濃度が低下する。
・アモキシシリン・クラブラン酸との併用で腸肝循環が低下し，血中濃度が低下する。

主な副作用

消化器症状（腹痛，下痢），脱毛，骨髄抑制（貧血，白血球，血小板減少）

5）タクロリムス

シクロスポリンと同じカルシニューリン阻害薬であり，腎移植後の免疫抑制薬としての適応があるが，ネフローゼ症候群に対する適応はない。

シクロスポリンと比較し，多毛，歯肉肥厚といった美容的な副作用が少ないことから，北米では頻回再発型・ステロイド依存性ネフローゼ症候群に好んで使用されている。

現在国内では，頻回再発型・ネフローゼ症候群患者を対象としたタクロリムスとシクロスポリンの多施設共同非盲検ランダム化比較試験（JSKDC06）を実施しており，その結果が待たれている。

作用

Tリンパ球の作用を抑制する。

用量

0.1mg/kg/日　分2　で投与を開始し，血中濃度モニタリングしながら管理する。
（JSKDC06では上記量で開始し，血中トラフ値を最初の6カ月：5〜7ng/mL，後半の18カ月：3〜5ng/mLに調節，2年間投与の設定）

特徴

・血中濃度モニタリング（トラフ値）が必要である。
・副作用に関して糖尿病の発症が重要であり，家族歴や危険因子のある患者には注意が必要である。

主な副作用

高血糖，腎障害，振戦，高血圧

相互作用

・グレープフルーツジュースによる血中濃度の上昇に注意が必要である。

・マクロライド系抗菌薬併用による血中濃度の上昇に注意が必要である。

6）リツキシマブ

　2014年に，難治性ネフローゼ症候群（頻回再発型あるいはステロイド依存性）に対する適応が追加となっている。前述の種々の免疫抑制薬を使用しても再発を繰り返す，きわめて重症なステロイド依存性ネフローゼ症候群に対しても効果が認められており，ステロイドの減量・中止が可能となっている。

　ただし，単独投与ではB細胞の回復とともに再発する可能性が高く，定期的な投与や，後療法として免疫抑制薬の内服を継続することでその有効性が継続するとの報告もある。保護者に渡す資料を図2に示す。

【作用】
Bリンパ球を枯渇させる。

【用量】
375mg/m^2/回　1～4回（複数回投与する場合は1週間間隔）点滴静注

【特徴】
・infusion reaction予防として経口解熱鎮痛薬，経口抗ヒスタミン薬，静注メチルプレドニゾロンなどによる前処置が行われることが多い。

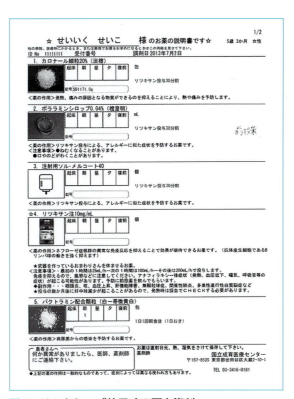

図2　リツキシマブ使用時の配布資料

・B細胞枯渇中にニューモシスチス感染予防目的としてST合剤を予防内服する試みもなされている。

> 主な副作用

infusion reaction（咽頭痛，呼吸困難，咳嗽など），発熱性好中球減少症・無顆粒球症（投与1～5カ月後に発現），進行性多発性白質脳症，間質性肺炎，B型肝炎キャリア再活性化に伴う劇症肝炎，ニューモシスチス肺炎

7）レニン・アンジオテンシン変換酵素阻害薬，アンジオテンシンⅡ受容体拮抗薬

レニン・アンジオテンシン系阻害薬は，小児ステロイド抵抗性ネフローゼ群に対する蛋白尿減少効果が期待できるため，シクロスポリンと併用するなど補助的に投与することが推奨されている。ただし，糸球体内圧が急激に低下すると糸球体濾過量が低下し，クレアチニン値の上昇や，高カリウム血症をきたすことがあるため注意が必要である。

> 主な副作用

立ちくらみ・めまい，空咳（ACE-I），貧血，高カリウム血症，クレアチニン値上昇

> 服薬指導のポイント

脱水のときは高カリウム血症になりやすく致死的な場合もあるため，下痢や水分摂取不良時など脱水が疑われるときは中止するよう指導を行う。

● 参考文献

1) 日本小児腎臓病学会・編：小児特発性ネフローゼ症候群診療ガイドライン2013，診断と治療社，2013
2) 五十嵐隆・監，伊藤秀一・編：こどもの腎炎・ネフローゼ．メディカルトリビューン，2012

輸液療法（脱水症）

Point

❶ 小児と成人では体成分中の水分量や腎機能が異なるので，必要水分量が異なるなどの違いがあるので注意する。

はじめに

通常，ヒトは水分・電解質をはじめ諸栄養素の適正量を経口的に摂取し，さらに体内での複雑な調節機構によって内部環境を維持している。小児の体は成人の体を単純に小さくしたものではなく，体成分（特に細胞外液）に占める水分の割合が多い。また1日の水分出納量も多いが，体液を調節する腎機能は乳児期までは未熟である。

したがって，乳児では成人に比べて摂取水分量の減少と排泄の増加が容易に起こりやすく，脱水に陥りやすいのが特徴である。ここでは，脱水を起こす原因となる疾患，脱水の分類と輸液療法について述べる。

 小児の体の特徴

1）体成分中での水分の占める割合が大きい

図1のとおり，新生児では体重の80％が水分である。そして生まれてから成長するにつれて体成分中の水分量は減少し，1歳位までには，ほぼ成人に近づく。

2）体液の出納量が大きい

表1のとおり，新生児では1日に体重当たり150mLもの水分が必要であり排出されるが，成人では30mLの水分が必要で排出される。

3）腎機能が未熟

新生児の尿希釈能は乳児のそれに匹敵する能力を有するが，新生児の尿濃縮能は成熟

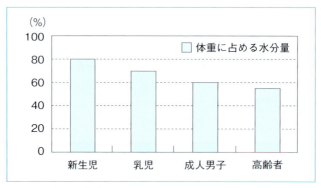

図1 水分量の変化

表1 各年齢の必要水分量

年齢	必要水分量	体液組成	細胞内液	細胞外液
新生児	150mL/kg/日	80%	35%	45%
5カ月	120mL/kg/日	—	—	—
1歳	100mL/kg/日	65%	40%	25%
5歳	80mL/kg/日	—	—	—
10歳	50mL/kg/日	—	—	—
15歳	30mL/kg/日	—	—	—
成人	30mL/kg/日	60%	40%	20%

（飯野靖彦：一目でわかる輸液，第3版，メディカル・サイエンス・インターナショナル，pp76-77, 2013より改変）

期でも乳児の半分しかもたない。つまり，水の再吸収能が低い。これに加え，摂取量の低下・喪失が起こりやすいことや乳児では口渇を適切に伝えることが難しいこともあり，脱水になりやすい。

2 脱水症の種類と対応する輸液の種類

脱水症を起こす原因と疾患を図2に示す。

1) 脱水の分類

脱水は，水と電解質（主にナトリウム）を欠乏するが，より多く欠乏しているのがどちらかによって脱水の症状が異なり，高張性脱水・等張性脱水・低張性脱水に分類される（図3）。

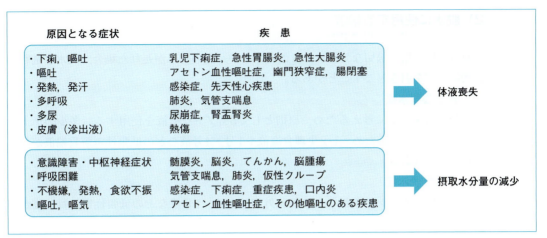

図2 脱水症を起こす原因と疾患

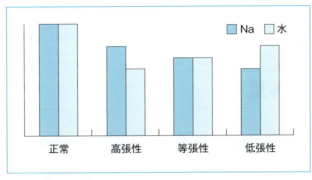

図3 脱水の分類

（1）高張性脱水

脱水は細胞外液からナトリウムよりも水のほうが多く失われることによって起こる。そして，細胞外液の浸透圧が高くなり，より浸透圧の低い細胞内液から細胞外液に水が移動する。その結果，細胞内の水分不足が起こり口渇となる。脱水により循環血漿量が減少しても細胞内液より水が供給されるため，末梢循環不全にはなりにくい。

（2）等張性脱水

細胞外液からナトリウムと水が同程度失われることにより起こる。細胞内液・外液に浸透圧差が生じないため水の移動が起こらない。細胞内液からの水の補給がないので循環血漿量が確保できず，血圧低下などが起こる。

（3）低張性脱水

細胞外液から水よりもナトリウムのほうが多く失われることによって起こる。そして，細胞外液の浸透圧が低くなり，より浸透圧の低い細胞外液から細胞内液に水が移動する。その結果，より循環血漿量の減少が起こり，末梢循環不全になりやすい。初期から倦怠・脱力感がみられ，重症時は昏睡となる。しかし，通常このタイプの脱水症になることはまれである。

2) 脱水に使用する輸液

脱水症は早期の適切な処置により改善するが，その対応が遅れた場合，脱水が進行し腎機能障害を引き起こすことがある。

(1) 高張性脱水症

水分補給を一番に考えるため，原則として5%ブドウ糖液を使用する。多少のナトリウムの減少が起こるため，1/2生理食塩液や1号・4号液などの低張性電解質輸液が使用されることもある。

(2) 等張性脱水症

生理食塩液やリンゲル液などの細胞外液補充液，1号液などの低張性電解質輸液が使用される。

(3) 低張性脱水症

重症時は，生理食塩液または高張（3%）食塩液を使用する。意識が回復したら，生理食塩液・リンゲル液・1号液・1/2生理食塩液などに切り替える。

3 輸液の投与量[1]

輸液の投与量＝維持輸液量＋欠乏量×安全係数（1/2〜1/3）

維持輸液量とは1日の体内の水分・電解質平衡を維持できる水・電解質量のことである。欠乏量は一度に投与するのではなく，推測される量を2〜3日かけて投与するのが安全であるため，安全係数として1/2〜1/3をかける。

4 輸液療法の実際

下記のように添付文書に記載されている使用方法とは異なる方法で投与される場合がある。患者の状態や施設の状況に合わせて投与法が変更される場合もあるので，十分な確認が必要である。新生児では血管などすべての臓器が小さいため，添付文書記載の使用方法で患者に投与することは困難な場合が多い。投与には原則として末梢静脈持続点滴を用いる。

Case1 新生児に対する実際の投与ルート〜添付文書との相違

実際▶ 体重1,500g未満の患児全員に対する中心静脈ルートの確保

ポイント▶ 救急の処置で中心静脈ルートが必要なため（イノバン注などを中心静脈より投与している）。

表2 輸液製剤の分類

分　類	種　類	市販製品の例
電解質製剤	細胞外液補充液	生理食塩液，ラクテック，ヴィーンD，ヴィーンF など
	点滴開始液	ソリタT1号，ソルデム1，KN1号 など
	脱水補給液	ソリタT2号，ソルデム2，KN2号
	維持液	ソリタT3号，ソルデム3A，ソルデム3AG、KN3号，フィジオ35 など
	術後回復液	ソリタT4号，KN4号，ソルデム6
栄養製剤	糖質輸液	ブドウ糖液，キシリトール，マルトス など
	アミノ酸輸液	アミパレン，アミゼットB，アミカリック，ビーフリード，プレアミン-P など
	脂肪乳剤	イントラリポス
	高カロリー輸液用基本液	トリパレン，ハイカリック，リハビックスK など
	血漿増量剤	低分子デキストラン糖，サヴィオゾール，サリンヘス，ボルベン など
	浸透圧利尿剤	マンニトール，グリセオール など

5 輸液製剤の分類

　輸液製剤は大きく電解質製剤，栄養輸液製剤（糖質輸液，アミノ酸輸液，脂肪乳剤，高カロリー栄養輸液），血漿増量剤，浸透圧利尿剤に分類される．詳細を表2に示す．

参考文献

1) 東京都病院薬剤師会：新　薬剤師のための輸液・栄養療法，薬事日報社，2012
2) 飯野靖彦：一目でわかる輸液　第3版，メディカル・サイエンス・インターナショナル，2013

第Ⅳ章

小児薬剤業務に
必要な知識

1 小児薬物動態の特徴

はじめに

　小児では新生児から成人に達するまで，発達に伴う身体構成や生理的機能の変化，臓器の変化が生じる。生後，比較的短時間に起こるこの変化によって，薬物動態は大きく影響されることが予想される。

　一般に薬用量は臨床試験を実施し，薬物動態（PK：Pharmacokinetics）と応答性（PD：Pharmacodynamics）の情報をもとに決定される。小児では，薬剤の開発段階において成人と同様の規模，および生理学的発達の異なる集団を集めて試験を行うことは困難であるため，発達に伴う動態変化に対する実証的なデータが不足しているのが現状である。この問題を解決するために，成人で行われた開発試験のPKデータをもとに母集団薬物動態解析（PopPK）や，成人に対する相対的な相違（アロメトリックスケール）に基づいた予測を行い，小児の腎機能・肝機能の変化や各臓器への分布を反映した生理学的モデル（PBPK model：Physiological-based pharmacokinetic model）を構築し，シミュレーションして薬物動態を予測する試みが行われている[1)～3)]。

1 薬物動態

　小児薬物療法で汎用される多くの薬物において，成人と同じ血中濃度を得るために体重あたりの投与量が成人と同等または成人より多くなることがある（ジゴキシン，フェニトイン，カルバマゼピン，レベチラセタム，ジアゾキシド，クロルフェニラミンマレイン酸塩，セチリジン塩酸塩など）。これらは薬物の物性や動態特性がもたらす結果であり，新生児・小児の薬物動態を考えるとき，吸収（胃内pH，初回通過効果），分布（体液水分量，蛋白結合率，臓器移行性），代謝（代謝・抱合酵素活性），排泄（胆汁分泌量，腎機能）の各過程の寄与を一つひとつ考察することが必要である（図1）。

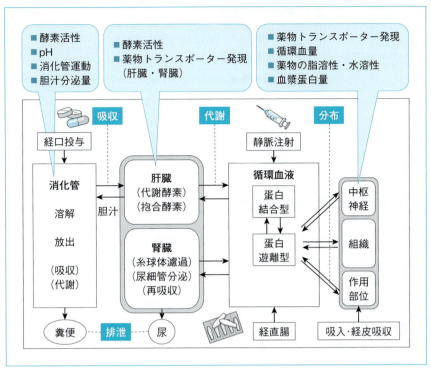

図1 薬物の体内動態（吸収・分布・代謝・排泄）と変動に関わる因子

2 薬物吸収

2-1 消化管吸収

新生児では胃酸分泌，胆汁酸塩形成，胃内容排出時間，腸蠕動運動が成人に比べ低い。

1）胃酸分泌と胃内pH

胃内pH（表1）は出生直後には中性であるが，24時間程度で約1～3まで低下する。その後10日間ほどで6～8まで戻る。

3歳頃までに体重あたりの胃酸分泌量は成人と同等になり，pHは2～3まで低下する[4]。胃内pHが成人より高いために，酸性条件下で不安定な薬物（アンピシリンナトリウム，エリスロマイシン，アモキシシリンなど）は，消化管での吸収率が成人より高いことがわかっている[5]。一方，薬物の溶解度が中性～塩基性pHで低下する薬物（イトラコナゾール，フェニトイン，フェノバルビタールなど）では，吸収が遅延する[6),7)]。

表1　胃内pHの推移

年齢	pH
出生直後	6〜8
出生24時間後	1〜3
出生10日頃	6〜8
3歳	2〜3

(Alcorn J, McNamara PJ：Pharmacokinetics in the newborn. Adv Drug Deliv Rev, 55：667-686, 2003)

2）胃内容排出時間と腸運動性

　胃内容排出時間や腸運動性は，体内移行までの時間に影響し，治療濃度に達するまでの時間が遅延する可能性があるが，吸収総量には臨床的に問題となるほどの差はないとされている[7]。

　薬物の消化管吸収速度は剤形の影響も受ける。特殊な加工をしている薬剤を除き，小児で汎用されるドライシロップ・細粒剤・顆粒剤などの散剤や，シロップなどの液剤は，錠剤やカプセル剤と比較し一般的に吸収が速い。

3）薬物代謝酵素と薬物トランスポーター

　上部消化管粘膜の薬物吸収には薬物代謝酵素や薬物トランスポーターも関与しており，これらの発達に伴う発現の変化が，生物学的利用率の変化，ひいては薬物治療に影響すると考えられる。てんかん発作に用いるガバペンチンは小腸アミノ酸トランスポーターによって吸収されるが，小児では未発達のため吸収率が低下する[8]。

2-2　経皮吸収

　皮膚科領域の治療や全身効果を目的として用いられる。新生児では成人に比べ皮膚が薄く，皮膚の血流が大きいため，経皮吸収は良好である。このため長期連用時には，全身的な副作用に留意する必要がある。

　特に受胎後週数30週未満の未熟児においては，満期産児と比較して100〜1,000倍透過性が高いことが報告されている[9,10]。

2-3　吸入（経肺吸収）

　気管支ぜんそく治療薬やインフルエンザ治療薬に用いられる投与法で，作用部位近傍への直達が可能であり，全身作用が少ない。これらの薬物の上気道粘膜および経下気道的な吸収は気管支組織および呼吸機能の発達の影響を受けると推測されるが，十分な研究はされていない。

3 分布

3-1 体内水分量・細胞外液と分布容積

新生児および乳児では，体重あたりの体内水分量・細胞外液量は多い[7]（図2）。このため水溶性の薬物（ゲンタマイシン硫酸塩，リネゾリド，フェノバルビタール，プロプラノロール塩酸塩，テオフィリンなど）は分布容積が増大する。一方，脂溶性の薬物（ジアゼパムなど）は低下する。水溶性が高く血漿蛋白結合率の低い薬物では，体重あたりの分布容積が大きくなる[11]。

3-2 蛋白結合率

血漿中の薬物は蛋白結合型と遊離型が可逆的な平衡状態で存在している。酸性薬物は主にアルブミン，塩基性薬物はα_1-酸性糖蛋白に結合する。

特に新生児期の両蛋白濃度は低く，結合率の高い薬物の遊離型分率は増加する。遊離型が増加する結果，作用部位へ到達する割合も高くなるが，体外への除去も速やかに起こるため，薬効への影響は小さいとされる。

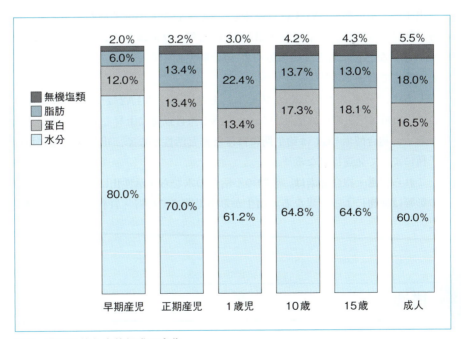

図2 成長に伴う身体組成の変化

〔Body composition and growth. In Nutrition in Pediatrics, ed. 2. WA Walker and JB Watkins Hamilton ed., Ontario, BC Decker, 1996を参考に作成〕

しかしながら排泄過程での相互作用や，排泄機能の低下，血漿蛋白結合性の高い薬物の併用などは，除去能を上回る遊離型薬物の上昇をきたすので注意が必要である[4]。

3-3 血液脳関門の未成熟と脳への移行性

小児では，体重に占める脳の容積の割合が高いため，中枢神経系（脳・脊髄）への移行性増大に伴う副作用発現が懸念される[9), 12]。多くの薬物の脳への移行性に，血液脳関門におけるP糖蛋白が関与していることが報告されている。P糖蛋白は，薬物から生体を防御，すなわち脳内から排泄する方向に作用する。その発現量は薬物分布にも影響し，23～40週で誕生した新生児の中枢神経系での発現量は，40週に近づくにつれてほぼ成人に近い局在を示すものの，発現量は成人に比べて低く，薬物の中枢移行は高くなることが予想される[13]。P糖蛋白の代表的な基質薬物には，ドセタキセル，エトポシド，パクリタキセル，ビンブラスチン，ジゴキシン，エリスロマイシン，タクロリムス，シクロスポリン，フェキソフェナジン，フェニトイン，モルヒネなどが報告されている。

4 代謝

薬物代謝酵素CYPの固有活性（組織重量あたりの活性）は，新生児期から小児期にかけて大きく増加する。

出生後，胎児型のCYP3A7は減少し，3A，2Cなどの分子種が発現する。増加速度は分子種によってさまざまであり，3A4は1～2年，フェニトイン・ワルファリンカリウム・NSAIDsなどを基質とする2C9や2C19は胎児期から発現し，生後5カ月頃までに成人と同等まで到達する[14), 15]。

一方で，テオフィリンやカフェインを基質とする1A2は生後1～3カ月から発現する[16]。2D6は出生時には活性がなく，生後3週目以降に上昇し10歳前後で成人と同等となる[17]。抱合酵素UGTは胎生期にはほとんど活性がなく，出生後急速に増加する。分子種によって発達は異なる[18]。

これら代謝・抱合酵素は，薬物の不活化のみならず活性化にも寄与するため，薬効への影響は薬物によって異なる。出生から小児期までの肝・腎代謝の推移を表2にまとめた。

5 排泄

腎排泄は糸球体濾過（GFR），尿細管分泌，再吸収の3つの過程からなり，これらは腎血流量に依存する。

表2 新生児・乳児期（満期産）の単位臓器重量あたり肝代謝および腎排泄の個体発生（ontogeny）

肝代謝		
代謝酵素		おもな基質薬物
CYP1A2	出生時には活性がほとんどないが，生後1～3カ月から発現が始まり，4～5カ月に成人値となる。	テオフィリン，カフェイン
CYP2C9	出生時には活性が低いが，生後急速に活性は増加し，生後5カ月頃までに半数の小児ではほぼ成人値となる。	フェニトイン，ワルファリンカリウム，ジクロフェナクナトリウム，イブプロフェン
CYP2C19	出生時には活性が低いが，生後5カ月以上かけて緩やかに発現量が増加する。	セルトラリン塩酸塩，ジアゼパム，ランソプラゾール，オメプラゾール，pantoprazole
CYP2D6	出生時にはほとんど活性がなく，生後2週間までは低いが，3週目以降は遺伝型に応じて活性が発達し，遺伝子多型による活性の差異が明瞭となる。10歳までに成人値に達する。	コデインリン酸塩，トラマドール塩酸塩，アミトリプチリン塩酸塩，イミプラミン塩酸塩，パロキセチン塩酸塩水和物，ジフェンヒドラミン塩酸塩，リスペリドン，ラベタロール塩酸塩，メトプロロール酒石酸塩
CYP3A4	出生時には発現量が少ないが，生後1～2年かけてゆっくりと成人値まで増加する。	フェンタニル，カルバマゼピン，イトラコナゾール，ケトコナゾール，リトナビル，ロピナビル，ミダゾラム
CYP3A7	胎生早期から発現するが，生後まもなく発現が減少し，生後1年までにほとんど消失する。	―
抱合（転移）代謝酵素		おもな基質薬物
UGT1A4	出生時は成人の50％以下であるが，1.5歳頃までにほぼ成人値まで発達する。	モルヒネ，ラモトリギン，クロナゼパム，ロラゼパム
UGT1A6	新生児～乳児期を通じて活性は低い。	
UGT2B7	新生児での活性は小児（10歳前後）の20％程度で，出生後2～6カ月で急速に増加する。	
硫酸抱合酵素	新生児でも成人値の70％前後の活性がある。	アセトアミノフェン
N-アセチル化酵素	出生時から生後2カ月までは低い。生後6カ月で遺伝型の差異が出現し，生後1～4年で成人値となる。	ヒドララジン塩酸塩，イソニアジド，サラゾスルファピリジン
メチル基転移酵素	出生時にすでに成人値を示す。	6-メルカプトプリン
腎排泄		
糸球体濾過速度	新生児期には成人の10～20％であるが，1歳前後で成人値まで成熟する。	
尿細管分泌機能	新生児期には低い。糸球体の発達より遅れるが，1歳前後で成人と同じになる。	

〔循環器病の診断と治療に関するガイドライン（2010-2011年度合同研究班報告），小児期心疾患における薬物療法ガイドライン，http://www.j-circ.or.jp/guideline/pdf/JCS2012_sachi_h.pdf（2015年2月閲覧）を参考に作成〕

　ネフロンの形成は胎生期の早期から始まり，36週にはほぼ完成する。さらに生後2週間で急速に発達し，8～12カ月で完成する[19]。このためGFRは，未熟児では0.6～0.8mL/min/1.73m^{2}であるが，満期産の新生児では2～4mL/min/1.73m^{2}に増加し，1歳前後に

は体表面積で標準化した値は，成人と同等になる[7]。つまり出生後1週間が経過していても，受胎後週数によって腎排泄機能は異なることに留意する必要がある。

　尿細管分泌能は，糸球体濾過機能に遅れて成熟する。出生直後の尿細管分泌能は成人の20〜30％であり，成熟に7〜8カ月を要する。イオントランスポーターによって分泌する薬物（ペニシリン，スルホン酸アミド，セファロスポリン，フロセミドなど）は，排泄が遅延することが報告されている[20),21)]。

　これら3つの過程の寄与率は薬物によって異なり，尿細管分泌の寄与が高い薬物（ジゴキシンなど）は，分泌能を阻害する薬物（アミオダロン塩酸塩など）と併用した場合，急激な体内濃度の上昇をみることがある[22),23)]。分泌能が未発達の場合，その影響が大きいことに留意しなければならない。

引用文献

1) Tod M, Jullien V, Pons G：Facilitation of drug evaluation in children by population methods and modeling. Clin Pharmacokinet, 47：231-243, 2008

2) Manolis E, Pons G：Proposals for model-based paediatric medicinal development within the current European Union regulatory framework. Br J Clin Pharmacol, 68：493-501, 2009

3) Johnson TN：Modeling approaches to dose estimation in children. Br J Clin Pharmacol, 59：663-669, 2005

4) Alcorn J, McNamara PJ：Pharmacokinetics in the newborn. Adv Drug Deliv Rev, 55：667-686, 2003

5) Huang NN, High RH：Comparison of serum levels following the administration of oral and parenteral preparations of penicillin to infants and children of various age groups. J pediatr, 42：657-658, 1953

6) Heimann G：Enteral absorption and bioavailability in children in relation to age. Eur J Clin Pharmacol, 18：43-50, 1980

7) Kearns GL, et al：Developmental pharmacology-drug disposition, action and therapy in infants and children. N Engl J Med, 349：1157-1167, 2003

8) Anderson GD, Lynn AM：Optimizing pediatric dosing：a developmental pharmacologic approach. Pharmacotherapy, 29：680-690, 2009

9) Bartelink IH, et al：Guidelines on paediatric dosing on the basis of developmental physiology and pharmacokinetic considerations. Clin Pharmackinet, 45：1077-1097, 2006

10) Ginsberg G, et al：Pediatric pharmacokinetics data：implications for environmental risk assessment for children. Pediatrics, 113：973-983, 2004

11) Milsap RL, Jusko WJ：Pharmacokinetics in the infant. Environ Health Perspec, 102：107-110, 1994

12) Cohen-Wolkowiez M, et al：Pediatric antifungal agents. Curr Opin Infect Dis, 22：553-558, 2009

13) Lam J, et al：The ontogeny of P-glycoprotein in the developing human blood-brain

barrier: implication for opioid toxicity in neonates. Pediatr Res, 2015 [Epub ahead of print]

14) Stevens JC, et al：Developmental expression of the major human hepatic CYP3A enzymes. J Pharmacol Exp Ther, 307：573-582, 2003

15) Koukouritaki SB, et al：Developmental expression of human hepatic CYP2C9 and CYP2C19. J Pharmacol Exp Ther, 308：965-974, 2004

16) Kraus DM, et al：Alterations in theophylline metabolism during the first year of life. Clin Pharmacol Ther, 54：351-359, 1993

17) Blake MJ, et al：Ontogeny of dextromethorphan O-and N-denethylation in the first year of life. Clin Pharmacol Ther, 81：510-516, 2007

18) Strassburg CP, et al：Developmental aspects of human hepatic drug glucuronidation in young children and adults. Gut, 50：259-265, 2002

19) Arant BS Jr.：Developmental patterns of renal functional maturation compared in the human neonate. J Pediatr, 92：705-712, 1978

20) Alcorn J, Mcnamara PJ：Ontogeny of hepatic and renal systemic clearance pathways in infants：Part II. Clin Pharmacokinet, 41：1077-1094, 2002

21) Kelly MR, et al：Pharmacokinetics of orally administered furosemide. Clin Pharmacol Ther, 15：178-186, 1974

22) Linday, LA, Engle MA, Reidenberg MM：Maturation and renal digoxin clearance. Clin Pharmacol Ther, 30：735-738, 1981

23) Koren G, Hesslein PS, MacLeod SM：Digoxin toxicity associated with amiodarone therapy in children. J Pediatr, 104：467-470, 1984

2 小児薬物療法におけるTDM

1 TDM実施にあたって

　薬物治療モニタリング（TDM：Therapeutic drug monitoring）は，薬物治療の効果や副作用をみながら適切な量と投与間隔で治療を行う手段であり，TDMを行うことで安全かつ有効な治療を行うことができるとされている。各種抗てんかん薬，強心配糖体，気管支拡張薬，抗菌薬，免疫抑制薬，抗不整脈薬など，さまざまな薬物で用いられる。

　TDMには初期投与設計，採血，再投与設計のプロセスがあり，実施にあたり，発育に伴う薬物動態学的特性をよく理解したうえで治療評価を行う必要がある。小児の採血は血液量やルート確保の問題からさまざまな困難がある。児にとっても精神的・身体的苦痛を伴うものであり，小児診療手技の技能，採血時に安心できる環境，計画的な採血の場合は留置カテーテルを考慮するなど，配慮が必要である。

2 薬剤ごとの特徴

　小児薬物療法のTDMでは，対象薬物の動態特性を理解することが薬学的管理において重要である。各TDMガイドライン小児の項をもとに，主な薬剤の小児に特徴的な生理学的因子の影響についてまとめた。詳細はガイドラインを参照されたい。

各ガイドライン
・抗菌薬TDMガイドライン（日本化学療法学会抗菌薬TDMガイドライン作成委員会，日本TDM学会TDMガイドライン策定委員会－抗菌薬領域・編，2012年）
・抗てんかん薬TDMガイドライン〔日本TDM学会TDMガイドライン策定委員会抗てんかん薬ワーキンググループ，TDM研究30（2）：53-108，2013〕
・免疫抑制薬TDM標準化ガイドライン（日本TDM学会，日本移植学会・編，金原出版，2014）

1）バンコマイシン塩酸塩

（1）腎排泄

ほとんどが未変化体として腎臓より消失する。小児では特に腎機能が未発達であり，かつ新生児期の腎機能は変動が大きく予測も困難であることから，TDMを行いながら有効性と安全性を評価する必要がある。

（2）クリアランスとTDM評価のタイミング

バンコマイシンはAUC/MICを考慮して投与する薬剤である。

有効血中濃度域はトラフ値10mg/L以上を目標とするが，重症例の場合は15～20mg/Lを考慮する。

小児の場合は，体重あたりの分布容積は成人と同じとされているが，体重あたりの腎機能は大きい。このため本剤の体重あたりのクリアランスが大きく，成人と同じ用法である1日2回または3回で投与すると，トラフ値は成人に比べ低値を示す。

よって新生児および小児においては1日4回投与が推奨されている。1日投与量を変えず複数回投与にすることによって，AUCを変化させることなく投与が行える。TDMを行う際は，定常状態となる4回目投与直前のトラフ値を評価する。

（3）腎機能低下患児のクリアランス

腎機能が低下している小児または受胎後週数の短い新生児については，クリアランスの低下を考慮し1日1回の投与を行う。しかしながら投与量が少ない結果，定常状態への到達が遅延する。抗菌活性を持つトラフ値を早く確保するために，初回はローディングを行うこともある。この場合，腎障害を起こすリスクも高くなることから，複数回のモニタリングが望まれる[1),2)]。本剤の腎障害のリスク因子としては，トラフ値の上昇，長期間（7日間以上）の投与，腎障害性薬剤の併用，集中治療管理下，利尿薬の併用などが考えられている[3),4)]。

（4）トラフ値から考える投与量

十分な抗菌効果を得るための指標の1つにトラフ値10μg/mL以上があるが，1回15mg/kgを8時間ごとに投与した際，トラフ値10μg/mLを超えなかった報告がある。トラフ値として10μg/mLを超えた割合は40mg/kg/dayで14％，60mg/kg/dayで49％であり，小児においては少なくとも60mg/kg/dayは必要であると考えられている[5)]。また，がん患者では非がん患者に比べ血中濃度が低くなる報告もあるので，TDMの結果により適宜増量が必要である[6)]。加えて，重症感染症（菌血症，心内膜炎，骨髄炎，髄膜炎，肺炎，重症皮膚軟部組織感染，壊死性筋膜炎）ではトラフ値15～20μg/mLを考慮する。

2）テイコプラニン

蛋白結合率は約90％と高く，低アルブミンの小児・新生児では総濃度が低下する可能性がある。有効域10～30μg/mLを達成するために，初期投与量として10mg/kg/回を12時間ごと3回，維持投与量として10mg/kg/回を24時間ごとに投与する。

新生児では，初期投与量として16mg/kgを1回投与，以後8mg/kg/回を24時間ごとに投与する方法が推奨されている[7]。

3）アルベカシン硫酸塩

臨床および細菌学的効果の評価はC_{peak}/MICで行うことが望ましい（≧8が有効とされる）。C_{peak}は組織分布が完了した時点での血中濃度であり，点滴開始1時間後が推奨される。また，副作用を考慮してトラフ値は2μg/mLが推奨される。

小児および新生児では4〜8mg/kgを初期投与量とし，C_{peak}とトラフ値を測定して1回投与量と投与間隔を調整する。新生児への投与に際しては，受胎後週数（PCA）を考慮し，クリアランスが低いと考えられた場合はトラフ値を下げる目的で，投与間隔を24〜48時間と適宜延長する。

4）アミカシン硫酸塩・ゲンタマイシン硫酸塩・トブラマイシン

アルベカシン同様，C_{peak}およびトラフ値を指標とする。また腎機能および受胎後週数を考慮する。成人同様，1日1回投与と分割投与の有効性・安全性は同等であり，費用対効果の観点から1日1回投与が推奨される。

5）ボリコナゾール

本剤の小児の代謝能は成人に比較して高く，クリアランスが高い。臨床評価はAUC/MICまたはトラフ値で行うが，成人と比べて高用量が必要となる可能性がある。一方でCYP2C9（フェニトイン，ワルファリンカリウム），2C19（オメプラゾール），3A4（タクロリムス水和物，シクロスポリン）の代謝酵素阻害効果も有していることから，併用時には注意を要する。

6）フェニトイン

抗てんかん薬フェニトインは薬物代謝に飽和があり，ある投与量を超えると血中濃度は非線形性を示し，急激に上昇する[8]。また蛋白結合率が高く，血清アルブミンの変動により遊離型が上昇し，結果的に血中の薬物濃度は減少する。その場合，アルブミン値による血中濃度の補正が必要である。成人において有効で安全な血中濃度域は10〜20μg/mLであるが，新生児および小児においては血清アルブミン値が低いため8〜15μg/mLと低めに設定する。低アルブミンや高ビリルビン血症の場合は，遊離型フェニトイン濃度を測定することが望ましく，その場合は1〜2μg/mLを目標とする[9]。

7）バルプロ酸ナトリウム

　新生児におけるバルプロ酸ナトリウムの蛋白結合率は84〜90％と成人に比しやや低く，遊離型が高いが，3〜16歳における蛋白結合率および分布容積は成人と大きく変わらない。小児の全身クリアランスは成人に比し高めで，消失半減期はやや短い。このため，年齢によるバルプロ酸体内動態の経時的変化に伴う遊離型バルプロ酸濃度の挙動を常に意識して評価を行う。遊離型の上昇が予想されるような場合は，状況により総濃度は低めの設定から様子をみるなどの配慮も必要である[10]。

特殊病態下におけるTDM

1）低温療法

　新生児仮死などに行う低温療法では，循環血低下による分布容積・クリアランスの低下，代謝酵素活性の低下が起こる[11]。フェノバルビタールやモルヒネなどのクリアランスが低下した例が報告されているが，動態と薬効への影響についてはよくわかっていないことが多い[12),13)]。

2）人工呼吸器・体外循環式膜型人工肺（ECMO）

　ECMO施行により循環血量が増大する。ECMOへ薬剤が移行する結果，分布容積の増大，クリアランスの上昇がゲンタマイシン硫酸塩，バンコマイシン塩酸塩で報告されている[14]。

3）透析（持続的血液濾過透析：CHDF）

　ECMO同様に分布容積が増大する。分布容積の増加率は個々の症例で異なる。使用する膜の性状により薬物の除去率が異なるうえに，透析時の流速によってクリアランスが変化する。

● 引用文献

1) Young TE：Therapeutic drug monitoring-the appropriate use of drug level measurement in the care of the neonate. Clin Perinatol, 39：25-31, 2012
2) Vandecasteele SJ, De Vriese AS, Tacconelli E：The pharmacokinetics and pharmacodynamics of vancomycin in clinical practice：evidence and uncertainties. J Antimicrob Chemother, 68：743-748, 2013

3) Sinclair EA, et al：Factors associated with acute kidney injury in children receiving vancomycin. Ann Pharmacother, 48：1555-1562, 2014

4) Lodise TP, et al：Relationship between initial vancomycin concentration-time profile and nephrotoxicity among hospitalized patients. Clin Infect Dis, 49：507-514, 2009

5) Kim DI, et al：Therapeutic monitoring of vancomycin according to initial dosing regimen in pediatric patients. Korean J Pediatr, 53：1000-1005, 2010

6) 青山　智, 他：バンコマイシンのクリアランスに影響を与える因子に関する検討. TDM研究, 30：1-5, 2013

7) Yamada T, et al：Evaluation of teicoplanin concentrations and safety analysis in neonates. Int J Antimicrob Agents, 44：458-462, 2014

8) Patsalos PN, et al：Antiepileptic drugs-best practice guidelines for therapeutic drug monitoring：a position paper by the subcommission on therapeutic drug monitoring, ILAE Commission on Therapeutic Strategies. Epilepsia, 49：1239-1276, 2008

9) Wolf GK, et al：Total phenytoin concentration do not accurately predict free phenytoin concentration in critically ill children. Pediatr Crit Care Med, 7：434-439, 2006

10) Machkichan JJ, Macgory R：Interpretation of Serum Drug Concentrations. In：Basic Skills in Interpreting Laboratory Data（4th ed）. Lee M, ed, Bethesda：American Society of Health-System Pharmacists, Inc, pp73-118, 2009

11) Zanelli S, Buck M, Fairchild K：Physiologic and pharmacologic consideration for hypothermia therapy in neonate. J Perinatol, 31：377-386, 2011

12) van den Broek MP, et al：Effects of hypothermia on pharmacokinetics and pharmacodynamics. Clin Pharmocokinet, 49：277-294, 2010

13) Tortorici MA, Kochanek PM, Poloyac SM：Effects of hypothermia on drug disposition, metabolism, and response：A focus of hypothermia-mediated alterations on the cytochrome P450 enzyme system. Crit Care Med, 35：2196-2204, 2007

14) Buck ML：Pharmacokinetic changes during extracorporeal membrane oxygenation：implications for drug therapy of neonates. Clin Pharmacokinet, 42：403-417, 2003

3 飲食物アレルギーと薬剤投与

はじめに

『食物アレルギー診療ガイドライン』によると，食物アレルギー（food allergy）とは，「食物によって引き起こされる抗原特異的な免疫学的機序を介して生体にとって不利益な症状が惹起される現象」をいい[1]，表1の臨床型分類がなされている[2]。

わが国の食物アレルギーの有病率は，乳児で約5～10％，幼児で約5％，学童期以降が1.5～3％と考えられ，成長とともに比較的早期に耐性を獲得するが，学童期以降は耐性獲得が進みにくい[1]。原因食物の体内への侵入経路は大きく経口，経皮，吸入や注射などに分けられ（図1）[1]，食物アレルギーを持つ患児への薬剤投与には注意が必要であ

表1　食物アレルギーの臨床型分類

臨床型		発症年齢	頻度の高い食品	耐性獲得（寛解）	アナフィラキシーショックの可能性	食物アレルギーの機序
新生児・乳児消化管アレルギー		新生児期乳児期	牛乳（乳児用調製粉乳）	多くは寛解	（±）	主に非IgE依存性
食物アレルギーの関与する乳児アトピー性皮膚炎[*1]		乳児期	鶏卵，牛乳，小麦，大豆など	多くは寛解	（+）	主にIgE依存性
即時型症状（じんましん，アナフィラキシーなど）		乳児期～成人期	乳児～幼児：鶏卵，牛乳，小麦，そば，魚類，ピーナッツなど 学童～成人：甲殻類，魚類，小麦，果物類，そば，ピーナッツなど	鶏卵，牛乳，小麦，大豆などは寛解しやすい その他は寛解しにくい	（++）	IgE依存性
特殊型	食物依存性運動誘発アナフィラキシー[*2]（FDEIA）	学童期～成人期	小麦，エビ，カニなど	寛解しにくい	（+++）	IgE依存性
	口腔アレルギー症候群[*3]（OAS）	幼児期～成人期	果物・野菜など	寛解しにくい	（±）	IgE依存性

*1：慢性の下痢などの消化器症状，低蛋白血症や電解質異常を合併する例もある。食物が関与するのは乳児アトピー性皮膚炎の一部である。
*2：NSAIDsやサリチル酸製剤，アルコール飲料や入浴で症状が増強する。小麦加水分解物含有石鹸「茶のしずく」を使用して発症した小麦依存性運動誘発アナフィラキシーの健康被害が多数報告されている。
*3：果物や野菜などによる接触蕁麻疹で，摂取後5分以内に症状を認めることが多い。

（海老澤元宏・研究代表：厚生労働科学研究班による食物アレルギーの診療の手引き2014，2015を参考に作成）

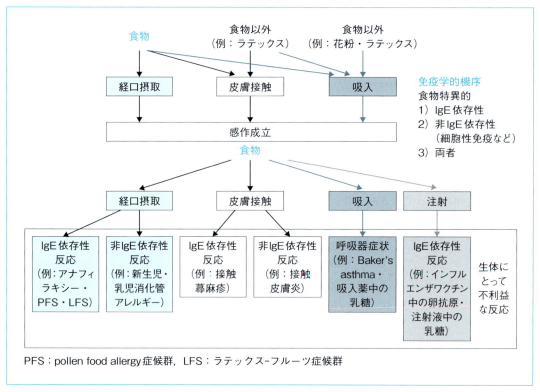

〔日本小児アレルギー学会 食物アレルギー委員会：食物アレルギー診療ガイドライン2012（宇理須厚雄, 近藤直実・監）.
協和企画, p.13, 2011〕

図1 食物アレルギーの定義

る。なお、乳糖不耐症は免疫学的機序を介さない食物不耐症（food intolerance）に分類され、食物アレルギーとは異なる[1]。

 ## 食物アレルギーの発症と低アレルゲン化

1）食物アレルギーの発症までの時間

食物アレルギーの発症は感作成立と症状惹起の2段階からなり、免疫学的機序はいずれの段階にも関与する[1]。食物アレルギー反応の多くは即時型反応として原因食物摂取後2時間以内に現れるが、半日後から翌日以降に遅発型・遅延型の症状がみられることがある[3]。

表2 年齢別 即時型食物アレルギーの主要原因食物

年齢群	0歳	1歳	2, 3歳	4~6歳	7~19歳	20歳以上	合計
症例数	1,270	699	594	454	499	366	3,882
第1位	鶏卵 62.1%	鶏卵 44.6%	鶏卵 30.1%	鶏卵 23.3%	甲殻類 16.0%	甲殻類 18.0%	鶏卵 38.3%
第2位	牛乳 20.1%	牛乳 15.9%	牛乳 19.7%	牛乳 18.5%	鶏卵 15.2%	小麦 14.8%	牛乳 15.9%
第3位	小麦 7.1%	小麦 7.0%	小麦 7.7%	甲殻類 9.0%	ソバ 10.8%	果物類 12.8%	小麦 8.0%
第4位	―	魚卵 6.7%	ピーナッツ 5.2%	果物類 8.8%	小麦 9.6%	魚類 11.2%	甲殻類 6.2%
第5位	―	―	甲殻類 果物類 5.1%	ピーナッツ 6.2%	果物類 9.0%	ソバ 7.1%	果物類 6.0%
第6位	―	―		ソバ 5.9%	牛乳 8.2%	鶏卵 6.6%	ソバ 4.6%
第7位	―	―	―	小麦 5.3%	魚類 7.4%	―	魚類 4.4%

・何らかの食物摂食後，60分以内に症状が出現し，かつ医療機関を受診した患者（総症例数＝3,882名）。
・各年齢群において5％以上占めるものを記載している。
〔日本小児アレルギー学会 食物アレルギー委員会：食物アレルギー診療ガイドライン2012（宇理須厚雄，近藤直実・監）．協和企画，p.18，2011〕

2）主要原因食物

即時型食物アレルギーの主要原因食物は，鶏卵，牛乳，小麦で，その頻度は年齢群で異なり，1歳以降，鶏卵と牛乳の占める割合は小さくなっていく（表2）[1]。

3）食物アレルゲンの本体と低アレルゲン化

食物アレルゲンの本体は，大部分が食物に含まれる蛋白質であり[1]，IgEに反応する蛋白質は，アミノ酸レベルに小さく消化されたものではなく，比較的未消化の大きい蛋白質断片である[3]。蛋白質は加熱や酸処理によって立体構造が変化（変性）したり，ペプシン，トリプシン，キモトリプシンといった消化酵素（プロテアーゼ）によって切断（消化）されたりして，IgE抗体結合能が低下し，低アレルゲン化する[1]。

食物アレルギーを持つ患児に配慮が必要な薬剤

2-1 食物アレルギーと医薬品

　特に，薬物療法に注意が必要となる主な食物アレルギー3種，①鶏卵アレルギー，②牛乳アレルギー，③ゼラチンアレルギー──の詳細は後述とする。
　食物アレルギーを持つ患児への配慮を必要とする代表的な医薬品を表3に示す。薬剤

表3　食物アレルギーを持つ患児に配慮が必要な代表的医薬品（2015年7月現在）

原因食物など	成分（理由）	主な商品名など	添付文書
鶏卵	リゾチーム塩酸塩	アクディーム，ノイチーム，レフトーゼ，ムコゾーム点眼，リゾティア点眼，リフラップ軟膏など（市販のかぜ薬や鎮咳去痰薬にも）	禁忌
鶏卵，鶏肉など	（製造工程で鶏卵などを使用）	インフルエンザワクチン，黄熱ワクチン	接種要注意者
		狂犬病ワクチン	禁忌等の記載なし
鳥類の蛋白質，卵，羽毛	ヒアルロン酸ナトリウム（鶏のトサカから抽出）	サイビスクディスポ関節注	禁忌
牛肉	セツキシマブ（α-galに対するIgE抗体を介して）	アービタックス注射液	重要な基本的注意
ウシ・ブタ蛋白	パンクレアチン（主としてブタの膵臓から製したもの）	パンクレアチン	禁忌
牛乳（主にカゼイン）	タンニン酸アルブミン	タンナルビンなど	禁忌
	乳酸菌製剤	エンテロノン-R，エントモール，コレポリー R，耐性乳酸菌散「JG」，ラックビー R	禁忌
	経口・経腸栄養剤	アミノレバンEN，エネーボ，エンシュア，ラコールなど	禁忌
	ニフェジピンの徐放製剤	エマベリンLカプセル	禁忌
	水酸化マグネシウム	ミルマグ錠	禁忌
	牛の乳由来の乳糖を添加	ソル・メドロール静注用40mg	慎重投与
	乳糖（散剤，錠剤，カプセル，吸入薬，注射剤の添加剤などとして）	フルタイドディスカス，麻しん・風しんワクチンなど	禁忌等の記載なし
ゼラチン*	ゼラチン大量含有剤（レクタルカプセルを使用）	エスクレ坐剤	禁忌
	（ゼラチン添加注射剤）	ウロナーゼ，サーモストン，デフィブラーゼ，ラスカルトン，レトン，レプチラーゼ，黄熱ワクチン，痘そうワクチン，狂犬病ワクチン	慎重投与

注：（　）内は理由
＊：禁忌等の記載はないが，カプセルの原料や錠剤や散剤，湿布剤など添加剤に使用される。各薬剤の組成を確認する必要がある。

各メーカー添付文書より（2015年7月現在）

表4 投与禁忌の一般用医薬品など

	含有成分	商品名／品目数*	薬効分類　（　）は品目数
鶏卵	リゾチーム塩酸塩	191品目	かぜ薬（78），鎮咳去痰薬（43），鼻炎用内服薬（35），口腔咽頭薬（トローチ剤）（13），痔疾用薬（5），歯痛・歯槽膿漏薬（4），一般点眼薬（3），漢方製剤（2）など
牛乳	タンニン酸アルブミン	グアベリン錠®，ストーゼ止瀉薬，ビオフェルミン止瀉薬®，ビストップ®，ベルランゼットS®，新タントーゼA®，大正下痢止め®	止瀉薬
	乳酸菌製剤	イストロン整腸錠®，ファスコン整腸錠®，ラクティブプラス®，新アペテート整腸薬®，新笹岡整腸薬M®	整腸薬
	（添加物に乳成分）	婦人華N®，新プレコールトローチ®	口腔咽喉薬，婦人薬
	CPP-ACP（リカルデント）	ジーシー MIペースト®	口腔ケア用塗布薬
		リカルデントガム®など	特定保健用食品

＊2014年9月現在の品目数

（海老澤元宏・研究代表：厚生労働科学研究班による食物アレルギーの診療の手引き2014．2015）

投与時のアレルギー起因物質には，主薬のほか添加物もあるため，添付文書の「禁忌」や「慎重投与」の項とあわせて「組成」などの項も確認する。『食物アレルギーの診療の手引き2014』にはOTCの一覧（表4)[2]もあり参考になる。

ワクチン接種後は過敏症状を起こし得るので，接種後約30分の院内観察や緊急時薬の準備など，発症時に速やかに対応できる体制を整えておくことが推奨される[4]。

2-2　鶏卵アレルギー

1）鶏卵の主なアレルゲンと医薬品

鶏卵の主なアレルゲンは卵白に存在し，そのうち約54%を占めるオボアルブミンは加熱によって変性し低アレルゲン化しやすいが，含有量約11%のオボムコイドは加熱しても変性凝固しにくく消化酵素にも安定なため低アレルゲン化しにくい。

含有量3～4%のリゾチームは医薬品として市販されており注意が必要である[1]。リゾチーム塩酸塩は内服薬だけでなく，点眼薬や軟膏もあり（表3），OTCでは感冒薬など200品目近くが市販されている（表4)[2]。

2）鶏卵の関連するワクチン[4]

鶏卵アレルギーのため鶏卵完全除去中の患児や，鶏卵接種後にアナフィラキシーを起こした患児など，接種可否の判断が困難な場合は専門施設へ紹介する。卵成分が関連す

るワクチンは以下である。

（1）麻しん・風しん混合，麻しん，おたふくかぜ

卵白蛋白質と交差反応性を示す蛋白質がきわめて少ないことから，鶏卵アレルギー患者であっても接種可能と考えられている。

（2）インフルエンザ

卵白アルブミンの混入は数ng/mLときわめて微量で，WHO基準よりはるかに少ない。添付文書には，ワクチンの成分または鶏卵，鶏肉，その他鶏由来のものに対してアレルギーを呈するおそれのある患者は，接種要注意者と，またワクチンの成分によってアナフィラキシーを呈したことがある患者は接種不適当者と記載されている。卵白特異的IgE抗体が陽性でも，卵の加工食品の摂取で無症状の患児においては，ワクチン接種後に重篤な副反応が発現したとの報告はみられない。

（3）その他

ほか，狂犬病および黄熱のワクチンがある。

2-3 牛乳アレルギー

1）牛乳の主なアレルゲン

牛乳蛋白質のなかでは，カゼインとβ-ラクトグロブリンが主要アレルゲンとされており，β-ラクトグロブリンは72.8℃で変性するとされている[1]。牛乳蛋白質の大半を占めるカゼインは，蛋白分解酵素による分解は受けやすいが，100℃の加熱によっても二次構造の破壊が検出されず加熱処理による低アレルゲン化が認められない[1]。カゼインを添加物として含む医薬品もあり注意が必要である（表3）。

2）牛乳アレルギーとタンニン酸アルブミン[5]

タンニン酸アルブミンは，タンニン酸と蛋白質との化合物で，実態としては乳性カゼインなどの乳蛋白質が広く使用され，植物性蛋白質が使用されることもある。

3）牛乳アレルギーと脱脂粉乳を用いた製剤[6]

耐性乳酸菌製剤に過敏症の既往のある患者，および牛乳アレルギーのある患者に耐性乳酸菌製剤を投与した例で，アナフィラキシー様症状の発現が報告された。

製造工程で残留した牛乳由来成分に対する過敏症であると判断されたため，菌の培養に脱脂粉乳を使用し培地ごとスプレードライ法によって製剤とするもの，および培養後の凍結乾燥時に脱脂粉乳を安定化剤として使用しているもの，などが禁忌として添付文書改訂の対象となった。

菌の培養に際してのみ使用されるペプトンなどの牛乳由来成分については，ごく微量であること，後の製造工程で分解処理されるため抗原性がほぼ失われていると予想され

表5 乳糖水和物の製法

> 乳糖は哺乳動物の乳汁中より製する。乳汁には乳糖，脂肪，カゼイン，無機塩などが含まれる。乳汁に凝乳素を加えて60℃に熱するとカゼインは凝固し，脂肪も析出して，乳清には乳糖及び無機塩が残る。この乳清に少量の石灰乳を加えて残余のたん白質などを沈殿させ，ろ液を蒸発して結晶させる。粗製乳糖を水に溶かし，骨炭（脱色させる），0.2％酢酸（たん白質を沈殿させる）及び0.2％硫酸マグネシウム液（リン酸を沈殿させる）を加え煮沸してろ過する。ろ液を真空蒸発して結晶させる。乳糖は工業的にはバター，チーズ，カゼインなどの製造の副産物として得られる。

(第十六改正日本薬局方解説書．廣川書店，2011)

ることから対象とならなかった。

4）牛乳アレルギーと乳糖中の残留蛋白

　純粋な乳糖は二糖類でありアレルゲンとなる蛋白質は含まれないが，乳糖はホエー（乳清）から単離され（表5）[5]ごく微量の乳清蛋白が残留する。乳糖は日本薬局方で「たん白質及び光吸収物質」を吸光度で試験することが規定されている[5]。

　添加物として含まれている乳糖中の残留蛋白の影響で，ソル・メドロール静注用40mgを投与したところ即時型反応がみられたという報告がある[7]。

　食品衛生研究所の報告によると，医薬品添加物としての乳糖と乳糖添加医薬品（吸入薬）において，吸光度法で1mg/g程度の定量結果が得られ，ELISA法では数μg/g程度の牛乳蛋白質が検出された。ウェスタンブロッティングの結果より，乳糖には牛乳の主要アレルゲンであるカゼインおよびβ-ラクトグロブリン以外の牛乳蛋白質が混入している可能性が示唆された。また乳糖添加吸入薬において，乳糖の定量結果は製造元によって大きな差異がみられた[8]。

　乳糖は乳の代替表記とされており，きわめて微量の摂取でも症状が出現する牛乳アレルギーの患者では，乳糖添加の表示がされている薬物は使用を控えるほうが安全である[1]。

　麻しん・風しん混合ワクチンなどにも安定剤として乳糖が含まれるが，皮下注射であり，接種量も少ないことから牛乳アレルギー患者であっても基本的には接種可能とされる[4]。

5）牛乳アレルギーとアレルゲン除去調製粉乳

　牛乳アレルゲン除去調製粉乳（いわゆる牛乳アレルギー用ミルク）は，加水分解乳あるいはアミノ酸乳で，平均分子量は300〜1,000程度（一般的なアミノ酸の分子量は100〜200程度）で，製品により分子量や味が異なる。アレルギー反応を起こしにくいところまで低分子化されているが，まれに症状を起こすことがあり，個人差が大きいので注意が必要である[1]。

　『食物アレルギー診療ガイドライン2012』や，環境再生保全機構発行のパンフレット

『ぜん息予防のためのよくわかる食物アレルギーの基礎知識』（http://www.erca.go.jp/common/img/yobou/uploads/kanjazensoku/ap027.pdf）などに牛乳アレルゲン除去調製粉乳一覧が掲載されている。

2-4 ゼラチンアレルギー

現在，ゼラチンなどに対して過敏症の既往のある患者が禁忌とされる薬剤は，レクタルカプセルを使用しているエスクレ坐剤のみである。ゼラチンアレルギーを疑う患者に対してはエスクレ注腸用キット（シリンジタイプで用量調節もしやすい）を選択する。

ゼラチンはカプセル剤の原料としてだけでなく，エパテック®坐剤などにも使用される。この他の医薬品でも，散剤，錠剤，湿布などの添加物として用いられることがあり（**表3**），黄熱と狂犬病，痘そうのワクチンには現在でも安定剤としてゼラチンが添加されている。生ポリオワクチンには微量のゼラチンが含まれていたが，2012年に切り替えられた不活化ポリオワクチンにはゼラチンは添加されていない[4]。

3 新生児-乳児消化管アレルギー[9]

新生児-乳児消化管アレルギー（新生児-乳児食物蛋白誘発胃腸炎）とは，新生児期・乳児期に食物抗原が原因で，嘔吐や血便，下痢などの消化器症状を認める疾患の総称であり，IgE非依存型（細胞性免疫が関与）の消化管食物アレルギーにあたる。

エレンタールP，エレメンタルフォーミュラなどのアミノ酸乳が上記消化器症状の軽減に有効だが，ビオチン，カルニチン，セレンなどが必要量添加されていない場合は追加内服させることが望ましい。

米国NRC（National Research Council）は，ビオチンは乳児期前半：35μg/day，乳児期後半：50μg/dayが必要であるとしている。ビオチンはごく微量のため調剤する際

乳糖の入っていないミルクを飲ませていても乳糖分解酵素製剤は必要？

乳糖不耐症の症状は，牛乳や乳製品など乳糖の含まれている食品を摂取しなければ基本的に起こりません。したがって，ラクトレスやノンラクトなど無乳糖食品のミルクを飲ませている場合，ミルラクトやガランターゼなどの乳糖分解酵素製剤を飲む必要はありません。しかし乳糖は，牛乳やヨーグルトなどの乳製品だけでなく，パンやお菓子などに含まれることもありますし，散剤の賦形剤としても用いられます。したがって，乳糖の入っていないミルクを飲んでいても，ミルラクトなどの乳糖分解酵素製剤を飲む必要がある場合もあります。無乳糖食品や乳糖分解酵素製剤の必要性については，医師が子どもの成長や臨床症状などから総合的に判断しますので，医師に確認の上で保護者に伝えましょう。乳糖不耐症の項（p.275）もご覧ください。

表6 アナフィラキシーのグレード分類

グレード	皮膚	消化器	呼吸器	循環器	神経
1	〈限局性〉 ・瘙痒感，発赤，蕁麻疹，血管性浮腫	・口腔の瘙痒感，違和感 ・口唇腫脹	・咽頭の瘙痒感，違和感	―	―
2	〈全身性〉 ・瘙痒感，発赤，蕁麻疹，血管性浮腫	・嘔気 ・1～2回の嘔吐，下痢 ・一過性の腹痛	・軽度の鼻閉，鼻汁 ・1～2回のくしゃみ ・単発的な咳	―	・活動性の低下
3	上記症状	・繰り返す嘔吐，下痢 ・持続する腹痛	・著明な鼻閉，鼻汁 ・繰り返すくしゃみ ・持続する咳 ・咽頭瘙痒感	・頻脈（15回/分以上の増加）	・不安感
4	上記症状	上記症状	・咽頭絞扼感 ・喘鳴 ・嗄声 ・呼吸困難 ・犬吠様咳嗽 ・チアノーゼ ・嚥下困難	・不整脈 ・血圧低下	・不穏 ・死の恐怖感
5	上記症状	上記症状	・呼吸停止	・重篤な徐脈 ・血圧低下著明 ・心停止	・意識消失

Sampson HA. Pediatrics 2003を改変
すべての症状が必須ではない。症状のグレードは最もグレードの高い臓器症状に基づいて判定する。グレード1はアナフィラキシーとはしない。
〔日本小児アレルギー学会 食物アレルギー委員会：食物アレルギー診療ガイドライン2012（宇理須厚雄，近藤直実・監）．協和企画，p.42，2011〕

に賦形剤が必要だが，蛋白による症状増悪を回避するため，残留蛋白を含む乳糖ではなく，トウモロコシでんぷんでの賦形を行う。またセレンは6～8μg/day，L-カルニチンは20～30mg/kg/dayの追加内服が望ましい。

アナフィラキシーと治療の実際[1]

　アレルゲンの侵入により，複数臓器に全身性にアレルギー症状が惹起され，生命に危機を与え得る過敏反応をアナフィラキシーと呼び，血圧低下や意識障害を伴う場合をアナフィラキシーショックと呼ぶ。アナフィラキシー症状の重症度を表す指標として，Burks & Sampsonの提案したグレード分類が使用されるが，『食物アレルギー診療ガイドライン2012』には，それを一部改訂したもの（表6）[1]とともに，即時型反応・アナフィラキシー出現時の治療フローチャート（図2）[1]が掲載されている。
　食物アレルギーによるアナフィラキシーでは，特に喉頭浮腫や末梢血管拡張による血

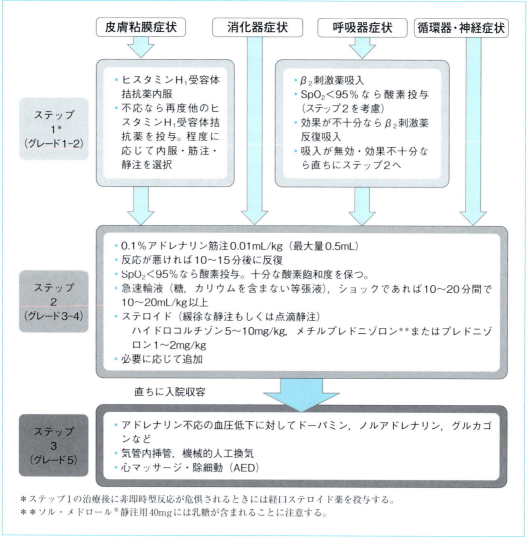

図2 即時型反応・アナフィラキシー出現時の治療

〔日本小児アレルギー学会 食物アレルギー委員会：食物アレルギー診療ガイドライン2012（宇理須厚雄，近藤直実・監）. 協和企画，p.76, 2011〕

圧低下に対する0.1%アドレナリン筋注と，血液分布異常による血圧低下に対する等張液の急速輸液が救命につながる。またH₁受容体拮抗薬は，皮膚粘膜のかゆみ，皮膚の発赤，蕁麻疹，腹痛などで発症した場合には，初期には有効であることが多い。一方，副腎皮質ステロイドは効果発現まで4～6時間を要するため，即時型症状に対する速効作用は期待できない。しかし，重篤なアナフィラキシーが出現した場合には，遅発性アレルギー症状の予防としてステロイド薬の全身投与が推奨されている[1]。

5 乳糖不耐症（食物アレルギーではない）

　乳糖は，産後成乳段階の母乳100mL中に5g程度含まれ[10]，小腸粘膜の乳糖分解酵素ラクターゼによってグルコースとガラクトースに分解される[5]。哺乳類は授乳期が過ぎると分解酵素の活性が低下して乳糖不耐となり[11]，成人では1回20gの乳糖を含有する食餌（経管栄養食，経口流動食）を摂取して下痢をきたした患者は乳糖不耐症によるものと推測可能といわれている[12]。

　乳児期の乳糖不耐症には，急性の感染性下痢などで小腸粘膜が傷害されて一過性に起こる「二次性乳糖不耐症」と，生まれながら乳糖分解酵素がない「先天性乳糖不耐症」がある[11]。成長障害などで治療が必要な乳糖不耐症の乳児には，乳糖を含まない無乳糖乳を与えたり，不足している乳糖分解酵素を薬剤で補充したりする[11]。

おわりに

　添付文書には，効能・効果，用法・用量，使用および取り扱い上必要な注意事項の記載が義務づけられているほか，製剤の添加物の全成分表示も行われている[13]。治療薬であるはずの医薬品によって健康被害が生じないよう，薬剤師は最新の情報を確認し，医薬品の適正使用を推進するとともに，患児や保護者に適切な注意喚起と指導を行う必要がある。

● 参考文献

1) 日本小児アレルギー学会 食物アレルギー委員会：食物アレルギー診療ガイドライン2012（宇理須厚雄，近藤直実・監）．協和企画，2011
2) 海老澤元宏・研究代表：厚生労働科学研究班による食物アレルギーの診療の手引き2014．2015
3) 大矢幸弘・編，五十嵐隆・監：国立成育医療研究センターBookシリーズ こどものアレルギー アトピー性皮膚炎・食物アレルギー・ぜんそく．メディカルトリビューン，2013
4) 予防接種ガイドライン等検討委員会：予防接種ガイドライン2014年度版．公益財団法人予防接種リサーチセンター，2014
5) 第十六改正日本薬局方解説書．廣川書店，2011
6) 日薬医薬品情報 Vol.3 No.4：DSU解説 生菌製剤 アンチビオフィルス，エンテロノンR，エントモール，コレポリーR，ビオスリー，ポリラクトン，ラックビー，ラックビーRの［禁忌］の項等に関する添付文書の改訂．日本薬剤師会雑誌，52（4）付録：22-25，1999
7) Eda A, et al：Acute allergic reaction due to milk proteins contaminating lactose added to corticosteroid for injection. Allergol Int, 58：137-139, 2009
8) 酒井信夫，他：医薬品添加物に含まれる食物アレルゲンタンパク質に関する研究．国立

医薬品食品衛生研究所報告,130:58-65,2012
9) 厚生労働省難治性疾患研究班,他:新生児-乳児消化管アレルギー 診断治療指針,2016年1月12日改訂版(http://nrichd.ncchd.go.jp/imal/FPIES/icho/pdf/fpies.pdf)
10) 北村キヨミ,他:合併症産婦の母乳成分の研究-蛋白質,中性脂肪,乳糖-. 母性衛生,37(1):82-90,1996
11) 稲葉知己:乳糖不耐症による下痢. Nutrition Care, 11(6):1069, 2013
12) ミルラクトインタビューフォーム,2010年11月(第2版)
13) 日本製薬工業協会:日本の薬事行政. 2014年3月

4 小児の予防接種

はじめに

　感染症にはさまざまな病態があり，小児の病気のなかで発現頻度が高い疾患である。小児は成人と比べ免疫力も十分に備わっておらず，発症も急性の場合が多い。

　現在でも世界では，毎年約300万人もの5歳未満の小児が，麻しん(はしか)，ポリオ，破傷風，結核などの感染症により亡くなっていると報告されている。これらの感染症は，予防接種（ワクチン接種）で予防できる場合が多い。

　一方，感染症のなかには，小児期に罹患すれば程度が軽くてすむが，成人期に罹患すると重篤な経過となるものもあり，予防接種を有効活用することで，それらの危険を回避することができる。

　予防接種は，感染予防，発病防止，症状の軽減，病気のまん延防止など，これまで多くの疾病の流行防止に大きな成果をあげ，感染対策上極めて重要な役割を果たしている。

1 小児の感染症

1-1 感染（感染症）とは

1）感染（infection）と発症（overt disease）

　感染（infection）とは，病原微生物が外部から宿主動物体内に侵入，または体内に常在する微生物が異常増殖して，宿主に器質的または機能的障害を与える現象であり，その結果一定の症状を現した場合，この状態を発症（overt disease）という。

　感染と発症とは別の概念として理解すべきもので，感染は必ずしも発症を伴うものではない。

2）感染症（infectious disease）

　感染症（infectious disease）とは，細菌や真菌などの病原性微生物やウイルス，異常プリオン等の病原体が体内に侵入し感染・増殖して発症する疾患の総称である。

表1 細菌とウイルスの違い

	細　菌	ウイルス
構　造	細胞そのもの	アミノ酸と蛋白質
大きさ	1μm程度	50〜100nm程度
病　態	持続的に悪化をたどることがある	一過性のものが多いが，慢性化することもある
白血球	上昇することが多い	低下する，あるいは正常値であることが多い
CRP*	上昇することが多い	発熱するわりには正常値に近い
抗生物質	効果あり	効果なし

＊CRP：C-reactive protein，C反応性蛋白

表2 細菌感染とウイルス感染

細菌感染によるもの	百日咳，ジフテリア，破傷風，結核，溶連菌咽頭炎，細菌性胃腸炎（食中毒），肺炎球菌感染症 など
ウイルス感染によるもの	かぜ（かぜ症候群），ポリオ，水痘（水ぼうそう），麻しん（はしか），風しん，流行性耳下腺炎（おたふくかぜ），突発性発疹，インフルエンザ，ウイルス性胃腸炎（ノロウイルス，ロタウイルス感染症），日本脳炎，B型肝炎，RSウイルス感染症，咽頭結膜熱（プール熱），手足口病，ヘルパンギーナ，など

青太字：予防接種（ワクチン）で予防可能な疾患

1-2　細菌とウイルスの違い

細菌とウイルスは，病原体となる点では同じともいえるが，根本的な違いがある（表1）。

1）細菌とは

細菌は細胞をもち，自己複製能力をもった微生物である。細菌は，自分で増殖する能力をもっており，栄養・水分・温度があればいくらでも自己増殖できる。

2）ウイルスとは

ウイルスは，蛋白質からなる外壁と内部に核酸（DNA，RNA，つまり遺伝子情報）をもった単純な構造体である。ウイルスは，自分自身で増殖する能力はなく，生きている細胞の中でしか増殖できない。つまり，ほかの生物を宿主としなければ増殖できないということである。

1-3　小児の主な感染症

細菌，ウイルスに起因する小児の感染症としては，以下のようなものがあるが，予防接種で予防できる疾患（感染症）もある（表2）。

小児によくみられる主なウイルス感染症

(1) RSウイルス感染症
　RSウイルス（respiratory syncytial virus）による急性呼吸器感染症である。乳児期での発症が多く，主な症状は細気管支炎や肺炎であり，1歳未満，特に6カ月未満の乳児や，心肺に基礎疾患を有する小児などでは呼吸困難などがみられ重篤となる場合がある。

(2) 咽頭結膜熱（プール熱）
　アデノウイルスによる感染症である。喉の痛み，結膜炎，高熱を発し，プールを介して感染し流行することが多いのでプール熱とも呼ばれている。感染から発症までの潜伏期間は約5～7日といわれ，罹患する約8割が5歳以下の小児である。

(3) 手足口病
　口腔粘膜および四肢末端に現れる水疱性の発疹を主症状とし，幼児を中心に流行する急性ウイルス性感染症である。発疹は手足全体，ことに肘や膝あるいは臀部周辺にもみられることもあり，片方あるいは手足口の一部のみの発疹で終わることもある。

(4) ヘルパンギーナ
　A群コクサッキーウイルスによる感染症である。発熱と口腔粘膜に現れる水疱性発疹を特徴とし，夏期に流行する小児の急性ウイルス性咽頭炎である。罹患者の年齢は5歳以下がほとんどであり，1歳代が最も多く，次いで2，3，4歳代の順で，0歳と5歳はほぼ同程度の症例が報告されている。

2 予防接種の基礎知識

2-1 予防接種とは

　予防接種とは，疾病に対する免疫を得させるため，疾病の予防に有効であることが確認されている免疫原を人体に注射，または接種することをいい，感染予防，発病防止，症状の軽減，病気のまん延防止などを目的としている。

2-2 ウイルス感染症好発期（年齢）と予防接種時期

　予防接種は感染症の発生状況や，罹患しやすい，あるいは重症化しやすい年齢などを考慮し，標準的な接種時期のなかで，できるだけ早期に接種を勧め接種率を高める必要がある。また，予防接種に使う薬液のことを「ワクチン」というが，すべての感染症に対してワクチンがつくれるわけではなく，細菌やウイルスなどの性質によってワクチンができないものもある。

表3 各ウイルス感染症で注意の必要な年齢

ウイルス感染症の種類	罹患しやすい、または重篤化しやすい年齢
百日咳	0〜1歳
麻しん	0〜2歳
水痘	1〜5歳
風しん	1〜9歳
おたふくかぜ	3〜6歳
インフルエンザ	5歳以下と65歳以上
日本脳炎	5歳以下と40歳以上

1）各ウイルス感染症で注意の必要な年齢

感染症に罹患しやすい、あるいは重症化しやすい年齢を表3に示す。

2）妊娠初期の罹患が胎児にも影響するウイルス感染症

風しんは妊娠第1三半期に罹患すると胎児の先天性風しん症候群（memo1）の発生の危険性が高くなり、水痘は妊娠中に発症すると重症化率が高いといわれている。

2-3 法律による予防接種

予防接種は予防接種法などにより、次のように規定されている（2015年10月現在）。

1）定期接種（A類疾病，B類疾病）

国で種類と接種の時期が定められているもの。

（1）A類疾病

接種努力義務が課せられており、対象者は予防接種を受けるよう努めなければならないとされている。

〈ジフテリア，百日咳，破傷風，ポリオ，麻しん，風しん，日本脳炎，結核（BCG，memo2），Hib，小児の肺炎球菌感染症，ヒトパピローマウイルス（HPV），水痘〉

（2）B類疾病

A類疾病のような接種努力義務はなく、発病を完全に阻止するほどの効果は期待できないものの、高熱などの症状を軽くし、重症化の予防のために高齢者などに接種が勧められている。

〈インフルエンザ（65歳以上の者，60歳以上65歳未満で心臓，腎臓または呼吸器の機能に障害を有する者，およびヒト免疫不全ウイルスにより免疫機能に障害を有する者），

高齢者の肺炎球菌感染症〉

2) 任意接種

感染の可能性が高い者，あるいは感染防止上有効であると認められる場合，個人の要望に対応して行うもの。
〈おたふくかぜ，A型肝炎，B型肝炎，ロタウイルス，インフルエンザ（B類疾病を除く），髄膜炎菌感染症など〉

2-4 予防接種（ワクチン接種）の種類

ワクチンの代表的なものとしては，「生ワクチン」と「不活化ワクチン」および「トキソイド」が知られている（表4）。

1) 生ワクチン

生ワクチンは，実際に感染を起こしうる弱毒性の生きている微生物やウイルスを接種するものである。

表4　ワクチンの種類

生ワクチン	細菌	BCG
	ウイルス	麻しん，風しん，水痘，おたふくかぜ，黄熱，ロタウイルス
不活化ワクチン	細菌	百日咳，肺炎球菌など
	ウイルス	インフルエンザ，日本脳炎，狂犬病，B型肝炎，ポリオ，HPVなど
トキソイド	毒素	ジフテリア，破傷風，はぶ毒素など

> **MEMO 1**
>
> **先天性風しん症候群**
>
> 　免疫のない女性が妊娠初期に風しんに罹患すると，風しんウイルスが胎児に感染して，出生児に先天性風しん症候群（CRS：Congenital Rubella Syndrome）と総称される障害を引き起こすことがある。
> 　CRSの3大症状は先天性心疾患，難聴，白内障である。このうち，先天性心疾患と白内障は妊娠初期3カ月以内の母親の感染で発生するが，難聴は初期3カ月のみならず，次の3カ月の感染でも出現し，高度難聴であることが多い。
> 　3大症状以外には，網膜症，肝脾腫，血小板減少，糖尿病，発育遅滞，精神発達遅滞，小眼球など多岐にわたる。

(1) 作用機序と効果の持続期間

微生物やウイルスが体内で増殖するため，液性免疫に加え細胞性免疫（Tリンパ球など細胞が直接攻撃するもの）の誘導が可能であり，多くは効果が一生持続する。

ただし最近は，予防接種の後に自然感染で免疫力が高められること（ブースター効果）が少なくなったため，時が経って免疫能が低下し，病気にかかる可能性も出てきている。

(2) 接種回数が変更されたワクチン

自然感染によるブースター効果が望めなくなったため，麻しんや風しんワクチンなどは従来1回の接種であったが，2006年4月から原則として麻しん風しん混合ワクチン（MRワクチン）の2回接種となっている。

(3) 接種禁忌

生ワクチンは免疫不全者（水痘ワクチンを除く）および妊婦には禁忌となる。また，接種後しばらくしてから発熱や発疹など，その病気の症状が軽く出てくることもある。

(4) 貯法

生ワクチンは不活化されやすいので，製剤の保存条件はその多くが「遮光し5℃以下」となっている。

2） 不活化ワクチン（トキソイドなどを含む）

不活化ワクチンは，ホルマリンの添加や紫外線照射などの処理をして，感染能力をなくした微生物やウイルス，無毒化した細菌産生毒素（トキソイド），微生物から分離した抗原性物質などでつくられたものである。

(1) 作用機序と効果の持続期間

不活化ワクチンは，生ワクチンのように体内で増殖することはなく，免疫は主として体液性免疫（IgGなどの抗体の働き）によるもので，1回接種しただけでは必要な免疫を獲得・維持できず，免疫を獲得するのに数回の接種が必要である。また，ある程度の期間を過ぎると効果がなくなってしまうため，多くは追加接種が必要となる。

MEMO 2

結核（BCG）

結核の予防接種（BCG：Bacillus Calmette-Guerin）は，「結核予防法」で規定されていたが，結核予防法は2007年（平成19年）3月31日をもって廃止された。2007年4月より結核を改正感染症法へ統合して総合的な対策を実施し，結核の定期の予防接種については予防接種法へ位置づけられた。

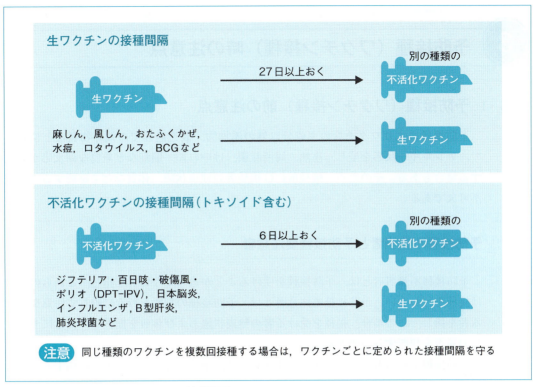

図　生ワクチンと不活化ワクチンの接種間隔

(2) 貯法

製剤の保存条件は，その多くが「遮光し凍結を避けて10℃以下」となっている。

2-5 ワクチンの種類とその接種間隔

(1) 生ワクチン

生ワクチンを接種した日から，次の接種を行うまでの間隔は27日以上おく（図）。

(2) 不活化ワクチン（トキソイドなどを含む）

不活化ワクチンを接種した日から，次の接種を行う日までの間隔は6日以上おく（図）。

なお，ここ数年で新しいワクチンが導入され，ワクチン接種スケジュールが複雑化してきていること，同時期に複数のワクチン接種が必要となるケースが増えてきていることから，医師が必要と認めた場合には，複数のワクチン（生ワクチン，不活化ワクチンの両方）を同時に接種することができる。

ただし，同じ種類のワクチンを複数回接種する場合は，ワクチンごとに定められた接種間隔に従うこと。

予防接種（ワクチン接種）時の注意点

3-1 予防接種（ワクチン接種）前の注意点

予防接種によりワクチンの主成分以外の添加物，製造過程での残存物質などに対して，アレルギー反応を呈し，高熱，局所腫脹，けいれん，脳症など重篤な副反応が発現する場合もある。そのため，接種前には接種者の健康状態，体質などを確認することが不可欠である。

予防接種不適当者と予防接種要注意者

予防接種不適当者とは，予防接種を受けることが適当でない者を指し，これらの者には接種を行わない。予防接種要注意者とは，予防接種の判断を行うに際して注意を要する者を指し，この場合，接種を受ける者の健康状態および体質を勘案し，慎重に予防接種の適否を判断する必要がある。

予防接種不適当者および予防接種要注意者は，予診を行うことにより把握する。

(1) 予防接種不適当者
① 明らかな発熱を呈している者（明らかな発熱とは，通常37.5℃以上を指す）
② 重篤な急性疾患にかかっていることが明らかな者
③ 当該疾病に係る予防接種の接種液の成分によって，アナフィラキシーを呈したことが明らかな者
④ 麻しんおよび風しんに係る予防接種の対象者にあっては，妊娠していることが明らかな者
⑤ BCG接種の対象者にあっては，外傷等によるケロイドの認められる者
⑥ その他，予防接種を行うことが不適当な状態にある者

(2) 予防接種要注意者
① 心臓血管系疾患，腎臓疾患，肝臓疾患，血液疾患および発育障害等の基礎疾患を有する者
② 予防接種で接種後2日以内に発熱のみられた者，および全身性発疹等のアレルギーを疑う症状を呈したことがある者
③ 過去にけいれんの既往のある者
④ 過去に免疫不全の診断がされている者，および近親者に先天性免疫不全症の者がいる者
⑤ 接種しようとする接種液の成分に対してアレルギーを呈するおそれのある者
⑥ 結核の予防接種にあっては，過去に結核患者との長期の接触がある者，その他の結核感染の疑いのある者

3-2 予防接種（ワクチン接種）後の注意点

予防接種後のアナフィラキシーなど重篤かつ緊急的対応が必要な副反応は，接種後ただちに発生することが多いことから，接種後はその場で30分程度様子をみることが必要となる。また，接種当日は激しい運動をさせない，入浴時は注射部位を擦らないようにするなどの注意が必要である。

3-3 予防接種（ワクチン接種）の副反応

生ワクチンでは4週間，不活化ワクチンでは1週間，接種後の副反応出現に注意して観察することが必要である。

1) 生ワクチンに起因する場合

接種後24時間以内に発熱などが起きることは極めてまれである。副反応としては，弱毒したウイルスによる感染症状を呈する。

2) 不活化ワクチンに起因する場合

局所反応として注射部位の発赤，硬結，疼痛などがみられる。全身反応としては，アナフィラキシーショック，アレルギー反応（蕁麻疹など），発熱および発熱に伴う熱性けいれん，脳症などがあげられる。不活化ワクチンによる全身反応は接種直後から24時間以内，遅くとも48時間以内に発現する場合が多い。

3) 副反応が起こったときは

定期の予防接種による副反応で医療費を要した場合，後遺症が残った場合などは国がその健康被害を救済する（予防接種法による救済制度）。また，任意の予防接種や予防接種法で定められた予防接種を定期接種の年齢枠以外で受けて健康被害が生じた場合は，医薬品による副作用と同じ扱いになり，独立行政法人医薬品医療機器総合機構（http://www.pmda.go.jp/）に救済給付請求をすることができる。

参考文献

1) 国立感染症研究所（NIID）：感染症疫学センター（IDSC）（http://www.nih.go.jp/niid/ja/from-idsc.html）
2) 一般社団法人日本ワクチン産業協会（http://www.wakutin.or.jp/）
3) 予防接種ガイドライン等検討委員会：予防接種ガイドライン，2014年4月改訂版，公益財団法人予防接種リサーチセンター，2014
4) 予防接種ガイドライン等検討委員会：予防接種と子どもの健康，2014年改編版，財団法人予防接種リサーチセンター，2014
5) 厚生労働省ホームページ（http://www.mhlw.go.jp/）
6) 佐川賢一・監編，櫛田賢次・編：小児のくすりQ&A．じほう，p100-104，2006

5 小児の誤飲

はじめに

　病院の救急部門が関わる事故のなかで，誤飲は小児期に特筆すべきものである．当センターの救急センターにおける事故事例調査（2003年）[1]では，1歳未満の事例（370件）では転落の事例が48％，誤飲は21％と2番目に多い事例であった．

1 小児の行動様式と誤飲

　誤飲といっても，小児の発達過程において，生後5カ月を過ぎた乳児が目で見つけ，手に触れたものを口で確かめようとするのは基本的に正常な行動であり，それを止められるものではない．

　そのような事実を理解せずに小児の口に入るものを床や畳の上に放置すれば，誤飲事故は発生して当然と言える．小児の誤飲事故は防止が困難な状況で発生したというよりも，保護者が小児の誤飲とその防止に対する知識を十分に持ち合わせていなかったために発生した事例が多い．小児の誤飲防止に向けては，医療従事者から保護者に"服薬後の薬は小児が簡単に開けられない容器に直ちにしまう"などの方策を，服薬指導と併せて伝えることが効果的と考えられる．

　しかし，1歳を過ぎて引き出しや冷蔵庫から誤飲の原因物を自分で取り出せるようになってからは，「事故は注意していても発生する」ことを前提に考える必要がある．小児全体の誤飲防止に向けては，すべて保護者の責任と安易に考えずチャイルドレジスタンス包装（Child-Resistant Packaging：CR包装）の整備など，医療従事者を含む社会全体の協力が望まれる．

2 小児誤飲の報告数

　全国的な小児の誤飲状況を，「平成25年度家庭用品等に係る健康被害病院モニター報告」[2]を参考に見ていく．本報告は健康被害の全国の概要情報を，治療を目的に来院する患者から収集する事業（小児科領域は8病院の協力）によるもので，昭和54年（1979年）から実施されている．

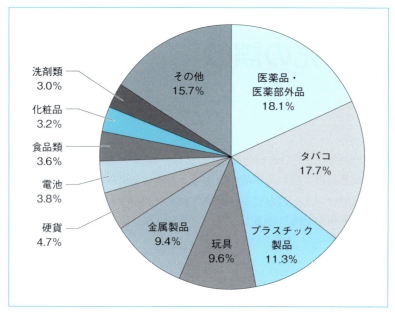

〔厚生労働省医薬食品局審査管理課化学物質安全対策室：
平成25年度 家庭用品等に係る健康被害病院モニター報告（平成27年3月31日）〕

図1　平成25年度 家庭用品などの小児の誤飲事故 のべ報告件数割合

　報告のなかで小児の誤飲にかかわる事例の総数は531件/年で，誤飲の原因物は，医薬品・医薬部外品が18.1％で最も多く，次いでタバコが17.7％，プラスチック製品が11.3％，玩具が9.6％であった（図1）。

　原因物の上位がタバコと医薬品であることは1979年の報告開始以来ほとんど変動ないが，医薬品がほぼ例年同様であるのに比べ，近年喫煙率の低下傾向からタバコの割合は今後も低下傾向が予測される（図2）。

　日本中毒情報センターの2013年受信報告[3]では，年齢別で5歳以下の受信件数26,720件中，医療用医薬品（外皮用薬を含む全ての合計件数）が21.2％，化粧品が11.3％，一般用医薬品が10.9％，タバコ関連品8.4％で上位を占めている。日本中毒情報センターの受信報告でも，例年誤飲原因物の上位にあるのは医薬品とタバコで，大きな変動はみられない。

　医療用医薬品（5,672件）のなかでは，アセトアミノフェン含有薬が112件，ベンゾジアゼピン系薬が103件，気管支拡張β作動薬が172件，血液凝固阻止薬が299件，消化性潰瘍薬135件，抗生物質薬202件などが特徴的であった。循環器用薬のカルシウム拮抗薬が72件，糖尿病用薬62件なども家族が内服する医薬品として注意の必要性を感じさせる。

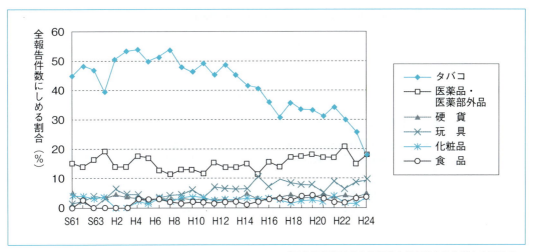

〔厚生労働省医薬食品局審査管理課化学物質安全対策室：
平成25年度 家庭用品等に係る健康被害病院モニター報告（平成27年3月31日）〕

図2 小児の家庭用品など誤飲事故報告件数比率の年度別推移

3　医薬品の誤飲の現状と課題

3-1　小児の年齢と誤飲の傾向

　医薬品・医薬部外品の誤飲については1〜2歳児に多くみられるが，その後6歳近くまで幅広い年齢層でみられる。1〜2歳の頃には，自分で容器のフタや包装を開けて薬を取り出せるようになり，また家族の真似もするので誤飲が多くなると思われる。

　当センターでも，祖母が高血圧の薬などを服用しているのをいつも孫が見ており，それを真似して飲んだなどの例がある。高いテーブルに置いたつもりでも，2〜3歳になると自分の力で取ることができる。おいしいかぜ薬シロップなどは，小児が自ら冷蔵庫から出して飲んでしまう事例がみられる。特に最近は甘味のついた飲みやすい口腔内崩壊錠も多く市販されるようになり，小児がお菓子を食べる感覚で大量に誤飲した事例も報告されており，十分な注意が必要である。

　医薬品は，特有の薬理作用により少量の誤飲でも危険な場合がある。他の誤飲物と比べ医薬品では実際に症状が発現し，処置実施や入院となる事例が多い。特に血糖降下薬，循環器用薬（カルシウム拮抗薬，βブロッカー薬など）など，危険な薬効のものには十分な注意を促す必要がある。処置については，通常の薬剤過量投与への対応が基本となる。

表1 小児の誤飲防止に向けた医薬品取り扱いの説明

> ①医薬品を服用後そのまま放置せず，毎回片づける。
> 　後で片づけようと放置して誤飲した事例，片づけるのを忘れた事例が多い。服薬のために水を取りに行った隙に誤飲を起こした事例もある。
> ②医薬品を高さ1メートル以下（冷蔵庫内を含む）に保管しない。
> 　1歳になると身長が約80cmあり，1mまで手が届く。就学前の幼児でも冷蔵庫から水薬を取り出して飲むことができる。
> ③医薬品を小児が開けられない容器（食品パックの入れ物など）にしまう。
> 　幼児でも医薬品のPTP包装は開けられる。水剤のふたを開けて誤飲した事例も多い。
> ④幼児の前で服薬するところを見せない。
> 　家族が服薬しているのを真似して誤飲した事例がみられる。

3-2　医薬品誤飲防止の啓発の必要性

1）服薬指導を活用して啓発

　小児の誤飲についての知識は，啓発活動が不十分なこともあって一般に知られていない。保護者には，病院や保険薬局での服薬指導などを機会に誤飲防止のための注意を伝えるようにする。

　2013年の厚生労働省通知「医薬品等の誤飲防止対策の徹底について」[4]では，医療従事者に向けた内容として"患者の家族等，特に小児による誤飲が生じないように，処方または調剤にあたっては，医薬品を小児の手の届かない場所に保管するなど，適切な保管及び管理をするよう，患者及び家族等に十分注意喚起すること。"との記載がある。

2）保護者への説明のポイント

　表1に小児の誤飲防止に向けた説明ポイントをあげる。小児誤飲の原因の多くは家庭の普段の生活環境下にあるため，小児や保護者の生活環境を理解して指導を行うようにする。誤飲は，小児自身ではなく家族などに処方された医薬品による事例が多いことの認識も必要である。

　実際に医薬品の誤飲が疑われたときは，薬袋，瓶や箱を持って受診するように保護者に伝える。保護者の訴えは医薬品名に誤りがある場合があるため，薬品名が記載された容器は救急の現場で成分を確認するのに必須の情報源となる。

4 チャイルドレジスタンス包装（CR包装）について

4-1 医薬品業界に求められる誤飲防止対策

　小児の医薬品誤飲防止のために最も大切なのは保護者などに現状とその防止方法を知ってもらうことだが，保護者の注意に任せるだけでは限界がある。母親が席をはずしている間に兄である幼児がPTP包装から錠剤を取り出し，弟の乳児が飲んでしまった事例もみられる。未然に防止するためには「誤飲は注意していても発生する」ことを前提として対策を考える必要がある。そこで重要なのが「医薬品には誤って飲もうとしても飲めない包装を用いる」という考え方である。

　2013年の厚生労働省通知「医薬品等の誤飲防止対策の徹底について」[4]では，製薬・包装関連団体等に対しては，"小児が開封しにくいチャイルドレジスタンス容器の採用は誤飲を防ぐために有効であり，事業者等は小児のいたずらや誤使用により事故が生じないような対策を施した製品開発に努めることが重要である。"との記載がある。

4-2 国内外のCR包装の対応の状況

　CR（Child Resistant）包装の使用は米国・EUを中心に乳幼児の誤飲防止の世界的な常識となっているが，日本ではCR包装の使用が未だ一般市民に十分浸透しておらず，存在自体を知らなかった例，小児の誤飲防止が目的であることを知らなかった例もあり，医療従事者による積極的な啓発活動が望まれる。

　なお，米国・EUでは国際標準化機構（ISO）で乳幼児の誤飲防止に加え，高齢者・身障者が開封困難とならないようにCRSF（Child Resistant Senior Friendly Packaging）包装[5]という考え方が新たに取り入れられ，2005～2006年で新医薬品に対してのCRSF包装の使用義務が法制化された。その後，米国・EUで製造されてから日本に輸入している医薬品については，基本的にすべてCRSF包装が使用されている。

1）PTP包装のCR包装

　PTP包装関連では，前出のように保護者の不在時に兄である幼児がPTP包装から錠剤を取り出し，弟の乳児がそれを飲んでしまった事例など，救急の現場ではCR包装であれば事故が防げたかもしれない事例と多く対面する。

　錠剤のPTP包装に対する乳幼児への安全対策はまだ多くはないが，医薬品ではピーガード錠（持続性がん疼痛治療剤：田辺三菱製薬）や，レボレード錠〔経口血小板増加薬：グラクソ・スミスクライン（GSK）〕，パキシル錠（選択的セロトニン再取り込み阻害剤：GSK）などがCRSF包装を取り入れた製品として国内で販売されている（図3）。

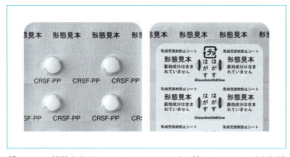

〔「STOP！誤飲」（グラクソ・スミスクライン社ホームページより）〕
図3　錠剤のCRSF包装の例（ピールプッシュタイプ）

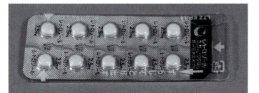 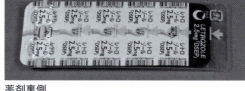

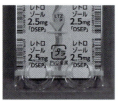 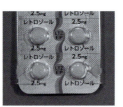 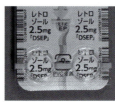 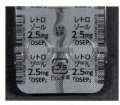

図4　PTPシート外装ケースの使用例（第一三共エスファ株式会社のC-ガード）

　この他，PTPシートにプラスチックの外装を施したC-ガード（図4）を取り入れたレトロゾール（第一三共エスファ）も市販されている。一般薬にはニコレット（禁煙補助剤：ジョンソン・エンド・ジョンソン）などがある。

　海外に本社がある製薬会社の例としてグラクソ・スミスクラインでは，グローバル戦略に合わせて，今後日本においてもPTP包装の製品を発売する場合はCRSF包装を進めていく方針[6]とのことである。

　2015年には，消費者安全調査委員会から子どもによる医薬品誤飲事故に対しての意見[7]が出され，関係団体や医療関係者を通じたリスクの周知に加え，CR包装容器の導入についての検討等，一歩進んだ意見が論議されている。

　厚生労働省からも，これに応えるべく包装容器への配慮として「子どもによる医薬品誤飲事故の防止対策について」の通知[8]が出されている。医療従事者も小児の医薬品誤

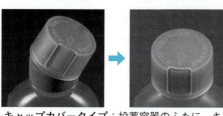
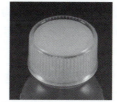

キャップカバータイプ：投薬容器のふたに，キャップカバーをかぶせることで，子どもが操作しにくくしたもの

安全キャップタイプ：ふたが押し回し構造になっているもの

図5 水薬瓶のセーフティーキャップの例

飲のリスクとその対策，またCR包装推進に向けた周知への協力の体制が必要と考える。

2）水薬瓶のCR包装

海外の医薬品の瓶ではクリックロックキャップが一般に流通している。外側のキャップを押し下げながら回さないと開栓できない二重構造のキャップで，押し下げずに開けようとするとクリック音が出る仕組みになっている。日本ではいわゆる一般薬の小児用水薬で採用されている製品が多い。調剤水薬の投薬瓶も発売（金鵄製作所）されており，他に調剤薬用投薬瓶の通常のキャップにカバーリングをつけることで小児が開けにくくするタイプの製品（エムアイケミカル）がある。他社の投薬瓶のキャップには流用できないが，構造が単純であるため，他のメーカーと協力しての普及が望まれる（図5）。

医療用医薬品の水剤は病院の調剤所や保険調剤薬局で調剤されるが，CR容器を用いるとコストがかさむ問題もあり[9]，行政からの支援も含む推進方策が望まれる。

5 実際の処置 —— アセトアミノフェンの誤飲時を例に

医薬品誤飲時の処置の1例として，実際の誤飲事例が多くみられるアセトアミノフェンをあげる。

本剤は解熱剤・かぜ薬などに含まれ比較的身近に多い医薬品だが，代謝は良く，実際に治療が必要となる症例は多くない。

1）代謝

アセトアミノフェンの中毒は，有毒な中間代謝物によって引き起こされる。成人の場合，常用量ではグルクロン酸抱合（約60％）と硫酸抱合（約35％）でほとんどが代謝される（小児は成人よりグルクロン酸抱合能が低い）[10]。ただ，チトクロムP450酵素の

CYP2E1でごく一部が代謝されて有毒な中間体を形成する。この中間体はグルタチオン抱合で直ちに無毒化するが，大量投与によって体内のグルタチオンが枯渇した場合には，その毒性の中間体を代謝しきれずに肝細胞が壊死を起こす[8),9)]。

2）中毒量と小児用医薬品での含有量

小児の単回急性中毒量は200mg/kg以上[11)]であるが，参考に国内の医薬品におけるアセトアミノフェン含量をみると，アルペンこどもかぜシロップ120mL/1本では，1本すべて服用してもアセトアミノフェン含有量は600mg/本である。ムヒのこどもかぜシロップ120mL/1本でも同量の600mg/本である。

3）救急処置

救急受診の処置として，150mg/kg以上の大量服用が想定される場合は，通常の施設では緊急の血中濃度測定は困難なので，血中濃度測定前にアセチルシステイン内用液投与（添付文書参照）も考慮する。グルタチオンの前駆物質として働き解毒作用を示し，アセトアミノフェン摂取後早期に投与開始が望ましい。8時間以内が望ましいが，24時間以内であれば効果が認められる。ひどくにおいがあり，まずくて吐いてしまうので，甘いドリンクでの希釈か，胃管などを使用するのがよい。

タバコの誤飲

乳幼児の口や指にタバコの葉がついても，通常の乾燥したタバコはパサパサして口の中についてしまい簡単には飲み込めない。したがって，乾燥したタバコの誤飲で治療に至る症例はほとんどない。もし誤飲した場合は，通常は吐いてしまうので故意に吐かせる処置はしない。しかしながら，水を入れた空き缶の中のタバコの浸出液（1時間で50〜70％ニコチンが溶出しているとされる）は大変危険で，浸出液を誤飲した症例の場合は早期受診・治療が必要となる。

1）タバコの誤飲時の処置

タバコの誤飲の場合は吐かせようと多量の水を飲ませたり，制酸剤となるものや牛乳を飲ませてはならない。ニコチンは塩基性物質であり，酸性下ではイオン化して吸収されにくく胃酸中では15分で3％程度の吸収といわれるが，腸管に入るとpHが上がり非イオン化して急速に吸収が進む[12)]。

処置が必要な症例でも，胃洗浄の適応はない。乳幼児に胃洗浄を実施しようとすると，かえって洗浄液でタバコを腸管のほうに押し込むことになる。

表2 タバコ誤飲防止に向けた説明

①タバコの誤飲は1歳前後半年が最も多く，特に注意が必要である。
②空き缶，ペットボトルなどを灰皿に使用することは厳禁である。
③灰皿は密封できて開封しにくいものを使用する。
④タバコの箱は放置せず，吸うたびに幼児の手の届かない高所に片づける。

　症例によっては活性炭の使用が考慮される。当センターでは，目安1g/kgを多くても100mL以下の適量の水か生理食塩水で経鼻的に胃管で投与する[1]。この量は，その他の原因物による場合も同様である。

　実際には，国内で小児誤飲においてニコチン中毒による死亡例はおそらくない。誤飲もしくは誤飲が疑われた後，およそ4時間で特別な症状がなければ安心してよい。

2）保護者への誤飲時の対応説明

　乾いたタバコの誤飲では，そのまま自宅で4時間程度観察して，顔色が青い，脈が速い，吐いたなどのことがあれば受診させる。通常の場合，実際に誤飲したか，量はどの程度か，などは分からない場合が多い。浸出液を飲んだときはすぐに受診させる。浸出液を実際に誤飲していれば，15分以内に何らかの症状がみられる。何かを飲ませて無理に吐かせようとはしないこと。

　保護者は心配しているので，タバコを誤飲しても4時間以上特に症状がなければまず安心であり，毒であるニコチンは24時間で排泄されるので，1日経って異常がみられなければ問題ないことを伝える。

　なお，一度タバコの誤飲を起こした家庭では，また誤飲が起きる症例が多いので，保護者に徹底した指導を行う必要がある。本来はタバコを吸っている本人に同行してもらい，①灰皿以外のものを灰皿として利用しない，②灰皿に水を入れない，③タバコは必ず片づける，④フタが開かない灰皿を使う——等，直接指導を行うべきである。最近のチューハイやカクテルの缶などは色が鮮やかで，その空き缶を灰皿に使用することで誤飲を起こしやすく，飲酒時の喫煙には特に注意が必要である。特に重要なこととして表2の例を指導するとよい。

誤飲処置の情報収集

　実際に誤飲事故が発生した場合は，日本中毒情報センターを活用するとよい（表3）。インターネットのホームページも参照されたい。この他のインターネットサイトもみられるが，事前に習熟したサイトでないと事故時には有効に活用できない。

　ある程度の規模の施設では，中毒とその処置に係る図書を数冊購入しておくとよい。

表3　誤飲時の対応について

■公益財団法人 日本中毒情報センター（Japan Poison Information Center：JPIC）
http://www.j-poison-ic.or.jp/homepage.nsf
以下の中毒110番では化学物質（たばこ，家庭用品など），医薬品，動植物の毒などによって起こる急性中毒について，実際に事故が発生している場合に限定し情報提供している。

●大阪中毒110番（365日　24時間対応）
　医療機関専用有料電話：072-726-9923（情報提供料：1件につき2,000円）
　一般市民専用電話：072-727-2499（情報提供料：無料）
●つくば中毒110番（365日　9〜21時対応）
　医療機関専用有料電話：029-851-9999（情報提供料：1件につき2,000円）
　一般市民専用電話：029-852-9999（情報提供料：無料）
※一般専用電話に医療機関から問合せをした場合，情報提供料は有料（1件につき2,000円）となる。

■たばこ専用電話（365日　24時間対応，テープによる一般向け情報提供）
　072-726-9922（情報提供料：無料）

■中毒原因物質の特定のため，商品などを手元に置いて連絡するのが好ましい。
　状況把握のため以下の項目は重要である（一般者が連絡する場合）。
　・患者の氏名，年齢，体重，性別
　・連絡者と患者との関係，連絡者の電話番号
　・中毒原因物質（正確な商品名，会社名，用途）
　・中毒事故の発生状況（摂取量，摂取経路，発生時刻）
　・患者の状態

（公益財団法人 日本中毒情報センターホームページより）

◉ 参考文献

1) 石川洋一：総説．小児の誤飲．日本病院薬剤師会雑誌，45（2）：173-177，2009
2) 厚生労働省医薬食品局審査管理課化学物質安全対策室：平成25年度 家庭用品等に係る健康被害病院モニター報告，2015年3月31日
3) 公益財団法人日本中毒情報センター：2013年受信報告（2013年1月〜12月）
4) 厚生労働省通知：医薬品等の誤飲防止対策の徹底について．医政総発第104001号・薬食総発第0104002号・薬食安発第0104001号，2013年1月4日
5) Child-resistant packaging. Requirements and testing procedures for reclosable packages.（ISO8317：2003）
6) グラクソ・スミスクライン社ホームページ：「STOP！ 誤飲」（http://glaxosmithkline.co.jp/crsf/medical/index2.html）
7) 消費者安全調査委員会意見書：消費者安全法第33条の規定に基づく意見（消安委第82号 平成27年12月18日）
8) 厚生労働省通知：子どもによる医薬品誤飲事故の防止対策について（薬生総発0715第1号平成28年7月15日）
9) 平成23年度　東京都商品等安全対策協議会：「子供用水薬を中心とした医薬品容器の安全対策」報告書，2011
10) グッドマン・ギルマン薬理書 上巻．原著第11版邦訳．26章 pp864-866，廣川書店，2007
11) ネルソン小児科学．原著第19版邦訳．58章中毒 pp306-307，エルゼビア・ジャパン，2015
12) 内藤裕史：中毒百科．pp319-321，南江堂，1992

6 国立成育医療研究センターの医薬品関連業務

1 妊娠と薬情報センター

　成育医療とは，胎児期，新生児期，乳幼児期，学童期，思春期を経て成人期に至るライフサイクルに関わる問題に，各時期単独で対応するのではなく，包括的にとらえ対応することを目的とした医療である。近年では，小児期から慢性疾患を抱えながら妊娠・出産を経験する例が増えてきており，妊娠・授乳も重要なテーマとなっている。

　したがって，小児科領域の業務を考えるうえで，小児そのものの治療に重点を置いてしまうことが多いが，成人期に至る妊娠・授乳の問題を含めて考えることが重要である。

　本項では，慢性疾患を抱える方の妊娠・授乳に関する現状・問題点と，日本での情報収集・提供の中心的役割を果たす『妊娠と薬情報センター』について，簡単に紹介する。

1-1 妊娠と薬に関する問題

　サリドマイド禍を代表とする過去の薬害事件により，妊娠中の薬剤使用が胎児に重大な影響を及ぼす可能性があることは，医療従事者だけでなく一般にも広く知られている。

　しかしながら，妊婦対象の臨床試験が倫理的側面から実施困難なことや，薬剤使用とは関係なく先天異常が発生するために薬剤の催奇形性の評価が難しいことなどから，多くの薬剤の妊娠中における使用については情報が不十分である。

　そして，このような現状から起こる医療従事者の知識不足や妊産婦の過剰な心配から，①患者の自己判断で薬剤の服用が中止され，妊娠をあきらめるケース，②医療従事者が十分な情報収集をせずに，妊娠の継続が好ましくないと判断するケース，③医療従事者の判断で，母体のために必要な薬剤使用が控えられるケース，などが生じている。

1-2 授乳と薬に関する問題

　近年，授乳が母児に及ぼす多くのメリットが報告され，授乳の重要性が取り上げられることが多くなった。したがって，大半の母親たちは妊娠中から，母乳が出るのであれば，ぜひ児に母乳をあげたいと考えている。しかし，授乳期の薬剤使用に関する情報は非常に限られているため，医療関係者によりさまざまな判断がなされ，薬剤使用により授乳をあきらめたり，授乳のために必要な治療を行わないなど，非常に偏った選択が多

くみられるのが現状である。

1-3 妊娠と薬情報センターの設立（図1）

前述のような妊娠と薬，授乳と薬に関するさまざまな問題点を解決すべく，「妊娠と薬情報センター」（以下，情報センター）が，2005年10月に厚生労働省の事業として国立成育医療研究センター内に設立された。情報センターは，この分野で最大規模の施設であるトロント小児病院（カナダ）のMotherisk Programと正式提携を結び，情報の共有化を図っている。

1-4 情報センターの業務

1）情報提供

情報センターは，妊娠中または妊娠を希望している本人からの申し込みにより，妊娠中の薬剤使用による胎児への影響（先天異常や胎児毒性など）について情報提供を行っている。

各薬剤の催奇形性については，Motherisk Statementのほか，この分野の成書とされる『Drugs in Pregnancy and Lactation』（Gerald G Briggs, 他・著, Lippincott Williams & Wilkins）や，米国の専門データベースTERIS, REPROTOX, 医学関係文献データベースPubMED, 医学中央雑誌などの国内文献やインタビューフォームなどで，あらゆる情報を確認し評価を行っている。授乳中の使用に関しては，上記の情報源に加え米国の専用データベースLactMedを参考にしている。

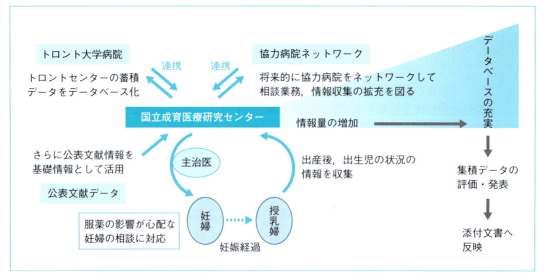

図1　妊娠と薬情報センター

〔厚生労働省発表資料を一部改変〕

相談に対しては，これらから重要な情報を抽出し，さらに薬剤の使用時期などの患者背景を考慮した情報を盛り込んだ回答書を作成したうえで，①相談者本人に電話相談専用ダイヤルへ電話してもらい相談する，②回答書を主治医へ郵送し，主治医が回答書をもとに説明する，③相談者本人に国立成育医療研究センターや協力医療機関の専門外来（妊娠と薬外来）を受診してもらう，という方法で回答している．国立成育医療研究センター内の専門外来では，専任の医師と薬剤師が同席し，薬剤師が薬剤に関する情報提供を行い，医師は全体的な評価と補足を行っている（図2）．

2）妊娠結果の収集と評価

情報センターでは，相談者本人の同意のもとで妊娠結果を調査，集積し，妊娠中の使用薬剤に関して評価を行っている．調査には，相談者に新生児の出産後1カ月健診の結果をはがきで回答してもらう方法を用いている．

わが国では，薬剤の催奇形性については大規模な疫学研究が行われていないため，欧米で使用経験が乏しい薬剤は情報がほとんどない．また，情報があっても欧米人のデータを日本人に用いることが妥当かという人種差の問題もある．そのような背景で，日本人を対象とした調査が望まれており，情報センターの研究にも期待が寄せられている．

2009年には，インフルエンザのパンデミックにいち早く対応し，わが国の妊婦におけるオセルタミビルリン酸塩の使用例を評価し，妊娠時使用の安全性に関する論文を発表した[1]．

今後もさまざまな薬剤について，日本人を対象とした調査の研究を論文化していく予定である．

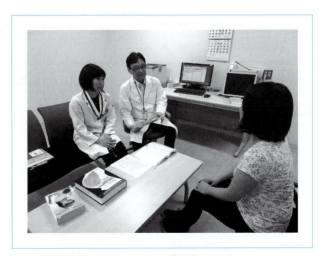

図2　専門外来に専任の医師と薬剤師が同席

1-5 情報センターの利用方法

妊娠と薬の相談については，相談者本人がいったん郵送にて申し込みを行う。その際，問診票などの書類が必要となる（図3）。授乳と薬についてはウェブサイト（http://www.ncchd.go.jp/kusuri/index.html）に情報を掲載するとともに，直接電話による相談も受け付けている。なお，情報センターについてはパンフレットを作成し紹介している（図4）。

1-6 今後の展望

情報センターの調査で集積された妊娠結果によって，薬剤情報をより信頼性の高いものにしていくことが可能となる。そして，これまで安全と考えられていながら，データ不足により使用できなかった薬剤についても，その安全性が確認されれば添付文書が改訂され，現場でも安心して使用できるようになるであろう。実際に相談者への回答で提供している情報も，そのようにして過去の相談者から集められた情報であり，将来の相談者のためにも，より多くの相談者の調査への協力に期待するものである。

情報提供業務においては，相談者の身近な医療関係者のフォローが不可欠である。そ

妊娠と薬情報センター　問診票

フリガナ（　　　　　　　　　　）　　記入日　西暦＿＿＿年＿＿＿月＿＿＿日

お名前 ＿＿＿＿＿＿＿＿＿＿

ご住所（〒　　―　　　）＿＿＿＿＿＿＿＿＿＿（★都道府県名からご記入ください）

生年月日　西暦＿＿＿年＿＿＿月＿＿＿日

ご連絡先　・お問い合わせなどでお電話させていただくことがあります。日中つながりやすい電話で、ご希望される番号の順にご記入ください。

（※勤務先など他の連絡先をご希望の場合は、名称を必ずご記入ください）

電話番号1 ＿＿＿＿＿＿＿＿　自宅 ・ 本人携帯 ・ 他 ＿＿＿＿＿＿＿＿

電話番号2 ＿＿＿＿＿＿＿＿　自宅 ・ 本人携帯 ・ 他 ＿＿＿＿＿＿＿＿

電話番号3 ＿＿＿＿＿＿＿＿　自宅 ・ 本人携帯 ・ 他 ＿＿＿＿＿＿＿＿

妊娠と薬情報センターがこの問診票を受付けてから電話で連絡をさせていただく場合があります。
数日の間は日中に電話がつながりますようご協力お願いいたします。

ご自宅にお電話する場合でも、こちらは妊娠と薬情報センターとお伝えしますのでご了承ください。

以前に、「妊娠と薬情報センター」に相談されたことはありますか？　「お申し込み方法」「相談手順」などのお問い合わせ電話は相談に含みません

1. ない　2. ある → それはいつ頃ですか？　西暦＿＿＿年＿＿＿月頃

今回のご相談はどのような内容ですか？　該当項目に○をしてください（複数可）。

1. 今から服用する可能性のある薬について知りたい
2. 持病で服用している薬の妊娠に対する影響を知りたい
3. 妊娠中に服用してしまった薬が心配
4. その他 ＿＿＿＿＿＿＿＿＿＿

当センターへの相談のきっかけはなんですか？　該当項目に○をしてください（複数可）。

1. 医師からすすめられた　2. 自ら希望した　3. その他 ＿＿＿＿＿＿＿＿

現在妊娠されていますか？　該当項目に○をしてください。

1. 妊娠している（病院で妊娠検査・市販の妊娠検査薬で陽性）→「1．妊娠している」とお答えの方は、次頁設問「1．今回の妊娠についてお伺いします。」へ進んでください
2. 妊娠していない →「2．妊娠していない」とお答えの方は次頁設問「2．これまでの妊娠歴についてお伺いします。」へ進んでください

問診票　1／5ページ目

図3　問診票

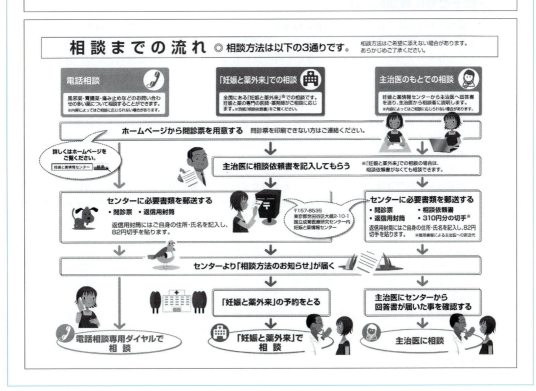

図4 パンフレット

のためには薬理学的な知識だけでなく，疫学，産科学や小児科学の知識，文献を正しく評価する能力も必要である。また，薬剤のリスクを説明するうえで，相談者の背景や理解力をふまえ，正確に情報を伝達する能力も必須である。母体だけでなく，胎児の生命にも関わる分野でこれらの知識を備えた薬剤師の果たす役割は大きく，今後の活躍が期待される。

1-7 「妊娠と薬情報センター」について

妊娠と薬情報センターでは，2005年10月設立から2016年3月までに約1万5,000件の相談を受けている。授乳相談に関しては2012年2月から電話による相談を受け付けており，2016年3月現在で4,000件を超す相談に対応している。拠点病院は，現在，国立成育医療研究センターを含め，39施設（表）にまで拡大している。今年度には，国内すべての都道府県に設置する予定のため，相談者にとってはより相談しやすい環境が整いつつある。

☕コーヒーブレイク

母子ともに貧血に注意！

妊娠8カ月以降の妊娠後期，胎児は母体からたくさんの鉄を受け取り身体に貯蔵するようになります。母体は胎児へ血清鉄を供給しますが，胎盤がバリアとなるため，胎児から母体へ血清鉄が戻ることはありません。"胎児は惜しみなく母の鉄を奪う"ので母体は貧血傾向となり，貧血が進行すると鉄剤での治療が必要となります。

鉄剤は，消化器症状などの副作用のため内服が困難と感じることがありますが，母体の重症貧血（Hb6g/dL以下）は自然流産，低出生体重，子宮内発育遅延，胎児死亡と関連があるとされているため，鉄剤で貧血治療を行うことは非常に大切です。また，妊婦で葉酸欠乏由来の巨赤芽球性貧血がみられることもあり，二分脊椎予防のためにも，妊娠前から妊娠初期にかけての葉酸補充は重要です。

赤ちゃんが生後に飲む母乳中の鉄含有量は少ないのですが，妊娠後期にしっかりと貯蔵鉄を蓄えた赤ちゃんが鉄欠乏性貧血になることはあまりなく，一方，離乳期になっても母乳栄養が中心の赤ちゃんでは生後9カ月ころから鉄欠乏性貧血を発症することがあります。また，赤ちゃんの鉄欠乏状態は，易刺激性や言語理解の遅れ，発語の遅れなど中枢神経系の発育・発達など，特に脳の発達に影響を与えるともいわれています。

生後6カ月ころは，ちょうど赤ちゃんが離乳食を開始する時期です。このころ，赤ちゃんの体重は出生時のほぼ2倍と大きく成長して鉄の必要量も増えることから，母親由来の貯蔵鉄は底をつき始めます。そのため，ほうれん草や豆腐，赤み魚，肉，レバー，ひじきなど鉄分が多く含まれる食品を与え，バラエティーに富んだ食事でさまざまな栄養素を摂取することが大切です。

貧血治療では，Hb値が正常であっても貯蔵鉄を増やす目的で鉄剤をしばらく飲んでもらう場合がありますので，疑問点は処方医に確認した上で服薬指導を行いましょう。

参考文献
1) 鈴木重統：妊娠と血液の変化．産科と婦人科，80（1）：15-21，2013
2) 大西康：妊娠と貧血―診断と対処のしかた―．Medical Practice，28（12）：2137-2141，2011
3) 植田高弘，他：知っておくべき小児科の知識　貧血．Modern Physician，31（2）：216-220，2011

表 妊婦・胎児に対する服薬の影響に関する相談・情報収集拠点病院一覧

	病院名	ホームページ
1	北海道大学病院	http://www.huhp.hokudai.ac.jp/
2	弘前大学医学部附属病院	http://www.med.hirosaki-u.ac.jp/hospital/
3	岩手医科大学附属病院	http://www.iwate-med.ac.jp/hospital/
4	山形大学医学部附属病院	http://www1.id.yamagata-u.ac.jp/
5	東北大学病院	http://www.hosp.tohoku.ac.jp/
6	福島県立医科大学附属病院	http://www.fmu.ac.jp/byoin/
7	前橋赤十字病院	https://www.maebashi.jrc.or.jp/
8	筑波大学附属病院	http://www.s.hosp.tsukuba.ac.jp/
9	埼玉医科大学病院	http://www.saitama-med.ac.jp/hospital/
10	千葉大学医学部附属病院	http://www.ho.chiba-u.ac.jp/
11	国立成育医療研究センター	https://www.ncchd.go.jp/
12	横浜市立大学附属病院	http://www.yokohama-cu.ac.jp/fukuhp/
13	信州大学医学部附属病院	http://wwwhp.md.shinshu-u.ac.jp/
14	新潟大学医歯学総合病院	http://www.nuh.niigata-u.ac.jp/
15	富山大学附属病院	http://www.hosp.u-toyama.ac.jp/guide/index.html
16	国立病院機構 金沢医療センター	http://www.kanazawa-hosp.jp/
17	福井大学医学部附属病院	http://www.hosp.u-fukui.ac.jp/
18	浜松医科大学医学部附属病院	https://www.hama-med.ac.jp/hos
19	日本赤十字社 名古屋第一赤十字病院	http://www.nagoya-1st.jrc.or.jp/
20	国立病院機構 長良医療センター	http://www.hosp.go.jp/~ngr
21	三重大学医学部附属病院（三重大学病院）	https://www.hosp.mie-u.ac.jp/
22	奈良県立医科大学附属病院	http://www.naramed-u.ac.jp/hospital/
23	日本赤十字社 和歌山医療センター	http://www2.kankyo.ne.jp/nisseki-w/
24	京都府立医科大学附属病院	http://www.h.kpu-m.ac.jp/
25	大阪府立母子保健総合医療センター	http://www.mch.pref.osaka.jp/
26	神戸大学医学部附属病院	http://www.hosp.kobe-u.ac.jp/
27	国立病院機構 岡山医療センター	http://okayamamc.jp/index.php
28	鳥取大学医学部附属病院	http://www2.hosp.med.tottori-u.ac.jp/
29	島根大学医学部附属病院	http://www.med.shimane-u.ac.jp/hospital/
30	広島大学病院	http://www.hiroshima-u.ac.jp/hosp/
31	国立病院機構 四国こどもとおとなの医療センター	http://shikoku-med.jp/
32	徳島大学病院	http://www.tokushima-hosp.jp/
33	九州大学病院	http://www.hosp.kyushu-u.ac.jp/

（次頁に続く）

	病院名	ホームページ
34	佐賀大学医学部附属病院	http://www.hospital.med.saga-u.ac.jp/hp/top.php
35	長崎大学病院	http://www.mh.nagasaki-u.ac.jp/
36	熊本赤十字病院	http://www.kumamoto-med.jrc.or.jp/
37	宮崎大学医学部附属病院	http://www.med.miyazaki-u.ac.jp/home/hospital/
38	鹿児島市立病院	http://www.kch.kagoshima.kagoshima.jp/
39	沖縄県立中部病院	http://www.hosp.pref.okinawa.jp/chubu/

　さらに，抗甲状腺薬や抗リウマチ薬に関しては，関連薬剤を使用している妊婦を対象としたレジストリ調査を行っている。抗甲状腺薬に関するレジストリPOEM-Studyは，2012年に中間報告を行い，現在，最終結果を解析中である。

　近年では，製薬会社と協同でエビデンスの創出を手がけた。トシリズマブの妊娠中の使用に関して評価したもので，学会発表をはじめ論文発表も行っている[2]。

　その他，日本産婦人科学会・産婦人科診療ガイドラインの作成や，PMDAや製薬会社から患者への情報提供パンフレットの作成，母子手帳など，妊娠におけるさまざまな分野に関わっている。

1-8 妊娠・授乳まで見とおしたライフサイクルで疾患をとらえる

　小児科領域の業務に関わる薬剤師は，成人期に至る妊娠・授乳の問題を含めて考える必要があり，そのためには薬理学的な知識だけでなく，疫学や産科学，小児科学などの知識も必要である。母体だけでなく胎児の生命にも関わる分野であるため，知識を備えた薬剤師の果たす役割は大きく，ますます重要になっていくと考えられる。小児の治療そのものに加え，将来を見据えた薬剤の影響を考えることで，疾患を持つ小児にとって，より良いライフサイクルを描くことができるよう手助けすることが望まれる。

小児の治験業務と治験ネットワーク

2-1 小児での医薬品の適応外使用[3]

　日本で汎用されている医療用医薬品のうち，小児への使用に関しては，添付文書に効能・効果，用法・用量が明確にされていない，いわゆる「適応外使用」が全体の60〜70％を占めるとされている[4]（ここでいう「適応外使用」とは，厚生労働省が承認した効能・効果以外の効能を期待して医薬品を使用すること。そのなかにはすでに効能・効果が周知の事実であるもの，学会や論文などで認められているものも含まれるが，あく

まで厚生労働省が承認しているか否かがその判断基準となる）。

適応外使用は，原則として医療保険が適用されないため全額患者の自己負担となり，また診療報酬の査定対象となる場合もある。しかも，適応外使用により副作用（健康被害）が発生した場合，医薬品副作用被害救済制度[5]が適用されない危険性もある。

しかし，小児に対する効能・効果，用法・用量が明確に記載されている医薬品のみで治療することは現実的に不可能であり，適応外使用と知りつつも使用しなければ適正な薬物療法を施すことはできない。また，小児に対する用法・用量が記載されていても，患児の年齢や疾患により，承認されている剤形の変更（錠剤を粉砕して散剤，液剤にするなど）が必要となることがある。その場合は医薬品の特性（効果）が損なわれないか，安定性に問題はないかなどの検証も求められる[6]。

これらの小児医薬品調剤（使用）時の問題点を解消するためにも，小児での適応を取得するための医薬品開発は急務であるが，そこにはさまざまな障壁が存在するのも事実である。

2-2　小児医薬品開発の現状

1）小児医薬品開発の難しさ

日本での医薬品開発は，欧米と比べてコストがかかりスピードも劣ることや，承認されても安価な薬価となってしまうなどの要因から，製薬企業は成人領域も含め日本での開発を先延ばしにするケースが多々ある。海外では承認され使用できる医薬品・医療機器が国内では承認を受けられず使用できないことを「ドラッグ・ラグ」と呼ぶ。

日本で使用できるようになるためには，厚生労働省に承認申請を行い，「医薬品，医療機器等の品質，有効性及び安全性の確保等に関する法律」（旧薬事法，以下，医薬品医療機器等法）上の適応症を取得する必要があり，そのためには医薬品や医療機器の有効性と安全性を評価・検証するための臨床試験（いわゆる「治験」）の実施が原則必要となる。治験は基本的に製薬企業が主体となって実施するが，採算性の低い医薬品・医療機器については開発が積極的には進められず，特にインセンティブが少ない（採算性の低い）小児領域では，その傾向が顕著となる場合もある。

2）小児医薬品開発推進に向けて

小児領域での治験数は公表されていないため，その詳細は不明であるが，近年，行政側の取り組み（全国治験活性化計画，医療上の必要性の高い未承認薬・適応外薬検討会議など）の効果もあり，減少していた治験数は増加傾向に転じている。

日米EU医薬品規制調和国際会議（International Conference on Harmonisation；ICH）での合意に基づいて発出された「小児集団における医薬品の臨床試験に関するガイダンスについて」（ICH E11：医薬審第1334号）[7]では，小児のために適切に評価された医薬品が用いられるべきであると提唱され，小児医薬品の適正使用を確立すること

が世界的な課題として捉えられている。

　このガイダンスは法的規制を受けることはないが、日本で実行されているとは言い難い。一方、欧米では小児医薬品開発に対する法規制も整備され、かつ製薬企業に対してもインセンティブを与え、小児医薬品開発に国家的に取り組んでいることが多い。

　日本での小児医薬品開発（治験）の実施体制を早急に整備し、より良い薬を早く臨床現場（子どもたち）に届けるための環境を整えることが必要である。

2-3　小児での治験業務

　治験は厚生労働省令に則って実施することが定められており、成人・小児領域の治験にかかわらず遵守する必要がある。

　小児領域で治験を実施する際に留意すべき事項（成人領域での治験実施と異なる配慮）として、保護者への説明と同意取得（インフォームド・コンセント）、患児への説明と同意（賛意）取得（インフォームド・アセント）があげられる。そのほか、成長発達に応じた配慮、就学時間、採血への抵抗感の軽減など、数多くの検討しなければならないことがある。特にインフォームド・アセントにおいては、患児の年齢（理解力）に応じた文書作成が必要であり、多大な労力と時間を費やす。

　また、小児領域で実施される治験の多くは患児を対象とするなどの特殊性から、必要最小限の症例収集となり（1治験課題あたりの症例数が少ない）、費用対効果が乏しい。さらに、費用対効果が十分でないなかで、治験薬の管理や併用禁止薬投与の防止、院内での治験情報伝達、必須文書の作成、治験審査委員会での治験実施の審査、治験依頼者や治験担当医師との調整・情報共有などの必要な作業も進めなければならず、これらすべてのことを個々の小児医療機関で担っていくことは決して効率的でない。

　これら治験業務を集約しつつ、効率的に実施できる体制を整備していかなければ、日本における小児領域の医薬品開発（治験）は発展しないであろう。

2-4　治験ネットワークの要件

　日本では、大規模（全国規模）な治験ネットワーク、地域治験ネットワーク、疾患別治験ネットワークなど、さまざまな背景を持つ多数の治験ネットワークが存在している。しかし、治験を企画する製薬企業（治験依頼者）によると、日本の治験ネットワークは本来の機能を果たしていないといわれている。このため、ただ安易に治験ネットワークを設置するのではなく、"治験依頼者のニーズに合致し、かつ治験実施施設の利益となるようなネットワーク"を念頭に構築していく必要があるだろう。

　昨今、治験ネットワークの機能についてさまざまな議論がされているが、そのなかでも"治験ネットワーク（集合体）＝1施設"であるような機能（One Stop Service機能）を持ったネットワークの構築、すなわち治験を実施する際に必要となる以下の要件の統一化、一元化が求められている。

　①治験に関わる標準業務手順書（Standard Operating Procedure；SOP）、必要様式

の統一化
　②共同治験審査委員会の設置およびその活用
　③治験ネットワーク内での情報共有，治験の進捗管理，人材育成
　④治験ネットワーク事務局の積極的なマネジメント（一元管理）

　これらの要件を満たすには高いハードルが存在するのも事実であるが，逆に言えば，これらを満たさなければ治験ネットワークとしての魅力がない，価値がないということになる。

2-5　小児治験ネットワークの設立

　日本での小児医薬品開発（治験）を促進するためにも，まずは小児治験を実施する医療機関での治験実施体制の基盤整備が必要となる。治験を数多く実施している医療機関であれば自ずと整備されていくが，小児領域では治験数が少ないことから，小児施設の治験実施体制は盤石とは言い難い状況である。

　これを打開するための1つの手段として，小児医療施設による強固な「治験のネットワーク」を形成し，このネットワークを通して治験実施体制を整備していく必要がある。日本では，主に小児医療施設が加盟している団体として，日本小児総合医療施設協議会（Japanese Association of Children's Hospitals and Related Institutions：JACHRI）[8]が設立されている。この協議会加盟施設を母体として「小児治験ネットワーク」（以下，ネットワーク）を設置する構想が，当センターを中心に本格的に始動し2010年11月に設立された。

　ネットワークを設置するにあたり，以下の2点を目的として掲げ，小児医療の向上に寄与していきたいと考えている（図5）。

①小児領域での治験（臨床試験も含め）を推進させ，薬事承認を取得して小児に使用できる医薬品の増加を図り，小児薬物療法の向上に寄与する。
②小児治験実施医療機関をネットワーク化することにより，単施設ではなく集合体（ネットワーク）として治験を受託し，治験・臨床試験の質およびスピードを向上し，小児医薬品の早期開発に向けた受け皿としての機能を発揮させる。

2-6　小児治験ネットワークの活動

1）ネットワーク加盟施設

　ネットワークには，2015年3月末時点において33施設（小児病院：17施設，大学病院：6施設，独立行政法人国立病院機構病院：6施設，総合病院：4施設）が加盟している（図6）。ネットワークでは加盟施設の設立母体がさまざまであることから，各施設の事情も考慮して，以下の3つの登録区分（会員施設，準会員施設，協力施設）を設けている。

①会員施設：治験実施に必要な標準業務手順書ならびに費用算定方法について，ネットワークで定めた各種規程に準拠し，かつ中央治験審査委員会での治験の一括審査

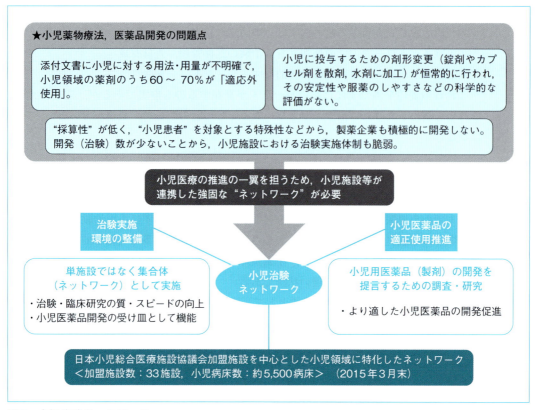

図5　小児治験ネットワーク

　　　　対応が可能な施設。
②準会員施設：治験実施に必要な標準業務手順書，中央治験審査委員会での治験の一括審査には準拠するが，費用算定方法については準拠ができない施設（各施設の費用算定方法を適用）。
③協力施設：ネットワークで定めた標準業務手順書に準拠することができず，かつ中央治験審査委員会での治験の一括審査も対応不可な施設。

なお，ネットワークで定めた各種規程については，ネットワークを介して共同で実施する治験に適応することとし，各施設が独自で受託した治験を実施する場合には範疇外としている。

ネットワーク加盟施設の小児病床数を合算すると約5,500病床を有し，ネットワークとしての機能（中央事務局による一元管理と情報集約）を実現・強化することで，バーチャルではあるが海外のメガホスピタルと肩を並べる規模となる。

2012年6月には小児治験ネットワーク中央治験審査委員会を設立し，ネットワークを介して実施する多施設共同治験の一括審査を開始した（図7）。このネットワークの活動を通して治験の効率化を図ることで開発コストを削減し，小児医薬品開発が容易となるような環境を提供していく。

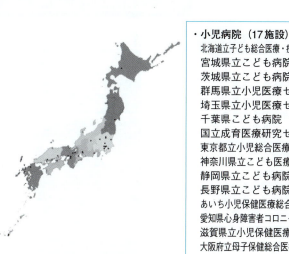

図6　小児治験ネットワークの登録施設状況

2）製薬企業や医師との治験，働きかけ

　図8に2012年度（小児治験ネットワーク中央治験審査委員会設置）からの治験受託件数（企業治験実施数）を示す。また，企業治験以外に医師主導治験として「先天性巨大色素性母斑を対象とした自家培養の臨床試験」を実施・終了し，2016年1月現在，承認申請に向けて準備をしているところである。

　今後も製薬企業などへ積極的な広報活動を展開するなどして受託実績を蓄積していくとともに，ネットワーク内での人材育成，治験以外の臨床研究支援など活動の場を拡大していきたいと考える。

　また，ネットワーク設置を機に加盟施設から情報（剤形変更されている医薬品の種類と量など）を収集し，小児医療現場でのニーズが高く小児用の剤形が必要不可欠と思われる医薬品について製薬企業に情報提供を行い，小児の服用に適した製剤の共同研究や開発（治験）につなげる働きかけを行っていく。なお，場合によっては医師主導治験実施の可能性についても計画し，小児適応を拡大する活動も実施していく。このネットワークは，治験の体制整備のみにとどまらず，小児領域で必要な医薬品開発の提言も自ら行っていきたい。

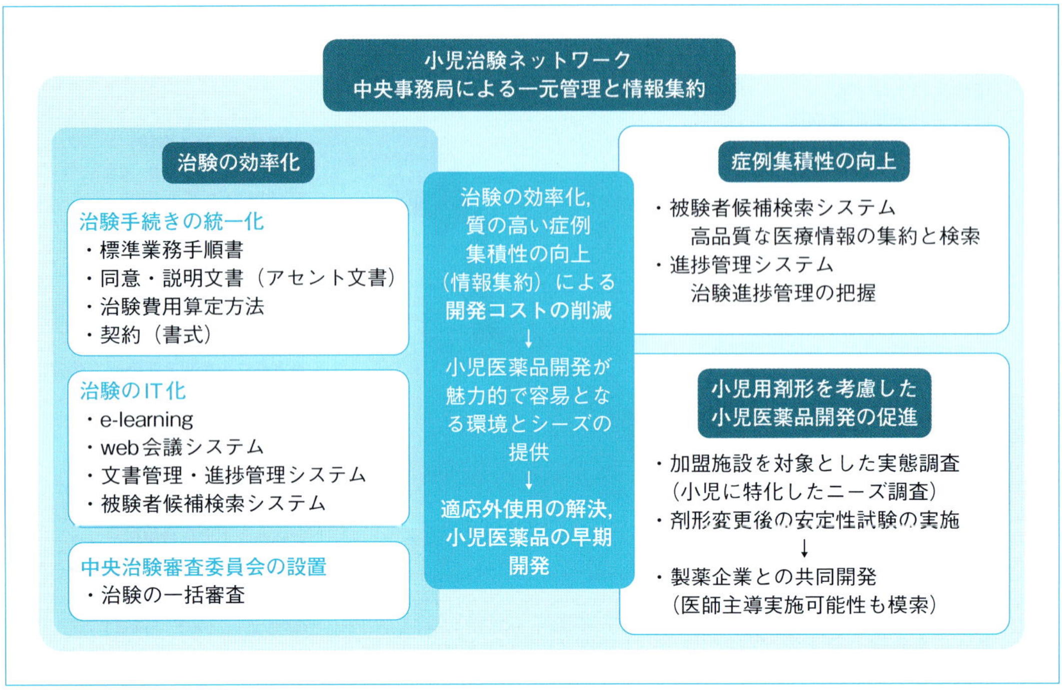

小児治験ネットワーク
中央事務局による一元管理と情報集約
治験の効率化
治験手続きの統一化
・標準業務手順書
・同意・説明文書（アセント文書）
・治験費用算定方法
・契約（書式）
治験のIT化
・e-learning
・web会議システム
・文書管理・進捗管理システム
・被験者候補検索システム
中央治験審査委員会の設置
・治験の一括審査
治験の効率化，質の高い症例集積性の向上（情報集約）による開発コストの削減
↓
小児医薬品開発が魅力的で容易となる環境とシーズの提供
↓
適応外使用の解決，小児医薬品の早期開発
症例集積性の向上
・被験者候補検索システム
高品質な医療情報の集約と検索
・進捗管理システム
治験進捗管理の把握
小児用剤形を考慮した小児医薬品開発の促進
・加盟施設を対象とした実態調査
（小児に特化したニーズ調査）
・剤形変更後の安定性試験の実施
↓
・製薬企業との共同開発
（医師主導実施可能性も模索）

図7　小児治験ネットワークの活動

企業治験
新規試験
継続試験
実施医療機関
試験数
実施医療機関数
20
18
16
14
12
10
8
6
4
2
0
90
80
70
60
50
40
30
20
10
0
89
59
5
2
7
2
8
9
平成24年度
平成25年度
平成26年度
実施医療機関数は累計（延べ数）

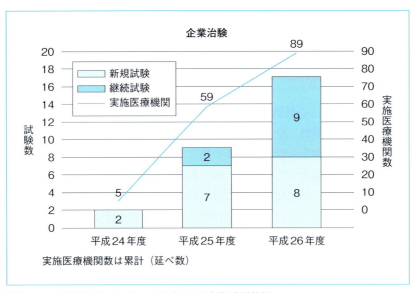

図8　小児治験ネットワークを介した治験受託状況

2-7　小児と薬情報収集ネットワーク整備事業

1）小児の医薬品使用による健康被害の実態

　医薬品や医療機器，再生医療などの製品の使用によって発生する健康被害などの情報（副作用情報）については，医薬品医療機器等法に基づき，薬剤師も含め医療関係者などが厚生労働大臣に報告することとされている[9]。しかし，既知の副作用などに関する情報の多くは，逐一報告されていないと考えられる。

　小児領域においては，前述したように剤形変更が恒常的に実施されており，剤形が変更された医薬品の使用によって健康被害が発生した場合は，薬剤そのものに起因するのか，剤形変更により薬剤の特性や安定性が損なわれたことに起因するのか評価が困難な場合もある（医薬品医療機器等法に基づく報告様式にも，剤形変更の有無などの記載欄はない）。また，小児領域では「適応外」で医薬品が使用されている場合も多く，心象的な要因もあり報告されないこともあると考えられる。

　これらの理由から，小児での医薬品の使用状況や健康被害などの実態については，製薬企業ならびに規制当局も十分に把握しているとは言い難い。

2）事業の目的

　このような状況を打開するため厚生労働省の事業として「小児と薬情報収集ネットワーク整備事業」が2012年度から開始され，当センターが事業事務局を担っている。

　この事業は小児に医薬品を投与した際の①投与量，②投与方法，③副作用等の発現状況など，医薬品の使用情報を収集し，解析・評価するためのデータベースを構築することを目的としており，小児用医薬品の安全対策のさらなる向上，小児医薬品の開発に貢献することを目指す。ネットワークで培った人的・機能的なネットワークを活用し，医療情報（電子カルテ情報など）を自動的に収集するシステムやデータベースの設計を開始するとともに，各施設への説明，各種規程類の整備などを進めている。2015年度から実患者データを収集している。

2-8　小児医薬品開発と治験ネットワークの今後の課題

　小児領域の医薬品開発は，欧米に比べると整備が遅れている感は否めない。しかし，さまざまな施策を通して日本でも適正な小児薬物療法に向けての取り組みが活発化している。国（行政側）の政策ももちろん重要だが，医療機関でも小児医薬品開発に向けた基盤作りなどできることがあるだろう。

　小児での治験ネットワークを構築してIT化や各施設の体制整備を進めるのは当然必要だが，体制を整備したからといって小児での医薬品開発（治験）が増えるわけではない。このネットワークでは，治験実施体制整備とあわせて小児医薬品開発を推進する方

策についても打ち出し，日本における小児医療の発展に寄与していきたい。そして最終的には，小児医薬品や医療機器の世界同時開発を担うための基盤を整備していきたい。

われわれ薬剤師は，処方せんに基づいた適正な調剤（処方監査も含む），服薬に関する説明，医薬品情報の収集，医療機関内での情報提供など「薬の専門家集団」として多岐にわたり職能を発揮する必要がある。既存の薬剤について見識を深めることはもちろん重要であるが，それらの薬剤がどのような過程を経て開発されているのか認識するとともに，医薬品開発の一翼を担っていく必要もあると考える。

未来を担う子どもたちのために，何らかの"礎"を残していきたいと願っている。

参考文献

1) Tanaka T, Nakajima K, Murashima A, et al：Safety of neuraminidase inhibitors against novel influenza A（H1N1）in pregnant and breastfeeding women. CMAJ, 181（1-2）：55-58, 2009. doi：10.1503/cmaj.090866. Epub 2009 Jun 15.

2) Nakajima K, Watanabe O, Mochizuki M et al：Pregnancy outcomes after exposure to tocilizumab：A retrospective analysis of 61 patients in Japan. Mod Rheumatol, Mar 4：1-5, 2016 [Epub ahead of print]

3) 栗山猛，松井陽：未承認薬を減らす小児治験ネットワーク―より有効でより安全な医薬品を子どもたちへ．医学のあゆみ，238（2）：201-207, 2011

4) 森田修之：小児薬物療法における処方実態調査と医薬品添付文書解析．厚生省医薬安全総合研究事業「小児薬物療法における医薬品の適正使用の問題点の把握及び対策に関する研究」平成11年度研究報告書（大西鐘壽・研究代表）．pp52-59, 1999

5) 医薬品医療機器総合機構　医薬品副作用被害救済制度（https://www.pmda.go.jp/relief-services/index.html）

6) 米子真記，他：小児医療現場で起こっている危険．錠剤の粉砕，薬局，61：2729-2735, 2010

7) 厚生省医薬安全局審査管理課：小児集団における医薬品の臨床試験に関するガイダンスについて．医薬審第1334号（平成12年12月15日）

8) 日本小児総合医療施設協議会（http://jachri.jp/）

9) 医薬品医療機器総合機構：医薬品医療機器法に基づく副作用・感染症・不具合報告（医療関係者向け）（http://www.pmda.go.jp/safety/reports/hcp/pmd-act/0003.html）

7 小児薬物療法の情報収集

1 小児疾患治療のエビデンス収集

　小児科領域の薬物療法は，いまだに評価が適切に行われておらず，エビデンスの収集が困難な場合が多い．多くの場合，添付文書からは年齢ごとの用法・用量の情報を十分に得ることができない．また小児科領域では医薬品の適応外使用も多く，エビデンスを調べるのは容易なことではない．情報収集には添付文書の記載だけでなく，実際に医師が診療・処方時に使用する次のような情報を入手し，同時にその情報のエビデンスを評価しておくことが大切である．

　①医師が治療・処方時に参考としている成書，教科書
　②学会が作成したガイドライン
　③院内で作成された各診療科の治療マニュアル
　④適応外使用については，処方医が使用根拠とした文献

　なお，日本における教科書的な図書は，外国のスタンダードな教科書と比較して，著者の経験やエビデンスが明瞭でない内容も但し書きなしで記載されている傾向があり，国内での標準的な治療法として確立された内容かどうか不明な場合もある．したがって，重要な事柄については1冊の本を鵜呑みにせず，いくつかの資料を集めて評価していく必要がある．
　また，小児科領域の薬物療法で見出すことが難しいこのエビデンスについて，まとめる試みをされている書籍が『EBM小児疾患の治療』である．一般の医療従事者が小児疾患治療のエビデンスを収集するのはなかなか困難であり，このような情報が増えていくことが望まれる．
　以下に分野別の情報検索の概要を述べる．参考図書，有用なウェブサイトについては表1，2を参照されたい．
　なお，図書については次々に改訂出版されるため，図書の版数や出版年は除いている．またウェブサイトについてはURLが変更されている可能性があるので，ご了承いただきたい．

表1　小児の薬物療法に活用できる関連図書

小児科治療法の確認
- Nelson Textbook of PEDIATRICS／Behrman, Kliegman, Jenson：Saunders Elsevier
- 日本語版　ネルソン小児科学（上記訳）／衛藤義勝・監：エルゼビア・ジャパン
- EBM小児疾患の治療／五十嵐隆・監：中外医学社
- 小児科診療ガイドライン／五十嵐隆・編：総合医学社
- エビデンスに基づく小児科　総合診療編／浦島充佳：医学教育出版社
- エビデンスに基づく小児科　専門診療編／浦島充佳：医学教育出版社

小児の医薬品用法全般
- Pediatric & Neonatal Dosage Handbook／Carol K Taketomo, et al：Lexi Comp
- 小児の薬の選び方・使い方／横田俊平，田原卓浩，橋本剛太郎・編：南山堂
- 今日の小児　治療指針／大関武彦，他・編：医学書院
- 新生児診療マニュアル／猪谷泰史・監修，大山牧子・編集：東京医学社
- NICU必携マニュアル／楠田聡・監修，内山温・編集：中外医薬社
- 小児ICUマニュアル／志馬伸朗　他・永井書店
- 乳幼児・小児服薬介助ハンドブック／五十嵐隆・監修，JACHRI・編集：じほう

小児の医薬品用量
- Pediatric & Neonatal Dosage Handbook／Carol K Taketomo, et al：Lexi Comp
- 新　小児薬用量／五十嵐隆，他・編：診断と治療社
- 実践　小児薬用量ガイド／甲斐純夫，他・監，田中文子・編集代表：じほう

小児の抗生剤用量
- The Sanford Guide to Antimicrobial Therapy／Gilbert DN, et al：Antimicrobial Therapy
- 〈日本語版〉サンフォード　感染症治療ガイド／菊池　賢，橋本正良・日本語版監修，ライフ・サイエンス出版
- Pediatric & Neonatal Dosage Handbook／Carol K Taketomo, et al：Lexi Comp

小児の感染症
- Red Book® Report of the Committee on Infectious Diseases／American Academy of Pediatrics,
- 最新感染症ガイド　R-Book（上記訳）／米国小児科学会・編，岡部信彦・監
- 日常診療に役立つ小児感染症マニュアル／日本小児感染症学会・編：東京医学社
- ネルソン小児感染症治療ガイド／齋藤明彦・監訳：医学書院

小児薬理
- Neonatal and Pediatric Pharmacology／Sumner J Yaffe, Jacob V Aranda：Lippincott Williams & Wilkins

薬　理
- Goodman & Gilman's The Pharmacological Basis of Therapeutics／Laurence Brunton, et al：McGraw-Hill Medical
- グッドマン・ギルマン薬理書（上記訳）／髙折修二，他・監訳：廣川書店

小児の臨床検査値
- 小児の臨床検査基準値ポケットガイド／田中敏章・編：じほう
- こどもの検査値ノート／戸谷誠之，宮坂勝之，白幡　聡・編：医学書院

胎児への影響，新生児・乳児の授乳
- 実践　妊娠と薬／林　昌洋，佐藤孝道，北川浩明・編：じほう
- 薬物治療コンサルテーション　妊娠と授乳／伊藤真也，村島温子・編：南山堂
- Drugs in Pregnancy and Lactation／Gerald G Briggs, Roger K Freeman, Sumner J Yaffe：Lippincott Williams & Wilkins
- Medications & Mothers' Milk：A Manual of Lactational Pharmacology／Thomas W Hale, Hilary E Rowe：Hale Pub

医薬品の物性（吸湿性・安定性等）
- インタビューフォーム／各製薬会社

剤形変更
- 病院薬局製剤事例集／日本病院薬剤師会・編：薬事日報社

小児科領域の参考雑誌（月刊誌）
- 小児科診療／診断と治療社
- 小児内科／東京医学社

表2 小児の薬物療法に活用できる関連ウェブサイト

Website名称・URL	内容，活用法
Up To Date ▶ http://www.uptodate.com/	・ライセンス料が高いがPediatricsが充実している ・多くの医師の情報源
東邦大学・医中誌　診療ガイドライン情報データベース ▶ http://guideline.jamas.or.jp/	小児・新生児の疾患の項に川崎病急性期治療のガイドラインなどが含まれる
Merck Manuals（メルクマニュアル日本語版，MSD社提供） ▶ http://merckmanual.jp/mmpej/index.html	診断と治療についての一般知識
添付文書情報（医薬品医療機器総合機構ホームページ） ▶ http://www.pmda.go.jp/PmdaSearch/iyakuSearch/	添付文書の完全版情報として使用
海外添付文書情報（Drugs@FDA） ▶ https://www.accessdata.fda.gov/scripts/cder/drugsatfda/	米国で発売されている添付文書が検索できるサイト
海外添付文書情報〔The electronic Medicines Compendium（eMC）〕 ▶ https://www.medicines.org.uk/emc/	英国で発売されている添付文書が検索できるサイト
MEDLINE（PubMed） ▶ http://www.ncbi.nlm.nih.gov/pubmed/	・医学文献のデータベース検索 ・エビデンスとなる文献がどの程度の数あるのか ・アブストラクトで調査時などに
くすりのしおり（くすりの適正使用協議会RAD-AR） ▶ https://www.rad-ar.or.jp/	くすりのしおり参考として
インタビューフォーム ▶ 製薬会社各社のホームページ	・医薬品の安定性・吸湿性などの物性 ・製薬会社によって掲載されている場合がある
google翻訳 ▶ https://translate.google.com/	ウェブサイトの翻訳用，使用しやすい
Minds（マインズ）ガイドラインセンター ▶ http://minds.jcqhc.or.jp/	各種診療ガイドラインやコクラン・レビュー・アブストラクトなどが掲載されている

小児科領域の一般診療について

1）海外の参考図書・ウェブサイト

　小児科の診断・治療については，残念ながら国内での総合書は多くない。小児科学のグローバルスタンダードな教科書である『ネルソン小児科学（NELSON TEXTBOOK of PEDIATRICS）』が良書である。ウェブサイト『Up To Date』は，ライセンス料が高額だが，小児科領域の情報が充実している。

2）国内診療ガイドライン

　それぞれの疾患については，小児関連学会から診療ガイドラインが発行されているので参考とされたい。学会編集によるガイドラインは，標準治療を理解するうえで重要で

表3 診療ガイドラインの例

小児呼吸器感染症診療ガイドライン
小児呼吸器感染症診療ガイドライン作成委員会（日本小児呼吸器疾患学会，日本小児感染症学会）・作成，協和企画
小児急性中耳炎診療ガイドライン
日本耳科学会，日本小児耳鼻咽喉科学会，日本鼻咽喉科感染症・エアロゾル学会・編，金原出版
抗菌薬使用のガイドライン
日本感染症学会，日本化学療法学会・編，協和企画
小児気管支喘息治療・管理ガイドライン
日本小児アレルギー学会・作成，協和企画
小児アレルギー疾患総合ガイドライン
日本小児アレルギー学会・作成，協和企画
食物アレルギー診療ガイドライン
日本小児アレルギー学会食物アレルギー委員会・作成，協和企画
アトピー性皮膚炎診療ガイドライン
日本アレルギー学会アトピー性皮膚炎ガイドライン専門部会・作成，協和企画

ある。例えば，小児で最も処方機会の多い呼吸感染症では『小児呼吸器感染症診療ガイドライン』や，『小児急性中耳炎診療ガイドライン』などがある。感染症では『抗菌薬使用のガイドライン』，呼吸器では『小児気管支喘息治療・管理ガイドライン』などがある。診療ガイドラインの例を表3に示す。

3）国内のウェブ

ウェブでは，東邦大学医学メディアセンター／医学中央雑誌刊行会の『東邦大学・医中誌診療ガイドライン情報データベース』があるが，その他は個別に検索する。ガイドラインをみる場合は，最新版か必ず確認する必要がある。

4）院内マニュアル

院内の各診療科で「脳髄膜炎治療の院内マニュアル」などのように，特定の疾患のマニュアルを独自に作成している場合があるので，事前に医師と相談して薬剤部で収集しておくと処方が理解しやすくなる。また，その根拠となる文献も提供を受けることが好ましい。

5）保護者がよく読む雑誌・ムックなど

なお，さまざまな子育て・病気・薬などの雑誌，ムック等が発行されているので，母親がベースとしている知識を共有するために薬局，薬剤部で購入しておくとよい。

 ## 小児用量を含めた医薬品用法全般の確認

1）添付文書の限界

医薬品の用法・用量は，添付文書における小児適応の用法・用量に基づいて決定するのが基本であるが，実際に小児に投与されている医薬品の多くは小児の適応がなく，また小児の適応がある医薬品についても用法・用量が不明確なものが多い。

2）海外の小児薬用量の参考書籍・換算表

臨床の現場では，添付文書に小児の薬用量の記載がない医薬品については，①米国の著明な小児薬用量ハンドブック『Pediatric & Neonatal Dosage Handbook』など，海外の成書を参考にする，②成人の用法・用量を基準として患児の薬用量を年齢別に算出する「von Harnackの換算表」などによる推定値を用いる，などの方法をとっている。②の国内の図書としては『新 小児薬用量』が汎用されている。

3）患児ごとの投与設計が必要な薬剤

抗てんかん薬，抗不整脈薬，免疫抑制剤やテオフィリン，バンコマイシン塩酸塩などのように，①薬効や副作用が強い，②血中濃度測定で治療域が狭い（無効域と副作用発現域が近く，治療域が狭い），③薬物代謝が年齢・個人差によって大きく異なる，④腎機能によって効果・副作用の発現が変化しやすい——などの薬剤では，前項2）にあるような図書を参考にしながら患児ごとに血中濃度測定を実施し，薬用量を詳細に設計する必要がある。

 ## 小児科領域の感染症

小児科領域の感染症治療については，原因微生物から検索するタイプの『小児感染症マニュアル』，米国小児科学会編集の『RED BOOK® Report of the Committee on Infectious Diseases』（日本語訳あり）などがある。個々の抗菌薬の年齢別の用法・用

量は『Pediatric & Neonatal Dosage Handbook』が読みやすい。

それぞれの疾患については，前述のように各学会から『小児呼吸器感染症診療ガイドライン』のような診療ガイドラインが発行されているので参考とされたい。

 小児科領域における医薬品の適応外使用──海外の情報・文献の確認の必要性

小児科領域においては，添付文書の改訂が医学の進歩に間に合わず国内では適応が取得されていないが，海外においてはエビデンスに基づいて使用されている医薬品も多い。適応外だからといって使用を中止し，患者の利益を損なうことのないように薬剤師も十分に情報検索を行う必要がある。逆に，医師が症例報告レベルの文献をもとに適応外使用を希望している場合は，患児の安全のため薬剤師も加わって法的な責任も含めその医薬品処方の妥当性を十分にディスカッションすべきである。

ただし，小児科領域の適応外使用については情報をまとめた文献がなく，また適応外使用情報の収集には製薬会社の協力が得にくい。ウェブサイトの『MEDLINE (PubMed)』で，適応外使用の文献数がどの程度あるのかを確認するだけでも有用である。情報検索をする場合には可能な限り最新の文献が必要である。

 小児特有の剤形変更

新生児・乳児・幼児については，成人の剤形では服薬できない医薬品しか製造されておらず剤形の変更が必要な場合があるが，医師が薬理学・薬剤学的な問題（①粉砕で吸

キッズデザイン賞ってご存知ですか？

デザインというと，モノの色や形といった外見的印象を持たせるものを思い浮かべますが，"キッズデザイン"とは，子どもが感性豊かに育ち，子どもを生み育てやすい社会環境づくりに貢献し，使いやすさや安全性なども含むデザインです。その普及のためにNPO法人キッズデザイン協議会では2006年から，良質な製品・空間・サービスなどの優れた取り組みをキッズデザイン賞として表彰しています〔参考：キッズデザイン協議会ホームページ（http://www.kidsdesign.jp/）〕。

キッズデザイン賞は，①もしもの事故から守る「安全・安心」，②考える力を楽しくのばす「感性・学び」，③子育て生活にうれしい「産み育て」──という3つの視点から優れたものを選出しています。受賞作品はキッズデザインマークの使用が認められ，最も優れた作品には内閣総理大臣賞が贈られます。これまでの受賞作品には，体温計，クレヨン，歯ブラシ，お米のねんど，新感覚の図鑑など，私たちが日々の暮らしのなかで使うモノはもちろん，サービスや施設などさまざまな取り組みが選ばれています。

収速度が変化する，②コーティングを除くと原薬は苦味がある，③原薬は吸湿性が高く長期の処方が困難など）を認識していない場合がある．そのため，剤形変更後の製剤の安定性，剤形変更前の剤形との薬物動態の同等性などについて，薬剤師からアドバイスすることが重要である．

医薬品の化学的物性については，インタビューフォームに重要な情報が記載されている．インタビューフォームは医薬品医療機器総合機構（PMDA）ホームページ（**表2**）や各製薬会社でPDFにしてウェブ上に掲載しているので，そちらも利用されたい．そしてインタビューフォームの元文献を検索しておくとよい．なお，最近では粉砕後の安定性データを社内資料として保有している場合が多いので，各製薬会社に問い合わせてみるとよい．

また，院内製剤が必要となる場合には『病院薬局製剤事例集』を参考にするとよい．ただし，製剤方法に関するエビデンスについての記載は明瞭ではない．

8 小児薬物療法認定薬剤師制度

はじめに

近年,医学・薬学などの進歩により医療はより高度で複雑になってきており,高度化・専門化に対応した医療職の育成が必要となってきている。医師に関しては従来より学会認定の専門医制度などが設けられ,専門に特化した医療が推進されている。薬剤師に関しても,高度・複雑な薬物療法に精通した薬剤師の育成が必要となり,がん専門薬剤師をはじめとする各種専門・認定薬剤師制度が設立されるようになってきた。現在では各種団体により30近い専門・認定薬剤師認定制度が設立されている。

そのようななか,小児領域においても小児の薬物療法に精通し,医療チームの一員として小児薬物療法に参画し,患児および保護者などに対して適切な助言,行動ができる薬剤師が望まれており,日本小児臨床薬理学会と日本薬剤師研修センターによって2012年度より「小児薬物療法認定薬剤師」制度が運営されている。

1 小児薬物療法認定薬剤師とは

小児薬物療法認定薬剤師は,小児の薬物療法に関わるための一定以上のスキルと適性を有し,その能力が認定された薬剤師である。小児薬物療法認定薬剤師には表1の役割が期待されている。

2 小児薬物療法認定薬剤師になるには

小児薬物療法認定薬剤師として認定を受けるには,表2に示す2つの要件を満たす必要がある。

2-1 小児薬物療法研修会

小児薬物療法認定薬剤師を取得するためには日本薬剤師研修センターが主催する「小児薬物療法研修会」の受講が必須となっている。この研修会では小児薬物療法認定薬剤師に必要とされる知識について,その分野の第一人者による講義をe-ラーニング形式

表1 小児薬物療法認定薬剤師の役割

1. 医薬品に関わる専門的立場から，医療チームの一員として小児科領域の薬物治療に参画すること。
2. 患児とその保護者および学童に対して，医薬品に関する指導や助言，教育を行うこと。

〔日本薬剤師研修センターウェブサイトより（http://www.jpec.or.jp/nintei/shouni/index.html）〕

表2 小児薬物療法認定薬剤師の認定要件

1. 日本薬剤師研修センターが主催する「小児薬物療法研修会」を修了し，試験に合格すること。
2. 日本薬剤師研修センターに登録された，小児科病棟で薬剤管理指導業務が実施されている病院において1日（原則6時間）の小児関連実務実習研修を修了していること。

および総括講義（1日間の座学）で受講する。2016年3月現在の開催要項などは以下の通りである【←要確認】。

1）要項

①応募要件：保険薬局または病院・診療所での実務経験が3年以上あり，現に保険薬局または病院・診療所に勤務している薬剤師
②定員：250名
③受講料：5万1,429円（税込）※試験受験料を含む。
④試験：年に1回，小児薬物療法研修会の全講義終了後に，総括講義とともに実施される。
⑤申込受付：3月中旬

2）研修会の講義概要

（1）概要と目標
小児薬物療法研修の講義概要および目標を表3に示す。

（2）プログラム
プログラムは，36コマの講義をe-ラーニング（オンデマンド）形式で受講するので，全40時間程度（1コマ約60分）となる。各講義は5月〜12月に配信され，表4に示すようなテーマが取り上げられる。

2-2 実務研修

小児薬物療法認定薬剤師取得のためには，日本薬剤師研修センターに実務研修施設として登録された病院のうち，小児科病棟で薬剤管理指導業務が実施されている病院での1日（原則6時間）の小児関連実務研修を修了していることが必要となる（勤務施設不可）。申し込みは同センターのホームページ内「薬剤師研修支援システム」より行う。

表3　小児薬物療法研修　概要と研修目標

【講義概要】
　我が国では人類史上最速のペースで少子高齢化社会を迎えている。社会のあらゆる分野で構造，制度の構築が急がれている。医療・保健においても，小児における薬物療法を広く認識し，その役割の重要性を広め，実践できる医療者の一員としての薬剤師の養成が課題となっている。
　そこで本講習では，これら今日の小児領域の医療，保健を取り巻く諸事情や背景を理解し，今日の小児における薬物療法が抱える課題について理解を深めることで社会に貢献することを大きな目標とする。

【一般目標】
　まず，小児をとりまく医療，保健の実態及び日常的によくみる小児で生じる疾患についての知識を習得する。次いで，今日の小児をとりまく環境を背景とした小児薬物療法における諸課題について学ぶ。すなわち，小児としての特性（発育という成長，発達の視点），小児疾患の特性，社会のなかの小児の問題などについて具体的な事例を通じて学習する。
　さらに，種々の疾患，薬物療法の具体的な実践を通じて，基本的事項を学習する。最後に，小児をとりまく社会・制度に対する理解を深め，関心をより高め，社会において小児薬物療法を実践する。

【行動目標】
1. 小児薬物療法における薬剤師の役割を理解し，実践できる。
2. 小児を理解するための発達小児科学，小児疾病，母子・小児保健の概要を理解する。
3. 小児の薬物動態の発達変化を説明できる。
4. 母乳哺育の意義と母乳への薬剤移行の考え方を知り，助言できる。
5. 小児における経腸栄養剤の特徴等について述べる，経静脈栄養について助言ができる。
6. 未承認薬，適応外薬使用への適切な助言ができる。
7. 小児期の臨床検査値の違いを説明できる。
8. 小児におけるTDMの役割を説明し，有効に活用できる。
9. 小児剤形の必要性を理解し，問題点について説明できる。
10. 小児（及び病気を持った小児）の心理・行動を理解し，その支援方法やその役割について述べることができる。
11. 代表的な小児疾患について理解し，その標準的な薬物療法について実践できる。
12. 小児の病態に配慮した薬用量と剤形・投与経路の提案ができる。
13. 地域における小児を取り巻く環境を理解し，必要に応じた行動ができる。
14. 保護者に対して小児医薬品の適正使用に関する助言ができる。
15. 小児に対するくすり教育や服薬指導を実践できる。

〔日本薬剤師研修センターウェブサイトより（http://www.jpec.or.jp/download/syouni_mokuhyou.pdf）〕

表4　小児薬物療法研修会プログラムの主な講義項目

- 小児薬物療法認定薬剤師の役割
- 小児科学概論
- 発生と発達・生体の変化と小児薬物動態（胎児・新生児・乳児・幼児・学童）
- 病態と治療（感染症，脱水症状，新生児疾患ほか）
- 薬剤管理指導
- 小児と栄養
- 小児の心理・行動特性を活かしたコミュニケーション
- 小児特有の服薬指導（内服薬と服薬補助食品，外用薬などの指導）
- 小児用市販薬の特徴と適切な選択から受診勧奨まで　　など

①実施時期：実務研修を行う時期は，小児薬物療法研修開始数カ月後（8月以降頃）から試験に合格した年の末日までとされている。
②受講料：1万286円（税込）
③受入予定施設：表5参照

表5 実務研修受入予定施設（2015年7月9日現在）

No.	都道府県	病院名
1	北海道	旭川医科大学病院
2	北海道	医療法人渓仁会手稲渓仁会病院
3	北海道	釧路赤十字病院
4	岩手県	盛岡赤十字病院
5	宮城県	独立行政法人国立病院機構仙台医療センター
6	茨城県	株式会社日立製作所　日立総合病院
7	栃木県	自治医科大学附属病院
8	埼玉県	埼玉県立小児医療センター
9	東京都	昭和大学病院
10	東京都	東京都立小児総合医療センター
11	東京都	国立研究開発法人国立成育医療研究センター
12	神奈川県	聖マリアンナ医科大学病院
13	神奈川県	昭和大学藤が丘病院
14	静岡県	地方独立行政法人静岡県立病院機構静岡県立こども病院
15	愛知県	愛知県厚生連安城更生病院
16	愛知県	名古屋大学医学部附属病院
17	愛知県	名古屋第一赤十字病院
18	滋賀県	滋賀医科大学附属病院
19	京都府	独立行政法人国立病院機構京都医療センター
20	大阪府	大阪赤十字病院
21	大阪府	国立研究開発法人国立循環器病研究センター
22	岡山県	独立行政法人国立病院機構岡山医療センター
23	広島県	県立広島病院
24	山口県	地方独立行政法人山口県立病院機構山口県立総合医療センター
25	香川県	独立行政法人国立病院機構四国こどもとおとなの医療センター
26	福岡県	福岡大学病院
27	熊本県	独立行政法人国立病院機構熊本医療センター

全施設で常時受入を行っているわけではない。こまめに薬剤師研修支援システムを確認すること。

2-3　認定証の交付と登録

　　認定要件を満たした者は，日本薬剤師研修センターに所定の申請手続きを行うことで「小児薬物療法認定薬剤師証」が発行され，名簿に登録される。認定申請の際には，別途に申請料（2万572円）が必要となる。

認定を更新するには

　小児薬物療法認定薬剤師は3年ごとに認定の更新が必要となる。
　更新には必須研修・必須業務実績報告とともに，その他の定められた単位の取得が必要である。必要な単位数は必須単位を含めて3年間に30単位以上，毎年5単位以上取得とされている。必要な書類を添えて日本薬剤師研修センターに申請するが，更新の際にも申請料（2万572円）が必要となる。単位として認められる研修および活動は以下の通りである。

1）研修（座学・実務）

（1）必須研修
　認定の期間内に日本小児臨床薬理学会の年会に1回以上参加する（会場で配布される受講シールを，小児薬物療法研修手帳の該当ページに貼布する）。

（2）その他の研修（単位交付の対象となる研修）
　ア．日本薬剤師研修センターに集合研修会として開催申請された研修会のうち，小児薬物療法関連の研修会として認められた研修会への参加
　イ．日本小児科学会および日本小児臨床薬理学会等の日本小児科学会の分科会が主催または共催する年会，学術集会，研修会等への参加
　ウ．学会名鑑に収載されている学会が主催または共催する学術集会，研修会等への参加
　エ．上記以外の小児薬物療法関連の研究会，研修会等への参加（単位付与の可否は小児薬物療法研修委員会にて判断される）
　オ．日本薬剤師研修センターに登録された医療機関における1日の小児薬物療法関連実務研修

（3）単位取得方法
　上記ア～ウについては，会場で配布される受講シールを小児薬物療法研修手帳の該当ページに貼布する。上記エまたはイ・ウの場合で会場で受講シールが配布されなかった場合は，日本薬剤師研修センターに受講単位請求の手続きをする。

2）業務等実績報告

（1）必須業務実績報告
　異なる種類の小児薬物療法に関する薬学的ケアの報告を15例（毎年，3例以上）：1単位／症例

（2）その他の業務等実績報告
　ア．小児医療関連の研究成果発表（学会論文等）

- ・論文の筆頭著者の場合：5単位／回
- ・論文の共同執筆者の場合：2単位／回
- ・口頭発表またはポスター発表の場合：2単位／回

※論文は複数の査読者による査読を経て雑誌等に掲載されたもの。

イ．医療に従事する者を対象とした公開された研修会や講演会等での小児医療に関連する講演・講義（30分以上／回）：2単位／回

ウ．一般市民等を対象とした講習会等での小児医療に関連する講演・講義（20分以上／回）：1単位／回

エ．保護者（母親）相談会等での保護者集団指導（20分以上／回）：1単位／回

オ．学校等における教員を対象にした研修会等および学童集団指導（20分以上／回）：1単位／回

カ．医薬品・医療機器等安全性情報報告制度に基づく小児科領域に関連する副作用等報告：1単位／回

キ．小児医療にかかる治験・臨床試験の支援業務：1単位／1プロトコール

（3）単位取得方法

上記ア～キについては，指定された資料を添えて日本薬剤師研修センターに受講単位請求の手続きをする。

⦿ 参考文献

1) 日本薬剤師研修センターホームページ．小児薬物療法認定薬剤師制度
   （http://www.jpec.or.jp/nintei/shouni/index.html）

付録1

小児の薬の飲ませ方パンフレット

1 粉薬の飲ませ方
2 シロップの飲ませ方
3 保湿剤の使い方
4 坐薬の使い方
5 浣腸液の使い方
6 眼軟膏の使い方
7 点眼薬の使い方
8 点鼻薬の使い方
9 点耳薬の使い方

粉薬の飲ませ方

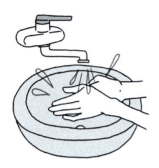

1️⃣ まず、手をきれいに洗いましょう。

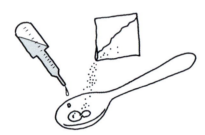

2️⃣ 粉薬1回分をカップの中で適量の水に溶かし、溶かした薬は、カップやスポイト、スプーンで飲ませましょう。水の量が多いと1回で飲みきれず、飲み終わる前に薬の苦みが出たり、薬を飲み残したりすることがあります。2cc程度のできるだけ少量の水で混ぜるようにします。粉薬の包装に直接水を入れて混ぜるという方法もあります。
- カップで服用できない場合は、スポイトなどでほっぺたの内側に流し込んでください。のどの奥に入れると、咳き込みやすいので注意しましょう。
- スプーンで少しずつ流し込んでもかまいません。
- ミルクを飲む乳児では、からの乳首で飲ませてみましょう。先に乳首だけを口にくわえさせて、乳児が吸い始めたら溶かしたお薬を入れると、こぼさずに飲ませることができます。

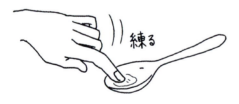

3️⃣ 口の中に薬が残っていると、苦みなどが出てくることがあるため、お薬を飲んだ後はすぐに水や麦茶などを飲ませてあげましょう。

4️⃣ 粉薬は湿気に弱いので、できるだけ密封できる容器に乾燥剤と一緒に入れて保管しましょう。

粉薬をのめないときは…

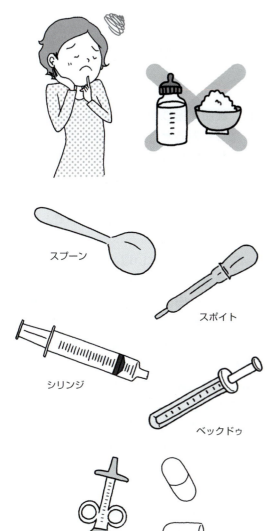

▶▶▶ **単シロップに混ぜる**

▶▶▶ **飲食物に混ぜる**
例…ゼリー，ヨーグルト，プリン，アイスクリーム，ジュース，コンデンスミルク（練乳）
- 味や舌触りをマスクするために，薬と飲食物をかき混ぜるのではなく挟み込みましょう。
- 主食（ミルク等）嫌いになると困るので主食（ミルク等）には混ぜないようにしましょう。
- 混ぜると効果が減弱してしまうものや，より一層苦くなってしまう組み合わせもあります。混ぜてもいいか確認しましょう。

▶▶▶ **服薬補助ゼリーを使う**
- ゼリーを開封後は最初に出てくる水分を捨ててから使用しましょう。
- 味や舌触りをマスクするために，薬と服薬補助ゼリーをかき混ぜるのではなく挟み込みましょう。

▶▶▶ **オブラートで包む**
- 口腔内に付着して飲みづらい場合は，コップに入れた水にひたし，とろみをつけましょう。
- 水につけた後は破れやすいのですぐに服用しましょう。
- 袋型やフルーツ味のオブラートも市販されています。

▶▶▶ **カプセルにつめる**
- 空のカプセルが市販されています。

▶▶▶ **内服させる器具をかえる**
スプーン，スポイト，シリンジ（針をつけていない注射筒），ベックドゥ，市販の"薬のみ"など。

▶▶▶ **薬に数滴水をたらし泥状や団子状にする**
- 水はほんの数滴です。多すぎるとべたべたになり団子にできません。
- 舌ではなく，ほっぺたの内側などに塗りましょう。

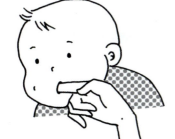

シロップの飲ませ方

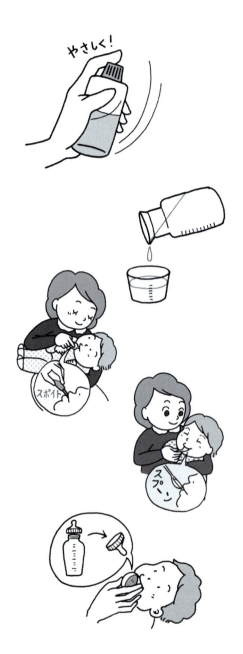

1️⃣ まず、手をきれいに洗いましょう。

2️⃣ 服用前に、薬瓶を振り中身を均一に混ぜてください。激しく振ると泡立って計量できなくなるため、軽く振り混ぜるようにしてください。

3️⃣ 1回分の量を添付のカップやスポイトで、はかり取ってください。
- カップで服用できない場合は、スポイトなどでほっぺたの内側に流し込んでください。のどの奥に入れると、咳き込みやすいので注意しましょう。
- スプーンで少しずつ流し込んでもかまいません。
- ミルクを飲む乳児では、からの乳首で飲ませてみましょう。先に乳首だけを口にくわえさせて、乳児が吸い始めたらシロップ剤を入れると、こぼさずに飲ませることができます。

4️⃣ シロップを飲んだ後は、水や麦茶などを飲ませてください。

5️⃣ 服用後のシロップは冷蔵庫に保管してください。

6️⃣ 使用する計量カップやスポイトなどは、洗った後、乾燥させて清潔に保ちましょう。

❗ 保管上の注意
シロップは日持ちしないため、飲み残ってしまったら、捨ててください。

保湿剤の使い方

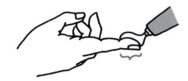
軟膏・クリームは大人の人差し指の第1関節分

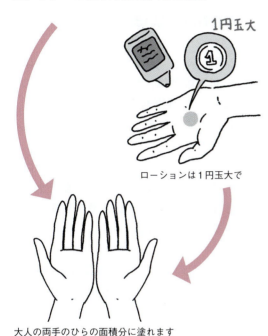
ローションは1円玉大で
大人の両手のひらの面積分に塗れます

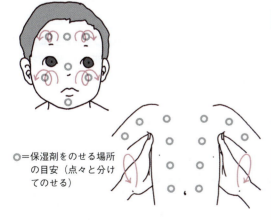
○＝保湿剤をのせる場所の目安（点々と分けてのせる）

❗ 保管上の注意
直接日光のあたらない，涼しい場所に保管してください。

1. まず，手をきれいに洗いましょう。

2. 必要量を手にとります。
   - 軟膏・クリームは大人の人差し指の第1関節分で，大人の両手のひらの面積分に塗れます。
   - ローションは1円玉大で，大人の両手のひらの面積分に塗れます。

3. 塗布部位に保湿剤をまとめてのせるのではなく，点，点，点と分けてのせていきます。

4. 優しく円を描くようにのばしましょう。

- 保湿剤は皮膚から水分が逃げないように"ふた"をする役割を持っています。入浴後早めに塗るようにしましょう。
- ひじやひざなど体のしわのところは，しわを伸ばすようにして塗りましょう。

坐薬の使い方

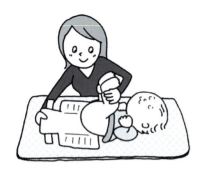

1. おむつやパンツを脱がせて，うんちの確認をしましょう。できるだけ，排便後に使用して下さい。

2. 次に，手をきれいに洗いましょう。

3. 「1回1/2個」など，医師から切って使うように指示がある場合は，坐薬を指示どおりの量に，包装のまま清潔なカッターやはさみ，包丁などで斜めに切ります。

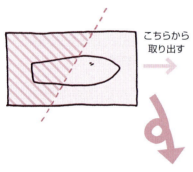

こちらから取り出す

4. 先のとがったほう（太いほう）から包装をはがして薬を取り出します。坐薬の表面を水やオリーブオイルなどで濡らして滑りやすくすると入れやすくなります。

5. 坐薬を先のとがったほう（太いほう）から，おしりに入れます。しっかりと押し込むことで戻りにくくなります。

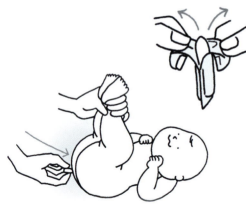

6. 坐薬に含まれる油性の基剤のために，坐薬を入れた後，便に油様の基剤が混ざることがありますが，かたちが残っていなければ主薬はすでに吸収されていると考え，新たに坐薬を入れる必要はありません。

7. 最後に手をきれいに洗いましょう。

❗ 保管上の注意
使わない坐薬は効果や使い方が書かれた薬袋に入れて，冷蔵庫など，できるだけ涼しいところに保管しましょう。

- 冷蔵庫から出した坐薬は刺激があるため，使う前に少し室温に戻しておくか，少し手で温めてから使うようにしましょう。
- 坐薬を入れた刺激で，坐薬がうんちと一緒に出てきてしまうことがあるので，坐薬はできるだけ排便後に使うようにしましょう。
- 2種類以上の坐薬を使用する際は，順番・投与間隔を医師，薬剤師に確認しましょう。

坐薬の使い方
補助説明

POINT　2種類以上の坐薬を同時に投与したいとき

　小児の処方の場合，"解熱薬と抗けいれん薬"あるいは，"解熱薬と制吐薬"など，坐薬を組み合わせて処方することもしばしばあります。このようなとき，坐薬を挿入するタイミングによって，薬剤の効果が変化することもあるので注意が必要です。

▶▶▶ 熱性けいれんの場合

　基本的に医師の指示通りに使用しますが，一般的には抗けいれん薬（ダイアップ坐剤）と解熱薬（アンヒバ坐剤）とを一緒に使う場合には，けいれんを抑える効果が弱まらないように，まず抗けいれん薬を入れて，30分以上間隔をあけてから，解熱薬を入れるようにします。

▶▶▶ 吐き気止めの場合

　制吐薬（ナウゼリン坐剤）と解熱薬（アンヒバ坐剤）とを一緒に使う場合には，吐き気止めの効果が弱まらないように，まず制吐薬を入れて，30分以上間隔をあけてから，解熱薬を入れるようにします。

▶▶▶ なぜ30分以上あける必要があるのでしょう？

　ダイアップ坐剤とナウゼリン坐剤は水溶性基剤で作られていて，腸管の分泌液で水溶性基剤が溶け有効成分が吸収されます。逆にアンヒバ坐剤は油脂性基剤で作られていて，体温により溶け有効成分が吸収されます。ダイアップ坐剤の有効成分であるジアゼパムとナウゼリン坐剤の有効成分であるドンペリドンは脂溶性薬物のため，アンヒバ坐剤と同時に使用すると，アンヒバ坐剤の油脂性基剤に取り込まれてしまい，吸収が阻害されて血中濃度が上昇しにくくなってしまいます。したがって，これらの坐薬を併用する際には，水溶性基剤を用いた坐薬を先に使用し，血中濃度が上昇するまでの間，少なくとも30分以上の間隔をあけて，それから油脂性基剤を用いた坐薬を使用する必要があるのです。

水溶性と油脂性の坐薬の例

水溶性基剤	ダイアップ坐剤，ナウゼリン坐剤
油脂性基剤	アンヒバ坐剤，テレミンソフト坐薬，ボルタレンサポ，ルピアール坐剤，ワコビタール坐剤，など

浣腸液の使い方

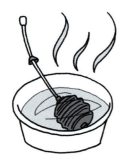

1. 使用する前に、温湯などで体温程度に温めておきます。

2. おむつやパンツを脱がせて、うんちの確認をしましょう。

3. 次に、手をきれいに洗いましょう。

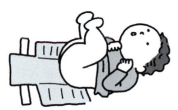

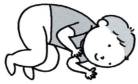

4. ストッパーがある場合は、ストッパーをスライドさせ、挿入する深さにあわせます。キャップをはずし、少量の薬液を出して、先端の挿入部を潤します。
   ベビーオイルや、オリーブオイルを使用してもよいです。
   - ストッパーの目盛りの目安（グリセリン浣腸の場合）
     乳児：3～4cm
     小児：3～6cm

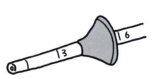

5. あおむけに寝かせて、両足を持ち上げ、おしりを出します。
   嫌がったり、恥ずかしがったりした場合は、横向きに寝かせて膝を曲げさせます。

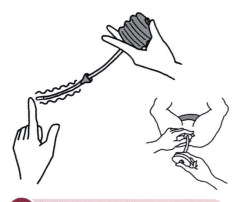

6. ストッパーを片方の手で固定しながら、チューブをストッパーの位置まで、ゆっくりと肛門内へ挿入します。無理に挿入すると、粘膜を傷つけるおそれがあるので注意します。

7. ストッパーとチューブを固定したまま、浣腸液をゆっくりと注入します。

8. 挿入した後は、チューブを静かに抜き、お薬が出てこないように、しばらくティッシュなどで押さえてください。

！ 保管上の注意
直接日光のあたらない、涼しい場所に保管してください。

眼軟膏の使い方

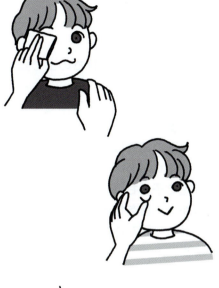

1. まず、手をきれいに洗いましょう。

2. 清潔なティッシュなどで、眼の周りを拭き取ります。眼軟膏のチューブの先も、拭いてください。

3. 子どもの下まぶたを軽く引き、目を開かせます。チューブの先がまぶたやまつげに触れないように注意しながら、下まぶたの内側（まぶたの端から端）か、目じりに1cmくらい、細長く入れてください。
指に移し取ったりせず、<u>直接チューブから使用してください</u>。直接使用することに抵抗がある場合は、<u>綿棒</u>を使うこともおすすめです。

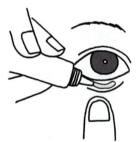

4. まぶたを閉じ、軽くなじませてください。強く押さないように注意しましょう。

5. 子どもが違和感を感じて、触ったり、こすりたがるので、しばらく押さえておきましょう。

6. 使用後は、チューブの先を清潔なティッシュなどできれいに拭き、キャップをしてください。

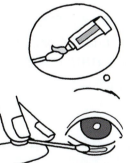

- 点眼薬と一緒に使用する場合は、<u>点眼薬の後に眼軟膏を使用してください</u>。
- 使用回数は、医師の指示を必ず守ってください。
- 薬によって、それぞれ使い方は違うので、説明書をよく読んでから、使いましょう。
- 2種類以上の眼軟膏を使用する際は、順番・投与間隔を医師、薬剤師に確認しましょう。

❗ 保管上の注意
直接日光のあたらない、涼しい場所に保管してください。

点眼薬の使い方

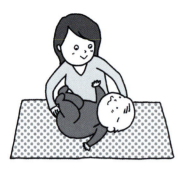

1. まず，手をきれいに洗いましょう。

2. あおむけに寝かせ，大人のひざの上で固定します。それでも無理なら…
   ① 乳児の場合は，バスタオルで体をくるみ手足を固定します。
   ② 少し大きな子の場合は，大人が座って体のほうに子どもの頭がくるように寝かせて，大人の両足で子どもの両肩から腕を固定します。嫌がって首を振るときは，大人の太ももで子どもの頭をはさむようにすると固定できます。

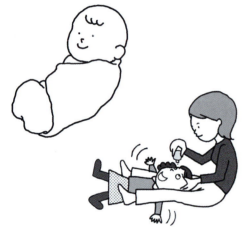

3. 清潔なティッシュなどで目の周りを拭き取り，容器の先がまつ毛などに触れないように点眼しましょう。子どもが嫌がって目をギュッとつぶってしまうときは，目頭のくぼみに1滴落とすと，まばたきで中に入っていきます。また，眠っているときに点眼してもかまいません。

4. 子どもが違和感を感じて，目を触ったり，こすりたがるので，しばらく押さえておきましょう。目からあふれ出た点眼薬は，清潔なティッシュなどで拭き取りましょう。

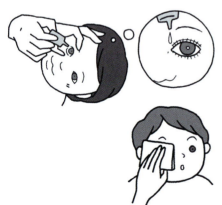

- 点眼薬は1滴させば，十分全体にいきわたります。
- 使用回数は，医師の指示を必ず守ってください。
- 薬によって，それぞれ使い方は違うので，説明書をよく読んでから，使いましょう。
- 容器に書かれている使用期限は開封前の期限です。濁りやゴミなどが見られたら，使用をやめましょう。一般的には開封後1カ月が目安です。
- 2種類以上の点眼薬を使用する際は，順番や点眼の間隔を医師，薬剤師に確認しましょう。

❗ 保管上の注意
直接日光のあたらない，涼しい場所に保管してください。

点眼薬の使い方
補助説明

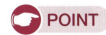 **点眼薬を使う順番**

①効力を一番発揮して欲しいものを最後に使用する
　先に使用した薬は，後の薬に流されてどんどん薄められてしまうため。
②水溶性→懸濁性→ゲル→油性→眼軟膏の順番で使用する
　懸濁剤は，溶けにくく吸収されにくいため。油性は，はじいてしまうため。
③持続性のあるゲル化する製剤は最後に使用する
　角膜表面で薄い膜が形成され，滞留時間が長く，ほかの薬剤が吸収されにくい。

> **注　意**
> ✿用時溶解型の点眼薬は，溶解時によく振って，溶かしてから使用すること。保存剤が入っていないため，有効期限は7日間。
> ✿薬が2種類以上ある場合は，後の薬は5分程度の間隔をあけること。

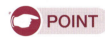 **その他**

●泣いているときは涙で点眼薬が流れてしまうため避けたほうがよく，難しければ眠っているときでもかまわない。
●点眼で目を覚まして泣き出す子どもの場合，嫌がらないうちにサッと済ませるようにし，だんだんと慣れてくることを保護者に指導する。
●点眼補助具
　点眼が難しいときは，さまざまな点眼補助具がある。握力や視力の弱い人が使いやすい器具もある。
●1本の点眼薬の量
　5mLの点眼薬は，製品にもよるが，1本約100～120回の点眼ができる。1日3回両眼に点眼すると，16～20日で使い終わる計算になる。
　小児では，点眼に失敗することも多いので，もう少し早く使い終わることが考えられる。

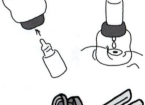
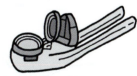

点鼻薬の使い方

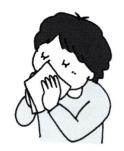

1 使用する前に，片方ずつ静かに鼻をかんでください。
かめない場合は，鼻の中の汚れを拭き取ってください。

2 手をきれいに洗いましょう。

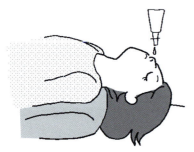

3 ①滴下する点鼻の場合
　頭を後ろに傾けて鼻を上向きにして，容器の先が鼻に触れないように滴下します。寝転んで肩の下に枕を入れるとやりやすいです。
②噴霧の場合
　頭をうつむき加減にし，片方の鼻の穴をふさぎ，もう一方の鼻の中に容器の先をそっと立てて入れて固定し，押して，噴霧します。

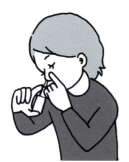

もう一方の鼻にも同じようにしてください。苦手な子どもの場合は，眠っている間に行いましょう。

4 使用した後は，お薬が鼻の奥まで広くいきわたるように，頭を後ろに傾けた状態で，しばらくそのままの姿勢でいてください。

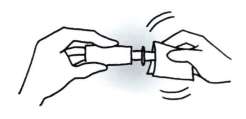

5 使用後は，容器の先を清潔なティッシュなどできれいに拭き，キャップをしてください。

- 使用量，使用回数は，医師の指示を必ず守ってください。
- 薬によって，それぞれ使い方は違うので，説明書をよく読んでから，使うようにしましょう。
- 2種類以上の点鼻薬を使用する際は，順番・投与間隔を医師，薬剤師に確認しましょう。

❗ 保管上の注意
直接日光のあたらない，涼しい場所に保管してください。

点鼻薬の使い方

補助説明

🔸POINT　使用前に

　使用前に，鼻の中を清潔にする。かめない場合は，鼻の中の汚れをきれいに拭き取る。

　子どもの鼻の汚れを取るには，鼻吸い器や綿棒で取り除くとよい。見える範囲の固まりは，綿棒を1cmくらい鼻の中に入れて，すばやく取り除く。こよりなどで，くしゃみをさせてもよい。温めたタオルやガーゼを鼻の付け根にあてると，鼻通りがよくなる。

▶▶▶ **点鼻薬を使う順番**
- 血管収縮薬→ステロイド点鼻薬

　血管収縮薬で鼻の通りをよくしてから，ステロイド薬を使用する。

点耳薬の使い方

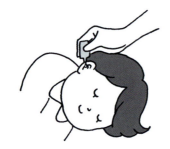

1. 綿棒で見える範囲の耳の外側の汚れを丁寧に取り除きます。

2. 手をきれいに洗いましょう。

3. 点耳薬が冷たい場合は，容器ごと手のひらで温めるなどして，体温に近い温度まで戻します。
   - 冷たいまま使用すると，びっくりしたり，めまいを起こすことがあるので注意しましょう。

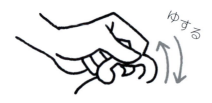

4. 先生から指示された耳を上にして横向きに寝かせ，耳の入り口が水平になるように頭の位置を固定します。
   嫌がる場合は，<u>眠っているときでもかまいません</u>。嫌がらなければ立たせて頭を傾かせてもよいでしょう。

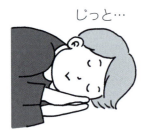

5. 耳の穴の壁に沿って，指示された滴数の点耳薬をそっと滴下します。
   - 中耳炎の場合は，点耳した後，耳たぶの後上方へ引っ張りながらゆするようにするとお薬が奥まで届きやすくなります。
   「点耳」のときは，2〜3分そのままの姿勢でいてください。
   「耳浴」と指示された場合は，10分間ほど，そのままの姿勢で保ちましょう。

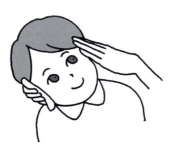

6. 使用後は，容器の先をきれいに拭き，キャップをしてください。

7. 清潔なティッシュなどを耳にあてて起こし，耳の外に流れた点耳薬を拭き取ります。

❗ 保管上の注意
直接日光のあたらない，涼しい場所に保管してください。

✂ 2種類以上の点鼻薬を使用する際は，順番・投与間隔を医師，薬剤師に確認しましょう。

点耳薬の使い方

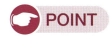

▶▶▶ **使用にあたって**

使用前に、清潔にする。
- 耳垢を取り除くには、見える部分を綿棒でそっと、取り除いてあげるだけで十分。無理に取ろうとすると、外耳道を傷つけたり、耳垢を奥へ押し込んだりするおそれがある。お風呂あがりがやわらかくて取りやすい。

▶▶▶ **点耳したら**

耳たぶを後上方へ引っ張りながらゆするようにすると、外耳道がまっすぐになり、空気層がなくなり、薬液が中耳腔まで達する。

鼓膜の穴が小さいときは、つばを飲み込むようにしてもよい（飲み込める場合）。耳のつけ根の、こりこりした出っ張り（「耳珠」という）部分を押してあげると、より効果的である。

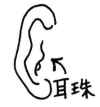

- 「耳浴」の指示と区別して指導する。
- 点耳する際、容器が耳に触れないように注意すること。
- 動いて、容器の先で傷をつけないようにすること。

> **注意**
> - 用時溶解型の点耳薬は、溶解時によく振り、溶かしてから使用すること。保存剤が入っていないため、有効期限は開封後7日間。
> - 薬が2種類以上ある場合は、後の薬は5分程度の間隔をあけること。

付録2

小児の医薬品等資料集

　小児領域で主に使用される医薬品や食品，小児の身長・体重など，業務で知っておくと便利な情報として**表1～12**をまとめたので，活用していただきたい。また，よく使用される服薬補助グッズや吸入デバイスの写真等を掲載しているので参考にされたい。

　なお，各表は作成した2016年8月現在のものである。

- 表1　ドライシロップ剤，細粒剤，顆粒剤の色・味・香り
- 表2　シロップ剤の色・味・香り
- 表3　排泄物（尿・便）の色
- 表4　酸性飲料・食品との混合に注意する薬剤
- 表5　粉ミルク，牛乳，乳製品との混合に注意する薬剤
- 表6　日本の定期/任意予防接種スケジュール
- 表7　ステロイド外用剤の選択―小児
- 表8　吸入薬　一覧表
- 表9　授乳回数と離乳食の回数
- 表10　年齢別　身長・体重・座高の平均値
- 表11　一般調査および病院調査による体重の身体発育値
- 表12　服薬補助ゼリー
- 写真1　服薬補助ゼリー
- 写真2　服薬補助グッズ
- 写真3　スペーサー
- 写真4　ネブライザー

表1 ドライシロップ剤，細粒剤，顆粒剤の色・味・香り

薬効分類	主な商品名	一般名	色	味	香り
抗生物質製剤類	アシクロビルDS80%「サワイ」	アシクロビル	白～微黄白色	甘味	ストロベリー
	アシクロビル顆粒40%「サワイ」			味はなく，若干苦味	なし
	エリスロシンドライシロップ10%，W20%	エリスロマイシンエチルコハク酸エステル	白色	甘味	わずかにバニラの香り
	クラバモックス小児用配合ドライシロップ	クラブラン酸カリウム・アモキシシリン水和物	白色～帯黄白色	ストロベリー味	ストロベリークリーム
	オラスポア小児用ドライシロップ10%	セフロキサジン水和物	橙色	甘い	フルーツミックス
	クラリスドライシロップ10%小児用	クラリスロマイシン	微赤白色	ストロベリー味	ストロベリー
	セファクロル細粒小児用10%「サワイ」	セファクロル	淡橙色	甘く，わずかに苦い	オレンジ
	ジスロマック細粒小児用10%	アジスロマイシン水和物	淡橙	オレンジパイン味	フルーツミックス
	セフゾン細粒小児用10%	セフジニル	淡赤白色	ストロベリー味	ストロベリー
	ファロムドライシロップ小児用10%	ファロペネムナトリウム水和物	橙色	甘味	オレンジ
	フロモックス小児用細粒100mg	セフカペン ピボキシル塩酸塩水和物	赤白色	甘い	ストロベリー
	ホスミシンドライシロップ200，400	ホスホマイシンカルシウム水和物	白色	ヨーグルト味	カルピス
	ミノマイシン顆粒2%	ミノサイクリン塩酸塩	淡橙	甘い	オレンジ
	メイアクトMS小児用細粒10%	セフジトレン ピボキシル	橙色	バナナ味，わずかに苦味	バナナ
	ワイドシリン細粒10%，20%	アモキシシリン水和物	10%：淡橙色 20%：桃色	甘味，フルーツミックス	芳香
抗アレルギー薬	アタラックス-Pドライシロップ2.5%	ヒドロキシジンパモ酸塩	黄緑色	甘味	なし
	アレジオンドライシロップ1%	エピナスチン塩酸塩	白色～帯黄白色	甘味	ヨーグルト
	オノンドライシロップ10%	プランルカスト水和物	白色～微黄色	甘味	なし
	ザジテンドライシロップ0.1%	ケトチフェンフマル酸塩	白色	ストロベリー味	ストロベリー
	シングレア細粒4mg	モンテルカストナトリウム	白色	なし	なし
	セルテクトドライシロップ2%	オキサトミド	白色	なし	なし
	リザベンドライシロップ5%	トラニラスト	淡黄色	甘味	なし
気管支拡張薬	テオドールドライシロップ20%	テオフィリン	白色	甘味	すもも
	ホクナリンドライシロップ0.1%小児用	ツロブテロール塩酸塩	白色	甘味	なし
	メプチンドライシロップ0.005%，顆粒0.01%	プロカテロール塩酸塩水和物	白色	甘味	なし
その他	コンバントリンドライシロップ100mg	ピランテルパモ酸塩	橙色	甘味，ヨーグルト様風味	なし
	カロナール細粒20%，50%	アセトアミノフェン	淡橙色	甘く，後に苦い	オレンジ
	ナウゼリンドライシロップ1%	ドンペリドン	白色	甘味	なし
	ムコダインDS 50%	L-カルボシステイン	白色	ピーチ味	ピーチ
	ムコサールドライシロップ1.5%	アンブロキソール塩酸塩	白色～微黄色	甘味	ヨーグルト

(各薬剤の添付文書および当院薬剤部スタッフ感想より作成)

表2　シロップ剤の色・味・香り

薬効分類	商品名	一般名	色	味	香り
鎮咳・去痰薬	アスベリンシロップ0.5%	チペピジンヒベンズ酸塩	白色〜淡黄灰白色	甘味	柑橘系
	小児用ムコソルバンシロップ0.3%	アンブロキソール塩酸塩	無色〜微黄色澄明	甘味	果実のような芳香
	ムコダインシロップ5%	L-カルボシステイン	褐色	甘味	レモンライム
	メジコン配合シロップ	デキストロメトルファン臭化水素酸塩水和物・クレゾールスルホン酸カリウム	淡黄褐色澄明	甘味・苦味	チェリー
抗アレルギー薬	ゼスラン小児用シロップ0.03%	メキタジン	無色〜微黄色澄明	甘味	フルーツミックス
	セレスタミン配合シロップ	ベタメタゾン・d-クロルフェニラミンマレイン酸塩	橙色ほぼ澄明	甘くわずかに酸味	ストロベリー
	ペリアクチンシロップ0.04%	シプロヘプタジン塩酸塩水和物	無色〜微黄色澄明	強い甘味	果実のような芳香
気管支拡張薬	ベネトリンシロップ0.04%	サルブタモール硫酸塩	無色〜淡黄色澄明	甘味	ストロベリー
	メプチンシロップ5μg/mL	プロカテロール塩酸塩水和物	無色澄明	甘味	オレンジ
その他	インクレミンシロップ5%	溶性ピロリン酸第二鉄	橙色澄明	甘味	チェリー
	ガスコンドロップ内用液2%	ジメチコン	白濁	甘味	ラズベリー
	カナマイシンシロップ5%「明治」	カナマイシン一硫酸塩	振り混ぜるとき白濁	甘味	オレンジ
	ケイツーシロップ0.2%	メナテトレノン	黄色澄明	甘味	オレンジ
	セルシンシロップ0.1%	ジアゼパム	無色澄明	甘く,後やや苦い	果実のような芳香
	デパケンシロップ5%	バルプロ酸ナトリウム	赤色澄明	甘味	パイナップル
	トリクロリールシロップ10%	トリクロホスナトリウム	橙色澄明	甘味	バニリン(バニラ)
	プリンペランシロップ0.1%	塩酸メトクロプラミド	無色澄明	甘味	オレンジ
	ポンタールシロップ3.25%	メフェナム酸	白色	甘味	特異な香り
	マグコロールP	クエン酸マグネシウム	やや黄色帯びた白色	甘酸味	オレンジ
	モニラック・シロップ65%	ラクツロース	無色〜淡黄色澄明	わずかに甘い	なし
	リンデロンシロップ0.01%	ベタメタゾン	橙色ほぼ澄明	甘味	わずかに特異な香り

表3 排泄物（尿・便）の色

	主な商品名	一般名	尿の色	便の色*	備考（製薬企業DI回答，および添付文書コメント）
内服薬	アスピリン錠・原末	アスピリン		黒色・ピンク・赤色	
	アスベリン錠・散・ドライシロップ・シロップ	チペピジンヒベンズ酸塩	赤色		
	アドナ錠・散	カルバゾクロムスルホン酸ナトリウム水和物	だいだいがかった黄色		
	アレビアチン錠・散	フェニトイン	ピンク～赤～赤茶		
	インクレミンシロップ	溶性ピロリン酸第二鉄		黒色	一過性に歯又は舌が着色，便が着色（添付文書）
	ウインタミン細粒	クロルプロマジンフェノールフタリン酸塩	ピンク～赤～赤茶		文献上フェノチアジン系は変化ありといわれているが，実際の報告はなし
	エンドキサン原末	シクロホスファミド水和物			出血性膀胱炎による血尿の報告
	キネダック錠	エパルレスタット	黄褐色～赤褐色		本剤および代謝物の影響
	クレメジンカプセル・細粒	球形吸着炭		黒色	便につぶつぶ
	サラゾピリン錠	サラゾスルファピリジン	赤黄色（アルカリ尿）		
	次硝酸ビスマス	次硝酸ビスマス		黒色	ビスマスが黒色の硫化ビスマスになるため。歯齦縁，舌，口腔内等に青色または青黒色の着色；頻度不明
	セスデンカプセル・細粒	チメピジウム臭化物水和物	赤色		
	セフゾンカプセル・細粒小児用	セフジニル	赤色		
	ダイオウ	ダイオウ	黄褐色・赤色		
	デパケンR錠，セレニカR	バルプロ酸ナトリウム		白色の残渣	
	ビーマス配合錠	カサンスラノール・ジオクチルソジウムスルホサクシネート	黄褐色・赤色		
	フェリセルツ散	クエン酸鉄アンモニウム		黒色	一過性に歯や舌が着色（黒色等）することがある
	フェロミア錠・顆粒	クエン酸第一鉄ナトリウム		黒色	
	フラビタン錠・シロップ	フラビンアデニンジヌクレオチドナトリウム	黄色		
	プルゼニド錠	センノシドA・B	黄褐または赤色		
	メサフィリン配合散・配合錠	銅クロロフィリンナトリウム・プロパンテリン臭化物・ケイ酸マグネシウム		濃緑色	便臭が希薄になることがある
	ランプレンカプセル	クロファジミン			汗・痰・尿・便等の着色；頻度不明
	リファジンカプセル	リファンピシン	赤～オレンジ		
注射薬	アドナ注，静注	カルバゾクロムスルホン酸ナトリウム水和物	だいだいがかった黄色		
	アドリアシン注	ドキソルビシン塩酸塩	赤色		本剤の尿中排泄により赤色尿
	アレビアチン注	フェニトイン	ピンク～赤～赤茶		
	インジゴカルミン注	インジゴカルミン	青～青緑色		
	注射用エンドキサン	シクロホスファミド水和物			出血性膀胱炎による血尿の報告
	ジアグノグリーン注	インドシアニングリーン	緑色		
	セスデン注	チメピジウム臭化物水和物	赤色		
	ダウノマイシン静注	ダウノルビシン塩酸塩			出血性膀胱炎による血尿の報告
	チエナム点滴静注，筋注	イミペネム水和物・シラスタチンナトリウム	赤褐色		イミペネムが分解される
	ファーストシン静注	セフォゾプラン塩酸塩	赤～濃青色		
	ファルモルビシンRTU注射液，注	エピルビシン塩酸塩	赤色		直後～数日で着色尿
	フラビタン注，注射液	フラビンアデニンジヌクレオチドナトリウム	黄色		

＊便の色：これらの色は消化管出血を示す。

〔参考文献〕
1) 各医療用医薬品添付文書，製薬企業DI回答
2) 医療薬学，28（3）：246-247，2002
3) ねいばる委員会・編：イラストでわかる病気とくすりの本 ぱあと1，薬局新聞社，1997

表4 酸性飲料・食品との混合に注意する薬剤
(酸性でコーティングがはがれるため,苦味が出たり,含量が低下するなど)

成分名	主な商品名	注意内容
マクロライド系抗生物質		
クラリスロマイシン	クラリスドライシロップ10%小児用	酸性飲料と混ぜると,苦味が出現する
アジスロマイシン水和物	ジスロマック細粒小児用10%	
エリスロマイシン エチルコハク酸エステル	エリスロシンドライシロップ10%,W20%	
セフェム系抗生物質		
セフカペン ピボキシル塩酸塩水和物	フロモックス小児用細粒100mg	本剤は主薬の苦味を防ぐ製剤になっているので,細粒をつぶしたり,溶かしたりすることなく水で速やかに服用すること
ペニシリン系抗生物質		
スルタミシリントシル酸塩水和物	ユナシン細粒小児用10%	酸性飲料と混ぜると,苦味が出現する
アンピシリン水和物	ビクシリンドライシロップ10%	酸性下で不安定なため,力価低下
抗アレルギー薬		
ペミロラストカリウム	アレギサールドライシロップ0.5%	pHの低い飲料では主成分が析出(白濁)する可能性あり

＊酸性飲料:オレンジなどの柑橘系ジュース,スポーツドリンク,乳酸菌飲料,ヨーグルトなど

表5 粉ミルク,牛乳,乳製品との混合に注意する薬剤
(牛乳に含まれるカルシウムとキレートを形成して吸収が悪くなるなど)

成分名	主な商品名	注意内容
テトラサイクリン系抗生物質		
ミノサイクリン塩酸塩	ミノマイシン顆粒2%	カルシウムイオンとキレート形成し,吸収率低下
ニューキノロン系抗生物質		
トスフロキサシントシル酸塩水和物	オゼックス細粒小児用15%	カルシウムイオンとキレート形成し,吸収率低下
セフェム系抗生物質		
セフジニル	セフゾン細粒小児用10%	粉ミルク,鉄配合牛乳などと混合すると鉄イオンと錯体を形成する。また,併用で便が赤色調を呈することがあるが,臨床上問題ないと考えられている
セファクロル	ケフラール細粒小児用100mg	牛乳,ジュースなどに懸濁したまま放置しないように注意すること
セフカペン ピボキシル塩酸塩水和物	フロモックス小児用細粒100mg	
ペニシリン系抗生物質		
クラブラン酸カリウム・アモキシシリン水和物	クラバモックス小児用配合ドライシロップ	牛乳の同時摂取によりAUCの低下がみられたとの報告があるが,臨床上問題ないと考えられる(牛乳により胃内の脂肪分が増加し,溶解性が低下したと考えられている)

(DI実例No.17,2003.3,クラヤ三星堂を参考に作成)

付録2 小児の医薬品等資料集

表6 日本の定期/任意予防接種スケジュール（2015年5月26日更新）

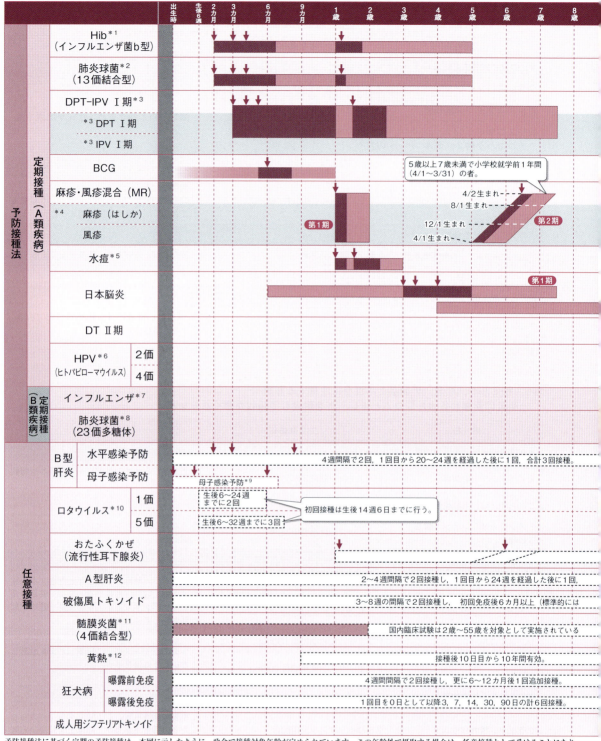

予防接種法に基づく定期の予防接種は，本図に示したように，政令で接種対象年齢が定められています。この年齢外で接取する場合は，任意接種として受けることになり

*1：2008年12月19日から国内での接種開始。生後2カ月以上5歳未満の間にある者に行うが，標準として生後2カ月以上7カ月未満で接種を開始すること。接種方法は，通常，生後12カ月に至るまでの間に27日以上の間隔で3回皮下接種（医師が必要と認めた場合には20日間隔で接種可能）。接種開始が生後7カ月以上12カ月未満の場合は，通常，生後12カ月に至るまでの間に27日以上の間隔で2回皮下接種（医師が必要と認めた場合には20日間隔で接種可能）。初回接種から7カ月以上あけて，1回皮下接種（追加）。接種開始が1歳以上5歳未満の場合，通常，1回皮下接種。

*2：2013年11月1日から7価結合型にかわって定期接種に導入。7価を1回受けている人は残り3回を13価で。7価を2回受けている人は残り2回を13価で。7価を3回受けている人は残り1回を13価で受ける。7価を1回も受けていない人は生後2カ月以上7カ月未満で開始し，27日以上の間隔で3回接種。追加免疫は通常，生後12〜15カ月に1回接種の合計4回接種。接種もれ者には，次のようなスケジュールで受種。生後7カ月以上12カ月未満の場合：27日以上の間隔で2回接種したのち，60日間以上あけてかつ1歳以降に1回追加接種。1歳：60日以上の間隔で2回接種。2歳以上6歳未満：1回接種。なお，60日以上は任意接種。

*3：D；ジフテリア，P；百日咳，T；破傷風，IPV；不活化ポリオを表す。IPVは2012年9月1日から，DPT-IPV混合ワクチンは2012年11月1日から定期接種に導入。回数は4回接種だが，OPV（生ポリオワクチン）を1回接種している場合は，IPVをあと3回接種。OPVは2012年9月1日以降定期接種としては使用できなくなった。IPVで接種を開始した場合，DPT-IPVで接種を開始した場合は，それぞれ原則として同じワクチンで接種を完了。

*4：原則としてMRワクチンを接種。なお，同じ月内で麻疹ワクチンまたは風疹ワクチンのいずれか一方を受けた者，あるいは特に単抗原ワクチンの接種を希望する者は単抗原ワクチンを接種。

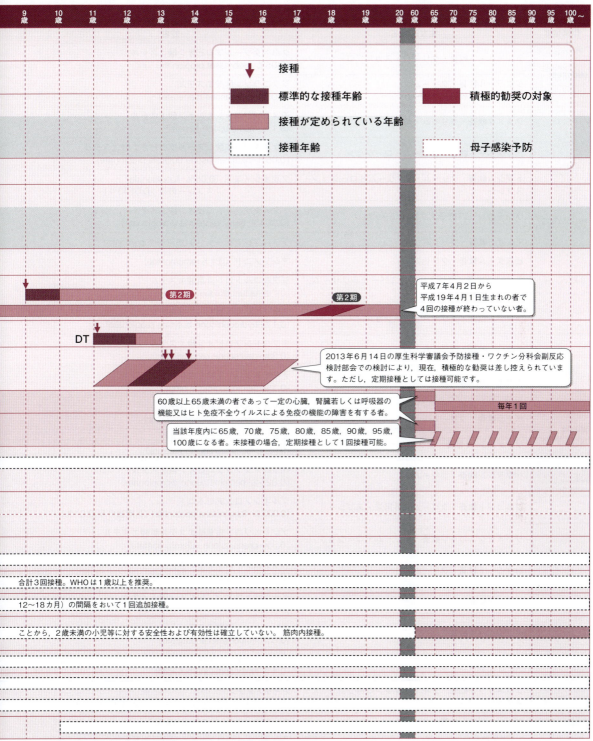

*5：2014年10月1日から定期接種導入。
*6：互換性に関するデータがないため，同一のワクチンを3回続けて筋肉内に接種。接種間隔はワクチンによって異なる。
*7：6カ月〜13歳未満；毎年2回（2〜4週間隔）。13歳以上；毎年1回または2回（1〜4週間隔）。定期接種は毎年1回。
*8：2014年10月1日から定期接種導入。脾臓摘出患者における肺炎球菌感染症予防には健康保険適用有。接種年齢は2歳以上。
*9：健康保険適用：【HBワクチン】通常，0.25mLを1回，生後12時間以内を目安に皮下接種（被接種者の状況に応じて生後12時間以降とすることも可能。その場合であっても生後できるだけ早期に行う）。さらに，0.25mLずつを初回接種の1カ月後および6カ月後の2回，皮下接種。ただし，能動的HBs抗体が獲得されていない場合には追加接種。【HBIG（原則としてHBワクチンとの併用）】初回注射は0.5〜1.0mLを筋肉内注射。時期は生後5日以内（なお，生後12時間以内が望ましい）。また，追加注射には0.16〜0.24mL/kgを投与。2013年10月18日から接種時期変更（厚労省課長通知）。
*10：ロタウイルスワクチンは，初回接種を1価で始めた場合は「1価の2回接種」。5価で始めた場合は「5価の3回接種」。1回目の接種は生後14週＋6日までに行うことが推奨されている。
*11：2015年5月18日から国内での接種開始。発作性夜間ヘモグロビン尿症に用いるエクリズマブ（製品名：ソリリス点滴静注）投与対象は健康保険適用有。
*12：一般医療機関での接種は行われておらず，検疫所での接種。

表7 ステロイド外用剤の選択−小児

作用強度	主な商品名	一般名
strongest	デルモベート軟膏・クリーム・スカルプローション	クロベタゾールプロピオン酸エステル (0.05%-clobetasol propionate)
	ジフラール軟膏・クリーム ダイアコート軟膏・クリーム	ジフロラゾン酢酸エステル (0.05%-diflorasone diacetate)
very strong	フルメタ軟膏・クリーム・ローション	モメタゾンフランカルボン酸エステル (0.1%-mometasone furoate)
	アンテベート軟膏・クリーム・ローション	ベタメタゾン酪酸エステルプロピオン酸エステル (0.05%-betamethasone butyrate propionate)
	トプシム軟膏・クリーム・Eクリーム・ローション・スプレー	フルオシノニド (0.05%-fluocinonide) (スプレーのみ：0.0143%)
	リンデロン-DP軟膏・クリーム・ゾル	ベタメタゾンジプロピオン酸エステル (0.064%-betamethasone dipropionate)
	マイザー軟膏・クリーム	ジフルプレドナート (0.05%-diflupredonate)
	ビスダーム軟膏・クリーム	アムシノニド (0.1%-amcinonide)
	ネリゾナ軟膏・クリーム・ユニバーサルクリーム・ソリューション	ジフルコルトロン吉草酸エステル (0.1%-diflucortolone valerate)
	パンデル軟膏・クリーム・ローション	酪酸プロピオン酸ヒドロコルチゾン (0.1%-hydrocortisone butyrate propionate)
strong	エクラー軟膏・クリーム・ローション	デプロドンプロピオン酸エステル (0.3%-deprodone propionate)
	メサデルム軟膏・クリーム・ローション	デキサメタゾンプロピオン酸エステル (0.1%-dexamethasone propionate)
	ザルックス軟膏・クリーム ボアラ軟膏・クリーム	デキサメタゾン吉草酸エステル (0.12%-dexamethasone valerate)
	リンデロン-V軟膏・クリーム・ローション	ベタメタゾン吉草酸エステル (0.12%-betamethasone valerate)
	ベクラシン軟膏・クリーム	ベクロメタゾンプロピオン酸エステル (0.025%-beclometasone dipropionate)
	フルコート軟膏・クリーム・外用液・スプレー	フルオシノロンアセトニド (0.025%-fluocinolone acetonide)（外用液のみ：0.01%）
mild	リドメックスコーワ軟膏・クリーム・ローション	プレドニゾロン吉草酸エステル酢酸エステル (0.3%-prednisolone valerate acetate)
	レダコート軟膏・クリーム	トリアムシノロンアセトニド (0.1%-triamcinolone acetonide)
	アルメタ軟膏	アルクロメタゾンプロピオン酸エステル (0.1%-alclometasone dipropionate)
	キンダベート軟膏	クロベタゾン酪酸エステル (0.05%-clobetasone butyrate)
	ロコイド軟膏・クリーム	ヒドロコルチゾン酪酸エステル (0.1%-hydrocortisone butyrate)
	グリメサゾン軟膏，デキサメタゾンローション オイラゾンクリーム	デキサメタゾン (0.1%-dexamethasone)（クリームのみ：0.05%，0.1%）
weak	プレドニゾロン軟膏・クリーム	プレドニゾロン (0.5%-prednisolone)

・副腎皮質ステロイド外用剤は，その強い抗炎症作用のため，炎症性皮膚疾患に広く使用される．現在，副腎皮質ステロイド外用薬の薬効は，血管収縮指数および臨床評価をあわせて評価され，weak，mild，strong，very strong，strongestの5段階に分類されている．
・年齢による選択：一般に高齢者では皮膚が薄くなり，経皮吸収が多くなりやすいためvery strong以上のものは使用を控えるとされているが，小児あるいは乳幼児の場合も同様で，可能なかぎりmild以下のものを選択するとされている．また，副腎皮質ステロイド外用薬で十分な治療効果が得られた後は，保湿剤その他の皮膚外用剤に切り替える．
（日本皮膚科学会アトピー性皮膚炎診療ガイドライン，日本アレルギー学会アトピー性皮膚炎診療ガイドラインを参考に作成）

表8 吸入薬 一覧表

一般名	商品名［規格］	1回噴霧(吸入)主薬量	1容器中の使用回数	吸入タイプ*	吸入補助器具**
ステロイド薬					
ブデソニド	パルミコート吸入液 0.25mg［0.25mg/2mL］	0.25 mg	1	③	
	パルミコート吸入液 0.5mg［0.5mg/2mL］	0.5 mg	1	③	
	パルミコート100μgタービュヘイラー112吸入［11.2mg/瓶］	100 μg	112	②	
	パルミコート200μgタービュヘイラー56吸入［11.2mg/瓶］	200 μg	56	②	
	パルミコート200μgタービュヘイラー112吸入［22.4mg/瓶］	200 μg	112	②	
フルチカゾンプロピオン酸エステル	フルタイド50μgエアゾール120吸入用［9.72mg/10.6g］	50 μg	約120	①	
	フルタイド100μgエアゾール60吸入用［12.25mg/7.0g］	100 μg	約60	①	
	フルタイド50ロタディスク［50μg/1ブリスター］	50 μg	—	②	
	フルタイド100ロタディスク［100μg/1ブリスター］	100 μg	—	②	ディスクヘラー
	フルタイド200ロタディスク［200μg/1ブリスター］	200 μg	—	②	
	フルタイド50ディスカス［50μg/60ブリスター］	50 μg	60	②	
	フルタイド100ディスカス［100μg/60ブリスター］	100 μg	60	②	
	フルタイド200ディスカス［200μg/60ブリスター］	200 μg	60	②	
ベクロメタゾンプロピオン酸エステル	キュバール50エアゾール［7mg/8.7g］	50 μg	約100	①	
	キュバール100エアゾール［15mg/8.7g］	100 μg	約100	①	
シクレソニド	オルベスコ50μgインヘラー112吸入用［5.6mg/6.6g］	50 μg	112	①	
	オルベスコ100μgインヘラー56吸入用［5.6mg/3.3g］	100 μg	56	①	
	オルベスコ100μgインヘラー112吸入用［11.2mg/6.6g］	100 μg	112	①	
	オルベスコ200μgインヘラー56吸入用［11.2mg/3.3g］	200 μg	56	①	
モメタゾンフランカルボン酸エステル	アズマネックスツイストヘラー100μg60吸入	100 μg	60	②	
	アズマネックスツイストヘラー200μg60吸入	200 μg	60	②	
抗アレルギー薬					
クロモグリク酸ナトリウム	インタールエアロゾル1mg［2%10mL/容器］	1 mg	約200	①	マイクロヘラーマスク付
	インタールカプセル外用20mg［20mg/1Cap］	20 mg	1	②	スピンヘラー，イーヘラー
	インタール吸入液1%［1%2mL/管］	20 mg	1	③	
抗コリン薬					
イプラトロピウム臭化物水和物	アトロベントエロゾル20μg［4.20mg/10mL］	20 μg	約200	①	アトロベント吸入補助器，インヘレーションエイド
オキシトロピウム臭化物	テルシガンエロゾル100μg［0.178%/9.5g］	100 μg	84回以上	①	インハレーションエイド
β受容体刺激薬					
プロカテロール塩酸塩水和物	メプチンキッドエアー5μg吸入100回［0.0143%2.5mL］	5 μg	約100	①	
	メプチンエアー10μg吸入100回［0.0143%5mL］	10 μg	約100	①	
	メプチンクリックヘラー10μg［2.0mg/容器］	10 μg	約200	②	吸入スペーダー，メプチンポケットスペーサー
	メプチンスイングヘラー10μg吸入100回［1.0mg/容器］	10 μg	100	②	
	メプチン吸入液0.01%［100μg/mL］	—	—	③④⑤	
	メプチン吸入液ユニット0.3mL［30μg/0.3mL］	30 μg	—	③④⑤	
	メプチン吸入液ユニット0.5mL［50μg/0.5mL］	50 μg	—	③④⑤	
フェノテロール臭化水素酸塩	ベロテックエロゾル100［19.23mg/10mL/1ボンベ］	100 μg	約200	①	インハレーションエイド
サルブタモール硫酸塩	サルタノールインヘラー100μg［28.92mg/13.5mL/1缶］	100 μg	約200	①	ボルマチックソフト
	ベネトリン吸入液0.5%［5mg/mL］	—	—	③④⑤	
サルメテロールキシナホ酸塩	セレベント25ロタディスク［25μg/1ブリスター］	25 μg	—	②	
	セレベント50ロタディスク［50μg/1ブリスター］	50 μg	—	②	ディスクヘラー
	セレベント50ディスカス［50μg/60ブリスター］	50 μg	60	②	
トリメトキノール塩酸塩	イノリン吸入液0.5%［5mg/mL］	—	—	③④⑤	
dl-イソプレナリン塩酸塩	アスプール液（0.5%）［5mg/mL］	—	—	③④⑤	
アドレナリン	ボスミン外用液0.1%［1mg/mL］	—	—	na	
配合剤					
硫酸イソプロテレノール 臭化メチルアトロピン デキサメタゾン	ストメリンDエアロゾル［5mL/容器］	—	約60	①	
サルメテロールキシナホ酸塩 フルチカゾンプロピオン酸エステル	アドエア100ディスカス28吸入用［50μg/100μg/1ブリスター］	50μg/100μg	28	②	
	アドエア100ディスカス60吸入用［50μg/100μg/1ブリスター］	50μg/100μg	60	②	
	アドエア250ディスカス28吸入用［50μg/250μg/1ブリスター］	50μg/250μg	28	②	
	アドエア250ディスカス60吸入用［50μg/250μg/1ブリスター］	50μg/250μg	60	②	
	アドエア500ディスカス28吸入用［50μg/500μg/1ブリスター］	50μg/500μg	28	②	
	アドエア500ディスカス60吸入用［50μg/500μg/1ブリスター］	50μg/500μg	60	②	
	アドエア50エアゾール120吸入用［4.0mg/8.0mg/12.0g/1缶］	50μg/50μg	120	①	
	アドエア125エアゾール120吸入用［4.0mg/20.0mg/12.0g/1缶］	50μg/125μg	120	①	
	アドエア250エアゾール120吸入用［4.0mg/40.0mg/12.0g/1缶］	50μg/250μg	120	①	
ブデソニド ホルモテロールフマル酸塩水和物	シムビコート タービュヘイラー30吸入	160μg/4.5μg	30	②	
	シムビコート タービュヘイラー60吸入	160μg/4.5μg	60	②	
フルチカゾンプロピオン酸エステル ホルモテロールフマル酸塩水和物	フルティフォーム50エアゾール56吸入用	50μg/5μg	56	①	
	フルティフォーム125エアゾール56吸入用	125μg/5μg	56	①	
	フルティフォーム50エアゾール120吸入用	50μg/5μg	120	①	
	フルティフォーム125エアゾール120吸入用	125μg/5μg	120	①	
ビランテロールトリフェニル酢酸塩 フルチカゾンフランカルボン酸エステル	レルベア100エリプタ14吸入用	25μg/100μg	14	②	
	レルベア100エリプタ30吸入用	25μg/100μg	30	②	
	レルベア200エリプタ14吸入用	25μg/200μg	14	②	
	レルベア200エリプタ30吸入用	25μg/200μg	30	②	

*：吸入タイプ
　①p-MDI　加圧式定量噴霧吸入器
　②DPI　定量ドライパウダー吸入器
　③ジェット式ネブライザー　加圧した空気・酸素によって薬液を細かな霧状にして吸入する
　④超音波ネブライザー　高周波によって薬液を振動させ霧状にして吸入する（パルミコート吸入液は不可）
　⑤メッシュ式ネブライザー　高周波振動により薬液を霧状にして吸入する．少量の薬液でも使用でき小型化が特徴
　na 製薬会社返答なし
**：その他の吸入補助器具
表中以外にも，ほとんどの吸入薬を対象とするエアロチャンバー（トゥルーデルメディカル社），チェスペーサー（チェストエム・アイ社），ACE（エース）（フジ・レスピロニクス社），などがある．

表9 授乳回数と離乳食の回数

		1日の授乳回数	1回の授乳量	1日の授乳量	1日の離乳食の回数	硬さの目安	食品の例
新生児期	0カ月	6〜8回	80〜120mL	400〜700mL			
授乳期	1〜2カ月	5〜7回	140〜200mL	600〜900mL			
	3〜4カ月	5回	180〜220mL	800〜1,000mL		果汁などからスタート	果汁, 麦茶, 野菜スープ
離乳初期	5〜6カ月	3〜5回	200〜240mL		1〜2回	どろどろ状	ポタージュ
離乳中期	7〜8カ月	3〜5回	200〜240mL		2回	舌でつぶせる硬さ	豆腐
離乳後期	9〜11カ月				3回	歯ぐきでつぶせる硬さ	バナナ
完了期	12〜15カ月				3回	歯ぐきでかめる硬さ	肉団子

・授乳は1カ月くらいまでは,少ない量を頻回に飲む。成長が始まれば授乳量は増えていくが,離乳食が始まればミルクはだんだん飲まなくなっていく。
・離乳食が始まると,舌で口の奥に運んでゴクンと飲み込むことができるようになる。はじめのうちは,食べ物をスプーンの先にのせて,一口ずつ与えていく。

表10 年齢別 身長・体重・座高の平均値

	区分		身長（cm）	体重（kg）	座高（cm）
男	幼稚園	5歳	110.3	18.9	61.8
	小学校	6歳	116.5	21.3	64.8
		7歳	122.4	24.0	67.6
		8歳	128.0	27.0	70.2
		9歳	133.6	30.4	72.6
		10歳	138.9	34.0	74.9
		11歳	145.1	38.4	77.6
	中学校	12歳	152.5	44.0	81.3
		13歳	159.7	48.8	84.9
		14歳	165.1	53.9	88.1
	高等学校	15歳	168.3	58.9	90.4
		16歳	169.8	60.7	91.4
		17歳	170.7	62.6	92.0

	区分		身長（cm）	体重（kg）	座高（cm）
女	幼稚園	5歳	109.5	18.5	61.3
	小学校	6歳	115.5	20.8	64.4
		7歳	121.5	23.4	67.2
		8歳	127.4	26.4	69.9
		9歳	133.4	29.8	72.6
		10歳	140.1	34.0	75.8
		11歳	146.8	39.0	79.3
	中学校	12歳	151.8	43.6	82.1
		13歳	154.8	47.2	83.8
		14歳	156.4	50.0	84.9
	高等学校	15歳	157.0	51.4	85.4
		16歳	157.6	52.4	85.7
		17歳	157.9	52.9	85.9

(注) 年齢は,平成26年4月1日現在の満年齢である。

（文部科学省：平成26年度学校保健統計調査より）

表11　一般調査および病院調査による体重の身体発育値
　　　（3，10，25，50，75，90および97パーセンタイル値）　年・月・日齢別，性別　(kg)

男子							年・月・日齢	女子						
パーセンタイル値								パーセンタイル値						
3	10	25	50 中央値	75	90	97		3	10	25	50 中央値	75	90	97
2.10	2.45	2.72	3.00	3.27	3.50	3.76	出生時	2.13	2.41	2.66	2.94	3.18	3.41	3.67
2.06	2.39	2.62	2.89	3.14	3.38	3.63	1日	2.07	2.34	2.56	2.81	3.06	3.28	3.53
2.01	2.33	2.57	2.84	3.09	3.33	3.56	2日	2.04	2.29	2.51	2.76	2.99	3.22	3.46
2.00	2.33	2.58	2.84	3.10	3.35	3.59	3日	2.03	2.28	2.51	2.76	3.00	3.23	3.47
2.03	2.36	2.60	2.88	3.14	3.38	3.62	4日	2.05	2.31	2.54	2.79	3.04	3.26	3.50
2.04	2.35	2.62	2.90	3.17	3.42	3.65	5日	2.03	2.31	2.54	2.81	3.06	3.28	3.54
3.00	3.37	3.74	4.13	4.51	4.85	5.17	30日	2.90	3.22	3.54	3.89	4.23	4.54	4.84
3.53	3.94	4.35	4.79	5.22	5.59	5.96	0年1～2月未満	3.39	3.73	4.08	4.47	4.86	5.20	5.54
4.41	4.88	5.34	5.84	6.33	6.76	7.18	2～3	4.19	4.58	4.97	5.42	5.86	6.27	6.67
5.12	5.61	6.10	6.63	7.16	7.62	8.07	3～4	4.84	5.25	5.67	6.15	6.64	7.08	7.53
5.67	6.17	6.67	7.22	7.76	8.25	8.72	4～5	5.35	5.77	6.21	6.71	7.23	7.70	8.18
6.10	6.60	7.10	7.66	8.21	8.71	9.20	5～6	5.74	6.17	6.62	7.14	7.67	8.17	8.67
6.44	6.94	7.44	8.00	8.56	9.07	9.57	6～7	6.06	6.49	6.95	7.47	8.02	8.53	9.05
6.73	7.21	7.71	8.27	8.84	9.36	9.87	7～8	6.32	6.75	7.21	7.75	8.31	8.83	9.37
6.96	7.44	7.94	8.50	9.08	9.61	10.14	8～9	6.53	6.97	7.43	7.97	8.54	9.08	9.63
7.16	7.64	8.13	8.70	9.29	9.83	10.37	9～10	6.71	7.15	7.62	8.17	8.74	9.29	9.85
7.34	7.81	8.31	8.88	9.48	10.03	10.59	10～11	6.86	7.31	7.78	8.34	8.93	9.49	10.06
7.51	7.98	8.48	9.06	9.67	10.23	10.82	11～12	7.02	7.46	7.95	8.51	9.11	9.68	10.27
7.68	8.15	8.65	9.24	9.86	10.44	11.04	1年0～1月未満	7.16	7.62	8.11	8.68	9.29	9.87	10.48
7.85	8.32	8.83	9.42	10.05	10.65	11.28	1～2	7.31	7.77	8.27	8.85	9.47	10.07	10.69
8.02	8.49	9.00	9.60	10.25	10.86	11.51	2～3	7.46	7.93	8.43	9.03	9.66	10.27	10.90
8.19	8.67	9.18	9.79	10.44	11.08	11.75	3～4	7.61	8.08	8.60	9.20	9.85	10.47	11.12
8.36	8.84	9.35	9.97	10.64	11.29	11.98	4～5	7.75	8.24	8.76	9.38	10.04	10.67	11.33
8.53	9.01	9.53	10.16	10.84	11.51	12.23	5～6	7.90	8.39	8.93	9.55	10.23	10.87	11.55
8.70	9.18	9.71	10.35	11.04	11.73	12.47	6～7	8.05	8.55	9.09	9.73	10.42	11.08	11.77
8.86	9.35	9.89	10.53	11.25	11.95	12.71	7～8	8.20	8.71	9.26	9.91	10.61	11.28	11.99
9.03	9.52	10.06	10.72	11.45	12.17	12.96	8～9	8.34	8.86	9.43	10.09	10.81	11.49	12.21
9.19	9.69	10.24	10.91	11.65	12.39	13.20	9～10	8.49	9.02	9.59	10.27	11.00	11.70	12.44
9.36	9.86	10.41	11.09	11.85	12.61	13.45	10～11	8.64	9.18	9.76	10.46	11.20	11.92	12.67
9.52	10.03	10.59	11.28	12.06	12.83	13.69	11～12	8.78	9.34	9.93	10.64	11.40	12.13	12.90
10.06	10.60	11.19	11.93	12.76	13.61	14.55	2年0～6月未満	9.30	9.89	10.53	11.29	12.11	12.90	13.73
10.94	11.51	12.17	12.99	13.93	14.90	16.01	6～12	10.18	10.85	11.56	12.43	13.36	14.27	15.23
11.72	12.35	13.07	13.99	15.04	16.15	17.43	3年0～6月未満	11.04	11.76	12.56	13.53	14.59	15.64	16.76
12.42	13.10	13.89	14.90	16.08	17.34	18.82	6～12	11.83	12.61	13.49	14.56	15.75	16.95	18.27
13.07	13.80	14.65	15.76	17.08	18.51	20.24	4年0～6月未満	12.56	13.39	14.33	15.51	16.84	18.21	19.73
13.71	14.50	15.42	16.62	18.09	19.71	21.72	6～12	13.27	14.15	15.15	16.41	17.89	19.43	21.20
14.37	15.23	16.24	17.56	19.17	20.95	23.15	5年0～6月未満	14.01	14.92	15.97	17.32	18.93	20.65	22.69
15.03	16.02	17.17	18.63	20.36	22.19	24.33	6～12	14.81	15.75	16.84	18.27	20.00	21.91	24.22
15.55	16.84	18.24	19.91	21.70	23.43	25.25	6年0～6月未満	15.71	16.68	17.81	19.31	21.15	23.21	25.77

（厚生労働省：平成22年度乳幼児身体発育調査より）

表12 服薬補助ゼリー

商品名	おくすり飲めたね いちご味	おくすり飲めたね ピーチ味	おくすり飲めたね チョコレート味	おくすり飲めたね ぶどう味	らくらく服薬ゼリー
商品写真					
性状	ゼリー	ゼリー	ゼリー	ゼリー	ゼリー
味	イチゴ味	ピーチ味	チョコレート味	ブドウ味	レモン味
pH	約3.8	約3.8	中性	約3.8	約3.8
内容量	200g/袋	200g/袋	100g/袋	200g/袋	200g/袋
販売会社	龍角散	龍角散	龍角散	龍角散	龍角散
特徴			少量で中性 苦味の薬でもOK		「嚥下補助ゼリー」は同成分商品
味のコメント (当院薬剤部スタッフ感想)	薄味	薄味	マクロライド系抗生剤との味の組み合わせはまずまず	・フルーツ系で, 一番濃厚 ・苦みをなくし, 味はいけるかも	マクロライド系抗生剤との味の組み合わせは最悪

商品名	お薬じょうず 服用ゼリー	お薬じょうず 服用ゼリー	小太郎の チョコゼリー	ペースト状の オブラート	ペースト状の オブラート
商品写真					
性状	ゼリー	粉末	粉末	ゼリー	ゼリー
味	リンゴ味	イチゴ味	チョコレート味	プレーン味	イチゴ味
pH	約3.6	約8.0	約4.8	約3.9	約3.9
内容量	150g/袋	3g×12包/箱	2.9g×12包/箱	150g/袋	150g/袋
販売会社	和光堂	和光堂	小太郎	三和化学	三和化学
特徴		粉末タイプ	漢方薬以外でもOK	高齢者用 そしゃく嚥下用	
味のコメント (当院薬剤部スタッフ感想)	味はいける	・おすすめ！ ・粉末タイプだが, 水に溶かせて, 味もよい	・熱湯を入れ, ゼリー状にするタイプ ・漢方薬で使うとマイルドになるが, 他の薬では味が和風で合わない	他商品と形状が異なり, チューブ状に出る	・他社より薄味 ・酸味あり ・高齢者向け

	らくらく服薬ゼリー 漢方薬用 いちごチョコ風味	らくらく服薬ゼリー 漢方薬用 コーヒーゼリー風味	嚥下補助ゼリー ゼリー状のオブラート
	ゼリー	ゼリー	ゼリー
	いちごチョコ	コーヒーゼリー	レモン味
	—	—	—
	200g/袋	100g/袋	200g/袋
	龍角散	龍角散	龍角散
	漢方薬や苦い粉薬用 かき混ぜて服用	漢方薬や苦い粉薬用 かき混ぜて服用	

写真1　服薬補助ゼリー

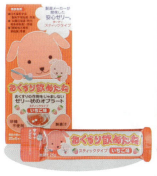
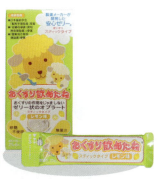
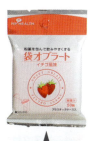
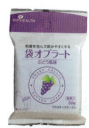
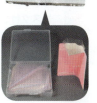

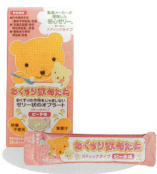
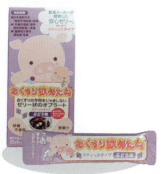
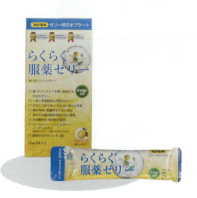

付録2　小児の医薬品等資料集

写真2　服薬補助グッズ

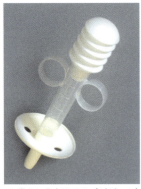
スポイトくすりのみ（ピジョン）

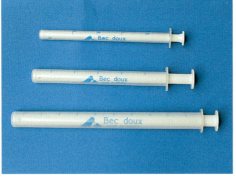
ベック・ドゥ（山一精工）

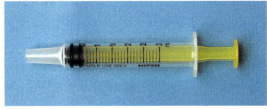
経口注入器：シリンジタイプ（ニプロ，JMS，テルモなど）

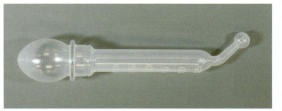
滅菌済みスポイト（診療化成）

写真3　スペーサー

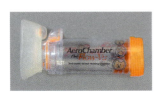
マスク付き乳児用（0～18カ月）

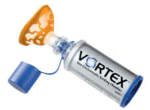
ボアテックス

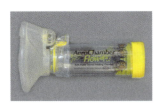
マスク付き小児用（1～5歳）

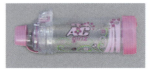
マウスピースタイプ　ボーイズ（5歳～）

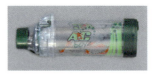
マウスピースタイプ　ガールズ（5歳～）

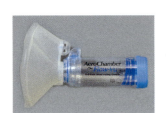
マスク付き大人用（5歳～）

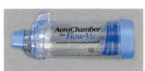
マウスピースタイプ　大人用（5歳～）

写真4　ネブライザー

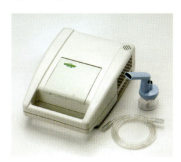

ボヤージ
（東京エム・アイ商会）
ジェット式

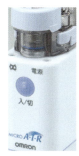

NE-U22
（オムロン）
メッシュ式

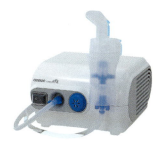

NE-C28
（オムロン）
ジェット式

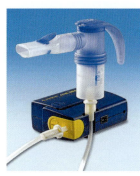

ボーイモバイルS
（パリ）
ジェット式

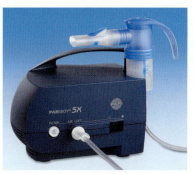

ボーイSX（パリ）
ジェット式

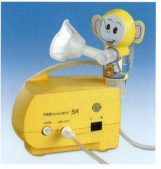

ジュニアボーイSX（パリ）
ジェット式

付録3

国立成育医療研究センターの業務紹介

1. おくすりカレンダー（女の子用）
2. おくすりカレンダー（男の子用）
3. 小児に薬の必要性を解説したポスター（肝移植用）
4. イラストを使った免疫抑制剤の説明パンフレット
5. 院内製剤品
6. 小児用製剤ラボ

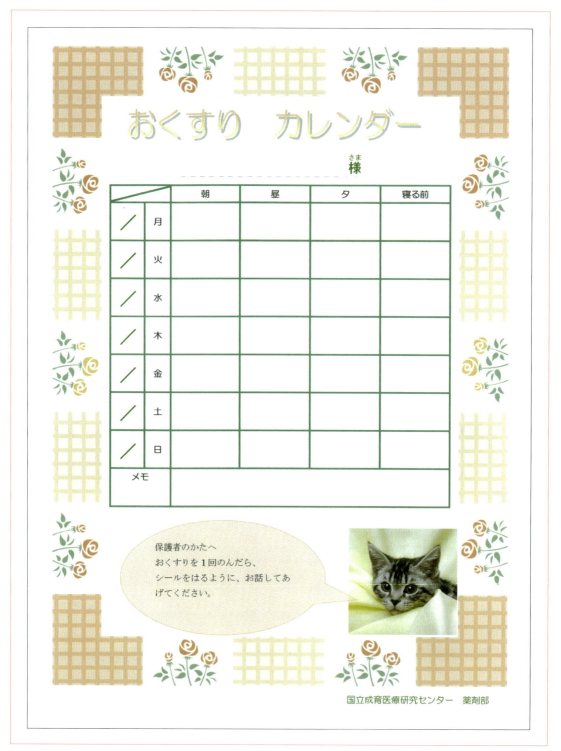

1　おくすりカレンダー（女の子用）

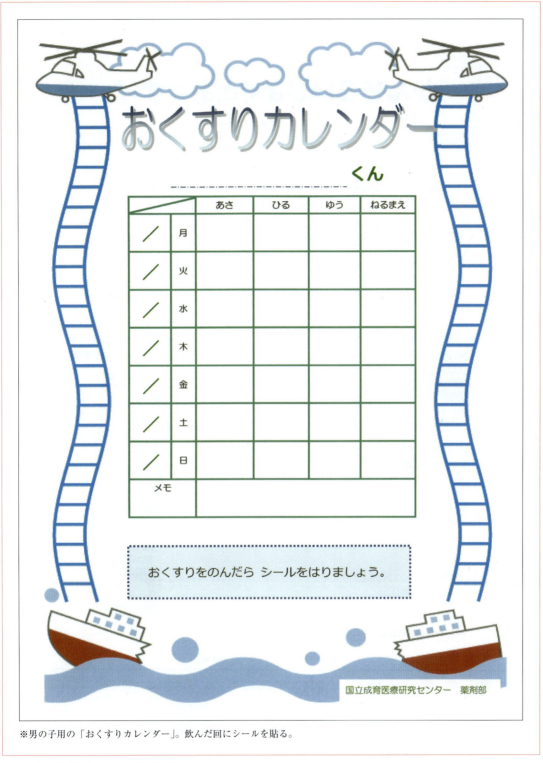

※男の子用の「おくすりカレンダー」。飲んだ回にシールを貼る。

2　おくすりカレンダー（男の子用）

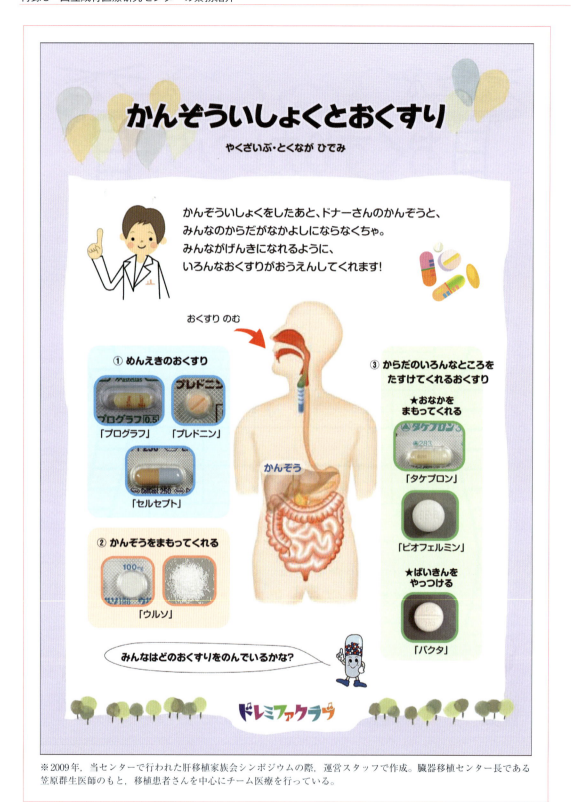

※2009年，当センターで行われた肝移植家族会シンポジウムの際，運営スタッフで作成。臓器移植センター長である笠原群生医師のもと，移植患者さんを中心にチーム医療を行っている。

3 小児に薬の必要性を解説したポスター（肝移植用）

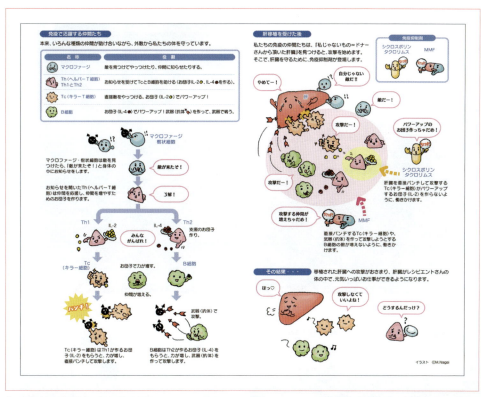

〔国立成育医療研究センター臓器移植センター：こどもの肝移植ハンドブック 2015年版（笠原群生・発行責任），2015.〕

4 イラストを使った免疫抑制剤の説明パンフレット（イラスト部分抜粋）

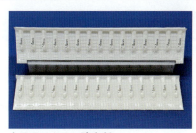

ウリナスタチン膣坐剤
15連のプラスチックコンテナに薬液を入れ，冷却固化して製剤品としている。

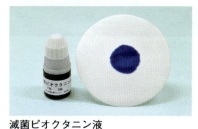

滅菌ピオクタニン液
濃紺色で，消毒作用があるため，手術などで皮膚にラインを引くインクとしても使用される。脱色には，希塩酸が有効。

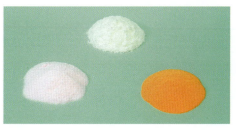

ダントリウム散1％（右手前）
中央奥　結晶乳糖EFC（市販品，白色）：賦形剤
左手前　フェノバール散10％（市販品，淡桃色）
右手前　ダントリウム散1％（院内製剤，橙色）
院内製剤では，ダントリウム（成分：ダントロレンナトリウム水和物）のような色調の強い医薬品の散剤調製も行われる。

5　院内製剤品

小児科領域で汎用される医薬品でも小児が服用できる剤形や，小児に使用できる濃度の製剤がない場合が多く，薬剤師による院内製剤が重要な役割を持つ。

付録3　国立成育医療研究センターの業務紹介

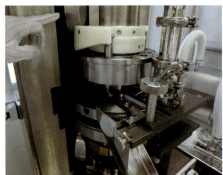
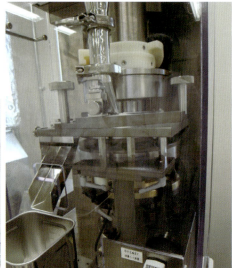

写真1　打錠機

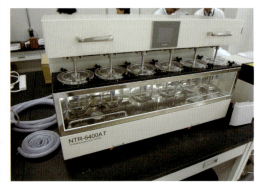

写真2　溶出試験器

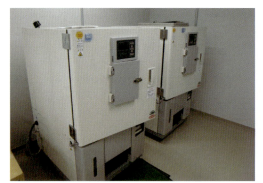

写真3　安定性試験用恒温恒湿器

6　小児用製剤ラボ

「小児用製剤ラボ」は，小児用製剤の開発を促進することを目的として，2015年7月に臨床研究開発センター内に開設された。治験薬GMPに準拠した当施設で，小児用剤形を試験的に製造する他，開発薬事の段階から相談を応需したり，治験および医師主導の臨床試験を支援する業務を行っている。

付録4

小児主要医薬品用量一覧

付録4　薬剤目次

※商品名は明朝で，一般名はゴシック体で記載

ア
- アーチスト　394
- アイピーディ　438
- アサコール　408
- アザチオプリン　426
- アシクロビル　454
- アシクロビル　454
- アジスロマイシン水和物　446
- アシビル　454
- アストマリ　396
- アストミン　396
- アストリック　454
- アスピリン　380
- アスピリン　380
- アスベリン　398
- アセタゾラミド　390
- アセトアミノフェン　378
- アセリオ　378
- アダラート　396
- アタラックス　368
- アタラックス-P　370
- アダリムマブ（遺伝子組換え）458
- アデロキシン　418
- アドソルビン　406
- アトモキセチン塩酸塩　384
- アナフラニール　386
- アフタゾロン　414
- アブネカット　398
- アマリール　420
- アミオダロン塩酸塩　388
- アムロジン　396
- アムロジピンベシル酸塩　396
- アモキシシリン水和物　440
- アモキシシリン水和物・クラブラン酸カリウム　440
- アリピプラゾール　382
- アルサルミン　406
- アルダクトンA　390
- アルタット　406
- アルファカルシドール　416
- アルファロール　416
- アレグラ　436
- アレジオン　434
- アレビアチン　370
- アレロック　436
- アロプリノール　420
- アンカロン　388
- アンヒバ　378
- アンブロキソール塩酸塩　398
- アンブロキソール塩酸塩　398

イ
- イーケプラ　278
- イトラコナゾール　452
- イトラコナゾール　452
- イトリゾール　452
- イノベロン　378
- イブプロフェン　380
- イミプラミン塩酸塩　386
- イムラン　426
- インクレミン　418
- インタール　436
- インデラル　388

ウ
- ウインタミン　382
- ウルソ　406
- ウルソデオキシコール酸　406

エ
- エクセグラン　372
- エストラーナ　416
- エストラジオール　416
- エタネルセプト（遺伝子組換え）458
- エナラート　392
- エナラプリルマレイン酸塩　392
- エピナスチン塩酸塩　434
- エピナスチン塩酸塩　434
- エビリファイ　382
- エリスロシン　444
- エリスロマイシンエチルコハク酸エステル　444
- エリスロマイシンステアリン酸塩　444
- エリスロマイシンラクトビオン酸塩　444
- エルカルチン　428
- L-カルボシステイン　398
- L-ケフラール　442
- L-ケフレックス　442
- エンドキサン　428
- エンブレル　458

オ
- オイテンシン　392
- オイラゾン　414
- オーグメンチン　440
- オキシブチニン塩酸塩　416
- オゼックス　448
- オセルタミビルリン酸塩　458
- オノン　438
- オラペネム　444
- オロパタジン塩酸塩　436
- オロパタジン塩酸塩　436

カ
- カサンミル　396
- ガスター　404
- ガスモチン　408
- ガバペン　372
- ガバペンチン　372
- カプトプリル　392
- カプトリル　392
- カプトリル-R　392
- βガラクシダーゼ　406
- カルバマゼピン　372
- カルベジロール　394
- L-カルボシステイン　398
- カロナール　378
- カロリール　408

キ
- キプレス　438
- ギャバロン　386

ク
- グラケー　418
- グラセプター　424
- クラバモックス　440
- クラリス　444
- クラリスロマイシン　444
- クラリチン　436
- グリコラン　420
- グリメピリド　420
- クレンブテロール塩酸塩　402
- クロール・トリメトン　432
- クロダミン　432
- クロナゼパム　372
- クロバザム　372
- クロミプラミン塩酸塩　386
- クロモグリク酸ナトリウム　436
- クロルフェニラミンマレイン酸塩　432
- d-クロルフェニラミンマレイン酸塩　432
- dl-クロルフェニラミンマレイン酸塩　432
- クロルプロマジン　382

ケ
- ケイツー　418
- ケトチフェンフマル酸塩　436
- ケフラール　442
- L-ケフラール　442
- L-ケフレックス　442
- ケフレックス　442

コ
- コートリル　412
- コカール　378
- コンサータ　386
- コントミン　382

サ
- ザイボックス　450
- ザイロリック　420
- ザジテン　436
- サルタノール　400
- サルブタモール硫酸塩　400
- サンディミュン　422
- サンテゾーン　414

シ
- ジアゼパム　368
- ジアゾキシド　428
- ジアゾキシド　428
- C-チステン　398
- シクロスポリン　422
- シクロホスファミド水和物　428
- ジゴキシン　388
- ジゴシン　388
- ジスロマック　446
- ジピリダモール　394
- ジフルカン　454
- シプロキサン　448
- シプロフロキサシン　448
- シプロヘプタジン塩酸塩水和物　434
- ジメモルファンリン酸塩　396
- ジメモルミン　396
- シューアルミン　406
- ジュリナ　416
- ジルテック　436
- シングレア　438

ス
- スクラルファート水和物　406
- スチリペントール　372
- ストラテラ　384
- スピロノラクトン　390
- スピロペント　402
- スプラタストトシル酸塩　438
- スルファメトキサゾール・トリメトプリム　450
- スローピッド　398

セ
- セチリジン塩酸塩　436
- セパミット　396
- セファクロル　442
- セファレキシン　442
- セフカペン ピボキシル塩酸塩水和物　442
- セフジトレン ピボキシル　442
- セフジニル　442
- セフジニル　442
- セフゾン　442
- ゼポラス　382
- セルシン　368
- セルセプト　426
- セレニカR　374
- セレネース　384

ソ
- ゾニサミド　372
- ゾビラックス　454
- ソリタ-T配合顆粒　418

タ
- ダイアップ　368
- ダイアモックス　390
- タクロリムス水和物　424
- タミフル　458
- タリムス　424

タンニン酸アルブミン　402
タンニン酸アルブミン　402
タンボコール　390

チ

C-チステン　398
チペピジンヒベンズ酸塩　398
チラクターゼ　406
チラーヂンS　410

ツ

ツロブテロール　402

テ

ディアコミット　372
ディオバン　394
ディビゲル　416
テオドール　398
テオフィリン　398
デカドロン　414
デキサメサゾン　414
デキサメタゾン　414
デキストロメトルファン臭化水素酸塩水和物　396
テグレトール　372
デスモプレシン　410
デスモプレシン酢酸塩水和物　410
デパケン　374
デパケンR　374
テビペネム ピボキシル　444
テルブタリン硫酸塩　400
テルブタリン硫酸塩　400
天然ケイ酸アルミニウム　406

ト

トスキサシン　448
トスフロキサシントシル酸塩水和物　448
トピナ　374
トピラマート　374
トフラニール　386
トラニラスト　438
トラネキサム酸　438
トランサミン　438
トリクロホスナトリウム　368
トリクロリール　368
ドンペリドン　408

ナ

ナウゼリン　408
ナトリウム・カリウム・マグネシウム配合剤　418

ニ

ニトラゼパム　368
ニフェジピン　396
ニポラジン　434

ネ

ネオーラル　422
ネオキシ　416
ネオマレルミンTR　432
ネルボン　368

ノ

ノーベルバール　370
ノルバスク　396
ノルフロキサシン　448

ハ

バイアスピリン　380
バクシダール　448
バクタ　450
バクトラミン　450
バクロフェン　386
パセトシン　440
パタノール　436
バップフォー　416
パピロック　422
バラシクロビル塩酸塩　456
バルサルタン　394
バルトレックス　456
バルプロ酸ナトリウム　374
ハロペリドール　384

ヒ

ピアーレ　408
ビーシックス　418
ビクロックス　454
ビジクリア　418
ビソルボン　398
ヒドロキシジン塩酸塩　368
ヒドロキシジンパモ酸塩　370
ヒドロクロロチアジド　394
ヒドロクロロチアジド　394
ヒドロコルチゾン　412
ヒュミラ　458
ピリドキシン塩酸塩　418

フ

ファモチジン　404
ファモチジン　404
ブイフェンド　452
フェキソフェナジン塩酸塩　436
フェニトイン　370
フェニル酪酸ナトリウム　428
フェノバール　370
フェノバルビタール　370
ブフェニール　428
フマル酸ケトチフェン　436
プランルカスト　438
プランルカスト水和物　438
ブリカニール　400
プリンペラン　408
フルコナゾール　454
フルドロコルチゾン酢酸エステル　412
ブルフェン　380
フルルビプロフェン　382
フレカイニド酢酸塩　390
プレタスミン　438
プレディニン　428
プレドニゾロン　414
プレドニゾロン　414
プレドニン　414
プロカテロール塩酸塩水和物　402
プログラフ　424
フロセミド　392
プロトピック　424
プロピベリン塩酸塩　416
プロプラノロール塩酸塩　388
フロベン　382
ブロムヘキシン塩酸塩　398
フロモックス　442
フロリネフ　412

ヘ

β-ガラクトシダーゼ　406
ベネトリン　400
ベラパミル塩酸塩　396
ベラプリン　408
ペリアクチン　434
ペリオクリン　446
ベルサンチン　394
ベンザリン　368
ペンタサ　408

ホ

ホクナリン　402
ホスホマイシン　444
ホスマイ　444
ホスミシン　444
ホスリボン　418
ボラキス　416
ポララミン　432
ボリコナゾール　452

マ

マイスタン　372

ミ

ミコフェノール酸モフェチル　426
ミゾリビン　428
ミニリンメルト　410
ミノサイクリン塩酸塩　446
ミノマイシン　446
ミルラクト　406

ム

ムコソルバン　398
ムコダイン　398

メ

メイアクトMS　442
メキタジン　434
メサラジン　408
メジコン　396
メソトレキセート　430
メチルフェニデート塩酸塩　386
メチルプレドニゾロン　414
メトグルコ　420
メトクロプラミド　408
メトトレキサート　430
メトホルミン塩酸塩　420
メトレート　430
メドロール　414
メナテトレノン　418
メプチン　402

モ

モサプリドクエン酸塩水和物　408
モニラック　408
モンテルカストナトリウム　438

ヨ

溶性ピロリン酸第二鉄　418

ラ

ラクツロース　408
ラシックス　392
ラミクタール　374
ラモトリギン　374
ラリキシン　442
ランドセン　372

リ

リウマトレックス　430
リオレサール　386
リザベン　438
リシノプリル水和物　394
リスパダール コンスタ　384
リスパダール　384
リスペリドン　384
リタリン　386
リネゾリド　450
リボール　420
リボトリール　372
リン酸二水素ナトリウム一水和物・無水リン酸水素二ナトリウム　418

ル

ル・エストロジェル　416
ルフィナミド　378

レ

レナデックス　414
レニベース　392
レベチラセタム　378
レボカルニチン塩化物　428
レボチロキシンナトリウム水和物　410

ロ

ロキサチジン酢酸エステル塩酸塩　406
ロペカルド　420
ロペミン　402
ロペラミド塩酸塩　402
ロラタジン　436
ロラタジン　436
ロンゲス　394

ワ

ワーファリン　420
ワイドシリン　440
ワコビタール　370
ワソラン　396
ワルファリンK　420
ワルファリンカリウム　420
ワンアルファ　416

薬効		一般名/主な商品名	小児量・成人量
催眠・鎮静薬	ベンゾジアゼピン系睡眠薬	ニトラゼパム 散 錠 細 ネルボン®，ベンザリン®	【不眠症】 成人 5〜10mg/回を就寝前．適宜増減 【麻酔前投薬】 成人 5〜10mg/回を就寝前または手術前．適宜増減 【異型小発作群（点頭てんかん，ミオクロヌス発作，失立発作等），焦点性発作（焦点性痙攣発作，精神運動発作，自律神経発作等）】 小児・成人 5〜15mg/日を適宜分服．適宜増減
	その他の睡眠薬	トリクロホスナトリウム シ トリクロリール®	幼小児 下記を参照し適宜減量 成人 1〜2g/回（シロップ10〜20mL）を就寝前または検査前投与 ※年齢・状態・目的等を考慮し，20〜80mg/kg（シロップ0.2〜0.8mL/kg）を標準とする〔Max 総量2g（シロップとして20mL）〕
抗不安薬	ベンゾジアゼピン系抗不安薬	ジアゼパム 散 錠 シ 注 坐 セルシン®，ダイアップ®	【神経症，うつ病，心身症，脳脊髄疾患に伴う筋緊張，麻酔前投薬】 散 錠 シ 小児 3歳以下 1〜5mg/日を分1〜3，4〜12歳 2〜10mg/日を分1〜3 成人 2〜5mg/回を1日2〜4回．ただし，外来患者は原則として15mg/日以内 筋痙攣患者 成人 2〜10mg/回を1日3〜4回．適宜増減 麻酔前投薬 成人 5〜10mg/回を就寝前または手術前．適宜増減 【神経症，麻酔前・麻酔導入時・麻酔中・術後・アルコール依存症の禁断症状・分娩時の不安・興奮・抑うつの軽減，てんかん】 注 成人 疾患の種類，症状の程度，年齢および体重等を考慮する．初回10mgをできるだけ緩徐に静注または筋注．以後，必要に応じて3〜4時間毎に注射．静注はなるべく太い静脈を選んで，できるだけ緩徐に（2分以上の時間をかけて）注射 【熱性痙攣，てんかん】 坐 小児 0.4〜0.5mg/kg/回を1日，1〜2回，直腸内に挿入．適宜増減（Max 1mg/kg/日） 【てんかん様重積状態，有機リン中毒，カーバメート中毒】（「タイヨー」10mg，ホリゾン注10mgのみ） 注 成人 疾患の種類，症状の程度，年齢および体重等を考慮する．初回10mgをできるだけ緩徐に静注または筋注．以後，必要に応じて3〜4時間毎に注射．静注はなるべく太い静脈を選んで，できるだけ緩徐に（2分以上の時間をかけて）注射
	非ベンゾジアゼピン系抗不安薬	ヒドロキシジン塩酸塩 錠 注 アタラックス®	成人のみ 【蕁麻疹，皮膚疾患に伴うそう痒（湿疹・皮膚炎，皮膚そう痒症）】 錠 30〜60mg/日を分2〜3，適宜増減 【神経症における不安・緊張・抑うつ】 錠 75〜150mg/日を分3〜4回，適宜増減 【神経症における不安・緊張・抑うつ】 【麻酔前投薬】 【術前・術後の悪心・嘔吐の防止】 静注 25〜50mg/回を必要に応じ4〜6時間毎に静注または点滴静注．適宜増減（静注 Max 100mg/回）．25mg/分以上の速度で注入しない 筋注 50〜100mg/回を必要に応じ4〜6時間毎に筋注．適宜増減

海外文献等
記載なし
記載なし

【抗不安】
内服 0.12～0.8mg/kg/日を分3～4
筋注 静注 0.04～0.3mg/kg/回を2～4時間おき。Max 0.6mg/kg/回，8時間間をあけず必要時に投与
【けいれん性疾患】
急性期治療
経腸
6カ月未満 推奨できない，2歳未満 安全性と効果が確認できない，2～5歳 0.5mg/kg/回，6～11歳 0.3mg/kg/回，12歳以上 0.2mg/kg/回
【熱性けいれん発作予防】
内服 1mg/kg/日を分3。初期治療は最初の発熱より解熱後24時間経過するまで継続
【てんかん重積】
新規 first line では推奨されない。多剤無効時のみ，静注 0.1～0.3mg/kg/回を3～5分以上かけて15～30分おきに投与（最大総投与量2mg）
生後30日以上の乳児および小児 静注 0.1～0.3mg/kg/回を3～5分以上かけて5～10分おきに投与（Max 10mg/回）
メーカー推奨：
生後30日以上の乳児，5歳未満 静注 0.2～0.5mg/回をゆっくり2～5分おきに投与。必要があれば2～4時間おきに繰り返す（最大総投与量5mgまで），5歳以上 静注 1mg/回をゆっくり2～5分おきに投与。必要があれば2～4時間おきに繰り返す（最大総投与量10mgまで）
【筋痙攣】
12歳未満で8.5kg未満 0.5～1mg/回を就寝前に投与，8.5～15kg 1～2mg/回を就寝前に投与，5～16歳で15kg以上 初期量：1.25mg/回1日3回。5mg/回を1日4回まで増量可
【破傷風に伴う筋けいれん】
生後30日以上の乳児 筋注 静注 1～2mg/回を必要時に3～4時間間隔で投与，5歳以上の小児 筋注 静注 5～10mg/回を必要時に3～4時間間隔で投与
【鎮静，筋弛緩】
内服 0.12～0.8mg/kg/日を分3～4
筋注 静注 0.04～0.3mg/kg/回を2～4時間おき。Max 0.6mg/kg/回，8時間間をあけず必要時に投与

【制吐】
筋注 1.1mg/kg/回（Max 100mg/回）
【抗不安】
6歳未満 内服 50mg/日を分4
6歳以上 内服 50～100mg/日を分4
または，2mg/kg/日を必要に応じて6～8時間毎に分割（Max 6歳未満12.5mg/回，6～12歳25mg/回，12歳以上100mg/回）
筋注 0.5～1mg/kg/回を4～6時間毎に必要時投与（Max 100mg/回）
【瘙痒（アレルギー，慢性じんましんによる）】
内服
6歳未満 50mg/日を分4，6歳以上 50～100mg/日を分4
または，40kg未満 2mg/kg/日を必要に応じて6～8時間毎に分割（Max 25mg/回）。40kg以上 25～50mg/回/日 就寝前，または分2で内服
【瘙痒（オピオイド使用による）】
筋注 内服 0.5mg/kg/回を必要に応じて6時間毎に（Max 50mg/回）
【術前・術後の鎮静】
内服 0.6mg/kg/回（Max 100mg/回），筋注 1.1mg/kg/回（Max 100mg/回）
または，2～5歳 1mg/kg/回を処置の30～45分前に他の鎮静剤と併用

付録4 小児主要医薬品用量一覧

薬効		一般名/主な商品名	小児量・成人量
抗不安薬	非ベンゾジアゼピン系抗不安薬	ヒドロキシジンパモ酸塩 錠 散 カ シ シロップ用 アタラックス-P®	成人のみ 【蕁麻疹，皮膚疾患に伴うそう痒（湿疹・皮膚炎，皮膚そう痒症）】 50～75mg/日を分2～3，適宜増減 【神経症における不安・緊張・抑うつ】 75～150mg/日を分3～4，適宜増減
抗てんかん薬	バルビツール酸系	フェノバルビタール 末 散 錠 内用液 注 注射用 坐 フェノバール®，ノーベルバール®，ワコビタール®	【不眠症，不安緊張，てんかん，自律神経発作，精神運動発作】 成人 末 散 錠 内用液 30～200mg/日を分1～4，適宜増減。不眠症の場合は，30～200mg/回を就寝前，適宜増減 【不安緊張，てんかん，自律神経発作，精神運動発作】 成人 注 50～200mg/回，1日1～2回，皮下または筋注，適宜増減 【新生児痙攣】 新生児 注射用 初期量：初回20mg/kgを静注。痙攣がコントロールできない場合は，患者の状態に応じ，初回投与量を超えない範囲で用量を調節し追加。 維持量：2.5～5mg/kg/回/日，静注 【てんかん重積状態】 小児・成人 注射用 15～20mg/kg/回/日，静注 【催眠，不安・緊張，熱性痙攣，てんかん】 小児 坐 4～7mg/kg/日を標準として直腸内に挿入，適宜増減
	ヒダントイン系	フェニトイン 散 錠 注 アレビアチン®	【てんかん，自立神経発作，精神運動発作】 散 錠 乳児 20～100mg/日，幼児 50～200mg/日，学童 100～300mg/日，成人 200～300mg/日，食後分3，適宜増減 【てんかん，痙攣発作，てんかん様痙攣発作】 注 有効投与量は，発作の程度，患者の耐薬性等により異なる。 小児 成人量を基準として，体重により決定。痙攣が消失し，意識が回復すれば経口投与に切り換える 成人 125～250mgを1分間50mgを超えない速度で徐々に静注。発作が抑制できないときは30分後さらに100～150mgを追加投与するか，他の対策を考慮

海外文献等
記載なし

【新生児薬物離脱症候群】
初期量： 内服 静注 16mg/kg
維持量：5mg/kg/日を分2。投与間隔： 内服 初期量の12〜24時間後に4〜6時間間隔で維持量を2回投与 静注 初期量の12〜24時間後に維持量の1日量を1回投与する
目標血中濃度となるよう量を調節。症状が安定したら，20%ずつ1日おきに減量
【酸素欠乏障害後の神経保護】
新生児 静注 40mg/kg/回を低体温療法の導入時に前もって単回投与
【てんかん重積】
新生児 初期量：15〜20mg/kgを単回投与。必要があれば最大総投与量40mg/kgまで，5〜20分毎に5〜10mg/kg/回を追加投与可
小児 初期量： 静注 15〜20mg/kg（Max 1,000mg）。必要があれば，最大総投与量40mg/kgまで，10〜15分毎に追加投与可
【発作維持療法】
新生児 初量・維持量： 内服 静注 3〜4mg/kg/回/日
維持量は初期量投与12〜24時間後より開始。血中濃度を評価しながら必要があれば5mg/kg/日まで増量可
小児 維持量は初期量投与後12時間後より開始する
　(1) 初期・維持量： 内服 3〜6mg/kg/日
　または，(2) 初期量：乳児および5歳以下 3〜5mg/kg/日を分1〜2，＞5歳の小児 2〜3mg/kg/日を分1〜2，13〜18歳 1〜3mg/kg/日を分1〜2，維持量：乳児 5〜6mg/kg/日を分1〜2，1〜5歳 6〜8mg/kg/日を分1〜2，5〜12歳 4〜6mg/kg/日を分1〜2，13〜18歳 1〜3mg/kg/日を分1〜2
【鎮静】
内服 2mg/kg/回1日3回（Max 40mg/回） 筋注 内服 2〜3mg/kg/日を分2〜3
【不眠】
乳児・小児 筋注 内服 2〜3mg/kg/回を必要に応じ12〜24時間間隔で投与 筋注 静注 3〜5mg/kg就寝前
【高ビリルビン血症】
乳児・12歳未満 内服 3〜8mg/kg/日を分2〜3。10mg/kg/日まで増量可

【てんかん重積，新生児発作】
新生児
導入： 静注 (1) 15〜20mg/kgを1回または分割投与。投与12時間後より維持療法開始。または，(2) 10mg/kgを1回投与し，投与12時間後より維持療法開始
維持療法： 静注 内服 5mg/kg/日を分2より開始。（通常量4〜8mg/kg/日を分2。場合によっては分3で投与）
【てんかん重積】
乳児・小児・若者
導入： 静注 (1) 15〜20mg/kgを1回または分割投与。投与12時間後より，維持療法開始。または，(2) 20mg/kg（Max 1,000mg）を1回または分割投与。投与12時間後より維持療法開始。改善が見られない場合は5〜10mg/kgの追加投与可
【けいれん発作】
乳児・小児・若者
フェニトイン未使用時の場合
初期量： 静注 内服 15〜20mg/kgで開始。再ローディングについては血中濃度および投与歴を考慮
維持療法： 静注 内服 初回は5mg/kg/日を分2。通常量は4〜8mg/kg/日（Max 300mg/日）
※専門家の中には乳児，低年齢小児においては8〜10mg/kg/日のより高用量での維持を推奨するものもいる。投与は理想体重にて行うことが望ましい
通常量：0.5〜3歳 8〜10mg/kg/日，4〜6歳 7.5〜9mg/kg/日，7〜9歳 7〜8mg/kg/日，10〜16歳 6〜7mg/kg/日。
投与間隔： 速放製剤 分2〜3， 徐放製剤 通常12時間おき
【発作予防，外傷性能損傷】
乳児・小児・若者
初期量： 静注 18mg/kgを20分以上かけて投与。その後8時間おきに6mg/kgを48時間後まで投与

薬効	一般名/主な商品名	小児量・成人量
抗てんかん薬 / GABA誘導体	ガバペンチン 錠 シ ガバペン®	【他の抗てんかん薬で十分な効果が認められないてんかん患者の部分発作（二次性全般化発作を含む）に対する抗てんかん薬との併用療法】 3～12歳 初期量：初日10mg/kg/日，2日目20mg/kg/日をそれぞれ分3，維持量（3日目以降）：3～4歳 40mg/kg/日を分3，5～12歳 維持量（3日目以降）：25～35mg/kg/日を分3 適宜増減（Max 50mg/kg/日）。いずれの時期も13歳以上小児の投与量を超えない ＞12歳，成人 初期量：初日600mg/日，2日目1,200mg/日をそれぞれ分3。維持量（3日目以降）：1,200～1,800mg/日を分3。適宜増減（Max 2,400mg/日）
抗てんかん薬 / イミノスチルベン系	カルバマゼピン 細 錠 テグレトール®	【精神運動発作，てんかん性格およびてんかんに伴う精神障害，てんかんの痙攣発作：強直間代発作（全般痙攣発作，大発作）】 小児 年齢，症状に応じて100～600mg/日を分服 成人 200～400mg/日を分1～2。至適効果が得られるまで（通常600mg/日）徐々に増量。1,200mg/日まで増量可 【躁病，躁うつ病の躁状態，統合失調症の興奮状態】 成人 200～400mg/日を分1～2。至適効果が得られるまで（通常600mg/日）徐々に増量。1,200mg/日まで増量可 【三叉神経痛】 小児・成人 200～400mg/日から開始，600mg/日までを分服。800mg/日まで増量可 小児は年齢，症状に応じて適宜減量
抗てんかん薬 / ベンゾジアゼピン系	クロナゼパム 細 錠 リボトリール®，ランドセン®	乳・幼児 初期量：0.025mg/kg/日を分1～3。以後，症状に応じて至適効果が得られるまで徐々に増量。維持量：0.1mg/kg/日を分1～3，適宜増減 小児・成人 初期量：0.5～1mg/日を分1～3。以後，症状に応じて至適効果が得られるまで徐々に増量。維持量：2～6mg/日を分1～3，適宜増減
抗てんかん薬 / ベンゾジアゼピン系	クロバザム 細 錠 マイスタン®	小児 初期量：0.2mg/kg/日から開始，症状により徐々に増量。維持量：0.2～0.8mg/kg/日を分1～3，適宜増減（Max 1.0mg/kg/日） 成人 初期量：10mg/日，症状により徐々に増量。維持量：10～30mg/日を分1～3，適宜増減（Max 40mg/日）
抗てんかん薬 / αエチレンアルコール系	スチリペントール シロップ用 カ ディアコミット®	クロバザムおよびバルプロ酸ナトリウムとの併用療法 1歳以上 50mg/kg/日を分2～3，食事中または食直後に経口投与。20mg/kg/日から開始，1週間以上の間隔をあけ10mg/kgずつ増量，体重50kg以上 1,000mg/日から開始，1週間以上の間隔をあけ500mgずつ増量（Max 50mg/kg/日または2,500mg/日のいずれか低い方）
抗てんかん薬 / ドパミン代謝賦活薬	ゾニサミド 散 錠 エクセグラン®	【てんかん】 小児 初期量：散 100mg錠 2～4mg/kg/日を分1～3。以後1～2週毎に増量し4～8mg/kg/日まで漸増，分1～3（Max 12mg/kg/日） 成人 初期量：散 100mg錠 100～200mg/日を分1～3。以後1～2週毎に増量し200～400mg/日まで漸増，分1～3（Max 600mg/日）。

海外文献等

【部分発作】
3〜12歳 初期量：10〜15mg/kg/日を分3。増量は3日目以降，維持量：3〜4歳 40mg/kg/日を分3，5〜12歳 維持量：25〜35mg/kg/日を分3（Max 50mg/kg/日）
＞12歳の未成年 初期量：300mg/回1日3回，維持量：900〜1,800mg/日を分3
【神経痛の補助療法】
初期量：5mg/kg/回/日を寝る前内服（Max 300mg/回），2日目：5mg/kg/回1日2回（Max 300mg/回），3日目：5mg/kg/回1日3回（Max 300mg/回），症状により増量可（Max 3,600mg/日）
【腎機能に応じた投与量調節】
12歳未満 研究データなし
12歳以上の未成年 Ccr（mL/min）≧60：900〜3,600mg/日を分3，Ccr（mL/min）＞30〜59：400〜1,400mg/日を分2，Ccr（mL/min）＞15〜29：200〜700mg/日を分1，Ccr（mL/min）15：100〜300mg/日を分1，血液透析患者：透析後125〜350mgを1回

【てんかん】
6歳未満 初期量：10〜20mg/kg/日を分2〜3，維持量：治療域に達した量を分3〜4（Max 35mg/kg/日）
6〜12歳 初期量：100mg/回1日2回，維持量：400〜800mg/日（Max 1,000mg/日）
＞12歳 初期量：200mg/回1日2回，維持量：800〜1,200mg/日（Max 12〜15歳 1,000mg/日，16歳以上 1,200mg/日）

【けいれん発作】
10歳未満または30kg未満 初期量：0.01〜0.03mg/kg/日を分2〜3（Max 0.05mg/kg/日）。3日毎に0.5mgを超えない範囲で増量可，維持量：0.1〜0.2mg/kg/日を分3（Max 0.2mg/kg/日）
10歳（30kg）以上 初期量：1.5mg/日を分3。3日毎に0.5〜1mgの増量可，維持量：0.05〜0.2mg/kg/日（Max 20mg/日）
【パニック障害】
18歳以上 初期量：0.25mg/回1日2回。3日毎に0.125〜0.25mg/回1日2回で増量し1mg/日へ（Max 4mg/日）

【Lennox-Gastaut症候群】
2歳以上，未成年
30kg未満 初期量：5mg/回/日で開始。1週間後に5mg/回1日2回へ増量。さらに1週間後（開始から2週間後）10mg/回1日2回へ増量（Max 20mg/日），30kg以上 初期量：5mg/回1日2回で開始。1週間後に10mg/回1日2回へ増量。さらに1週間後（開始から2週間後）20mg/回1日2回へ増量（Max 40mg/日）
【全般発作・部分発作】
2歳未満 0.5〜1mg/kg/日を分2（初期量：Max 5mg/日）で開始（Max 10mg/日）。増量する場合は5〜7日以上間隔をあけて徐々に増量，2〜16歳 初期量：5mg/回/日で開始。10〜20mg/日または0.3〜1mg/kg/日の分2へ5日以上間をあけて徐々に増量（Max 40mg/日）

記載なし

幼児・小児（日本の小児研究）
初期量：1〜2mg/kg/日を分2で開始。2週間毎に0.5〜1mg/kg/日ずつ増量，維持量：5〜8mg/kg/日
高用量初期量（その他の報告）：2〜4mg/kg/日を分2で開始。2週間毎に増量し，維持量：4〜8mg/kg/日（Max 12mg/kg/日）
16歳未満 初期量：100mg/回/日。2週間後200mg/日へ増量可能，維持量：100〜600mg/日

薬効	一般名/主な商品名	小児量・成人量
抗てんかん薬 / グルタミン酸受容体抑制薬	トピラマート 錠 細 トピナ®	2歳以上の小児 初期量：1mg/kg/日を分2で開始，2週間以上の間隔をあけて2mg/kg/日に増量。以後，2週間以上の間隔をあけて2mg/kg/日以下ずつ漸増。維持量：6mg/kg/日を分2，適宜増減（Max 9mg/kg/日または600mg/日のいずれか少ない投与量） 成人 初期量：50mg/回，1日1〜2回で開始。以後，1週間以上の間隔をあけて漸増。維持量：200〜400mg/日を分2，適宜増減（Max 600mg/日）
抗てんかん薬 / 分枝脂肪酸系	バルプロ酸ナトリウム 細 シ 錠 徐放顆 徐放錠 デパケン®，デパケンR®，セレニカR®	成人のみ 【てんかん，躁病・躁状態】 400〜1,200mg/日 細 錠 シ 分2〜3，適宜増減，徐放錠 徐放顆 1日1回，適宜増減 【片頭痛】 400〜800mg/日 細 錠 シ 分2〜3，適宜増減，徐放錠 徐放顆 1日1回，適宜増減（Max 1,000mg/日）
抗てんかん薬 / トリアジン系	ラモトリギン 錠 ラミクタール®	【てんかん】 小児 (1) 単剤療法の場合（定型欠神発作） 初期量：最初の2週間は0.3mg/kg/日を分1〜2，次の2週間は0.6mg/kg/日を分1〜2。その後は1〜2週間毎に最大0.6mg/kg/日ずつ漸増。維持量：1〜10mg/kg/日を分1〜2，適宜増減。増量は1週間以上の間隔をあけて最大0.6mg/kg/日ずつ（Max 200mg/日），分1〜2 (2) バルプロ酸ナトリウムを併用する場合 初期量：最初の2週間は0.15mg/kg/回/日，次の2週間は0.3mg/kg/回/日。

海外文献等
【乳児けいれん】 3～24カ月 初期量：1～3mg/kg/日を1～2日投与後，3～7日おきに1～3mg/kg/日ずつ症状がコントロールできるまで増量 難治性の場合 3カ月～4歳以下（7kg以上） 初期量：25mg/回/日，2～3日おきに25mg/日ずつ症状がコントロールできるまで増量（Max 24mg/kg/日） 抗けいれん療法（併用） 【部分発作またはLennox-Gastaut症候群】 2～16歳 初期量：1～3mg/kg/回/日（Max 25mg）夜，1週間投与。1～2週間間隔で1～3mg/kg/日ずつ増量，分2で内服，維持量：5～9mg/kg/日を分2 17歳以上 初期量：25～50mg/回/日，1週間投与後，1週間間隔で25～50mg/日ずつ増量，分2で内服，維持量：100～200mg/日を分2（Max 1,600mg/日）。 ※成人において400mg/日を超える投与におけるさらなる有効性を示す結果は得られていない 【原発性全般性強直間代発作】 2～16歳 初期量：1～3mg/kg/回/日（Max 25mg/回）を夜，1週間投与。8週の終わりまでに6mg/kg/日 分2まで達するように1～3mg/kg/日ずつ増量，分2で内服 17歳以上 初期量：25～50mg/回/日，1週間内服。8週の終わりまでに2週間以上の間隔で25～50mgずつ200mg/日まで増量。分2で内服，維持量：200mg/日を分2（Max 1,600mg）。 ※成人において400mg/日を超える投与におけるさらなる有効性を示す結果は得られていない 抗けいれん療法（単剤） 2～10歳未満 初期量：25mg/回/日 分1 夕で開始。1週間間隔で25～50mg/日ずつ増量し，5～7週の終わりで維持量まで増量。分2で内服。維持量：11kg以下 150～250mg/日を分2，12～22kg 200～300mg/日を分2，23～31kg を200～350mg/日を分2，32～38kg 250～350mg/日を分2，38kg以上 250～400mg/日を分2 10歳以上 初期量：25mg/回1日2回。1週間間隔で50mg/日ずつ，4週間の時点で100mg/回1日2回まで増量。推奨される最大投与量200mg1日2回 【片頭痛予防】 6～12歳未満，かつ20kg以上 初期量：15mg/日を1週間内服。その後15mg/回1日2回へ増量しさらに1週間内服，その後さらに25mg/回1日2回へ増量。効果の得られる2～3mg/kg/日1日2回まで増量する（Max 200mg/日） 12歳以上 初期量：25mg/回/日夜，1週間内服。1週間間隔で25mg/日ずつ，50mg/回1日2回へ増量可（Max 200mg/日）
新生児 バルプロ酸やバルプロ酸によって引き起こされる肝毒性のリスクを増加させるため，新生児への使用は好ましくない。 【難治性発作】 内服 20mg/kgでローディング後，5～10mg/kg/回の維持量を12時間毎に投与。血中濃度を見ながら用量調整する 【片頭痛予防】 12歳以上 250mg/回を1日2回（Max 1,000mg/日）。徐放製剤の場合，500mg/日，7日間内服後必要あれば1,000mg/回/日へ増量可 【てんかん】 バルプロ酸によるリスクやバルプロ酸によって引き起こされる肝毒性のリスクを増加させる危険があるため2歳未満への使用は好ましくない ＜通常使用量＞ 初期量：10～15mg/kg/日を分1～3。1週間間隔で5～10mg/kg/日ずつ増量可，維持量：30～60mg/kg/日を分2～3。他の抗てんかん薬と併用している場合必要あれば100mg/kg/日を分3～4へ増量可 単純性及び複雑性欠伸発作 初期量：15mg/kg/日を分1～3。1週間間隔で5～10mg/kg/日ずつ増量，維持量：30～60mg/kg/日を分2～3
【難治性けいれん】 生後14～28日 初期量：2mg/kg/回/日。7日以上の間隔をあけて2mg/kg/日ずつ増量（Max 10mg/kg/日まで増量可） 【抗けいれん（補助療法）】 乳児～24カ月（2歳）未満 通常1日量を分1～2，下記に示す臨床試験では分3で投与されている バルプロ酸併用する場合，または薬物代謝酵素誘導能をもたない抗てんかん薬と併用する場合 1・2週目：0.15mg/kg/日を分3，3・4週目：0.3mg/kg/日を分3，5週目以降：1週間間隔で最大0.3mg/kg/日ずつ増量（Max 5.1mg/kg/日，200mg/日を超えない）を分3 バルプロ酸と併用ないが，薬物代謝酵素誘導能をもつ抗てんかん薬（例，カルバマゼピン，フェニトイン，フェノバルビタール，プリミドン）と併用する場合

薬効	一般名/主な商品名	小児量・成人量
抗てんかん薬	トリアジン系 ラモトリギン 錠 ラミクタール® （つづき）	その後は1〜2週間毎に最大0.3mg/kg/日ずつ漸増。**維持量**：バルプロ酸ナトリウムに加えて本剤のグルクロン酸抱合を誘導する薬剤[※1]を併用する場合は1〜5mg/kg/日，本剤のグルクロン酸抱合を誘導する薬剤[※1]を併用していない場合は1〜3mg/kg/日を分2（Max 200mg/日） **（3）バルプロ酸ナトリウムを併用しない場合**[※2] ⅰ）本剤のグルクロン酸抱合を誘導する薬剤[※1]を併用する場合：**初期量**：最初の2週間は0.6mg/kg/日を分2，次の2週間は1.2mg/kg/日を分2。その後は1〜2週間毎に最大1.2mg/kg/日ずつ漸増。**維持量**：5〜15mg/kg/日を分2（Max 400mg/日） ⅱ）前記ⅰ）以外の薬剤[※3]を併用する場合：バルプロ酸ナトリウムを併用する場合に従う **成人** 25mg錠 100mg錠 **（1）単剤療法の場合〔部分発作（二次性全般化発作を含む）及び強直間代発作〕** **初期量**：最初の2週間は25mg/回/日，次の2週間は50mg/回/日，5週目は100mg/日を分1〜2。その後は1〜2週間毎に最大100mg/日ずつ漸増。**維持量**：100〜200mg/日を分1〜2，適宜増減。増量は1週間以上の間隔をあけて最大100mg/日ずつ（Max 400mg/日），分1〜2 **（2）バルプロ酸ナトリウムを併用する場合** **初期量**：最初の2週間は隔日25mg/回，次の2週間は25mg/回/日。その後は1〜2週間毎に25〜50mg/日ずつ漸増。**維持量**：100〜200mg/日を分2 **（3）バルプロ酸ナトリウムを併用しない場合**[※2] ⅰ）本剤のグルクロン酸抱合を誘導する薬剤[※1]を併用する場合：**初期量**：最初の2週間は50mg/回/日，次の2週間は100mg/日を分2。その後は1〜2週間毎に最大100mg/日ずつ漸増。**維持量**：200〜400mg/日を分2 ⅱ）前記ⅰ）以外の薬剤[※3]を併用する場合：単剤療法の場合に従う **【双極性障害】** **成人** 25mg錠 100mg錠 **（1）単剤療法の場合** **初期量**：最初の2週間は25mg/回/日，次の2週間は50mg/日を分1〜2，5週目は100mg/日を分1〜2。**維持量**：6週目以降200mg/日を分1〜2，適宜増減。増量は1週間以上の間隔をあけて最大100mg/日ずつ（Max 400mg/日），分1〜2 **（2）バルプロ酸ナトリウムを併用する場合** **初期量**：最初の2週間は25mg/回を隔日投与，次の2週間は25mg/回/日，5週目は50mg/日を分1〜2。**維持量**：6週目以降100mg/日を分1〜2，適宜増減。増量は1週間以上の間隔をあけて最大50mg/日ずつ（Max 200mg/日），分1〜2 **（3）バルプロ酸ナトリウムを併用しない場合**[※2] ⅰ）本剤のグルクロン酸抱合を誘導する薬剤[※1]を併用する場合：**初期量**：最初の2週間は50mg/回/日，次の2週間は100mg/日を分2，5週目は200mg/日を分2。6週目は300mg/日を分2。**維持量**：7週目以降は300〜400mg/日を分2，適宜増減。増量は1週間以上の間隔をあけて最大100mg/日ずつ（Max 400mg/日），分2 ⅱ）前記ⅰ）以外の薬剤[※3]を併用する場合：単剤療法の場合に従う [※1] 本剤のグルクロン酸抱合を誘導する薬剤：フェニトイン，カルバマゼピン，フェノバルビタール，プリミドン，リファンピシン，ロピナビル・リトナビル配合剤，アタザナビル/リトナビル，エチニルエストラジオール・レボノルゲストレル配合剤（経口避妊薬） [※2] 本剤のグルクロン酸抱合に対する影響が明らかでない薬剤による併用療法では，バルプロ酸ナトリウムを併用する場合の用法・用量に従う [※3] 本剤のグルクロン酸抱合に対し影響を及ぼさない薬剤：アリピプラゾール，オランザピン，ゾニサミド，ガバペンチン，シメチジン，トピラマート，プレガバリン，リチウム，レベチラセタム

海外文献等

1・2週目：0.6mg/kg/日を分3，3・4週目：1.2mg/kg/日を分3，5週目以降：1週間間隔で最大1.2mg/kg/日ずつ増量（Max 15.6mg/kg/日，400mg/日を超えない）を分3

2～12歳

薬物代謝酵素誘導能をもつ抗てんかん薬またはバルプロ酸以外の抗てんかん薬と併用する場合

1・2週目：0.3mg/kg/日を分1～2，3・4週目：0.6mg/kg/日を分2，5週目以降：1～2週間間隔で0.6mg/kg/日ずつ増量，維持量：4.5～7.5mg/kg/日を分2（Max 300mg/日）

バルプロ酸と併用する場合

1・2週目：0.15mg/kg/日を分1～2，3・4週目：0.3mg/kg/日を分1～2，5週目以降：1～2週間間隔で0.3mg/kg/日ずつ増量，維持量：1～5mg/kg/日を分2（Max 200mg/日）［併用薬がバルプロ酸だけの場合の維持量］1～3mg/kg/日

薬物代謝酵素誘導能をもつ抗てんかん薬と併用する場合，バルプロ酸と併用しない場合

1・2週目：0.6mg/kg/日を分2，3・4週目：1.2mg/kg/日を分2，5週目以降：1～2週間角で1.2mg/kg/日ずつ増量，維持量：5～15mg/kg/日を分2（Max 400mg/日）

12歳以上

薬物代謝酵素誘導能をもつ抗てんかん薬またはバルプロ酸以外の抗てんかん薬と併用する場合

1・2週目：25mg/回/日，3・4週目：50mg/回/日，5週目以降：1～2週間間隔で50mg/日ずつ増量

維持量：225～375mg/日を分2。

バルプロ酸と併用する場合

1・2週目：25mgを隔日1回，3・4週目：25mg/回/日，5週目以降：1～2週間間隔で25～50mg/日ずつ増量，維持量：100～400mg/日［併用薬がバルプロ酸だけの場合の維持量］100～200mg/日

薬物代謝酵素誘導能をもつ抗てんかん薬と併用する場合，バルプロ酸と併用しない場合

1・2週目：50mg/日，3・4週目：100mg/日を分2，5週目以降：1～2週間間隔で100mg/日ずつ増量，維持量：300～500mg/日を分2。

【抗けいれん（単剤療法）】

16歳以上および成人

薬物代謝酵素誘導能をもつ抗てんかん薬との併用からラモトリギン単剤への切り替え

1・2週目：50mg/日，3・4週目：100mg/日を分2，5週目以降：1～2週間間隔で100mg/日ずつ増量，維持量：300～500mg/日を分2

ラモトリギンを維持療法用量まで増量後，併用抗てんかん薬の用量を1週間で20％ずつ減量し4週間かけて中止

バルプロ酸併用療法から本剤単剤への切り替え

ステップ①

ラモトリギン 1・2週目：25mgを隔日1回，3・4週目：25mg/回/日，5週目以降：1～2週間間隔で25～50mg/日ずつ増量し，200mg/日へ，バルプロ酸 用量変更なし

ステップ②

ラモトリギン 200mg/日 維持，バルプロ酸 1週間に500mg/日以下の割合で500mg/日まで減量し1週間維持

ステップ③

ラモトリギン 300mg/日まで増量。1週間維持，バルプロ酸 250mg/日まで減量。1週間維持

ステップ④

ラモトリギン 1週間で100mg/日ずつ，維持量500mg/日まで増量，分2，バルプロ酸 中止

薬効		一般名/主な商品名	小児量・成人量
抗てんかん薬	トリアジン系	ルフィナミド 錠 イノベロン®	【てんかん】 Lennox-Gastaut症候群に対する抗てんかん薬との併用療法 4歳以上の小児 体重15.0〜30.0kg 初期量：最初の2日間は200mg/日を分2，食後。その後は2日毎に200mg以下/日ずつ漸増。維持量：1,000mg/日を分2，食後（適宜増減）（Max 1,000mg/日）。増量は2日以上の間隔をあけて200mg以下/日ずつ行う，体重30.1kg以上 成人の用法・用量 成人 初期量：最初の2日間は400mg/日を分2，食後。その後は2日毎に400mg以下/日ずつ漸増。維持量：体重30.1〜50.0kg 1,800mg/日，体重50.1〜70.0kg 2,400mg/日，体重70.1kg以上 3,200mg/日とし，分2，食後。なお，症状により維持量を超えない範囲で適宜増減。増量は2日以上の間隔をあけて400mg以下/日ずつ行う
	ピロリドン誘導体	レベチラセタム 錠 シロップ用 注 イーケプラ®	錠 小児 4歳以上 20mg/kg/日を分2，適宜増減（Max 60mg/kg/日）。増量は2週間以上の間隔をあけて20mg/kg以下/日ずつ行う，体重50kg以上 成人と同じ用法・用量 成人 1,000mg/日を分2，適宜増減（Max 3,000mg/日）。増量は2週間以上の間隔をあけて1,000mg以下/日ずつ行う シロップ用 小児 4歳以上 20mg/kg/日を分2，用時溶解。適宜増減（Max 60mg/kg/日）。増量は2週間以上の間隔をあけて20mg/kg/日以下ずつ行う，体重50kg以上 成人と同じ用法・用量 成人 1,000mg/日を分2，用時溶解。適宜増減（Max 3,000mg/日）。増量は2週間以上の間隔をあけて1,000mg/日以下ずつ行う 注 【一時的に経口投与できない患者の代替療法】 (1) 経口剤から切り替える場合 経口投与と同じ1日量・投与回数にて，1回量を15分かけて点滴静注 (2) レベチラセタム経口投与に先立ち投与する場合 小児 4歳以上 20mg/kgを1日2回に分け，1回量を15分かけて点滴静注。適宜増減（Max 60mg/kg/日）。増量は2週間以上の間隔をあけて20mg/kg/日以下ずつ行う，体重50kg以上 成人と同じ用法・用量 成人 1,000mgを1日2回に分け，1回量を15分かけて点滴静注。適宜増減（Max 3,000mg/日）。増量は2週間以上の間隔をあけて1,000mg/日以下ずつ行う
解熱・鎮痛薬	アニリン系	アセトアミノフェン 錠 末 細 シ シロップ用 注 坐 カロナール®，コカール®，アセリオ®，アンヒバ®	※内用剤共通：空腹時の投与は避けることが望ましい。 ※ドライシロップ40%は用時懸濁だが，そのまま投与もできる。 【以下の鎮痛：頭痛，耳痛，症候性神経痛，腰痛症，筋肉痛，打撲痛，捻挫痛，月経痛，分娩後痛，がんによる疼痛，歯痛，歯科治療後の疼痛，変形性関節症】（〈ハチ〉，「マルイシ」，「ヨシダ」，ピレチノール 末，「TYK」細「TYK」錠 は変形性関節症を除く） 錠 末 細 40%シロップ用 成人 上記製剤1）300〜500mg/回，900〜1,500mg/日，適宜増減 2）上記製剤以外は300〜1,000mg/回，投与間隔は4〜6時間以上，適宜増減（Max 4,000mg/日） 【急性上気道炎（急性気管支炎を伴う急性上気道炎を含む）の解熱・鎮痛】 錠 末 細 40%シロップ用 成人 300〜500mg/回を頓用，原則1日2回まで，適宜増減（Max 1,500mg/日）

海外文献等

【Lennox-Gastaut症候群】
4歳以上 初期量：10mg/kg/日を分2で開始し，1日おきに10mg/kg/日増量し，45mg/kg/日を分2まで増量（Max 3,200mg/日）。ただし，バルプロ酸との併用時には初期量を10mg/kg/日未満より開始

【新生児発作】
静注 10mg/kg/日を分2。3日以上あけ，10mg/kgずつ30mg/kg/日まで増量。発作活動が持続する場合や臨床的脳波所見がある場合には45～60mg/kg/日まで増量可
内服 確立されていない。データも限られる
初期量：10mg/kg/日を分1～2で開始。10mg/kg/日ずつ30mg/kgまで増量（Max 60mg/kg/日との報告あり）
内服から静注へ切り替える際は，1日の総量が同量となるようにする
乳児・小児，16歳未満 20kg未満の乳児・小児の場合に内溶液を用いる。20kg以上の場合には内用液または速放錠を使用可

【ミオクロニー発作】
12～16歳未満 初期量：内服 500mg/回1日2回。2週間毎に500mg/回ずつ増量し，推奨量の1,500mg/回1日2回まで増量。3,000mg/日を超える使用について有効性は示されていない

【部分発作】
生後1カ月～6カ月未満 初期量：内服 7mg/kg/回1日2回。2週間毎に7mg/kg/回ずつ増量し，推奨量の21mg/kg/回1日2回まで増量。低用量での効果は確立されていない。臨床試験の平均投与量は35mg/kg/日
生後6カ月～4歳未満 初期量：内服 10mg/kg/回1日2回。2週間毎に10mg/kg/回ずつ増量し，推奨量の25mg/kg/回1日2回まで増量。忍容性がない場合には減量可。臨床試験の平均投与量は47mg/kg/日
4～16歳未満 初期量：内用液 10mg/kg/回1日2回。2週間毎に10mg/kg/回1日2回へ増量しMax 30mg/kg/回まで増量可（Max 3,000mg/日）。容認性がない場合には減量可。臨床試験の平均投与量は44mg/kg/日
体重20～40kg 初期量：錠 250mg/回1日2回。2週間毎に250mg/回ずつ増量し，推奨量であるMax 750mg/回1日2回まで増量，＞40kg 初期量：500mg/回1日2回。2週間毎に500mg/回ずつ増量し，推奨量であるMax 1,500mg/回1日2回まで増量

【全般性強直間代発作】
6～16歳未満 初期量：内服 10mg/kg/回1日2回。2週間毎に10mg/kg/回1日2回へ増量し推奨量の30mg/kg/回まで増量。60mg/kg/日を超える使用について有効性は確立されていない

【てんかん重積】
初期量：静注 50mg/kg/回（Max 2,500mg/回）。臨床症状に応じて静注または内服で維持量を決定する，維持量：30～55mg/kg/日を分2
腎機能に応じて用量調整を行う
乳児，16歳未満の小児 GFR＜50mL/min/1.73m²：50%減量，血液透析：通常量の50%量を24時間おきに投与し，透析後に追加投与が推奨される，CAPDの場合：通常量の50%を投与，CRRTの場合：通常量の50%を投与

※用量が月齢や投与経路によって異なる
【鎮痛・解熱】
新生児
在胎28～32週 経口 10～12mg/kg/回を6～8時間おき（Max 40mg/kg/日），経腸 20mg/kg/回を12時間おき（Max 40mg/kg/日）
在胎33～37週または生後10日未満 経口 10～15mg/kg/回を6時間おき（Max 60mg/kg/日），経腸 30mg/kgでローディング後，15mg/kg/回を8時間おき（Max 60mg/kg/日）
生後10日以上の新生児 経口 10～15mg/kg/回を4～6時間おき（Max 75mg/kg/日），経腸 30mg/kgでローディング後，20mg/kg/回を6～8時間おき（Max 75mg/kg/日）
在胎32週未満 静注 投与を推奨しない専門家もいる
初期量：静注 20mg/kg/回

薬効		一般名/主な商品名	小児量・成人量
解熱・鎮痛薬	アニリン系	アセトアミノフェン 錠 末 細 シ シロップ用 注 坐 カロナール®, コカール®, アセリオ®, アンヒバ® （つづき）	【小児科領域の解熱・鎮痛】 錠（幼児および小児対象） 末 細 シ 20%シロップ用 40%シロップ用 坐 乳児，幼児および小児 10〜15mg/kg/回，投与間隔は4〜6時間以上，適宜増減（Max 60mg/kg/日，500mg/回，1,500mg/日，成人用量を超えない） 【経口製剤・坐剤が投与困難な場合の疼痛，発熱】 注 各々，15分かけて静注 乳児，2歳未満の幼児 7.5mg/kg/回，投与間隔は4〜6時間以上，適宜増減（Max 30mg/kg/日） 2歳以上の幼児，小児 10〜15mg/kg/回，投与間隔は4〜6時間以上，適宜増減（Max 60mg/kg/日，成人用量を超えない） ※乳児，幼児および小児の最大用量：500mg/回，1,500mg/日 成人の疼痛 300〜1,000mg/回，投与間隔は4〜6時間以上，適宜増減（Max 4,000mg/日）。体重50kg未満の成人 15mg/kg/回を上限とし，投与間隔は4〜6時間以上（Max 60mg/kg/日） 成人の発熱 300〜500mg/回，投与間隔は4〜6時間以上，原則として1日2回まで。適宜増減（Max 1,500mg/日）
	サリチル酸系	アスピリン 末〔解熱鎮痛用〕 腸溶錠〔抗血小板用〕 アスピリン，バイアスピリン®	末〔解熱鎮痛用〕 【関節リウマチ，リウマチ熱，変形性関節症，強直性脊椎炎，関節周囲炎，結合織炎，術後疼痛，歯痛，症候性神経痛，関節痛，腰痛症，筋肉痛，捻挫痛，打撲痛，痛風による痛み，頭痛，月経痛】 成人 0.5〜1.5g/回，1日1.0〜4.5g，適宜増減するが，前記の最高量まで 【急性上気道炎（急性気管支炎を伴う急性上気道炎を含む）の解熱・鎮痛】 成人 0.5〜1.5g/回を頓用。適宜増減するが，原則として1日2回まで（Max 4.5g/日）。空腹時の投与は避けさせることが望ましい 【川崎病（川崎病による心血管後遺症を含む）】（シオエ，「バイエル」，「マルイシ」，「メタル」，「ホエイ」，「ヨシダ」のみ） 急性期有熱期間：30〜50mg/kg/日を分3 解熱後の回復期から慢性期：3〜5mg/kg/回/日，適宜増減 腸溶錠〔抗血小板用〕 【狭心症（慢性安定狭心症，不安定狭心症），心筋梗塞，虚血性脳血管障害（一過性脳虚血発作（TIA），脳梗塞）における血栓・塞栓形成の抑制】 【冠動脈バイパス術（CABG）あるいは経皮経管冠動脈形成術（PTCA）施行後における血栓・塞栓形成の抑制】 成人 100mg/回/日。症状により300mg/回まで増量可 【川崎病（川崎病による心血管後遺症を含む）】 小児 急性期有熱期間：30〜50mg/kg/日を分3，適宜増減 小児 解熱後の回復期から慢性期：3〜5mg/kg/回/日，適宜増減
	プロピオン酸系	イブプロフェン 錠 顆 ブルフェン®	【消炎・鎮痛：関節リウマチ，関節痛および関節炎，神経痛および神経炎，背腰痛，頸腕症候群，子宮付属器炎，月経困難症，紅斑（結節性紅斑，多形滲出性紅斑，遠心性環状紅斑）】 【手術ならびに外傷後の消炎・鎮痛】 小児 5〜7歳 200〜300mg/日，8〜10歳 300〜400mg/日，11〜15歳 400〜600mg/日を分3，適宜増減 成人 600mg/日を分3，適宜増減 いずれも空腹時の投与は避けさせることが望ましい 【解熱・鎮痛：急性上気道炎（急性気管支炎を伴う急性上気道炎を含む）】 成人 200mg/回を頓用，原則として1日2回まで。適宜増減（Max 600mg/日） 空腹時の投与は避けることが望ましい

海外文献等
維持量： 静注 在胎28～32週 10mg/kg/回を12時間おき。7.5mg/kg/回を8時間おきを推奨するものもある（Max 22.5mg/kg/日），在胎33～36週 10mg/kg/回を8時間おき。7.5～10mg/kg/回を6時間おきを推奨するものもある（Max 40mg/kg/日），在胎37週以上 10mg/回を6時間おき（Max 40mg/kg/日） 小児 経口 10～15mg/kg/回を4～6時間おきに。1日5回を超えない（Max 75mg/kg/日で4,000mg/日を超えない） 6～11歳 325mg/回を4～6時間おき（Max 1,625mg/日） 12歳以上 通常650mg/回を4～6時間おき（Max 3,250mg/日。医師の指示のもと4,000mg/日まで使用可能） より強い場合：1,000mg/回を6時間おき（Max 3,000mg/日。医師の指示のもの4,000mgまで使用可能） 乳児および2歳未満 静注 7.5～15mg/kg/回を6時間おき（Max 60mg/kg/日） 2歳以上 50kg未満 静注 15mg/kg/回を6時間おき，または12.5mg/kgを4時間おき（Max 15/kg/回，または750mg/回で，75mg/kg/日，または3,750mg/日） 50kg以上 静注 1,000mg/回を6時間おき，または650mg/回を4時間おき（Max 1,000mg/回，4,000mg/日） 乳児および12歳未満 経腸 10～20mg/kg/回を4～6時間おき。1日5回を超えない。
12歳未満および18歳までの水痘インフルエンザが疑われる児についてはReye's症候群にかかわるため使用しない 【鎮痛】 50kg未満 10～15mg/kg/回を4～6時間おき（Max 120mg/kg/日または4,000mg） 12歳以上で50kg以上 325～650mg/回を4～6時間おき（Max 4,000mg/日） 【抗血小板作用】 ※小児に関する研究はおこなわれておらず，成人のデータによるものや臨床経験をもとに投与量を決めており確立されていない 推奨される投与量も1回1～5mg/kgから5～10mg/kg/回を1日1回と幅がある 【川崎病】 80～100mg/kg/日を分4。解熱まで少なくとも48時間から14日間内服。その後，1～5mg/kg/回/日 冠動脈異常のない患児においては6～8週間投与し，異常のある患児では期限なし 【リウマチ熱】 初期量：100mg/kg/日を分4～5。反応が不十分なときは125mg/kg/日まで2週間増量可 維持量：60～70mg/kg/日を分2で3～6週間内服
【鎮痛】 50kg未満の幼児，小児 6カ月未満 4～10mg/kg/回を6～8時間おきに（Max 400mg/回，40mg/kg/日） 【解熱】 6カ月以上 5～10mg/kg/回を6～8時間おき（Max 400mg/回，40mg/kg/日で1,200mgまで。医師の指示のもと2,400mg/日まで使用可） 【若年性特発性関節炎】 1～18歳 30～40mg/kg/日を分3～4。重症では50mg/kg/日まで増量（Max 800mg/回，2,400mg/日）

薬効		一般名/主な商品名	小児量・成人量
解熱・鎮痛薬	プロピオン酸系	フルルビプロフェン 錠 顆 貼 テープ フロベン®, ゼポラス®	成人のみ 【鎮痛・消炎：関節リウマチ, 変形性関節症, 腰痛症, 歯髄炎, 歯根膜炎】 【抜歯ならびに歯科領域における小手術後の鎮痛・消炎】 錠 顆 120mg/日, 分3, 食後, 適宜増減。頓用には 40〜80mg/回 【鎮痛・消炎：変形性関節症, 肩関節周囲炎, 腱・腱鞘炎, 腱周囲炎, 上腕骨上顆炎（テニス肘等）, 筋肉痛, 外傷後の腫脹・疼痛】 貼 テープ 1日2回, 貼付
抗精神病薬	フェノチアジン系	クロルプロマジン 錠 注 細 コントミン®, ウインタミン®	【統合失調症, 躁病, 神経症における不安・緊張・抑うつ, 悪心・嘔吐, 吃逆, 破傷風に伴う痙攣, 麻酔前投薬, 人工冬眠, 催眠・鎮静・鎮痛剤の効力増強】 小児 細 錠 発達段階や症状の程度により個人差が特に著しいが, 多くの場合, 0.5〜1mg/kg/回, 1日3〜4回を目途とし, 症状の程度により加減 生後6カ月未満の乳児 細 錠 使用は避けることが望ましい
	ドパミンD2受容体パーシャルアゴニスト	アリピプラゾール 散 錠 内用液 口腔内崩壊錠 筋注用 エビリファイ®	成人のみ ※全効能共通（内用剤）定常状態に達するまで約2週間を要するため, 2週間以内に増量しないことが望ましい。 【統合失調症】 散 錠 内用液 口腔内崩壊錠 初期量：6〜12mg/日を分1〜2 維持量：6〜24mg/日を分1〜2, 適宜増減（Max 30mg/日） ※投与量は必要最小限となるよう, 患者毎に慎重に観察しながら調節する（増量による効果の増強は検証されていない） ※他の抗精神病薬から本剤に変更する患者よりも, 新たに統合失調症の治療を開始する患者で副作用が発現しやすいため, このような患者ではより慎重に症状を観察しながら用量調節する 筋注用 400mg/回を4週に1回, 臀部に筋注。症状, 忍容性により 300mg/回に減量 【双極性障害における躁症状の改善】 散 錠 内用液 口腔内崩壊錠 初期量：24mg 維持量：12〜24mg/回/日, 適宜増減（Max 30mg/日） ※躁症状が改善した場合には, 継続の要否について検討し, 漫然と投与しないよう注意する

海外文献等
記載なし

【新生児薬物離脱症候群】
新生児 初期量：0.55mg/kg/回を6時間おきに筋注。4日後内服へ切り替え。その後2～3週間以上かけて徐々に減量
【問題行動】
6カ月以上かつ45.5kg未満 初期量：内服 0.55mg/kg/回を4～6時間おきに必要時投与。重症例は必要に応じて50～100mg/日まで増量可。重症年長児では200mg/日（Max 500mg/日）まで増量可
初期量：筋注 0.55mg/kg/回を6～8時間おきに必要時投与。重症な場合増量可（Max 5歳未満または22.7kg未満40mg/日，5歳以上または22.7～45.5kg 75mg/日）
13～18歳で＞45.5kg 内服 30～800mg/日を分2～4。低用量から開始し，必要に応じ増量。通常：200～800mg/日
【悪心・嘔吐】
6カ月以上かつ45.5kg未満 内服 筋注 静注 0.55mg/kg/回を6～8時間おき必要時。重症の場合増量可（Max 5歳未満または27.7kg未満40mg/日，5歳以上または22.7～45kg 75mg/日）
13～18歳で45kg以上 10～25mg/回を4～6時間おきに必要時に
初期量：筋注 静注 25mg/回，忍容性が認められる場合は25～50mg/回を4～6時間おきに必要時投与
【化学療法に伴う悪心・嘔吐】
初期量：静注 0.5mg/kg/回を6時間おきに。コントロール不十分な場合，1mg/kg/回まで増量可（Max 50mg/回）
【周期性嘔吐症候群】
静注 0.5～1mg/kg/回を6時間おきに（Max 50mg/回）。ジフェンヒドラミン併用
【せん妄】
内服 2.5～6mg/kg/日を分4～6（Max 5歳未満50mg/日，5歳以上200mg/日）
筋注 2.5～4mg/kg/日を分3～4（Max 40mg/日）
【術前鎮静】
内服 0.55mg/kg を術前2～3時間前に1回内服（Max 50mg/回）
筋注 0.55mg/kg を術前1～2時間前に1回投与（Max 25mg/回）
【破傷風】
6カ月以上かつ45.5kg未満 筋注 静注 0.55mg/kg/回を6～8時間おきに投与。重症な場合増量可（Max 5歳未満または22.7kg未満40mg/日，5歳以下または22.7～45.5kg75mg/日）
13～18歳で45.5kg以上 筋注 静注 25～50mg/回を6～8時間おきに投与。低用量より開始し，患者の反応を見ながら徐々に増量

【注意欠陥多動性障害ADHD】
8～18歳 初期量：2.5mg/日より開始，1週間間隔で2.5mgずつ増量（Max 10mg/日）
【自閉症に伴う易刺激性】
6～17歳 初期量：2mg/日を7日間投与後，5mg/日へ増量。必要に応じて1週間以上の間隔をあけて5mg/日ずつ増量（Max 15mg/日）
【双極1型障害】
10～17歳 初期量：2mg/日を2日内服し，5mg/日へ増量し2日内服。その後10mg/日へ増量。その後の増量は5mgずつ行う（Max 30mg/日）
【行為障害（CD）（攻撃性）】
6歳以上 初期量：体重25kg 1mg/日，25～50kg 2mg/日，51～70kg 5mg/日，70kg以上 10mg/日。2週間後，効果不十分な場合増量可（Max 15mg/日）
【特定不能広汎性発達障害（PDD-NOS），アスペルガー】
未就学児 初期量：1.25mg/日で開始し，5日以上間隔をおいて1.25mg/日を容認性が得られるまたは臨床的に必要な量まで増量
思春期前の小児 初期量：1.25～2.5mg/日より開始，3～5日毎に1.25～2.5mg/日増量（Max 15mg/日）
【統合失調症】
13～17歳 初期量：2mg/日より開始，2日内服後5mg/日へ増量，さらに2日内服後10mg/日へ増量。その後の増量は5mg/日ずつ行う（Max 30mg/日）

薬効	一般名/主な商品名	小児量・成人量
抗精神病薬 / パーシャルアゴニスト ドパミンD₂受容体	アリピプラゾール 散 錠 内用液 口腔内崩壊錠 筋注用 エビリファイ® （つづき）	【うつ病・うつ状態】（既存治療で十分な効果が認められない場合に限る） 散 錠 内用液 口腔内崩壊錠 （OD錠24mgは除く） 3mg/回/日，適宜増減（Max 15mg/日）。増量幅は3mg/日 ※本剤は選択的セロトニン再取り込み阻害剤またはセロトニン・ノルアドレナリン再取り込み阻害剤等と併用する（うつ病・うつ状態に対して本剤単独投与での有効性は確認されていない）
抗精神病薬 / ブチロフェノン系	ハロペリドール 細 錠 内用液 注 セレネース®	【統合失調症，躁病】 成人のみ 細 錠 内用液 初期量：0.75〜2.25mg/日から始め徐々に増量。維持量：3〜6mg/日，適宜増減 注 急激な精神運動興奮等で，緊急を要する場合に用いる。5mg/回，1日1〜2回，筋注または静注，適宜増減
抗精神病薬 / 第二世代抗精神病薬	リスペリドン 細 錠 内用液 口腔内崩壊錠 キット リスパダール®，リスパダール コンスタ®	【統合失調症】 成人のみ 細 錠 口腔内崩壊錠 内用液 初期量：1mg/回，1日2回から始め，徐々に増量。維持量：2〜6mg/日を原則として分2，適宜増減（Max 12mg/日） キット 25mg/回を2週間隔で臀部に筋注。初回量は25mgとし，その後，症状により適宜増減（Max 50mg/回）
AD/HD治療薬	アトモキセチン塩酸塩 力 内用液 ストラテラ®	【注意欠陥/多動性障害（AD/HD）】 18歳未満 初期量：0.5mg/kg/日より開始，その後0.8mg/kg/日とし，さらに1.2mg/kg/日まで増量。いずれも分2。増量は1週間以上の間隔をあける。維持量：1.2〜1.8mg/kg/日を分2。適宜増減（Max 1.8mg/kg/日または120mg/日のいずれか少ない量） 18歳以上 初期量：40mg/日より開始，その後80mg/日まで増量。いずれも分1〜2。増量は1週間以上の間隔をあける。維持量：80〜120mg/日を分1〜2。増量は2週間以上の間隔をあける。適宜増減（Max 120mg/日）

海外文献等
【トゥレット症候群，チック障害】 6歳以上かつ50kg未満 初期量：2mg/日を2日内服した後5mg/日まで増量。効果不十分な場合1週間以上の期間をあけて10mg/日まで増量可 6歳以上かつ50kg以上 初期量：2mg/日を2日内服した後5mg/日を5日内服し8日目に10mg/日に増量。効果不十分な場合1週間以上の期間をあけて5mg/日ずつ20mg/日まで増量可
3〜12歳（15〜40kg） 初期量： 内服 0.5mg/日を分2〜3で開始し，5〜7日間隔で0.25〜0.5mgずつ増量 【興奮や運動亢進】 維持量：0.01〜0.03mg/kg/日を分1 【Tourette's disorder（トゥレット症候群）】 維持量：0.05〜0.075mg/kg/日を分2〜3 【精神病疾患】 維持量：0.05〜0.15mg/kg/日を分2〜3 6〜12歳 筋注 1〜3mg/回を4〜8時間間隔で（Max 0.15mg/kg/日）。できるだけ早く内服へ切り替える
【自閉症に伴う易刺激性】 5歳以上 初期量：15〜20kg 0.25mg/日を4日間以上継続，20kg以上 0.5mg/日を4日間以上継続 初期4日間投与後の増量：15〜20kg 0.5mg/日を14日以上継続。さらに増量する場合，14日以上間隔をあけて0.25mg/日ずつ増量，20kg以上 1mg/日を14日以上継続。さらに増量する場合，14日以上間隔をあけて0.5mg/日ずつ増量。有効性は0.5〜3mg/日で示されている 安定的な治療効果が得られる投与量：15〜20kg 1mg/日，20〜45kg 2.5mg/日，＞45kg 3mg/日 【双極性障害の躁症状】 10〜17歳 初期量：0.5mg/回/日。必要あれば24時間間隔あけて0.5〜1mg/日増量し2.5mg/日まで増量。有効性は0.5〜6mg/日で示されているが，2.5mg/日を超える使用にてさらなる有益性は認められていない 【せん妄】 5歳未満 初期量：0.1〜0.2mg/回/日就寝前，5歳以上 初期量：0.2〜0.5mg/回/日就寝前。効果が得られる最小量まで1〜2日おきに徐々に増量。通常0.2〜2.5mg/日を分2〜4（Max 20kg未満1mg/日，20〜45kg 2.5mg/日，＞45kg 3mg/日） 【行為障害】 4歳以上 初期量：0.01mg/kg/回/日2日間，その後0.02mg/kg/回/日へ増量。1週間間隔で0.06mg/kg/回/日まで徐々に増量可（Max 2mg/日） 【広汎性発達障害（PDD）】 5歳以上 初期量：0.01mg/kg/回/日2日間，その後0.02mg/kg/回/日へ増量。1週間間隔で0.02mg/kg/日以下で増量し，0.06mg/kg/回/日まで増量可 【統合失調症】 13〜17歳 初期量：0.5mg/回/日より開始し，必要に応じて0.5〜1mg/日ずつ24時間おきに3mg/日まで増量可。有効性は1〜6mg/日で示されているが，3mg/日を超える使用にてさらなる有益性は認めておらず，副作用が増加 【トゥレット症候群，チック症】 7歳以上 初期量：0.25〜0.5mg/回/日就寝前より開始。4〜5日おきに効果が示されている0.25〜6mg/日を分2まで0.25〜0.5mgずつ増量可。
【注意欠陥多動性障害（ADHD）】 6歳以上かつ70kg未満 初期量： 内服 0.5mg/kg/日。最低でも3日以上経過後，1.2mg/kg/日分1（朝前）または分2（朝・夕方前）まで増量 Max 1.4mg/kg/日または100mgのどちらか少ない方。1.2mg/kg/日を超える使用においてさらなる有益性は認められていない CYP2D6阻害薬投与中またはCYP2D6 Poor Metabolizer 初期量：0.5mg/kg/日を4週間内服。臨床的に増量が必要で忍容性がある場合のみ1.2mg/kg/日へ増量。1.2mg/kg/日を超えない 6歳以上かつ＞70kg 初期量： 内服 40mg/日より開始，最低でも3日以上経過後80mg/日/分1（朝前）または分2（朝・夕方前）まで増量。さらに増量が必要な場合は2〜4週間内服後に100mg/日まで増量可 CYP2D6阻害薬投与中またはCYP2D6 Poor Metabolizer 初期量：40mg/日を4週間内服。臨床的に増量が必要で忍容性がある場合のみ80mg/日まで増量可。80mg/日を超えない

薬効		一般名/主な商品名	小児量・成人量
抗精神病薬	AD/HD治療薬	メチルフェニデート塩酸塩 散 錠 徐放錠 リタリン®，コンサータ®	【ナルコレプシー】 成人のみ 散 錠 [リタリン®] 20～60mg/日，分1～2，適宜増減 【注意欠陥/多動性障害（AD/HD）】 徐放錠 [コンサータ®] 18歳未満 朝1回/日 初期量：18mg 維持量：18～45mg。増量が必要な場合は，1週間以上の間隔をあけて9mg/日または18mg/日の増量を行う。適宜増減（Max 54mg/日） 18歳以上 朝1回/日 初期量：18mg 増量が必要な場合は，1週間以上の間隔をあけて9mg/日または18mg/日の増量を行う。適宜増減（Max 72mg/日）
抗うつ薬	三環系	イミプラミン塩酸塩 錠 トフラニール®	【精神科領域におけるうつ病・うつ状態】 成人 初期用量25～75mg/日で，200mg/日まで漸増，分服。まれに300mgまで増量することもある。適宜減量 【遺尿症（昼，夜）】 幼児 25mg/回/日，適宜増減 学童 25～50mg/日を分1～2，適宜増減
		クロミプラミン塩酸塩 錠 注 アナフラニール®	【精神科領域におけるうつ病・うつ状態】 成人 錠 50～100mg/日を分1～3，適宜増減（Max 225mg/日） 注 生理食塩液または5％ブドウ糖注射液250～500mLに1アンプルを加え，2～3時間で1日1回点滴静注。その後漸増し，1回3アンプルまで投与できる。一般に1週間以内に効果の発現をみるが，症状の改善がみられた後は徐々に経口投与に切り換える 【遺尿症】 錠 6歳未満の幼児 10～25mg/日，6歳以上の小児 20～50mg/日を分1～2，適宜増減 【ナルコレプシーに伴う情動脱力発作】 成人 錠 10～75mg/日を分1～3
筋弛緩薬	中枢性筋弛緩薬	バクロフェン 錠 髄注 リオレサール®，ギャバロン®	【次の疾患による痙性麻痺：脳血管障害，脳性（小児）麻痺，痙性脊髄麻痺，脊髄血管障害，頸部脊椎症，後縦靱帯骨化症，多発性硬化症，筋萎縮性側索硬化症，脊髄小脳変性症，外傷後遺症（脊髄損傷，頭部外傷），術後後遺症（脳・脊髄腫瘍を含む），その他の脳性疾患，その他のミエロパチー】 小児 錠 初回量5mg/日を分1～2，食後。以後症状を観察しながら，標準用量（4～6歳 5～15mg，7～11歳 5～20mg，12～15歳 5～25mg）に達するまで2～3日毎に5mg/日ずつ増量，適宜増減 成人 錠 初回量5～15mg/日を分1～3，食後。以後症状を観察しながら，標準用量（30mg/日）に達するまで2～3日毎に5～10mg/日ずつ増量。適宜増減

海外文献等
【注意欠陥多動性障害（ADHD）】 3〜5歳 速放錠 中等度〜重度な場合，薬物療法が有益である場合に考慮。初期量：1.25mg/回1日2回。効果がでるまで1週間間隔で一般的な1日用量範囲3.75〜30mg/日を分2〜3まで増量 6歳以上 速放錠 初期量：0.3mg/kg/回または2.5〜5mg/回を1日2回（朝・昼前）より開始，0.1mg/kg/回または5〜10mg/日で1週間間隔で増量，常用量：0.3〜1mg/kg/日または20〜30mg/日を分2〜3（Max 2mg/kg/日または体重が50kg以下 60mg/日，＞50kg 100mg/日） メチルフェニデートを内服したことのない患者 6歳以上 初期量： 徐放錠 コンサータ® 18mg/回/日 メチルフェニデートを常用している患者へのスイッチング 6歳以上 初期量： 徐放錠 コンサータ® ・5mg/回を1日2〜3回の場合→18mg/回/日 ・10mg/回 1日2〜3回の場合→36mg/回/日 ・15mg/回 1日2〜3回の場合→54mg/回/日 ・20mg/回 1日2〜3回の場合→72mg/回/日 増量は1週間間隔をあけて18mgずつ行う（Max 6〜12歳 54mg/日，＞50kg 108mg/日も考慮，13〜18歳 50kg以下 72mg/日，2mg/kg/日を超えない，＞50kg 108mg/日） **【ナルコレプシー】** 6歳以上 初期量： 速放錠 5mg/回を1日2回，朝昼食前。1週間間隔で5〜10mg/日増量（Max 60mg/日を分2〜3） 徐放錠 コンサータ®の記載なし
【注意欠陥多動性障害（ADHD）】 6歳以上 初期量：1mg/kg/日を分1〜3で開始し，必要に応じて最高4mg/kg/日または200mg/日まで投与可。投与量が2mg/kgを超える場合は血中濃度モニタリングを行う（目標≦200ng/mL） **【うつ病】** 1〜12歳 1.5mg/kg/日を分2〜3。必要に応じて3〜4日毎に1mg/kg増量（Max 5mg/kg/日）。投与量が3.5mg/kgを超える場合は特に注意してモニタリングを行う 13歳以上 初期量：25〜50mg/日で開始し，徐々に増量。最高100mg/日を分1〜2。 **【遺尿症（夜尿症）】** 4歳以上 初期量：10〜25mgを分1就寝前より開始，1週間の治療で反応不十分な場合は25mg/日ずつ増量可（Max 2.5mg/kg/日。6〜12歳未満 50mg/日，12歳以上 75mg/kg/日） **【神経障害性疼痛】** 初期量：0.2〜0.4mg/kg/回就寝前投与で開始，2〜3日毎に投与量の50%ずつ増量し，1〜3mg/kg/回就寝前投与まで増量可
※18歳未満のうつ病治療への使用において三環系抗うつ薬がプラセボよりも有用であるという結果は示されていない 日中の鎮静を最小にするために1日量を1日1回就寝前に内服する 10歳未満 安全性，効果について確立されていない **【強迫性障害】** 10歳以上 初期量：25mg/日より開始し，最初の2週間でMax 3mg/kg/日または100mgまで（用量のより少ない方）増量。必要に応じて，さらに数週間かけてMax 3mg/kg/日または200mgの用量の少ない方まで増量可
2歳未満 10〜20mg/日を分3で内服。3日毎に5〜15mg/日増量（Max 40mg/日） 2〜7歳 20〜30mg/日を分3で内服。3日毎に5〜15mg/日増量（Max 60mg/日） 8歳以上 30〜40mg/日を分3で内服。3日毎に5〜15mg/日増量（Max 120mg/日）

付録4　小児主要医薬品用量一覧

薬効	一般名/主な商品名	小児量・成人量
循環器用薬 / ジギタリス強心配糖体	ジゴキシン 散 錠 内用液 注 ジゴシン®	**小児** 散 錠 内用液 (1) **急速飽和療法**：2歳以下　0.06〜0.08mg/kg/日を分3〜4，2歳以上　0.04〜0.06mg/kg/日を分3〜4 (2) **維持療法**：飽和量の1/5〜1/3 注 (1) **急速飽和療法**：新生児，未熟児　0.03〜0.05mg/kg/日を3〜4回に分割，静注または筋注，2歳以下　0.04〜0.06mg/kg/日を3〜4回に分割，静注または筋注，2歳以上　0.02〜0.04mg/kg/日を3〜4回に分割，静注または筋注 (2) **維持療法**：飽和量の1/10〜1/5を静注または筋注 **成人** 散 錠 内用液 (1) **急速飽和療法**（飽和量：1〜4mg）：初回0.5〜1mg，以後0.5mgを6〜8時間毎に服用し，十分効果の現れるまで続ける (2) 比較的急速飽和療法を行うことができる (3) 緩徐飽和療法を行うことができる (4) **維持療法**：0.25〜0.5mg/日 注 (1) **急速飽和療法**（飽和量：1〜2mg）：0.25〜0.5mg/回を2〜4時間毎に静注し，十分効果の現れるまで続ける (2) 比較的急速飽和療法を行うことができる (3) 緩徐飽和療法を行うことができる (4) **維持療法**：0.25mg/日を静注
循環器用薬 / β遮断薬（β1非選択性ISA（−））	プロプラノロール塩酸塩 錠 徐放力 注 インデラル®	【**本態性高血圧症（軽症〜中等症）**】 成人 錠 30〜60mg/日より始め，効果不十分な場合は120mgまで漸増，分3，適宜増減 60mg未満/日の経口投与で効果不十分な場合 成人 徐放力 60mg/回/日。症状により120mg/回/日まで増量可 【**狭心症，褐色細胞腫手術時**】 成人 錠 30mg/日より始め，効果不十分な場合は60mg，90mgと漸増，分3，適宜増減 【**狭心症**】 成人 注 2〜10mg/回，麻酔時は1〜5mgを徐々に静注，適宜増減 60mg未満/日の経口投与で効果不十分な場合 成人 徐放力 60mg/回/日 【**期外収縮（上室性，心室性），発作性頻拍の予防，頻拍性心房細動（徐脈効果），洞性頻脈，新鮮心房細動，発作性心房細動の予防**】 小児 錠 0.5〜2mg/kg/日を低用量から開始，分3〜4。4mg/kg/日まで増量可（Max 90mg/日），適宜増減 成人 錠 30mg/日より始め，効果不十分な場合は60mg，90mgと漸増，分3，適宜増減 【**期外収縮（上室性，心室性），発作性頻拍（上室性，心室性），頻拍性心房細動（徐脈効果），麻酔に伴う不整脈，新鮮心房細動，洞性頻脈，褐色細胞腫手術時**】 成人 注 2〜10mg/回，麻酔時は1〜5mgを徐々に静注，適宜増減 【**片頭痛発作の発症抑制**】 成人 錠 20〜30mg/日より始め，効果不十分な場合は60mgまで漸増，分2〜3 【**右心室流出路狭窄による低酸素発作の発症抑制**】 乳幼児 錠 0.5〜2mg/kg/日を低用量から開始，分3〜4。4mg/kg/日まで増量可，適宜増減 〈用法・用量に関連する使用上の注意〉 褐色細胞腫の患者では，投与により急激に血圧が上昇することがあるので本剤を単独投与しない。α遮断剤で初期治療後に投与し，常にα遮断剤を併用
循環器用薬 / Kチャネル遮断薬（Ⅲ群）	アミオダロン塩酸塩 錠 注 アンカロン®	成人のみ 【**生命に危険のある次の再発性不整脈で他の抗不整脈薬が無効か，または使用できない場合：心室細動，心室性頻拍，心不全（低心機能），肥大型心筋症に伴う心房細動**】 錠 初期量：400mg/日を分1〜2，1〜2週間適宜増減。維持量：200mg/日を分1〜2，適宜増減

海外文献等
新生児 初期量，維持量：早産 内服 20〜30μg/kg/日，5〜7.5μg/kg/日，満期産 内服 25〜35μg/kg/日，8〜10μg/kg/日 **乳幼児・小児 初期量，維持量**：1〜24カ月 内用液 35〜60μg/kg/日，10〜15μg/kg/日，2〜5歳 内用液 30〜45μg/kg/日，8〜10μg/kg/日，5〜10歳 錠 20〜45μg/kg/日，6〜11μg/kg/日，>10歳 錠 10〜15μg/kg/日，2.5〜5μg/日
【高血圧】【不整脈】 **新生児** 内服 **初期量**：0.25mg/kg/回を6〜8時間毎（Max 5mg/kg/日），静注 **初期量**：0.01mg/kg を10分間以上かけて，必要に応じて6〜8時間毎に反復投与可（Max 0.15mg/kg/回を6〜8時間毎） 【甲状腺中毒症】 **新生児** 内服 0.5〜2mg/kg/日を分2〜4，**小児** 内服 0.5〜2mg/kg/日を分3（Max 40mg/回） 【不整脈】 **小児** 内服 **初期量**：0.5〜1mg/kg/日を分3〜4，3〜5日毎に漸増，**維持量**：2〜4mg/kg/日（Max 16mg/kg/日あるいは 60mg/日） **乳幼児・小児** 注 0.01〜0.15mg/kg を10分以上かけて静注。必要に応じて6〜8時間おきに再投与可（Max 乳幼児：1mg/回，小児：3mg/回） 【高血圧】 **小児** 内服 **初期量**：速放錠 1〜2mg/kg/日を分2〜3，効果あるまで増量（Max 16mg/kg/日または 640mg/日）
【上室頻拍】 **新生児 初期量**：内服 10〜20mg/kg/日を分2で7〜10日間 2〜7カ月間続ける場合は 5〜10mg/kg/回/日にまで減量すべき 【頻脈性不整脈（接合部異所性頻拍を含む），発作性上室頻拍】 **新生児 初期量**：静注 5mg/kg を60分かけて（開始の負荷投与の最大総量：10mg/kg） 15mg/kg/日の総急速投与量を超えない

付録4　小児主要医薬品用量一覧

薬効	一般名/主な商品名	小児量・成人量
循環器用薬 / Kチャネル遮断薬（Ⅲ群）	アミオダロン塩酸塩 錠 注 アンカロン®（つづき）	【生命に危険のある次の不整脈で難治性かつ緊急を要する場合：心室細動，血行動態不安定な心室頻拍】 注 次の通り点滴静注により投与（Max 1,250mg/日，投与濃度2.5mg/mL） 投与方法（48時間まで）：初期急速投与：125mg（2.5mL）を5％ブドウ糖液100mLに加え，10mL/分の速度で10分間投与 負荷投与：750mg（15mL）を5％ブドウ糖液500mLに加え，33mL/時の速度で6時間投与 維持投与：17mL/時の速度で合計42時間投与する：(a) 6時間の負荷投与後，残液を33mL/時から17mL/時に投与速度を変更し，18時間投与する (b) 750mg（15mL）を5％ブドウ糖液500mLに加え，17mL/時の速度で24時間投与（アミオダロン塩酸塩として600mg） 追加投与：血行動態不安定な心室頻拍あるいは心室細動が再発し，本剤投与が必要な場合には追加投与できる。1回の追加投与は125mg（2.5mL）を5％ブドウ糖液100mLに加え，10mL/分の速度で10分間投与 継続投与（3日以降）：48時間の投与終了後，本剤の継続投与が必要と判断された場合は，継続投与を行うことができる。750mg（15mL）を5％ブドウ糖液500mLに加え，17mL/時の速度で投与（アミオダロン塩酸塩として600mg/24時間） 【電気的除細動抵抗性の心室細動あるいは無脈性心室頻拍による心停止】 300mg（6mL）または5mg/kg（体重）を5％ブドウ糖液20mLに加え，静脈内へボーラス投与。心室性不整脈が持続する場合には，150mg（3mL）または2.5mg/kg（体重）を5％ブドウ糖液10mLに加え，追加投与可
Naチャネル遮断薬（Ic群）	フレカイニド酢酸塩 錠 注 細 タンボコール®	【頻脈性不整脈（発作性心房細動・粗動，発作性上室性（小児のみ），心室性）】 錠 細 6カ月未満の乳児 50mg/m²（体表面積）/日を分2～3，適宜増減（Max 200mg/m²/日），6カ月以上の乳児，幼児および小児 50～100mg/m²（体表面積）/日を分2～3，適宜増減（Max 200mg/m²/日） 成人 100mg/日，分2から開始し，効果が不十分な場合は200mgまで増量。発作性心房細動・粗動では適宜減量，心室性は適宜増減 【緊急治療を要する頻脈性不整脈（症候性の発作性心房細動・粗動，発作性上室性頻拍，心室頻拍，および医師が生命に関わると判定した重症の心室性期外収縮）】 成人 注 1～2mg/kg/回を必要に応じてブドウ糖液で希釈し，血圧および心電図監視下10分間かけて静注（Max 150mg/回）
K保持性利尿薬	スピロノラクトン 細 錠 アルダクトン®A	50～100mg/日を分服，適宜増減。ただし，「原発性アルドステロン症の診断および症状の改善」のほかは他剤と併用することが多い
炭酸脱水素酵素抑制薬	アセタゾラミド 末 錠 注射用 ダイアモックス®	成人のみ 【緑内障】 末 錠 250mg～1g/日を分服，適宜増減 注射用 250mg～1g/日を分割して静注または筋注，適宜増減 【てんかん】 末 錠 250～750mg/日を分服，適宜増減 注射用 250～750mg/日を分割して静注または筋注，適宜増減 【肺気腫における呼吸性アシドーシスの改善，心性浮腫，肝性浮腫】 末 錠 250～500mg/回/日，適宜増減 注射用 250～500mg/回/日を静注または筋注，適宜増減 ※心性浮腫，肝性浮腫は 末 錠 のみ 【月経前緊張症】 末 錠 125～375mg/回/日，月経前5～10日間または症状が発現した日から。適宜増減

海外文献等
【血流のある頻拍】 乳児・小児・若者 初期量： 静注 骨髄内投与 5mg/kg（Max 300mg/日）を20〜60分かけて 急性治療中は最大総量の15mg/kgを2回まで投与可 【無脈性心室頻拍または心室細動】 乳児・小児・若者 静注 骨髄内投与 5mg/kg（Max 300mg/日）を急速投与 【頻脈性不整脈（接合部異所性頻拍を含む），発作性上室頻拍】 乳児・小児・若者 初期量： 内服 10〜15mg/kg/日を分1〜2，4〜14日間か不整脈の適切な管理ができる，あるいは顕著な副作用が生じる（数週間かけて5mg/kg/回/日まで減量）まで 不整脈が再発しない場合は最小効果用量（2.5mg/kg/日）まで減量 維持： 内服 1週間7日のうち5日間投与 初期量： 静注 5mg/kg/回（Max 300mg/回）を60分かけて（最大負荷投与量10mg/kg）（Max 15mg/kg/日）
小児 1〜3mg/kg/日あるいは50〜100mg/m²を分2〜3 （治療量でもコントロール不良の場合，4日以上の間隔をあけて8mg/kg/日あるいは200mg/m²/日まで増量可。）
【利尿】 新生児 1〜3mg/kg/日を12〜24時間毎 【利尿・高血圧】 小児 1〜3.3mg/kg/日あるいは60mg/m²を6〜12時間毎（Max 100mg/日） 【原発性アルドステロン症の診断】 小児 100〜400mg/日を分1〜2
乳児・小児・若者 【急性高山病の予防】 2.5mg/kg/回を12時間毎に前日あるいは当日から2〜3日間登山するかあるいは下山するまで，経口投与（Max 125mg/回） 【急性高山病の治療】 軽度：2.5mg/kg/回を8〜12時間毎（Max 250mg/回） 【緑内障】 12歳未満の小児 速放性 10〜30mg/kg/日を6〜8時間毎（Max 1,000mg/日），12歳以上の小児あるいは若者 15〜30mg/kg/日（Max 1,000mg/日）を速放性の場合は6〜8時間毎，徐放性カプセルの場合は1日2回 【浮腫】 5mg/kg/回を1日おきに朝投与 【てんかん，短期治療】 速放性 4〜16mg/kg/日を分3〜4（Max 30mg/kg/日あるいは1,000mg/日） 徐放性の使用は推奨されない

付録4　小児主要医薬品用量一覧

薬効		一般名/主な商品名	小児量・成人量
循環器用薬	炭酸脱水素酵素抑制薬	アセタゾラミド 末 錠 注射用 ダイアモックス® （つづき）	【メニエル病およびメニエル症候群】 末 錠 250～750mg/回/日，適宜増減 注射用 250～750mg/回/日を静注または筋注，適宜増減 【睡眠時無呼吸症候群】 錠 250～500mg/日を分服，適宜増減
	ループ系利尿薬	フロセミド 細 錠 注 キット 徐放力 ラシックス®，オイテンシン®	成人のみ 【高血圧症（本態性，腎性等），悪性高血圧，心性浮腫（うっ血性心不全），腎性浮腫，肝性浮腫，尿路結石排出促進，（以下，錠，細のみ）月経前緊張症，末梢血管障害による浮腫（注，キットのみ），脳浮腫】 細 錠 40～80mg/回/日，連日または隔日投与，適宜増減 注 キット （ラシックス®100mgを除く）20mg/回/日，静注または筋注，適宜増減 ※いずれも腎機能不全等の場合にはさらに大量に用いることもある。ただし，悪性高血圧に用いる場合は，通常，他の降圧剤と併用 【急性または慢性腎不全による乏尿】 ［ラシックス®100mg，「日医工」］20～40mg静注し，利尿反応のないことを確認後，100mg静注。投与後2時間以内に1時間あたり約40mL以上の尿量が得られない場合には用量を漸増し，その後症状により適宜増減（Max 500mg/回，1,000mg/日）。投与速度は4mg/分以下 【本態性高血圧症】 徐放力 40mg/回を1日1～2回，適宜増減
	ACE（アンジオテンシン変換酵素）阻害薬	エナラプリルマレイン酸塩 細 錠 エナラート®，レニベース®	【本態性高血圧症，腎性高血圧症，腎血管性高血圧症，悪性高血圧】 生後1カ月以上の小児 0.08mg/kgを1日1回，適宜増減（Max10mg/日） 成人 5～10mg/回/日，適宜増減。腎性・腎血管性高血圧症または悪性高血圧の患者は2.5mgからの投与開始が望ましい 【慢性心不全（軽症～中等症）（ジギタリス製剤，利尿剤等の基礎治療剤で十分な効果が認められない場合）】 ※ジギタリス製剤，利尿剤等と併用すること 成人 5～10mg/回/日，適宜増減。腎障害を伴う患者または利尿剤投与中の患者は2.5mg（初回量）からの投与開始が望ましい
		カプトプリル 細 錠 徐放力 カプトリル®，カプトリル®-R	成人のみ 【本態性高血圧症，腎性高血圧症，腎血管性高血圧症，悪性高血圧】 細 錠 37.5～75mg/日を分3，適宜増減。重症例でもMax 150mg/日 徐放力 18.75～37.5mg/回を1日2回，適宜増減。ただし，重症本態性高血圧症および腎性高血圧症の患者では18.75mg/回，1日1～2回から開始することが望ましい ※ 徐放力 本態性高血圧症，腎性高血圧症のみ適応

海外文献等
【偽脳腫瘍】 小児 15〜25mg/kg を分2〜3（Max 100mg/kg/日あるいは2,000mg/日） 若者 500mg/日を分2（Max 4,000mg/日）
【浮腫】 新生児 内服 1mg/日を分1〜2 　筋注 静注 在胎週数31週未満 1mg/kg/回を24時間毎，在胎週数31週以上 1〜2mg/kg/回を12〜24時間毎 　持続点滴：0.2mg/kg/時，12〜24時間毎に0.1mg/kg/時ずつ増量（Max 0.4mg/kg/時） 【肺浮腫】 新生児 1〜2mg/kg/回（生食2mLで希釈） 乳幼児・小児 経口 2mg/kg/回/日（効果不十分であれば1〜2mg/kg/回を6〜8時間毎に増量可）（Max 6mg/kg/回）， 　筋注 静注 1〜2mg/kg/回を6〜12時間毎 　持続点滴：0.05mg/kg/時
【高血圧】 新生児 0.04〜0.1mg/kg/日を24時間毎（最小量で開始し，効果が得られるまで数日毎に漸増） ※低血圧や乏尿の出現は開始量0.1mg/kgと関連している 【腎機能障害時の用量調節】 新生児 GFR＜30mL/分/1.73m^2 使用は推奨されない 【心不全】 乳児・小児・若者 初期量：内服 0.1mg/kg/日を分1〜2（最大量の0.5mg/kg/日まで増量する場合は2週間かけて行う） 【高血圧】 乳児・小児・若者 初期量：内服 0.08mg/kg/回/日（Max 5mg/日） 【蛋白尿，ネフローゼ症候群】 乳児・小児・若者 初期量：0.2mg/kg/日（効果があるまで4〜12週間隔で漸増）：用量の範囲：0.2〜0.6mg/kg/日（Max 20mg/日） アンジオテンシン受容体拮抗薬（ARB）を併用している場合 乳児・小児・若者 0.1〜0.16mg/kg/日と報告されている
新生児 適用できるデータには限界がある 【新生児の心不全（後負荷），高血圧】 未熟児 初期量：内服 0.01mg/kg/回を8〜12時間毎，漸増，出生後週数7日以下 初期量：内服 0.01mg/kg/回を8〜12時間毎，漸増，出生後週数7日より多い 初期量：内服 0.05〜0.1mg/kg/回を8〜12時間毎，最大量0.5mg/kg/回を6〜24時間毎にまで漸増 【心不全（後負荷）】 乳児・小児・若者 適用できるデータには限界がある ※初期量は適用量の最少量で，症候性高血圧の予防ができるまで漸増 乳児 内服 0.3〜2.5mg/kg/日を8〜12時間毎 小児・若者 0.3〜6mg/kg/日を8〜12時間毎（Max 150mg/日）：小児の試験での一般的な用量は0.9〜3.9mg/kg/日 【高血圧】 乳児 初期量：0.15〜0.3mg/kg/回。Max 6mg/kg/日を分1〜4まで漸増可，維持量：2.5〜6mg/kg/日 小児 初期量：0.3〜0.5mg/kg/回を8時間毎。必要に応じてMax 6mg/kg/日を分3まで漸増可（Max 450mg/日） 年長児 初期量：6.25〜12.5mg/回を12〜24時間毎。必要に応じてMax 6mg/日を分2〜4（Max 450mg/日） 若者 初期量：12.5〜25mg/回を8〜12時間毎。効果に応じて1〜2週間間隔で25mg/日まで増量可（Max 450mg/日） 18歳以上 25〜100mg/日を分2

付録4 小児主要医薬品用量一覧

薬効	一般名/主な商品名	小児量・成人量
循環器用薬 / ACE（アンジオテンシン変換酵素）阻害薬	リシノプリル水和物 錠 ロンゲス®	【高血圧症】 6歳以上 0.07mg/kg/回/日，適宜増減（Max 20mg/日） 成人 10〜20mg/回/日，適宜増減。ただし，重症高血圧症または腎障害を伴う高血圧症の患者では5mgから開始することが望ましい 【慢性心不全（軽症〜中等症）】 成人 ジギタリス製剤，利尿剤等の基礎治療剤と併用する。5〜10mg/回/日，適宜増減。ただし，腎障害を伴う患者では初回用量として2.5mgから開始することが望ましい ※用量はすべて無水物とする
αβ遮断薬	カルベジロール 錠 アーチスト®	成人のみ 【本態性高血圧症（軽症〜中等症），腎実質性高血圧症】 10mg錠，20mg錠 10〜20mg/回/日，適宜増減 【狭心症】 10mg錠，20mg錠 20mg/回/日，適宜増減 【虚血性心疾患または拡張型心筋症に基づく慢性心不全】 1.25mg/回，1日2回（食後）から開始。開始用量は年齢，症状によりさらに低用量も可。忍容性がある場合，1週間以上の間隔で段階的に増量。忍容性のない場合は減量。増減は必ず段階的に行い，1回投与量は1.25mg，2.5mg，5mgまたは10mgのいずれかとし，いずれも1日2回（食後）。維持量：2.5〜10mg/回を1日2回（食後），適宜増減 【頻脈性心房細動】 5mg/回/日から開始。効果不十分な場合は10mg/回/日，20mg/回/日へ段階増量。適宜増減（Max 20mg/回/日）
（AⅡ）アンジオテンシンⅡ受容体拮抗薬	バルサルタン 錠 口腔内崩壊錠 ディオバン®	6歳以上の小児 体重35kg未満 20mg/回/日（Max 40mg/日），体重35kg以上 40mg/回/日，適宜増減 成人 40〜80mg/回/日，適宜増減（Max 160mg/日） ※OD錠は唾液または水で飲み込む
サイアザイド系利尿薬	ヒドロクロロチアジド 錠 ヒドロクロロチアジド	成人のみ 1回25〜100mgを1日1〜2回
抗血小板薬	ジピリダモール 散 12.5mg錠 25mg錠 100mg錠 徐放力 注 ペルサンチン®	成人のみ 【狭心症，心筋梗塞（急性期を除く），その他の虚血性心疾患，うっ血性心不全】 散 12.5mg錠 25mg錠 25mg/回を1日3回，適宜増減 注 10mg/回を1日1〜3回，徐々に静注，適宜増減 【ワルファリンとの併用による心臓弁置換術後の血栓・塞栓の抑制】 25mg錠 100mg錠 300〜400mg/日を分3〜4，適宜増減 徐放力 150mg/回を1日2回，適宜増減 【ステロイドに抵抗性を示すネフローゼ症候群の尿蛋白減少】 25mg錠 100mg錠 300mg/日を分3，適宜増減 【慢性糸球体腎炎（ステロイドに抵抗性を示すネフローゼ症候群を含む）における尿蛋白減少】 徐放力 150mg/回を1日2回，適宜増減

海外文献等
【高血圧】 乳幼児 利用できるデータには限りがある。初回量：0.07〜0.1mg/kg/回/日，2週間以上の間隔で増量（Max 5mg/日）， 6歳未満 利用できるデータには限りがある。初回量：0.07〜0.1mg/kg/回/日（Max 5mg/日），1〜2週間かけて増量（Max 0.6mg/kg/日あるいは40mg/日），6歳以上の小児および若者 初回量：0.07〜0.1mg/kg/回/日（Max 5mg/日），1〜2週間かけて増量（Max 0.6mg/kg/日あるいは40mg/日） 【たんぱく尿（軽度のIgA腎症）】 4歳以上の小児および若者 利用できるデータには限りがある。初回量：0.2mg/kg/回/日（Max 10mg）7日間，その後0.4mg/kg/回/日（Max 20mg） 【腎保護（糖尿病あるいは腎実質性疾患）】 乳児・小児・若者 限られたデータを適用。初期量：0.1mg/kg/回/日（Max 5mg/日）
※薬物動態学的データより，3.5歳未満の小児ではカルベジロールの代謝が早いことが示されている 【心不全】 最適量は示されていない 報告されている平均の初期量： 内服 速放錠 0.075〜0.08mg/kg/回1日2回。2週間毎に50％増量可 通常の維持量： 内服 速放錠 0.3〜0.75mg/kg/回1日2回。通常，目標投与量に達するまで11〜14週間かける（Max 50mg/日）
【高血圧】 1〜5歳 適応データが限られている，体重8kg以上 0.4〜3.4mg/kg/回を分1（Max 18kg未満40mg/日，18kg以上80mg/日） 6〜16歳 1.3mg/kg/日を分1（Max 40mg/日） 17歳以上 80mg/日あるいは160mg/日を分1（Max 320mg/日）
【高血圧症】 1mg/kg/日を分1，Max 3mg/kg/日まで増量可（Max 50mg/日） 【浮腫】 2〜6カ月 1〜3mg/日を分1〜2，＞6カ月 1〜2mg/kg/日を分1〜2 （Max 2歳未満37.5mg/日，2〜12歳100mg/日，若者200mg/日）
小児 内服 3〜6mg/kg/日を分3

付録4　小児主要医薬品用量一覧

薬効		一般名/主な商品名	小児量・成人量
循環器用薬	Ca拮抗薬（ジヒドロピリジン系）	アムロジピンベシル酸塩 錠 口腔内崩壊錠 内用ゼリー ノルバスク®, アムロジン®	【高血圧症】 6歳以上 錠 口腔内崩壊錠 内用ゼリー 2.5mg/回/日，適宜増減（Max 5mg/日） 成人 2.5〜5mg/回/日，適宜増減。効果不十分な場合：10mg/回/日まで増量可 【狭心症】 成人 5mg/回/日，適宜増減 ※OD錠は唾液または水で飲み込む
		ニフェジピン 細 腸溶細 力 徐放力 錠 徐放錠 セパミット®, アダラート®, カサンミル®	成人のみ 力 錠 細 【本態性高血圧症，腎性高血圧症，狭心症】10mg/回を1日3回，適宜増減 徐放細 【本態性高血圧症，腎性高血圧症】10〜20mg/回を1日2回（食後），適宜増減 【狭心症】20mg/回を1日2回（食後），適宜増減 徐放力 徐放錠（CR錠以外） 【本態性高血圧症，腎性高血圧症】10〜20mg/回を1日2回。エマベリンLは10〜15mgを1日2回（食後）。いずれも適宜増減 【狭心症】20mg/回を1日2回。エマベリンLは15mg/回を1日2回（食後）。いずれも適宜増減 CR錠 【高血圧症】20〜40mg/回/日。10〜20mg/日から開始，必要に応じ漸次増量。40mg/日で効果不十分な場合は，40mg/回1日2回まで増量可 【腎実質性高血圧症，腎血管性高血圧症】20〜40mg/回/日。10〜20mg/日から開始，必要に応じ漸次増量 【狭心症，異型狭心症】40mg/回/日，適宜増減（Max 60mg/日）
	Ca拮抗薬	ベラパミル塩酸塩 錠 注 ワソラン®	【頻脈性不整脈（錠：心房細動・粗動，発作性上室性頻拍，注：発作性上室性頻拍，発作性心房細動，発作性心房粗動）】 小児 錠 3〜6mg/kg/日（Max 240mg/日）を分3，適宜減量 注 0.1〜0.2mg/kg/回（Max 5mg/回）を，必要に応じて生理食塩水またはブドウ糖注射液で希釈し，5分以上かけて徐々に静注。適宜増減 成人 錠 40〜80mg/回を1日3回，適宜減量 注 5mg/回，必要に応じて生理食塩水またはブドウ糖注射液で希釈し，5分以上かけて徐々に静注。適宜増減 【狭心症，心筋梗塞（急性期を除く），その他の虚血性心疾患】 成人 錠 40〜80mg/回を1日3回，適宜増減
鎮咳・去痰薬	中枢性鎮咳薬（非麻薬性）	デキストロメトルファン臭化水素酸塩水和物 シ 散 細 錠 注 メジコン®, アストマリ®	成人のみ 散 細 錠 15〜30mg/回を1日1〜4回，適宜増減 注 10mg/回/日を皮下注または筋注，適宜増減 シ 3カ月〜7歳 3〜8mL/日，8〜14歳 9〜16mL/日を分3〜4，適宜増減 成人 18〜24mL/日
		ジメモルファンリン酸塩 散 錠 シ シロップ用 アストミン®, ジメモルミン®	【上気道炎，肺炎，急性気管支炎，肺結核，珪肺および珪肺結核，肺癌，慢性気管支炎】 8〜14歳 散 錠 10mg/回を1日3回，適宜増減 15歳〜成人 散 錠 10〜20mg/回を1日3回，適宜増減 【上気道炎，急性気管支炎，肺炎】 小児 シ シロップ用 2歳未満 7.5〜11.25mg/日，2〜3歳 12.5〜20mg/日，4〜6歳 20〜27.5mg/日，7〜14歳 30〜35mg/日を分3，適宜増減。シロップ用は用時溶解する

海外文献等
小児 1～5歳 ある母集団薬物動態解析研究において，6歳未満の小児は6歳以上の小児に比べて体重当たりのクリアランスや分布容積が大きいことがわかっている。しかしこの研究では若年の小児の人数が少ない（n＝11）。開始用量として0.05～1mg/kg/日を投与していた1～6歳の8人の患児を対象にした，ある後ろ向き研究（n＝55）では，6～12歳（0.16±0.12mg/kg/日）および12～21歳（0.14±0.1mg/kg/日）の小児よりも1～6歳の小児では明らかに高用量（0.3±0.16mg/kg/日）を要していた。さらなる研究が必要である 6～17歳 製薬企業の推奨量は2.5～5mg/日を分1 筆者の推奨量は，0.06mg/kg/日を開始用量（Max 0.34mg/kg/日，10mg/日）
【高血圧緊急症】 0.1～0.25mg/kg/回（Max 10mg/回）を必要に応じて4～6時間毎 【高血圧（慢性期治療）】 0.25～0.5mg/日を分1～2，成人量（30～60mg/日）を超えない
1～15歳 静注 0.1～0.3mg/kg/回（Max 5mg/回），適切な効果が得られなければ30分毎に反復投与可，2回目の最大量は10mg/回 小児 内服 明確に設定されていない 4～8mg/kg/日を分3 あるいは，1～5歳 40～80mgを8時間毎，＞5歳 80mgを6～8時間毎
4歳未満 有効性及び安全性は十分に確立されていない 4～6歳 5mg/回を必要に応じ4時間毎，1日に6回まで，6～12歳 10mg/回を必要に応じ4時間毎，1日に6回まで，12歳以上 20mg/回を必要に応じ4時間毎，1日に6回まで
記載なし

鎮咳・去痰薬

付 4 中枢性鎮咳薬（非麻薬性）

付録4 小児主要医薬品用量一覧

薬効		一般名/主な商品名	小児量・成人量
鎮咳・去痰薬	中枢性鎮咳薬（非麻薬性）	チペピジンヒベンズ酸塩 散 錠 シ シロップ用 アスベリン®	1歳未満 5〜20mg/日，1〜2歳 10〜25mg/日，3〜5歳 15〜40mg/日を分3，適宜増減 成人 60〜120mg/日を分3，適宜増減
	気道粘膜修復薬	L-カルボシステイン 細 錠 シロップ用 5%シ 10%シ ムコダイン®，C-チステン	【去痰，慢性副鼻腔炎の排膿】 幼・小児 5%シ 30mg/kg/日を分3 シロップ用 10mg/kg/回を1日3回 成人 シロップ用 細 錠 10%シ 500mg/回を1日3回 いずれも適宜増減。シロップ用は用時懸濁する ※ 5%シ シロップ用 小児のみ滲出性中耳炎の排液にも適応
	気道分泌促進薬	ブロムヘキシン塩酸塩 細 錠 シ 吸入液 注 ビソルボン®	成人のみ 【去痰】 細 錠 シ 4mg/回を1日3回，適宜増減 吸入液 4mg/回を生理食塩液等で約2.5倍に希釈し，1日3回ネブライザーを用いて吸入，適宜増減 【去痰，気管支造影後の造影剤の排泄の促進】 注 4〜8mg/回を1日1〜2回，筋注または静注。適宜増減
	気道潤滑薬	アンブロキソール塩酸塩 細 錠 徐放錠 徐放口腔内崩壊錠 徐放力 シ 3%シロップ用 1.5%シロップ用 0.3%シロップ用 内用液 ムコソルバン®，アンブロキソール塩酸塩	【去痰】 幼・小児 シ 0.3%シロップ用 1.5%シロップ用 0.9mg/kg/日を分3，適宜増減 成人 徐放錠 徐放力 徐放口腔内崩壊錠 45mg/回/日。OD錠は唾液か水で飲み込む 【去痰，慢性副鼻腔炎の排膿】 成人 細 錠 3%シロップ用 内用液 15mg/回を1日3回，適宜増減 ※シロップ用はいずれも用時溶解
気管支拡張薬	キサンチン誘導体	テオフィリン 徐放顆 シ シロップ用 徐放シロップ用 徐放錠 徐放力 内用液 テオドール®，スロービッド®，アプネカット®	【気管支喘息，喘息性（様）気管支炎※，慢性気管支炎，肺気腫】 徐放錠 徐放力 徐放顆 ［50mg錠（テオロングのみ），100mg・200mg/錠・カプセル，顆粒（スロービッド，テオロング）］ 小児 100〜200mg/回を1日2回（朝，就寝前），適宜増減 成人 200mg/回を1日2回（朝，就寝前），適宜増減 気管支喘息について 成人 400mg/回/日，就寝前に投与可，適宜増減 【気管支喘息，喘息性（様）気管支炎※】 ［50mg錠（テオロング除く）・カプセル，顆粒（テオドール）］ 徐放錠 徐放力 徐放顆 小児 100〜200mg/回を1日2回（朝，就寝前），適宜増減 成人 200mg/回を1日2回（朝，就寝前），適宜増減 気管支喘息について 成人 400mg/回/日，就寝前に投与可，適宜増減 シ シロップ用 徐放シロップ用 小児 4〜8mg/kg/回を1日2回（朝，就寝前） 開始用量は年齢，症状，合併症等を考慮のうえ決定し，臨床症状等を確認しながら適宜増減。シロップ用は通常，用時，水に懸濁して投与するが，顆粒のまま投与も可 ※〈効能・効果に関連する使用上の注意〉 200mg製剤は小児の用法・用量を有しないため200mgを除く 喘息性（様）気管支炎：発熱を伴うことが多く，他の治療薬による治療の優先を考慮する。（テオフィリン投与中に発現した痙攣の報告は，発熱した乳幼児に多い） 〈用法・用量に関連する使用上の注意〉 投与中は，臨床症状等の観察や血中濃度のモニタリングを行うなど慎重に投与する。小児の気管支喘息に投与する場合の投与量，投与方法等については，

海外文献等
記載なし
記載なし
記載なし
記載なし
新生児 【未熟児無呼吸発作】 初期量：5～6mg/kg/回，維持量：2～6mg/kg/日を分2～3 【新生児気管支痙攣】 初期量：4.6mg/kg/回，維持量：生後24日未満の未熟児 1mg/kg/回を12時間毎，生後24日以上の未熟児 1.5mg/kg/回を12時間毎，満期出生児 1日量＝【(0.2×週齢)＋5】×体重(kg)を分3 **小児** 【急性症状】 初期量： 静注 4.6mg/kg， 経口 (速放製剤) 5mg/kg，維持量：目標血中濃度：10μg/mL 持続点滴：4～6週の乳児 1.5mg/kg/回，12時間毎，6～52週の乳児 投与量(mg/kg/時間)＝(0.008×週齢)＋0.21 1～9歳 0.8mg/kg/時間，9～12歳 0.7mg/kg/時間，12～16歳(非喫煙者) 0.5mg/kg/時間(Max 900mg/日)，12～16歳(喫煙者，マリファナ喫煙者) 0.7mg/kg/時間，16～18歳(非喫煙者) 0.4mg/kg/時間(Max 900mg/日) 心不全，肺性心，肝機能異常，多臓器不全を伴う敗血症の場合 初期量：0.2mg/kg/時間(Max) 【慢性症状】 内服 (速放製剤) 乳児 投与量(1日量)＝【(0.2×週齢)＋5】×体重(kg) 投与間隔 26週以下 8時間おきに3分割した量，26週 6時間おきに4分割した量 小児 1～15歳かつ45kg以下 初期量：1～3日目まで，12～14mg/kg/日を4～6時間毎に分割(Max 300mg/日)，4～6日目 16mg/kg/日を4～6時間毎に分割(Max 400mg/日)，維持量：20mg/kg/日を4～6時間毎に分割(Max 600mg/日)，1～15歳で＞45kgおよび16歳以上 初期量：1～3日目まで300mg/日を6～8時間毎に分割，4～6日目 400mg/日を6～8時間毎に分割，維持量：600mg/日を6～8時間毎に分割 または以下の方法 1～9歳未満 20～24mg/kg/日(Max 600mg/日)，9～12歳未満 16mg/kg/日(Max 600mg/日)，12～16歳 13mg/kg/日(Max 600mg/日)，＞12歳(喫煙者) 16mg/kg/日(Max 600mg/日)，＞16歳(非喫煙者) 10mg/kg/日(Max 600mg/日)

薬効	一般名/主な商品名	小児量・成人量
キサンチン誘導体	テオフィリン 徐放顆 シ シロップ用 徐放シロップ用 徐放錠 徐放力 内用液 テオドール®，スロービッド®，アプネカット® （つづき）	『小児気管支喘息治療・管理ガイドライン2012（日本小児アレルギー学会）』等，最新情報を参考に投与する。 1. テオフィリン1回投与量の目安（通常は1日2回） 6カ月未満：原則として投与しない，6カ月〜1歳未満：3mg/kg，1〜2歳未満：4〜5mg/kg，2〜15歳：4〜5mg/kg 2. 2歳以上の重症持続型の患児を除き，他剤で効果不十分な場合などに，患児の状態（発熱，痙攣）等を十分に観察するなど適用を慎重に検討し投与する。なお，2歳未満の熱性痙攣やてんかんなどのけいれん性疾患のある児には原則として推奨されない。 【気管支喘息，慢性気管支炎，肺気腫】 （ユニコン，ユニフィルLA，U錠「トーワ」） 徐放錠 成人 400mg/回/日（夕食後），適宜増減 【早産・低出生体重児における原発性無呼吸（未熟児無呼吸発作）】 内用液 初回量：4〜6mg/kg，維持量：2〜6mg/kg/日を分2〜3。臨床症状，血中濃度に応じて適宜増減（Max 15μg/mL）
気管支拡張薬　β刺激薬（β2選択性）	テルブタリン硫酸塩 細 錠 シ 注 テルブタリン硫酸塩，ブリカニール®	【気管支喘息，慢性気管支炎，喘息性気管支炎，気管支拡張症，肺気腫】 5歳以下の幼児 細 錠 1mg/回を1日3回，適宜増減 6歳以上の小児 細 錠 2mg/回を1日3回，適宜増減 成人 細 錠 4mg/回/回を1日3回，適宜増減 【気管支喘息，急性気管支炎，喘息様気管支炎】 幼小児 シ 0.225mg/kg/日を分3，適宜増減。 0.5〜1歳未満 1.5〜2mg/日，1〜3歳未満 2〜3mg/日，3〜5歳未満 3〜4mg/日，5〜7歳未満 4〜5mg/日 【気管支喘息】 5歳以下の幼児 注 0.05mg/回を皮下注，適宜増減 6歳以上の小児 注 0.1mg/回を皮下注，適宜増減 成人 注 0.2mg/回を皮下注，適宜増減
	サルブタモール硫酸塩 錠 吸入液 エアゾール ベネトリン®，サルタノール®	【気管支喘息，小児喘息，肺気腫，急・慢性気管支炎，肺結核，珪肺結核（錠のみ）】 錠 小児 0.3mg/kg/日（3〜4歳 3.6〜6mg，1〜2歳 2.4〜3.6mg，1歳未満 1.2〜2.4mg）を分3，適宜増減 成人 4mg/回，1日3回，症状の激しい場合：8mg/回，1日3回，適宜増減 吸入液 小児 0.5〜1.5mg/回を深呼吸しながら吸入器を用いて吸入，適宜増減 成人 1.5〜2.5mg/回，上記同 エアゾール 小児 100μg（1吸入）/回を吸入，適宜増減 成人 200μg（2吸入）/回，上記同 【気管支喘息，気管支炎，喘息様気管支炎】 シ 乳幼児 標準量：0.3mg/kg/日（3〜5歳 3.6〜6mg，1〜3歳 2.4〜3.6mg，1歳未満 1.2〜2.4mg）を分3，適宜増減

海外文献等
内服 (徐放製剤)
6～16歳未満かつ45kg以下の場合　初期量：1～3日目 12～14mg/kg/日（Max 300mg/日），4～6日目 16mg/kg/日（Max 400mg/日），維持量：20mg/kg/日（Max 600mg/日） 投与間隔 12時間型の徐放剤の場合：6歳以上 12時間おきに2分割した量 24時間型の徐放剤の場合：12歳以上 24時間毎に 6歳以上かつ＞45kgの場合または16歳以上の場合 12時間型の徐放剤の場合：初期量：1～3日目 300mg/日を12時間毎に分割，4～6日目 400mg/日を12時間毎に分割，維持量：600mg/日を12時間毎に分割 24時間型の徐放製剤の場合：12歳以上かつ＞45kgまたは16歳以上の場合　初期量：1～3日目 300～400mg/回/日，4～6日目 400～600mg/回/日，維持量：目標血中濃度を維持できる投与量 または以下の方法 6～9歳未満 20～24mg/kg/日（Max 600mg/日），9～12歳 16mg/kg/日（Max 600mg/日），＞12～16歳（非喫煙者）13mg/kg/日（Max 600mg/日），＞12歳（喫煙者）16mg/kg/日（Max 600mg/日），＞16歳（非喫煙者）10mg/kg/日（Max 600mg/日）
12歳未満　初期量：0.05mg/kg/回を8時間毎より開始し，0.15mg/kg/回へ徐々に増量(Max 5mg/日) 12歳以上　2.5～5mg/kg/回を6～8時間おきに(Max 12～15歳 7.5mg/日，＞15歳 15mg/日)
新生児 【気管支拡張】 エアゾール 90μg/回吸入。6時間毎 【喘息（急性期）】 エアゾール 1噴霧90μg 1～12歳（4歳未満についてはデータが限られている）4～8噴霧/回を20分おきに3回投与，その後は1～4時間毎 13～18歳　4～8噴霧/回を20分おきに4時間まで投与，その後は1～4時間毎 ネブライザー 乳児・小児　間欠投与：（2歳未満についてはデータが限られる）0.15mg/kg/回（最小投与量2.5mg）を20分おきに3回投与，その後0.15～0.3mg/kg/回を1～4時間毎に投与。10mg/回を超えない，13歳以上　間欠投与：2.5～5mg/回を20分おきに3回投与，その後は2.5～10mg/回を必要に応じて1～4時間間隔で投与 乳児・小児　持続投与：レジメンが様々できまった投与量は確立されていない NIHガイドライン→0.5mg/kg/時間 13歳以上　10～15mg/時間 【喘息（維持療法）】 エアゾール 1噴霧90μg 乳児・小児（4歳未満についてはデータが限られる）必要時に1回2噴霧4～6時間毎 ネブライザー（2歳未満についてはデータが限られる） 乳児・小児（5歳未満）0.63～2.5mg/回を4～6時間毎，5歳以上　1.25～5mg/回を4～8時間おき 【気管支痙攣治療】 エアゾール 1噴霧90μg 4歳以上　1～2噴霧/回を4～6時間おきに，またはデータは限られるが4～8噴霧/回を15～20分おきに3回投与，その後は1～4時間おきに投与 ネブライザー 2歳以上 10～15kg 1.25mg/回を1日3～4回，＞15kg 2.5mg/回を1日3～4回。またはデータは限られるが2.5mg/回を20分おきに3回投与，その後0.15～3mg/kg/回（Max 10mg）を1～4時間毎に

薬効		一般名/主な商品名	小児量・成人量
気管支拡張薬	β刺激薬（β2選択性）	サルブタモール硫酸塩 錠 吸入液 エアゾール ベネトリン®, サルタノール® （つづき）	
		クレンブテロール塩酸塩 顆 錠 スピロペント®	【気管支喘息，慢性気管支炎，肺気腫，急性気管支炎の気道閉塞性障害に基づく呼吸困難など諸症状の緩解】 5歳以上の小児 0.3μg/kg/回を1日2回（朝，就寝前）。頓用：0.3μg/kg/回。適宜増減 成人 20μg/回を1日2回（朝，就寝前）。頓用：20μg/回。適宜増減 ※頓用を反復しなければならない場合は，早急に医師の指示を受けさせる 【腹圧性尿失禁】 成人 20μg/回を1日2回（朝夕），適宜増減（Max 60μg/日）
		ツロブテロール 錠 シロップ用 貼 ホクナリン®	【気管支喘息，急性気管支炎，慢性気管支炎，肺気腫，（以下 錠 シロップ用 のみ）喘息性気管支炎，珪肺症，塵肺症】 シロップ用 小児 0.04mg/kg/日（標準量：0.5〜3歳未満 0.25〜0.5mg，3〜9歳未満 0.5〜1mg，9〜15歳 1〜2mg）を分2，用時溶解，適宜増減 錠 成人 1mg/回，1日2回，適宜増減 貼 小児 0.5〜3歳未満 0.5mg/回/日，3〜9歳未満 1mg/回/日，9歳以上 2mg/回/日を胸部，背部または上腕部のいずれかに貼付 貼 成人 2mg/回/日，上記同
		プロカテロール塩酸塩水和物 錠 シ 顆 シロップ用 エアゾール 吸入液 吸入用末 メプチン®	【気管支喘息，慢性気管支炎，肺気腫，急性気管支炎，（50μg錠を除く）喘息様気管支炎】 6歳未満の乳幼児 顆 シ シロップ用 1.25μg/kg/回を1日2回（朝・就寝前），ないしは3回（朝・昼・就寝前） 6歳以上の小児 顆 錠 シ シロップ用 25μg/回を1日1回（就寝前），ないしは2回（朝・就寝前） ※6歳未満の体重別1回投与量換算表は各添付文書参照（顆粒，シロップ，シロップ用） 成人 顆 錠 シ シロップ用 50μg/回を1日1回（就寝前），ないしは2回（朝・就寝前） いずれも適宜増減。シロップ用は用時溶解 【気管支喘息，慢性気管支炎，肺気腫】 小児 エアゾール 吸入用末 10μg/回 吸入液 10〜30μg/回 成人 エアゾール 吸入用末 20μg/回 吸入液 30〜50μg/回 いずれも適宜増減。吸入液は深呼吸しながらネブライザーを用いて吸入
消化器用薬	止瀉薬（収斂作用）	タンニン酸アルブミン 末 タンニン酸アルブミン	成人のみ 3〜4g/日を分3〜4，適宜増減
	止瀉薬（運動抑制作用）	ロペラミド塩酸塩 0.1%細 カ 0.05%細 錠 シロップ用 ロペミン®, ロペカルド®	【急性下痢症】 小児 0.05%細 シロップ用 0.02〜0.04mg/kg/日を分2〜3，適宜増減。シロップ用は用時溶解 【下痢症】 成人 錠 カ 0.1%細 1〜2mg/日を分1〜2，適宜増減

海外文献等
内服 速放錠 2～6歳 0.1～0.2mg/kg/回1日3回（Max 4mg/回），6～12歳 2mg/回1日3～4回，13歳以上 2～4mg/回1日3～4回 徐放錠 6歳以上 0.3～0.6mg/kg/日を分2（Max 8mg/日），13歳以上 4mg/回1日2回。8mg/回まで増量可 【運動によって引き起こされる気管支痙攣予防】 4歳未満についてデータは限られる エアゾール 1噴霧90μg 5歳未満 運動する5～20分前に1～2噴霧，5歳以上 運動する5～20分前に2噴霧
記載なし
記載なし
記載なし
記載なし
【急性下痢症】 2歳以上の小児および若者 13～21kg未満に相当する2～5歳 初回量：1mg，その後の軟便毎：1mg/回（Max 3mg/日） 21～27kgに相当する6～8歳 初期量：2mg，その後の軟便毎：1mg/回（Max 4mg/日） 27.1～43kgに相当する9～11歳 初期量：2mg，その後の軟便毎：1mg/回（Max 6mg/日） 12歳以上の小児および若者 初期量：4mg，その後の軟便毎：2mg/回（Max 8mg/日）

付録4 小児主要医薬品用量一覧

薬効	一般名/主な商品名	小児量・成人量
消化器用薬	H₂受容体拮抗薬 ファモチジン 散 錠 口腔内崩壊錠 注 注射用 ガスター®，ファモチジン	**成人のみ** 散 錠 口腔内崩壊錠 【胃潰瘍，十二指腸潰瘍，吻合部潰瘍，上部消化管出血（消化性潰瘍，急性ストレス潰瘍，出血性胃炎による），逆流性食道炎，Zollinger-Ellison症候群】 20mg/回を1日2回（朝食後，夕食後または就寝前），または40mg/回/日（就寝前），適宜増減。上部消化管出血では，通常注射剤で開始，内服可能になった後は内服に切り換える 【次の疾患の胃粘膜病変（びらん，出血，発赤，浮腫）の改善：急性胃炎，慢性胃炎の急性増悪期】 10mg/回を1日2回（朝食後，夕食後または就寝前）または20mg/回/日（就寝前），適宜増減 注 注射用 【上部消化管出血（消化性潰瘍，急性ストレス潰瘍，出血性胃炎による），Zollinger-Ellison症候群，侵襲ストレス（手術後に集中管理を必要とする大手術，集中治療を必要とする脳血管障害・頭部外傷・多臓器不全・広範囲熱傷）による上部消化管出血の抑制】 注 （ガスター）以下のいずれかで，適宜増減 ・20mg/回を生理食塩液またはブドウ糖注射液にて20mLに希釈し，1日2回（12時間毎），緩徐に静注。または輸液に混合して点滴静注 ・20mg/回を1日2回（12時間毎），筋注 （杏林，日新） 20mg/回を1日2回（12時間毎），緩徐に静注。または輸液に混合して点滴静注。適宜増減 注射用 以下のいずれかで，適宜増減 ・20mg/回を生理食塩液またはブドウ糖注射液20mLにて溶解し，1日2回（12時間毎），緩徐に静注。または輸液に混合して点滴静注。 ・20mg/回を注射用水1～1.5mLに溶解し，1日2回（12時間毎），筋注 〈注，注用共通〉 上部消化管出血およびZollinger-Ellison症候群 一般的に1週間以内に効果発現をみるが，内服可能となった後は内服に切り換える 侵襲ストレス（手術後に集中管理を必要とする大手術，集中治療を必要とする脳血管障害・頭部外傷・多臓器不全・広範囲熱傷）による上部消化管出血の抑制 術後集中管理または集中治療を必要とする期間（手術侵襲ストレスは3日間程度，その他の侵襲ストレスは7日間程度）の投与とする 【麻酔前投薬】 注 （ガスター）以下のいずれか ・20mg/回を麻酔導入1時間前に筋注 ・生理食塩液または日局ブドウ糖注射液にて20mLに希釈し，麻酔導入1時間前に緩徐に静注 （杏林，日新） 20mg/回を麻酔導入1時間前に緩徐に静注 注射用 以下のいずれか ・20mg/回を注射用水1～1.5mLに溶解し，麻酔導入1時間前に筋注 ・生理食塩液またはブドウ糖注射液20mLにて溶解し，麻酔導入1時間前に緩徐に静注

海外文献等
【胃食道逆流症（GERD）】 新生児 内服 0.5～1mg/kg/回/日 乳児・小児・若者 1～3カ月 0.5～1mg/kg/回/日，8週まで，3カ月～1歳 0.5～1mg/kg/回1日2回，8週まで，1～16歳 0.5～1mg/kg/回1日2回（Max 40mg/日） 【ストレス性潰瘍の予防】 新生児 静注 0.25～0.5mg/kg/回/日 内服が困難な患者 乳児 静注 0.25～0.5mg/回/日 1～16歳 0.25～0.5mg/kg/回を12時間毎（Max 20mg/回） 【消化性潰瘍】 乳児・小児・若者 1～16歳 内服 0.5～1mg/kg/日を就寝前あるいは1日2回（Max 40mg/日） 【分泌過剰】 乳児・小児・若者 内服 初回量：20mgを6時間毎，160mgを6時間毎まで増量可 【胸やけ・胃酸過多など（一般市販薬）】 若者 10～20mgを食事の15～60分前に1日2回

付録4　小児主要医薬品用量一覧

薬効		一般名/主な商品名	小児量・成人量
消化器用薬	H₂受容体拮抗薬	ロキサチジン酢酸エステル塩酸塩 徐放細 徐放力 注射用 アルタット®	徐放細 徐放力 【胃潰瘍，十二指腸潰瘍，吻合部潰瘍，逆流性食道炎，Zollinger-Ellison症候群】 小児 体重30kg未満 37.5mg/回，30kg以上 75mg/回を1日2回（朝食後，就寝前または夕食後）。適宜増減 成人 75mg/回を1日2回（朝食後，就寝前または夕食後）。Zollinger-Ellison症候群を除き150mg/回を1日1回（就寝前）も可。適宜増減 【麻酔前投薬】 小児 体重30kg未満 37.5mg/回，30kg以上 75mg/回を手術前日就寝前，手術当日麻酔導入2時間前の2回 成人 75mg/回を手術前日就寝前，手術当日麻酔導入2時間前の2回。150mg/回/日（手術前日就寝前）も可 【胃粘膜病変の改善（急性胃炎，慢性胃炎の急性増悪期）】 小児 体重30kg未満 37.5mg/回，30kg以上 75mg/回/日（就寝前または夕食後），適宜増減 成人 75mg/回/日（就寝前または夕食後），適宜増減 注射用 成人のみ 【上部消化管出血（消化性潰瘍，急性ストレス潰瘍，出血性胃炎による）】 75mg/回を生理食塩液またはブドウ糖注射液20mLにて溶解，1日2回（12時間毎），緩徐に静注。または輸液に混合して点滴静注。適宜増減。一般に1週間以内に効果発現をみるが，内服可能となった後は経口に切り換える 【麻酔前投薬】 75mg/回を生理食塩液またはブドウ糖注射液20mLにて溶解，麻酔導入1時間前に緩徐に静注
	胃炎・胃潰瘍治療薬（粘膜保護）	スクラルファート水和物 細 顆 内用液 アルサルミン®，シューアルミン®	成人のみ 細 顆 1〜1.2g/回を1日3回，内用液 10mL/回を1日3回。いずれも適宜増減
	止瀉薬（分解酵素薬）（乳糖分解酵素薬）	β-ガラクトシダーゼ（ペニシリウム）チラクターゼ 細 ミルラクト®	【乳児の乳糖不耐により生じる消化不良の改善】 乳児 0.125〜0.25g/回（50%細粒0.25〜0.5g），少量の水またはお湯（50℃以上にならないこと）で溶解し，哺乳時に投与 【経管栄養食，経口流動食等摂取時の乳糖不耐により生じる下痢等の改善】 摂取乳糖量10gに対して0.5g（50%細粒1g）を食餌とともに投与（適宜増減）
	止瀉薬（吸着作用）	天然ケイ酸アルミニウム 末 アドソルビン®	成人のみ 3〜10g/日を分3〜4，適宜増減
	肝機能改善薬	ウルソデオキシコール酸 顆 錠 ウルソ®	成人のみ 【胆道（胆管・胆のう）系疾患および胆汁うっ滞を伴う肝疾患，慢性肝疾患における肝機能の改善，小腸切除後遺症・炎症性小腸疾患における消化不良】 錠 顆 50mg/回を1日3回，適宜増減 【外殻石灰化を認めないコレステロール系胆石の溶解】 錠 顆 600mg/日を分3，適宜増減 【原発性胆汁性肝硬変における肝機能の改善】【C型慢性肝疾患における肝機能の改善】 錠 600mg/日を分3，適宜増減（Max 900mg/日）

海外文献等
記載なし
小児用量は確立されていない 40〜80mg/kg/日を6時間毎 【口内炎】 　5〜10mL（1g/10mL）：口ですすいで吐き出すか，または飲み込む，1日4回
記載なし
記載なし
【静脈栄養法による胆汁うっ滞】 新生児 治療：30mg/kg/日を分3，予防：生後3日目に5mg/kg/日を分4を開始し，経腸栄養法を開始する際に10mg/kg/日を分4まで増量。完全経腸栄養法の際には20mg/kg/日を分4まで増量 【胆道閉鎖症】 乳幼児　10〜15mg/kg/日を分1 【嚢胞性線維症における必須脂肪酸の肝代謝改善】 小児　30mg/kg/日を分2 【TPNによる胆汁うっ滞】 乳児・小児　30mg/kg/日を分3

薬効	一般名/主な商品名	小児量・成人量
消化器用薬 / 消化管運動促進薬	ドンペリドン 細 錠 口腔内崩壊錠 シロップ用 坐 ナウゼリン®	【以下の疾患および薬剤投与時の消化器症状（悪心，嘔吐，食欲不振，腹部膨満，上腹部不快感※，腹痛，胸やけ※，噯気※）】（※：シロップ用なし） 小児：周期性嘔吐症，乳幼児下痢症（シロップ用・坐剤），上気道感染症，抗悪性腫瘍剤投与時 小児 細 錠 口腔内崩壊錠 シロップ用 1〜2mg/kg/日を分3（食前），適宜増減（Max 30mg/日，6歳以上 Max 1mg/kg/日）。シロップ用は用時水で懸濁 坐 （10mg，30mg）3歳未満 10mg/回を1日2〜3回，3歳以上 30mg/回を1日2〜3回，直腸内投与。適宜増減 成人：慢性胃炎，胃下垂症，胃切除後症候群，抗悪性腫瘍剤またはレボドパ製剤投与時 成人 細 錠 口腔内崩壊錠 10mg/回（レボドパ製剤投与時5〜10mg/回）を1日3回（食前），適宜増減 ※OD錠は唾液または水で飲み込む 【以下の疾患および薬剤投与時の消化器症状（悪心，嘔吐，食欲不振，腹部膨満，上腹部不快感，胸やけ）：胃・十二指腸手術後，抗悪性腫瘍剤投与時】 成人 坐 （60mg）60mg/回を1日2回，直腸内投与。適宜増減
	メトクロプラミド 細 錠 シ 注 プリンペラン®，ペラプリン®	小児 シ 0.38〜0.53mg/kg（塩酸メトクロプラミド0.5〜0.7mg/kg）を分2〜3（食前），適宜増減） 成人 細 錠 シ メトクロプラミド7.67〜23.04mg/日（塩酸メトクロプラミド10〜30mg）を分2〜3（食前），適宜増減，注 7.67mg/回（塩酸メトクロプラミド10mg）を1日1〜2回，筋注または静注，適宜増減
	モサプリドクエン酸塩水和物 散 錠 ガスモチン®	成人のみ 【慢性胃炎に伴う消化器症状】 無水物として15mg/日を分3（食前または食後） 【経口腸管洗浄剤によるバリウム注腸X線造影検査前処置の補助】［ガスモチンのみ］ 経口腸管洗浄剤の投与開始時に無水物として20mgを経口腸管洗浄剤（約180mL）で投与。また，経口腸管洗浄剤投与終了後，無水物として20mgを少量の水で投与
潰瘍性大腸炎・クローン病治療薬	メサラジン 顆 錠 腸溶錠 注腸 坐 アサコール®，ペンタサ®	【潰瘍性大腸炎（重症を除く）】 小児 顆 錠 （250mg・500mg錠）30〜60mg/kg/日を分3（食後），適宜増減（Max 2,250mg/日） 成人 顆 錠 （250mg・500mg錠）1,500mg/日を分3（食後）。寛解期には，必要に応じて1日1回の投与として可。適宜増減（Max 2,250mg/日）。ただし，活動期には，必要に応じて4,000mg/日を分2で投与可。（400mg錠）2,400mg/日を分3（食後），活動期は3,600mg/日を分3（食後）。適宜減量 注腸 坐 1個（1g）/日。注腸剤は適宜減量 【クローン病】 小児 顆 錠 （250mg・500mg錠）40〜60mg/kg/日を分3（食後），適宜増減 成人 顆 錠 （250mg・500mg錠）1,500〜3,000mg/日を分3（食後），適宜減量
（浸透圧性）下剤	ラクツロース 散 シ シロップ用 内用ゼリー モニラック®，ピアーレ®，カロリール®	小児のみ 【便秘の改善】 散 0.33〜1.3g/kg/日を分3 シ （モニラック，ピアーレ，リフォロース），シロップ用 0.325〜1.3g/kg/日を分3。シロップ用は用時溶解 いずれも適宜増減

海外文献等
記載なし
【胃食道逆流】 新生児 適用できるデータには限界あり。0.1mg/kg/回を6時間毎 【胃ろう置換】 小児 6歳未満 0.1mg/kg/回, 6〜14歳 2.5〜5mg/回, 14歳以上 10mg/回 【胃食道逆流】 小児 0.1〜0.2mg/kg/回を6〜8時間毎（Max 10mg/回） 【術後の吐き気，嘔吐】 小児 静注 0.1〜0.5mg/kg/回（Max 10mg/回）
記載なし
【クローン病】 小児 利用できるデータには限りがある。内服 50〜100mg/kg/日を6〜12時間にわけて（Max 1g/回） 【潰瘍性大腸炎】 小児 利用できるデータには限りがある。30〜60mg/kg/日を6〜12時間にわけて（Max 4g/日） 年長児・若者 浣腸 4g/回/日就寝前, 坐 500mg/回/日就寝前
【便秘】 小児 1〜2g/kg/日を分割（Max 40g/日）

付録4 小児主要医薬品用量一覧

薬効	一般名/主な商品名	小児量・成人量
消化器用薬 / 下剤（浸透圧性）	ラクツロース 散 シ シロップ用 内用ゼリー モニラック®，ピアーレ®，カロリール® （つづき）	成人のみ 【高アンモニア血症に伴う次の症候の改善：精神神経障害，手指振戦，脳波異常】 散 19.5〜39g/日を分3 シ （ラクツロース「コーワ」※）18〜36g（30〜60mL）/日を分2〜3。（モニラック，ピアーレ，リフォロース）19.5〜39g（30〜60mL）/日を分3 シロップ用 19.5〜39g/日を分3，用時溶解 内用ゼリー ゼリー剤として48.1〜96.2g/日を分3 いずれも適宜増減 ※投与により下痢が惹起されることがあるので少量から開始して漸増し，1日2〜3回の軟便がみられる量を投与 【産婦人科術後の排ガス・排便の促進】 散 19.5〜39g/日を分2（朝夕） シ （モニラック，ピアーレ，リフォロース），シロップ用 19.5〜39g/日を分2（朝夕）。シロップ用は用時溶解 内用ゼリー ゼリー剤として48.1〜96.2g/日を分2（朝夕） いずれも適宜増減
ホルモン製剤 / 下垂体後葉ホルモン	デスモプレシン酢酸塩水和物 点鼻液 噴 口腔内崩壊錠 注 デスモプレシン，ミニリンメルト®	【尿浸透圧あるいは尿比重の低下に伴う夜尿症】 口腔内崩壊錠 デスモプレシンとして120μg/回/日（就寝前）から経口投与し，効果不十分な場合，240μg/回/日（就寝前）に増量可。水分摂取管理を考慮し，水なしで飲む。口の中（舌下）に入れると速やかに溶ける 【中枢性尿崩症】 小児 点鼻液 噴 （2.5）水和物として2.5〜5μg/回を1日1〜2回，鼻腔内投与。飲水量，尿量，尿比重，尿浸透圧により適宜増減 成人 点鼻液 噴 （（2.5）水和物として5〜10μg/回を1日1〜2回，鼻腔内投与。小児同様，適宜増減 口腔内崩壊錠 デスモプレシンとして60〜120μg/回を1日1〜3回。飲水量，尿量，尿比重，尿浸透圧により適宜増減（Max 240μg/回，720μg/日）。水分摂取管理を考慮し，水なしで飲む。口の中（舌下）に入れると速やかに溶ける。小児60μg投与で過量投与が懸念される場合，経鼻製剤の使用を考慮 【尿浸透圧あるいは尿比重の低下に伴う夜尿症】 噴 （10，0.01％「ILS」）水和物として10μg/回/日（就寝前）から鼻腔内に投与開始，効果不十分な場合，20μg/回/日（就寝前）に増量（Max 20μg/日） 【次の疾患の自然発生性出血，外傷性出血および抜歯時，手術時出血の止血管理：軽症・中等症血友病A（第Ⅷ因子凝固活性が2％以上の患者），TypeⅠ・TypeⅡAのvon Willebrand病】 注 1. 水和物として，血友病A：0.2〜0.4μg/kg，von Willebrand病：0.4μg/kgを生理食塩液約20mLに希釈，10〜20分かけて緩徐に静注 2. 術前投与の場合：予定の外科的処置の30分前に1と同様の方法で静注
ホルモン製剤 / 甲状腺ホルモン製剤	レボチロキシンナトリウム水和物 散 錠 チラーヂン®S	【乳幼児甲状腺機能低下症】 散 乳幼児 レボチロキシンナトリウムとして10μg/kg/回/日，適宜増減。未熟児 5μg/kg/回/日から開始，8日目から10μg/kg/回/日，適宜増減 【粘液水腫，クレチン病，甲状腺機能低下症（原発性および下垂体性），甲状腺腫】 成人 錠 レボチロキシンナトリウムとして25〜400μg/回/日。一般的な開始量：25〜100μg/回/日，維持量：100〜400μg/回/日を投与することが多い。適宜増減

海外文献等
【門脈体循環性脳症：予防】 乳児 1.7〜6.7g/日を分割 小児 26.7〜60g/日を分割
【尿崩症】 4歳以上の小児 錠 0.05mgを1日2回より開始（症状によって用量調節：0.1〜0.8mg/日） 3カ月以上の小児 点鼻 5μg/日（点鼻溶液として0.05mL/日）を1日1〜2回に分けて点鼻。症状によって用量調整：5〜30μg/日（点鼻溶液として0.05〜0.3mL/日）を日中の尿量によって，朝夕の用量は調節する
【先天性甲状腺機能低下症】 新生児・小児 10〜15μg/kg/回/日から開始する 小児 50μg/日を投与することも可能である 心不全・心発達障害がある患者 25μg/日に減量 血清T4濃度が5μg/dL以下の重度の甲状腺機能低下症患者 50μg/日（12〜17μg/kg/回）から開始する 1〜3カ月 錠 10〜15μg/kg/回/日 心不全・心発達障害がある場合 25μg/日までとする 3〜6カ月 8〜10μg/kg/日，6〜12カ月 6〜8μg/kg/日，1〜5歳 5〜6μg/kg/日，6〜12歳 4〜5μg/kg/日，12歳以上 発育不全の場合 2〜3μg/kg/日，それ以外は1.7μg/kg/日

薬効		一般名/主な商品名	小児量・成人量
ホルモン製剤	コルチゾン系	ヒドロコルチゾン 錠 コートリル®	【慢性副腎皮質機能不全，関節リウマチ，エリテマトーデス，ネフローゼ気管支喘息など】 成人 10〜120mg/日を分1〜4，適宜増減
		フルドロコルチゾン酢酸エステル 錠 フロリネフ®	【塩喪失型先天性副腎皮質過形成症，塩喪失型慢性副腎皮質機能不全（アジソン病）】 新生児，乳児 0.025〜0.05mg/日から開始，適宜増減 成人 0.02〜0.1mg/日を分2〜3，適宜増減

海外文献等
【気管支異形成】 出生48時間未満 注 1mg/kg/日を12時間毎投与。9〜12日間継続。続いて0.5mg/kg/日を12時間毎投与。3日間継続 【先天性副腎過形成】 新生児 初期量： 錠 10〜15mg/m²/日を1日3回に分割投与，高用量初期量： 錠 20mg/m²/日 幼児・小児 経口 初期量：10〜15mg/m²/日を分3（Max 20mg/m²/日），維持量：幼児 2.5〜5mg/回を1日3回，小児 5〜10mg/回を1日3回 【重症低血糖】 12〜15mg/kg/分以上の持続的ブドウ糖点滴が困難な場合 新生児 錠 注 5mg/kg/日を8〜12時間毎または1〜2mg/kg/回を6時間毎 【難治性低血圧・ショック】 新生児 注 3mg/kg/日を8時間毎に5日間または2mg/kg/日を12時間毎に1〜3時間または初期量2mg/kg，維持量2mg/kg/日を12時間毎に2日間 【急性副腎不全】 幼児・小児 注 筋注 1〜2mg/kg/日を急速静注後，25〜150mg/日を6〜8時間毎 【抗炎症作用】 幼児・小児 経口 2.5〜10mg/kg/日または75〜300mg/m²/日を6〜8時間毎， 注 筋注 1〜5mg/kg/日または30〜150mg/m²/日を12〜24時間毎 青年期 経口 注 筋注 15〜240mg/回を12時間毎 【敗血症性ショック】 幼児・小児 注 初期量：1〜2mg/kg/日で必要に応じて50mg/kg/日まで増量
【先天性副腎過形成】 新生児 0.05〜0.2mg/日を分1〜2 幼児・小児 0.05〜0.3mg/日を分1〜2

薬効		一般名／主な商品名	小児量・成人量
ホルモン剤	合成副腎皮質ホルモン	デキサメタゾン 錠 内用液 点眼液 眼軟膏 軟 クリーム ローション 口腔用軟膏 デカドロン®，レナデックス®，サンテゾーン®，デキサメサゾン®，オイラゾン®，アフタゾロン®	【内分泌疾患，リウマチ性疾患，膠原病，腎疾患，心疾患，アレルギー性疾患など】 小児 内用液 0.15～4mg／日を分1～4，適宜増減 成人 錠（デカドロン）内用液 0.5～8mg／日を分1～4，適宜増減 【抗悪性腫瘍薬（シスプラチン等）投与に伴う消化器症状（悪心・嘔吐）の場合】 成人 錠（デカドロン）4～20mg／日を分1～2（Max 20mg／日） 【多発性骨髄腫】 成人 錠（レナデックス）40mg／回／日，4日間。投与量・投与日数は，患者の状態および併用する他の抗悪性腫瘍薬により適宜減ずる 【外眼部および前眼部の炎症性疾患の対症療法（眼瞼炎，結膜炎，角膜炎，強膜炎，上強膜炎，前眼部ブドウ膜炎，術後炎症）】 眼軟膏 1～3回／日，適量塗布。適宜増減 点眼液 3～4回／日，1回1～2滴宛点眼。適宜増減 【湿疹・皮膚炎群（進行性指掌角皮症，女子顔面黒皮症，ビダール苔癬，放射線皮膚炎，日光皮膚炎を含む），皮膚そう痒症，虫さされ，乾癬】 軟 クリーム ローション 2～3回／日，適量を患部に塗布。適宜増減 【びらんまたは潰瘍を伴う難治性口内炎および舌炎】 口腔用軟膏 1～数回／日，適量を患部に塗布。適宜増減
		プレドニゾロン 散 錠 軟 クリーム 注 プレドニン®，プレドニゾロン	【慢性副腎皮質機能不全，関節リウマチ，エリテマトーデス，川崎病の急性期（重症であり，冠動脈障害の発生の危険がある場合），ネフローゼ，心疾患，気管支喘息など】 成人 散 錠 5～60mg／日を分1～4。適宜増減するが，悪性リンパ腫では抗悪性腫瘍剤との併用において100mg／m²／日（体表面積）まで投与可 川崎病の急性期：2mg／kg／日（Max 60mg）を分3。有熱期間は注射剤で治療し，解熱後に錠剤に切り替える 【湿疹・皮膚炎群（進行性指掌角皮症，女子顔面黒皮症，ビダール苔癬，放射線皮膚炎，日光皮膚炎を含む），皮膚そう痒症，薬疹・中毒疹】 軟 クリーム 1日1～数回，適量を患部に塗布。適宜増減 【外眼部および前眼部の炎症性疾患の対症療法（眼瞼炎，結膜炎，角膜炎，強膜炎，上強膜炎，前眼部ブドウ膜炎，術後炎症）】 成人 眼軟膏 1日数回，適量を塗布。適宜増減
	プレドニゾロン系	メチルプレドニゾロン 錠 メドロール®	【内分泌疾患，膠原病，アレルギー性疾患，血液疾患など】 成人 4～48mg／日を分1～4，適宜増減

海外文献等
【気道浮腫・抜管】 注 新生児 ※レジメンは症例によって変動している。抜管の4時間前に0.25mg/kg/回。その後、8時間毎に投与し計3回。または、0.5mg/kg/回を8時間毎。抜管1時間前まで管理。Max 1.5mg/kg/日 【気管支肺形成異常】 出生7日後以上 注 錠 初期量0.15mg/kg/日を1日2回に分割。3日かけて減量し7日間。10日間のデキサメタゾン総量0.89mg/kgとする。または、0.2mg/kg/回/日。3日間かけて減量し7日間または14日間。デキサメタゾン総量1.9mg/kgとする 幼児・小児 【高山病・高地脳浮腫】 錠 注 筋注 0.15mg/kg/回を6時間毎 【気道浮腫・抜管】 錠 注 筋注 0.5mg/kg/回を抜管6時間前より投与開始。その後、6時間毎に投与（Max 3mg/kg（または10mg）） 【制吐剤】 催吐作用のある化学療法施行時 通常量： 注 10mg/m²/回/日を化学療法1日目に投与。また、8〜14mg/m²/回を12時間毎投与が必要となる患者もいる （初期量： 注 10mg/m²。最大投与量20mg/回とし、その後、5mg/m²/回を6時間毎に投与する場合もある） 【抗炎症作用】 錠 注 筋注 0.02〜0.3mg/kg/日または0.6〜9mg/m²を6〜12時間に分けて投与 【重篤喘息発作】 錠 注 筋注 0.6mg/kg/回（Max 16mg/回） 【バクテリア髄膜炎：Hib】 幼児および小児 生後6週以上 注 0.15mg/kg/回を6時間毎。抗生物質療法の2〜4日目と併用 【脳水腫】 初期量： 錠 注 筋注 1〜2mg/kg/回/日、維持量： 錠 注 筋注 1〜1.5mg/kg/回を4〜6時間毎に分割投与（Max 16mg/日） 【クループ：擬膜性喉頭炎】 錠 注 筋注 0.6mg/kg/回/日（Max 16mg/回）
【気管支肺異形成症】 新生児・幼児 2mg/kg/日を1日2回に分割、5日間継続投与。続いて1mg/kg/回/日、3日間継続 【喘息】 12歳未満の小児 増悪期（救急治療または入院中処置）1〜2mg/kg/日を2回に分割投与（Max 6mg/日） 重篤発作時 1〜2mg/kg/日を1〜2回に分割して投与。3〜10日間継続（Max 60mg/日） 喘息発作抑制 長期投与0.25〜2mg/kg/回/日（Max 60mg/日） 12歳以上の小児・成人 増悪期 40〜80mg/日を1日1〜2回に分割投与 重篤発作時 40〜60mg/日を1日1〜2回に分割投与、3〜10日継続 喘息発作抑制 長期投与7.5〜60mg/回/日 抗炎症・免疫抑制 0.1〜2mg/kg/日を1日1〜4回に分割投与 【ネフローゼ症候群】 小児 初期量：2mg/kg/日または60mg/m²/日を1日1回投与（Max 60mg/日）。尿タンパクがなくなるまでまたは4〜6週間継続。維持量：0.1〜0.7mg/kg/回/日を1日おき 【抗炎症・免疫抑制】 小児 0.1〜2mg/kg/日を分1〜4
【喘息】 重篤発作 幼児・12歳未満 錠 注 1〜2mg/kg/日を1日1〜2回に分割投与。3〜10日継続投与（Max 60mg/日） 12歳以上の小児および青年期 錠 注 40〜60mg/kg/日を1日1〜2回に分割投与 長期投与 幼児・12歳未満 錠 0.25〜2mg/kg/回/日（Max 60mg/日）、12歳以上の小児・青年期 錠 7.5〜60mg/回/日 【抗炎症・免疫抑制】 幼児・小児・青年期 錠 注 0.5〜1.7mg/kg/日または5〜25mg/m²/日を6〜12時間毎に分割投与

付録4 小児主要医薬品用量一覧

薬効		一般名/主な商品名	小児量・成人量
ホルモン製剤	プレドニゾロン系	メチルプレドニゾロン 錠 メドロール® （つづき）	
	卵胞ホルモン（エストロゲン）	エストラジオール 錠 貼 外用ゲル ジュリナ®, エストラーナ®, ディビゲル®, ル・エストロジェル	【更年期障害および卵巣欠落症状に伴う次の症状：血管運動神経症状（Hot flushおよび発汗），腟萎縮症状※1，泌尿生殖器の萎縮症状※2】（※1 ジュリナ，※2 エストラーナ） 成人 錠 0.5mg/回/日。増量する場合は，1.0mg/回/日を投与可 貼 0.72mgを下腹部，臀部のいずれかに貼付し，2日毎に貼り替える 外用ゲル（ディビゲル）1mg/回/日を左右いずれかの大腿部もしくは下腹部に，約400cm²の範囲に塗布。副作用発現時は使用中止など適切処置 外用ゲル（ル・エストロジェル）2プッシュ/回/日（1.08mg）を両腕の手首から肩までの広い範囲に塗擦，適宜減量。減量する場合は，1プッシュ/回/日（0.54mg）を両腕の手首から肩までの広い範囲に塗擦 【閉経後骨粗鬆症】 成人 錠 1.0mg/回/日 貼 0.72mgを下腹部，臀部のいずれかに貼付し，2日毎に貼り替える 【性腺機能低下症，性腺摘出または原発性卵巣不全による低エストロゲン症】 小児 貼 0.09mgから開始。下腹部，臀部のいずれかに貼付し，2日毎に貼り替える。その後，0.18mg，0.36mg，0.72mgへ段階的に増量 成人 貼 0.72mgから開始。下腹部，臀部のいずれかに貼付し，2日毎に貼り替え，症状に応じ増減
泌尿器用剤	蓄尿障害治療薬	オキシブチニン塩酸塩 錠 貼 ポラキス®, ネオキシ®	【次の疾患または状態における頻尿，尿意切迫感，尿失禁：神経因性膀胱，不安定膀胱（無抑制収縮を伴う過緊張性膀胱状態）】 成人 錠 2～3mg/回を1日3回，適宜増減 【過活動膀胱における尿意切迫感，頻尿および切迫性尿失禁】 成人 貼 73.5mg（本剤1枚）/回/日を下腹部，腰部または大腿部のいずれかに貼付し，24時間毎に貼り替える
		プロピベリン塩酸塩 細 錠 バップフォー®	成人 20mg/回/日（食後），適宜増減。効果不十分の場合は，20mgを1日2回まで増量可
骨粗鬆症・骨代謝改善	活性型ビタミンD₃製剤	アルファカルシドール 散 錠 カ 内用液 アルファロール®, ワンアルファ®	【次の疾患におけるビタミンD代謝異常に伴う諸症状（低カルシウム血症，テタニー，骨痛，骨病変等）の改善：慢性腎不全，副甲状腺機能低下症，ビタミンD抵抗性クル病・骨軟化症，未熟児※1】 【骨粗鬆症】※2 患者の血清カルシウム濃度の十分な管理のもとに投与量を調整 小児 骨粗鬆症※2：0.01～0.03μg/kg/回/日，適宜増減 骨粗鬆症以外の疾患：0.05～0.1μg/kg/回/日，適宜増減 未熟児※1：0.008～0.1μg/kg/回/日，適宜増減 成人 慢性腎不全，骨粗鬆症※2：0.5～1.0μg/回/日，適宜増減 副甲状腺機能低下症，その他のビタミンD代謝異常に伴う疾患：1.0～4.0μg/回/日，適宜増減 ※1「未熟児」の適応は内用液のみ ※2「骨粗鬆症」の適応はカプセル3μgにはない

海外文献等
パルス療法： 注 15～30mg/kg/回/日，3日間継続（Max 1,000mg/回） 【ループス腎炎】 小児・青年期 高用量パルス療法： 注 30mg/kg/回または600～1,000mg/m^2/回を3日間継続（Max 1,000mg/回） 【脊髄損傷：急性期】 小児・青年期 注 30mg/kgを15分で点滴，45分後5.4mg/kg/時間。持続点滴を23時間施行 【ニューモシスティス肺炎：中程度～重症感染】 幼児・小児 注 1mg/kg/回を6時間毎，1～7日間継続。その後，1mg/kg/回1日2回を8，9日目，0.5mg/kg/回1日2回を10，11日目，1mg/kg/回/日を12～16日目に投与する 青年期 注 30mg/回1日2回，1～5日間継続。その後，6～10日目30mg/回/日，11～21日目15mg/回/日 【移植片対宿主病】 幼児・小児・青年期 注 1～2mg/kg/回/日
【性腺機能低下症】 12歳以上 錠 5μg/kg/回/日を6～12カ月。6～12カ月毎に5μg/kg/日ずつ増量（Max 20μg/kg/日または2mg/日）
速放錠 1～5歳 0.2mg/kg/回を1日2～3回， 5歳以上 5mg/回を1日2～3回 徐放錠 6歳以上 5mgを分1（Max 20mg/日）
記載なし
記載なし

薬効	一般名/主な商品名	小児量・成人量
骨粗鬆症・骨代謝改善	ビタミンK₂製剤 メナテトレノン カ 注 シ ケイツー®，グラケー®	【ビタミンKの欠乏による次の疾患および症状】 新生児低プロトロンビン血症，分娩時出血 カ（5mg）妊婦 分娩1週間前から20mg/日，連日投与 抗生物質投与中に起こる低プロトロンビン血症 カ（5mg）成人 20mg/日を分2（朝・夕食後） クマリン系殺鼠剤中毒時に起こる低プロトロンビン血症 カ（5mg）成人 40mg/日を分2（朝・夕食後）。症状，血液凝固能検査結果に応じて適宜増減 胆道閉塞・胆汁分泌不全による低プロトロンビン血症，分娩時出血，クマリン系抗凝血薬投与中に起こる低プロトロンビン血症 注 成人 10～20mg/回/日，静注 新生児低プロトロンビン血症 注 生後ただちに1～2mg/回を静注。症状に応じて2～3回，反復静注 クマリン系殺鼠剤中毒時に起こる低プロトロンビン血症 注 20mg/回，静注。症状，血液凝固能検査結果に応じて40mg/日まで増量 【新生児出血症および新生児低プロトロンビン血症の治療】 シ 2mg/回/日。症状に応じて6mgまで増量 【新生児・乳児ビタミンK欠乏性出血症の予防】 シ 初回：出生後，哺乳の確立を確かめてから2mg/回。2回目：生後1週間または産科退院時のいずれか早い時期に2mg/回，3回目：生後1カ月時に2mg/回 【骨粗鬆症における骨量・疼痛の改善】 カ（15mg）成人 45mg/日を分3（食後）
ビタミン製剤	ビタミンB₆製剤 ピリドキシン塩酸塩 末 散 錠 注 アデロキシン®，ビーシックス	1.【ビタミンB₆欠乏症の予防および治療（薬物投与によるものを含む。たとえばイソニアジド）】 2.【ビタミンB₆の需要が増大し，食事からの摂取が不十分な際の補給（消耗性疾患，妊産婦，授乳婦等）】 3.【ビタミンB₆依存症（ビタミンB₆反応性貧血等）】 4.【次の疾患のうちビタミンB6の欠乏または代謝障害が関与すると推定される場合：（1）口角炎，口唇炎，舌炎（2）急・慢性湿疹，脂漏性湿疹，接触皮膚炎（3）末梢神経炎（4）放射線障害（宿酔）】※ 成人 末 散 錠 10～100mg/日，適宜増減 成人 注 10～100mg/日を1～2回に分けて皮下・筋注または静注，適宜増減。 〈全剤共通〉極めてまれであるが，依存症の場合には，より大量を用いる必要のある場合もある ※効能・効果4について，効果がないのに月余にわたって漫然と使用すべきでない
抗凝固薬・造血	鉄剤 溶性ピロリン酸第二鉄 シ インクレミン®	次の1日量を3～4回に分服，適宜増減 1歳未満 溶性ピロリン酸第二鉄として100～200mg/日，1～5歳 150～500mg/日，6～15歳 500～750mg/日
電解質製剤	経口電解質製剤 ナトリウム・カリウム・マグネシウム配合剤 顆 ソリタ®-T配合顆粒	【軽症または中等症の体液異常喪失時の電解質の補給・補正】（2号） 【軽症または中等症の脱水症および手術後の回復期における電解質の補給・維持】（3号） 1包4.0gを用時100mLの水または微温湯に撹拌溶解する 小児 20～100mL/回，1日8～10回（2～3時間毎），適宜増減 成人 100mL/回，1日数回，患者の口渇に応じて投与，適宜増減
低リン血症薬	経口リン酸製剤 リン酸二水素ナトリウム一水和物・無水リン酸水素二ナトリウム 錠 顆 ビジクリア®，ホスリボン®	【大腸内視鏡検査の前処置における腸管内容物の排除】 成人 錠 大腸内視鏡検査開始の4～6時間前から5錠/回ずつ，約200mLの水とともに15分毎に計10回（計50錠）投与 【低リン血症】 顆 リンとして20～40mg/kg/日を目安とし，数回に分割。以後，適宜増減（Maxリンとして3,000mg/日）

海外文献等
記載なし
十分な摂取量：1カ月〜6カ月未満 0.1mg（0.01mg/kg），6カ月〜12カ月 0.3mg（0.03mg/kg） 推奨日用量：1〜3歳 0.5mg，4〜8歳 0.6mg，9〜13歳 1mg，14〜18歳 男性1.3mg 女性1.2mg 【ピリドキシン依存】 てんかん発作時：幼児および小児 初期投与：50〜100mg/日，静注が望ましい，維持期：経口投与が望ましい，一般的に50〜100mg/日。治療範囲として10〜200mg/日に増減 【薬剤起因性ピリドキシン欠乏症（イソニアジド・サイクロセリン慢性使用）】 HIV非罹患 幼児および小児 1mg/kg 通常10〜50mg/日，思春期 30mg/日
記載なし
記載なし
1〜6カ月 指定平均必要量：3.2mmol/日，7〜12カ月 指定平均必要量：8.9mmol/日，1〜3歳 1日許容量：14.8mmol/日，指定平均必要量：12.3mmol/日，4〜8歳 1日許容量：16.1mmol/日，指定平均必要量：13.1mmol/日，9〜18歳 1日許容量：40.3mmol/日，指定平均必要量：34mmol/日，19〜30歳 1日許容量：22.6mmol/日，指定平均必要量：18.7mmol/日 ※1mmolのリン酸＝31mgのリン，1mgのリン＝0.032mmolのリン酸

付録4 小児主要医薬品用量一覧

薬効		一般名/主な商品名	小児量・成人量
抗血栓薬	抗凝固薬（経口）	ワルファリンカリウム 顆 錠 細 ワーファリン®, ワルファリンK	本剤は，血液凝固能検査（プロトロンビン時間およびトロンボテスト）の検査値に基づいて，投与量を決定し，血液凝固能管理を十分に行いつつ使用する薬剤である。初回投与量を1日1回経口投与した後，数日間かけて血液凝固能検査で目標治療域に入るように用量調節し，維持投与量を決定する。ワルファリンに対する感受性には個体差が大きく，同一個人でも変化することがあるため，定期的に血液凝固能検査を行い，維持投与量を必要に応じて調節する。抗凝固効果の発現を急ぐ場合には，初回投与時へパリン等の併用を考慮する **小児 維持量**：12カ月未満 0.16mg/kg/日，1歳以上15歳未満 0.04～0.10mg/kg/日 **成人 初期量**：1～5mg/回/日
痛風・高尿酸血症治療薬	尿酸降下薬（尿酸生成抑制）	アロプリノール 細 錠 リボール®, ザイロリック®	【次の場合における高尿酸血症の是正：痛風，高尿酸血症を伴う高血圧症】 成人 200～300mg/日を分2～3（食後），適宜増減
糖尿病用薬	SU薬（スルホニル尿素薬）（第三世代）	グリメピリド 錠 口腔内崩壊錠 アマリール®	【2型糖尿病（ただし，食事療法・運動療法のみで十分な効果が得られない場合に限る）】 初期量：0.5～1mg/日より開始，維持量：1～4mg/日，いずれも分1～2（朝または朝夕，食前または食後）。適宜増減（Max 6mg/日）。OD錠は唾液または水で飲み込む
	BG（ビグアナイド）薬	メトホルミン塩酸塩 錠 グリコラン®, メトグルコ®	【2型糖尿病】※ （グリコラン®, ネルビス®, メデット®,「SN」,「トーワ」錠250mg（MTを除く），「JG」錠250mg（MTを除く）） 成人 初期量：500mg/日から開始し，分2～3（食後），維持：効果を観察しながら決める（Max 750mg/日） （メトグルコ®, 他，上記以外） 10歳以上の小児 初期量：500mg/日より開始し，分2～3（食直前または食後），維持：効果を観察しながら決めるが，通常500～1,500mg/日。適宜増減（Max 2,000mg/日） 成人 初期量：500mg/日より開始し，分2～3（食直前または食後），維持量：効果を観察しながら決めるが，通常750～1500mg/日。適宜増減（Max 2,250mg/日） ※ただし，以下のいずれかの治療で十分な効果が得られない場合に限る。 (1) 食事療法・運動療法のみ (2) 食事療法・運動療法に加えてスルホニルウレア剤を使用

海外文献等
幼児・小児 INRを2〜3に維持する 初期量：1日目 0.2mg/kg（INR 1〜1.3）（Max 10mg/回） 肝機能不全・フォンタン術後：0.1mg/kgとする 負荷投与：2〜4日目 INR 1.1〜1.3：初期量と同量 INR 1.4〜1.9：初期量の50％量 INR 2〜3：初期量の50％量 INR 3.1〜3.5：初期量の25％量 INR 3.5以上：服用を中止し，INR 3.5以下となり次第，中止前の50％用量で再開する 維持量：5日目以降 INR 1.1〜1.4：以前の投与量の20％増量用量 INR 1.5〜1.9：以前の投与量の10％増量用量 INR 2〜3：投与量変更不要 INR 3.1〜3.5：以前の投与量の10％減量用量 INR 3.5以上：服用を中止し，INR 3.5以下となり次第，中止前の20％減量した用量で再開する
【化学療法施行1，2日目：高尿酸血症による腎障害予防】 10歳以下の小児 2〜3mg/kg/日を分2〜3または200〜300m²/kg/日を分2〜4（Max 800mg/日） 他の方法として， 6歳以下 150mg/日を分2〜3，6〜10歳 300mg/日を分2〜3，10歳以上 600〜800mg/日を分2〜3
記載なし
10〜16歳 500mg/回を1日2回。投与量増加は1週間かけて，500mg/日ずつ行う（Max 2,000mg/日） 17歳以上 500mg/回を1日2回。投与量の増加は1週間かけて500mg/日ずつ行う（Max 2,250mg/日）。2,000mg/日を超えた場合，1日3回に分割して服用するのが望ましい

付録4 小児主要医薬品用量一覧

薬効	一般名/主な商品名	小児量・成人量
免疫抑制薬	カルシニューリン阻害薬	シクロスポリン 細 力 内用液 注 点眼液 ネオーラル®, サンディミュン®, パピロック®	細 力 内用液 【次の臓器移植における拒絶反応の抑制：腎移植, 肝移植, 心移植, 肺移植, 膵移植, 小腸移植】（※サンディミュンは「小腸移植」なし） 腎移植 移植1日前から9〜12mg/kg/日を分2（サンディミュンは分1〜2），以後2mg/kg/日ずつ減量。維持量：4〜6mg/kg/日, 適宜増減 肝移植 移植1日前から14〜16mg/kg/日を分2, 以後徐々に減量, 維持量：5〜10mg/kg/日, 適宜増減 心移植, 肺移植, 膵移植 移植1日前から10〜15mg/kg/日を分2, 以後徐々に減量, 維持量：2〜6mg/kg/日, 適宜増減 小腸移植 14〜16mg/kg/日を分2, 以後徐々に減量。維持量：5〜10mg/kg/日, 適宜増減。ただし，通常移植1日前から注射剤で投与を開始し，内服可能後は速やかに経口投与に切り換える 【骨髄移植における拒絶反応および移植片対宿主病の抑制】 移植1日前から6〜12mg/kg/日を分2（サンディミュンは分1〜2），3〜6カ月間継続, その後徐々に減量し中止 【ベーチェット病（眼症状のある場合）, およびその他の非感染性ぶどう膜炎※（既存治療で効果不十分であり, 視力低下のおそれのある活動性の中間部または後部の非感染性ぶどう膜炎に限る）】（サンディミュンは「その他の非感染性ぶどう膜炎」なし） 5mg/kg/日を分2（サンディミュンは分1〜2），以後1カ月毎に1〜2mg/kg/日ずつ減量または増量。維持量：3〜5mg/kg/日, 適宜増減 【尋常性乾癬（皮疹が全身の30％以上に及ぶものあるいは難治性の場合），膿疱性乾癬, 乾癬性紅皮症, 関節症性乾癬】 5mg/kg/日を分2, 効果がみられた場合は1カ月毎に1mg/kg/日ずつ減量, 維持量：3mg/kg/日, 適宜増減 【再生不良性貧血（重症），赤芽球癆】 6mg/kg/日を分2, 適宜増減。罹病期間6カ月未満の患者が望ましい 【ネフローゼ症候群（頻回再発型あるいはステロイドに抵抗性を示す場合）】 頻回再発型 小児 2.5mg/kg/日, 成人 1.5mg/kg/日, 分2, 適宜増減 ステロイド抵抗性 小児 5mg/kg/日, 成人 3mg/kg/日, 分2, 適宜増減 【全身型重症筋無力症（胸腺摘出後の治療において, ステロイド剤の投与が効果不十分, または副作用により困難な場合）】（サンディミュンを除く） 5mg/kg/日を分2。効果がみられた場合は徐々に減量, 維持量：3mg/kg, 適宜増減 【アトピー性皮膚炎（既存治療で十分な効果が得られない患者）】（サンディミュンを除く） 成人 3mg/kg/日を分2, 適宜増減（Max 5mg/kg/日） 1.【次の臓器移植における拒絶反応の抑制：腎移植, 肝移植, 心移植, 肺移植, 膵移植, 小腸移植】 2.【骨髄移植における拒絶反応および移植片対宿主病の抑制】 注 腎移植, 骨髄移植, 心移植, 肺移植, 膵移植：移植1日前から3〜5mg/kg/日, 肝移植, 小腸移植：移植1日前から4〜6mg/kg/日。それぞれ生理食塩液またはブドウ糖注射液で100倍に希釈し点滴静注。内服可能となった後はできるだけ速やかに経口投与に切り換える 【春季カタル（抗アレルギー剤が効果不十分な場合）】 点眼液 1滴/回, 1日3回点眼

海外文献等
【移植】 小児・成人 サンディミュン 内服 1回用量は注射3回用量と同量 小児・成人 初期量：注 5～6mg/kg/回（内服の1/3量），臓器移植の4～12時間前に投与，維持量：注 2～10mg/kg/日を1日8～24時間間隔で投与 ※可能な限り内服薬に切り替えて投与する 小児・成人 初期量：錠 14～18mg/kg/回を臓器移植4～12時間前に投与，腎移植後の患者に投与する場合，低用量（10～14mg/kg/回）から開始する，維持量・術後：錠 5～15mg/kg/日を12～24時間毎に分割投与。3～10mg/kg/日に漸減していく ネオラル 腎移植 小児・成人 錠 9mg/kg/日（変動範囲6～12mg/kg/日）を12時間毎に分割投与 肝移植 小児・成人 錠 8mg/kg/日（変動範囲4～12mg/kg/日）を12時間毎に分割投与 心臓移植 小児・成人 錠 7mg/kg/日（変動範囲4～10mg/kg/日）を12時間毎に分割投与

付録4　小児主要医薬品用量一覧

薬効	一般名/主な商品名	小児量・成人量
免疫抑制薬 カルシニューリン阻害薬	タクロリムス水和物 顆 錠 (0.5・1・1.5・3・5mg) カ (0.5・1・5mg) 徐放カ 注 点眼液 軟 プログラフ®，グラセプター®，タリムス®，プロトピック®	【次の臓器移植における拒絶反応の抑制】 顆 錠 カ ※1 **腎移植　初期量**：移植2日前から術後初期は0.15mg/kg/回を1日2回。以後，徐々に減量。**維持量**：0.06mg/kg/回，1日2回。適宜増減 **肝移植　初期量**：0.15mg/kg/回，1日2回。以後，徐々に減量。**維持量**：0.10mg/kg/日。適宜増減 **心移植　初期量**：0.03〜0.15mg/kg/回，1日2回。拒絶反応発現後に投与開始する場合：0.075〜0.15mg/kg/回，1日2回。以後，適宜増減し安定後は徐々に減量。**維持量**：有効最少量 **肺移植　初期量**：0.05〜0.15mg/kg/回，1日2回。以後，適宜増減し安定後は徐々に減量。**維持量**：有効最少量 **膵移植，小腸移植　初期量**：0.15mg/kg/回，1日2回。以後，徐々に減量。**維持量**：有効最少量 注 ※2 **腎移植，肝移植**　0.10mg/kg/回 **心移植，肺移植**　0.05mg/kg/回 **膵移植，小腸移植**　0.10mg/kg/回 いずれも生理食塩注射液またはブドウ糖注射液で希釈して24時間かけて点滴静注。内服可能後は速やかに経口投与に切り換える 【骨髄移植における拒絶反応および移植片対宿主病の抑制】 顆 錠 カ ※1 **移植1日前〜移植初期**：0.06mg/kg/回を1日2回。以後，徐々に減量。移植片対宿主病発現後に投与開始する場合：0.15mg/kg/回を1日2回。適宜増減 注 ※2 移植1日前から0.03mg/kg/回，24時間かけて点滴静注。移植片対宿主病発現後に投与開始する場合：0.10mg/kg/回，24時間かけて点滴静注。いずれも生理食塩注射液またはブドウ糖注射液で希釈。内服可能後は速やかに経口投与に切り換える 【次の臓器移植における拒絶反応の抑制：腎・肝・心・肺・膵・小腸移植】，【骨髄移植における拒絶反応及び移植片対宿主病の抑制】 徐放カ ※1（グラセプター） **腎移植**　移植2日前より0.15〜0.20mg/kg/回/日（朝）。以後，適宜増減 **肝移植**　術後初期は0.10〜0.15mg/kg/回/日（朝）。以後，適宜増減 **プログラフ経口製剤から切り換える場合（腎・肝・心・肺・膵・小腸移植，骨髄移植）**　切り換え時には同一1日用量を1日1回（朝）投与 【重症筋無力症】 **成人**　顆 錠 （0.5〜3mg）カ （0.5・1mg）3mg/回/日（夕食後） 【関節リウマチ（既存治療で効果不十分な場合に限る）】 **成人**　錠 （0.5〜3mg）カ （0.5・1mg）3mg/回/日（夕食後）。高齢者は1.5mg/回/日（夕食後）から開始，3mg/回/日まで増量可 【ループス腎炎（ステロイド剤の投与が効果不十分，または副作用により困難な場合）】 **成人**　カ （プログラフカプセル0.5・1mg）3mg/回/日（夕食後） 【難治性（ステロイド抵抗性，ステロイド依存性）の活動期潰瘍性大腸炎（中等症〜重症に限る）】 **成人**　錠 カ 初期は0.025mg/kg/回，1日2回（朝・夕食後）。以後2週間，目標血中トラフ濃度を10〜15ng/mLとし，血中トラフ濃度をモニタリングしながら投与量を調節。投与開始後2週以降は，目標血中トラフ濃度を5〜10ng/mLとし投与量を調節 【多発性筋炎・皮膚筋炎に合併する間質性肺炎】 **成人**　カ （プログラフカプセル0.5・1mg）初期は0.0375mg/kg/回，1日2回（朝・夕食後）。以後，目標血中トラフ濃度を5〜10ng/mLとし，血中トラフ濃度をモニタリングしながら投与量を調節

海外文献等
小児 肝移植 初期量： 錠 0.15〜02mg/kg/日を12時間毎に分割投与 心移植 初期量： 錠 0.1〜0.3mg/kg/日を12時間毎に分割投与 腎移植 初期量： 錠 0.2〜0.3mg/kg/日を12時間毎に分割投与 小児 肝移植 注 0.03〜0.05mg/kg/日を持続点滴 心移植 注 0.01〜0.03mg/kg/日を持続点滴 腎移植 注 0.06mg/kg/日を持続点滴 【対宿主移植片病変予防】 初期量：0.03mg/kg/日を持続点滴

薬効	一般名/主な商品名	小児量・成人量
カルシニューリン阻害薬	タクロリムス水和物 顆 錠（0.5・1・1.5・3・5mg） カ（0.5・1・5mg） 徐放カ 注 点眼液 軟 プログラフ®，グラセプター®，タリムス®，プロトピック®（つづき）	※1 経口投与時の吸収は一定しておらず，患者個人差があるので，副作用・拒絶反応・移植片対宿主病を防ぐため，トラフレベル（trough level）の血中濃度を参考に投与量を調節する．特に移植直後あるいは投与開始直後は頻回な血中濃度測定が望ましい（顆粒・錠・カプセル）/血中濃度測定を行うこと（徐放カプセル）．血中トラフ濃度が20ng/mLを超える期間が長い場合，副作用が発現しやすくなるので注意する ※2 注射剤の血中濃度は患者で個人差があるので，副作用・拒絶反応・移植片対宿主病の発現を防ぐため，患者状況に応じ血中濃度を測定し，投与量を調節する．特に移植直後あるいは投与開始直後は頻回な血中濃度測定が望ましい 【春季カタル（抗アレルギー剤が効果不十分な場合）】 点眼液 用時よく振り混ぜたのち，1滴/回，1日2回点眼 【アトピー性皮膚炎】 軟（0.03％）小児 1日1～2回，適量を患部に塗布（Max 5g/回）．年齢により適宜減量．1回あたりの最大塗布量 2～5歳（体重20kg未満）1g，6～12歳（体重20kg以上50kg未満）2～4g，13歳以上（体重50kg以上）5g 軟（0.1％）成人 1日1～2回，適量を患部に塗布（Max 5g/回）
免疫抑制薬 代謝拮抗薬	アザチオプリン 錠 イムラン®	【次の臓器移植における拒絶反応の抑制：腎移植，肝移植，心移植，肺移植】耐薬量および有効量は患者によって異なるので，最適の治療効果を得るために，用量の注意深い増減が必要である 腎移植の場合：小児，成人 初期量：2～3mg/kg/日相当量，維持量：0.5～1mg/kg/日相当量 肝，心および肺移植の場合：小児，成人 初期量：2～3mg/kg/日相当量，維持量：1～2mg/kg/日相当量 【ステロイド依存性のクローン病の緩解導入および緩解維持ならびにステロイド依存性の潰瘍性大腸炎の緩解維持】 小児，成人 1～2mg/kg/日相当量（通常，成人には50～100mg/日） 【治療抵抗性の次のリウマチ性疾患：全身性血管炎（顕微鏡的多発血管炎，ウェゲナ肉芽腫症，結節性多発動脈炎，Churg-Strauss症候群，大動脈炎症候群等），全身性エリテマトーデス（SLE），多発性筋炎，皮膚筋炎，強皮症，混合性結合組織病，および難治性リウマチ性疾患】 小児，成人 1～2mg/kg/日相当量，適宜増減（Max 3mg/kg/日）
	ミコフェノール酸モフェチル カ 懸濁用散 セルセプト®	【腎移植後の難治性拒絶反応の治療（既存の治療薬が無効または副作用等のため投与できず，難治性拒絶反応と診断された場合）】 【次の臓器移植における拒絶反応の抑制：腎移植，心移植，肝移植，肺移植，膵移植】 腎移植の場合 腎移植後の難治性拒絶反応の治療：成人 1,500mg/回，1日2回，12時間毎（食後）．適宜増減 腎移植における拒絶反応の抑制：小児 300～600mg/m²/回，1日2回，12時間毎（食後）．適宜増減（Max 2,000mg/日） 成人 1,000mg/回，1日2回，12時間毎（食後）．適宜増減（Max 3,000mg/日） 心移植，肝移植，肺移植，膵移植における拒絶反応の抑制の場合 成人 500～1,500mg/回，1日2回，12時間毎（食後）．耐薬量および有効量は患者によって異なるので用量の注意深い増減が必要 <用法・用量に関連する使用上の注意> ・重度の慢性腎不全患者の投与量は1,000mg/回，1日2回まで ・懸濁用散は，曝露を最小限とするため慎重に懸濁液調製を行う．カプセル投与が困難な患者のみに使用．懸濁液の投与量等は添付文書等参照

海外文献等
【自己免疫性肝炎】 小児・青年期 初期量： 錠 0.5mg/kg/回/日 必要に合わせて2mg/kg/回まで増量できる。有効性が認められれば，低用量1～1.5mg/kg/日にて長期投与可能 【炎症性腸疾患】 幼児・小児・青年期 錠 2～2.5mg/kg/回/日（一般的に1～3mg/kg/回/日で使用されている）（Max 4mg/kg/日または200mg/日） 【免疫性血小板減少症】 2歳以上の小児・青年期 維持量： 錠 2～2.5mg/kg/日 【若年性関節リウマチ・若年性特発性関節炎】 小児・青年期 錠 2～2.5mg/kg/回/日 【ループス腎炎】 小児・青年期 錠 2～2.5mg/kg/回/日 【若年性重症筋無力症】 小児・青年期 錠 1～3mg/kg/回/日 【臓器移植後】 小児・青年期 初期量： 錠 3～5mg/kg/回/日，維持量： 錠 1～3mg/kg/回/日 【ブドウ膜炎】 小児・青年期 初期量： 錠 2.4mg/kg/回/日
【腎移植】 生後3カ月以上の幼児・小児・青年期 体表面積1.25～1.5m² 錠 カ 750mg/回1日2回，体表面積1.5m²以上 錠 カ 1,000mg/回1日2回 【ループス腎炎】 小児・成人 初期量： 錠 300～600mg/m²/回1日2回投与（Max 3,000mg/日），維持量： 錠 初期投与300～600mg/m²/回1日2回投与（Max 2,000～3,000mg/日） 【ネフローゼ症候群】 小児・成人 頻回再発 錠 カ 600mg/m²/回1日2回。12カ月継続（Max 2,000mg/日）または12.5～18mg/kg/回（Max 2,000mg/日） 1～2年かけて漸減していく 【ステロイド依存（ステロイド補助効果）】 600mg/m²/回1日2回。少なくとも12カ月継続する（Max 2,000mg/日）または12～18mg/kg/回1日2回（Max 2,000mg/日）

付録4　小児主要医薬品用量一覧

薬効		一般名/主な商品名	小児量・成人量
免疫抑制薬	代謝拮抗薬	ミゾリビン 錠 口腔内崩壊錠 ブレディニン®	【腎移植における拒否反応の抑制】 初期量：2〜3mg/kg/日を分1〜3，維持量：1〜3mg/kg/日を分1〜3。耐薬量および有効量は患者によって異なるので，用量の注意深い増減が必要 【原発性糸球体疾患を原因とするネフローゼ症候群（副腎皮質ホルモン剤のみでは治療困難な場合に限る。また，頻回再発型のネフローゼ症候群を除く）】 【ループス腎炎（持続性蛋白尿，ネフローゼ症候群または腎機能低下が認められ，副腎皮質ホルモン剤のみでは治療困難な場合に限る）】 成人 50mg/回を1日3回。ただし，腎機能の程度により減量等を考慮する。なお，本剤の使用以前に副腎皮質ホルモン剤が維持投与されている場合には，その維持用量に本剤を上乗せして用いる。症状により副腎皮質ホルモン剤の用量は適宜減量 【関節リウマチ（過去の治療において，非ステロイド性抗炎症剤，さらに他の抗リウマチ薬の少なくとも1剤により十分な効果の得られない場合に限る）】 成人 50mg/回を1日3回，適宜増減。腎機能の程度により減量等を考慮する
高インスリン血性低血糖症	高インスリン血性低血糖症治療薬	ジアゾキシド カ ジアゾキシド	1歳未満の乳児 8〜15mg/kg/日を分2〜3，8あるいは12時間毎。ただし，投与開始時は5〜10mg/kg/日を分2〜3 1歳以上の幼小児および成人 3〜8mg/kg/日を分2〜3，8あるいは12時間毎。ただし，投与開始時は3〜5mg/kg/日を分2〜3 なお，いずれの場合も，血糖値に応じて適宜増減（Max 20mg/kg/日）
尿素サイクル異常症	尿素サイクル異常症用薬	フェニル酪酸ナトリウム 顆 錠 ブフェニール®	体重20kg以上の小児および成人 9.9〜13.0g/m²（体表面積）/日を3〜6回に分割し，食事または栄養補給とともに，もしくは食直後に経口投与 体重20kg未満の新生児，乳幼児および小児 450〜600mg/kg/日を3〜6回に分割し，食事または栄養補給とともに，もしくは食直後に経口投与 投与は少量より開始し，患者の状態，血中アンモニア濃度，血漿中アミノ酸濃度等を参考に適宜増減。また，食事制限および必須アミノ酸補給等の十分な栄養管理下に投与する
その他 カルニチン欠乏症	カルニチン欠乏是正作用薬	レボカルニチン塩化物 錠 内用液 注 エルカルチン®	錠 小児 30〜120mg/kg/日を分3，適宜増減，成人 1.8〜3.6g/日を分3，適宜増減 内用液 小児 25〜100mg/kg/日を分3，適宜増減，成人 1.5〜3g/日を分3，適宜増減 注 50mg/kg/回を3〜6時間毎，緩徐に静注（2〜3分）または点滴静注。適宜増減（Max 300mg/kg/日）。血液透析に伴うカルニチン欠乏症に対しては，10〜20mg/kgを透析終了時に，透析回路静脈側に注入（静注），適宜増減
抗悪性腫瘍薬	アルキル化薬（ナイトロジェンマスタード類）	シクロホスファミド水和物 末（経口用） 錠 注射用 エンドキサン®	末（経口用） 錠 末 は溶解して使用。 ［調製法］100mg※（1瓶）あたり5mLの精製水等を，シリンジを用いてバイアル内に注入し薬剤を溶解。シリンジを用いて薬液を回収し，投薬瓶に移した後，単シロップで10mLに調製 ※以下，用量表記は無水物換算 【多発性骨髄腫，悪性リンパ腫，急性白血病，神経腫瘍など】【（他の抗腫瘍剤と併用）慢性リンパ性白血病，慢性骨髄性白血病，咽頭癌，胃癌など】 成人 単独使用：100〜200mg/日（無水物換算，以下同），適宜増減。他の抗腫瘍剤と併用：単独使用に準じ，適宜減量 【治療抵抗性の次のリウマチ性疾患：全身性エリテマトーデス，全身性血管炎，多発性筋炎/皮膚筋炎，強皮症，混合性結合組織病，および血管炎を伴う難治性リウマチ性疾患】

海外文献等
記載なし
新生児 初期量：10mg/kg/日を8時間毎，維持量：5〜15mg/kg/日を8時間毎 幼児 初期量：10mg/kg/日を8時間毎，維持量：5〜20mg/kg/日を8時間毎 小児 初期量：3mg/kg/日を8時間毎，維持量：3〜8mg/kg/日を8〜12時間毎
新生児 300〜600mg/kg/日を分4〜6 幼児・小児 20kg未満 300〜600mg/kg/日を分4〜6（Max 20g/日），20kg以上 9.9〜13g/m²/日を分4〜6（Max 20g/日）
新生児・幼児・小児・青年期 初期欠乏症 初期量：内服 50mg/kg/日を3〜4時間毎に分割投与，50〜100mg/kg/日まで症状に合わせて用量調節（Max 3,000mg/日） 代謝性疾患ではない他の先天性欠乏症 初期量：内服 50mg/kg/日を3〜4時間毎投与，50〜100mg/kg/日まで症状に合わせて徐々に増量（Max 300mg/kg/日または3,000mg/日）
小児・青年期（血液学的問題がない患者） 初期量：注 錠 2〜8mg/kg/日または60〜250mg/m²/日または 注 40〜50mg/kg（1.5〜1.8g/m²）を2〜5日に分割（投与量は各プロトコルによって異なる） 維持量：小児 錠 2〜5mg/kgまたは50〜150mg/m²を週2回， 錠 青年期1〜5mg/kg/日， 注 小児，青年期 10〜15mg/kg（350〜500mg/m²）を7〜10日間又は3〜5mg/kg（110〜185mg/m²）を2週間 【全身性エリテマトーデス】 小児 注 500〜750mg/m²を毎月（Max 1g/m²） 【小児リウマチ様関節炎・若年性慢性関節リウマチ／全身性血管炎】 小児 注 10mg/kgを2週間毎 【骨髄移植】 移植前処置 小児 注 50mg/kg/回/日，3〜4日間継続 【ネフローゼ症候群】 錠 副腎皮質ステロイドで不成功だった場合，2〜3mg/kg/日を毎日。12週間継続する

薬効	一般名/主な商品名	小児量・成人量
抗悪性腫瘍薬	アルキル化薬（ナイトロジェンマスタード類）	シクロホスファミド水和物 末（経口用） 錠 注射用 エンドキサン®（つづき） 成人 50〜100mg/日，適宜増減 【ネフローゼ症候群】（副腎皮質ホルモン剤治療で効果不十分な場合） 小児 2〜3mg/kg/日を8〜12週間。適宜増減（Max 100mg/日，原則として総投与量は300mg/kgまで） 成人 50〜100mg/日を8〜12週間，適宜増減 注射用 ［調製法］100mgあたり5mLの生理食塩液，注射用水等を加えて溶解。静脈内等へのワンショット投与は，溶液が低張となるため注射用水を使用しない。点滴静注は，溶解後適当な補液で希釈する 【多発性骨髄腫，悪性リンパ腫，肺癌，急性白血病，神経腫瘍など】【（他の抗悪性腫瘍剤と併用）慢性リンパ性白血病，慢性骨髄性白血病，咽頭癌など】 成人 単独使用：○100mg/回/日を連日静注，患者が耐えられれば200mg/日に増量○総量3,000〜8,000mgを投与。効果が認められれば長期間持続。白血球数減少時は2〜3日おきに投与，正常1/2以下に減少時は一時休薬し再び継続投与○間欠的には300〜500mgを週1〜2回，静注。必要に応じ筋肉内，胸腔内，腹腔内または腫瘍内に注射または注入○病巣部を灌流する主幹動脈内に200〜1,000mg/日を急速に，あるいは持続的に点滴注入か，体外循環利用で1,000〜2,000mg/回を局所灌流により投与も可○以上，適宜増減 他の抗悪性腫瘍剤と併用：単独使用に準じ，適宜減量。悪性リンパ腫に用いる場合，750mg/m²/回/日（体表面積，以下同）を間欠的に静注。適宜増減 【乳癌】（手術可能例における術前，あるいは術後化学療法） ドキソルビシン塩酸塩と併用 1クール：600mg/m²/回/日を静注後，20日間休薬。4クール反復。適宜減量。エピルビシン塩酸塩と併用 1クール：600mg/m²/回/日を静注後，20日間休薬。4〜6クール反復。適宜減量。エピルビシン塩酸塩，フルオロウラシルと併用 1クール：500mg/m²/回/日を静注後，20日間休薬。4〜6クール反復。適宜減量 【褐色細胞腫】 成人 ビンクリスチン硫酸塩，ダカルバジンと併用 750mg/m²/回/日を静注後，20日間以上休薬。これを反復。適宜減量 【造血幹細胞移植の前治療】 成人 急性白血病，慢性骨髄性白血病，骨髄異形成症候群 60mg/kg/回/日を2〜3時間かけて点滴静注，連日2日間投与。重症再生不良性貧血 50mg/kg/回/日を2〜3時間かけて点滴静注，連日4日間投与。悪性リンパ腫 50mg/kg/回/日を2〜3時間かけて点滴静注，連日4日間投与。適宜減量。 遺伝性疾患：①Wiskott-Aldrich症候群，Hunter病など 50mg/kg/回/日を2〜3時間かけて点滴静注，連日4日間投与。または60mg/kg/回/日を2〜3時間かけて点滴静注，連日2日間投与。適宜減量。②Fanconi貧血 総投与量40mg/kg（5〜10mg/kgを4日間）を超えない 【治療抵抗性の次のリウマチ性疾患：全身性エリテマトーデス，全身性血管炎，多発性筋炎/皮膚筋炎，強皮症，混合性結合組織病，および血管炎を伴う難治性リウマチ性疾患】 小児 500mg/m²/回/日を静注。原則，投与間隔は4週間。適宜増減 成人 500〜1,000mg/m²/回/日を静注。原則，投与間隔は4週間。適宜増減
	代謝拮抗薬（葉酸代謝拮抗薬）	メトトレキサート 錠 力 注 注射用 メソトレキセート®，メトレート®，リウマトレックス® 【関節リウマチ】 錠（2mg） 力 6mg/週を1回または2〜3回に分割。分割の場合，初日から2日目にかけて12時間間隔。1回または2回分割は残りの6日間，3回分割は残りの5日間，休薬。1週間毎に繰り返す。適宜増減（Max 16mg/週） 【関節症状を伴う若年性特発性関節炎】 錠（2mg） 力 4〜10mg/m²/週を1回または2〜3回に分割。分割の場合，初日から2日目にかけて12時間間隔。1回または2回分割は残りの6日間，3回分割は残りの5日間，休薬。1週間毎に繰り返す。適宜増減

海外文献等

【急性リンパ球性白血病】
小児
強化療法：注 1,000mg/m² を1週目1日目24時間以上かけて投与。2週目の1日目20mg/m²筋注。2週を1クールとし，12クール実施

または，注 5,000mg/m² を24時間持続投与。これを8，22，36，50日目にロイコボリン補助と共に施行

暫定的維持量（増量：併用レジメン）：錠 15mg/m² を0，7，14，21，28，35日目施行
注 100mg/m² を0，10，20，30，40日目施行

維持療法：筋注 20mg/m² を週1回，25〜130週施行
錠 20mg/m² を週1回，7，14，21，28，35，42，49，56，63，70，77日目に施行

薬効	一般名/主な商品名	小児量・成人量
抗悪性腫瘍薬	代謝拮抗薬（葉酸代謝拮抗薬） メトトレキサート 錠 力 注 注射用 メソトレキセート®，メトレート®，リウマトレックス® （つづき）	【急性白血病，慢性リンパ性白血病，慢性骨髄性白血病】注射用；メトトレキサート通常療法 錠 （2.5mg） 注射用 ※ 幼児 1.25〜2.5mg/日，小児 2.5〜5mg/日，成人 5〜10mg/日，それぞれ1週間に3〜6日投与・注射，適宜増減。注射用のみ：白血病の髄膜浸潤による髄膜症状（髄膜白血病）には0.2〜0.4mg/kg/回を髄腔内に2〜7日毎に1回注射 【絨毛性疾患】注射用；メトトレキサート通常療法 成人 錠（2.5mg） 注射用 ※ 1クール5日間とし10〜30mg/日を投与・注射，休薬7〜12日間，適宜増減。前回投与で副作用が現れたら休薬 【乳癌】CMF療法 成人 注射用 ※ 1クール（標準量）：シクロホスファミド65mg/m²/日を14日間連日経口投与，本剤40mg/m²/日およびフルオロウラシル500mg/m²/日を1日目と8日目に静注。4週毎に繰り返す。適宜増減。前回投与で副作用が現れたら減量または休薬 【肉腫】メトトレキサート・ロイコボリン救援療法 注 注射用 ※（50mg）100〜300mg/kg/回/週，約6時間で点滴静注，その後ロイコボリン投与※1。本剤の投与間隔は1〜4週間。適宜増減 【急性白血病，悪性リンパ腫】メトトレキサート・ロイコボリン救援療法 注 注射用 ※（50mg）30〜100mg/kg/回/週，約6時間で点滴静注，その後ロイコボリン投与※1。本剤の投与間隔は1〜4週間。適宜増減 ※1 ロイコボリンは，メトトレキサート投与終了3時間目より15mg/回を3時間間隔で9回静注，以後6時間間隔で8回静注または筋注。メトトレキサートの副作用が現れたらロイコボリン増量し投与期間延長。適宜増減 【胃癌に対するフルオロウラシルの抗腫瘍効果の増強】メトトレキサート・フルオロウラシル交代療法 成人 注射用 ※（50mg）100mg/m²/回（3mg/kg）を静注後，1〜3時間後にフルオロウラシル600mg/m²/回（18mg/kg）を静注または点滴静注。その後ロイコボリン投与※2。本療法の間隔は1週間。適宜増減 ※2 ロイコボリンは，メトトレキサート投与後24時間目より15mg/回を6時間間隔で2〜6回（メトトレキサート投与後24，30，36，42，48，54時間目），静注または筋注あるいは経口投与。メトトレキサートの副作用が現れたらロイコボリン増量し投与期間延長。適宜増減 【尿路上皮癌】M-VAC療法 成人 注射用 ※ 1クール（標準量）：治療1，15，22日目に本剤30mg/m²，2，15，22日目にビンブラスチン硫酸塩3mg/m²，2日目にドキソルビシン塩酸塩30mg（力価）/m²およびシスプラチン70mg/m²を静注。4週毎に繰り返す。適宜減量。前回投与で副作用が現れたら減量または休薬 ※ 注射用5mg，50mgは，静脈内，髄腔内または筋肉内に注射。また，必要に応じて動脈内または腫瘍内に注射。調製法は添付文書等参照
アレルギー用剤	抗ヒスタミン薬（第一世代） dl-クロルフェニラミンマレイン酸塩 散 錠 シ 注 d-クロルフェニラミンマレイン酸塩 散 錠 シロップ用 徐放錠 注 クロルフェニラミンマレイン酸塩 注 ポララミン®，ネオマレルミンTR，クロダミン，クロール・トリメトン®	成人のみ dl-クロルフェニラミンマレイン酸塩として 散 錠 シ 2〜6mg/回，1日2〜4回，適宜増減，注 5〜10mg/回，1日1〜2回，皮下・筋注または静注，適宜増減 d-クロルフェニラミンマレイン酸塩として 散 錠 シ シロップ用 2mg/回，1日1〜4回，適宜増減。シロップ用は用時溶解。徐放錠 6mg/回，1日2回，適宜増減，注 5mg/回/日，皮下・筋注または静注，適宜増減 ※ 散 錠 シ シロップ用 のみ血管運動性浮腫適応

アレルギー用剤

海外文献等
【T細胞性急性白血病】 小児および青年期 初期投与量（1～6週目）低用量：錠 40mg/m² を2日目に投与 高用量：錠 500mg/m² を30分以上かけて投与。その後，4,500mg/m² を23.5時間かけて投与，22日目に施行 強化期（7～33週目）：錠 高用量を7，10，13週目に施行 維持期（34～108週目）：注 筋注 30mg/m²，完全寛解となった2年後まで毎週施行 【急性白血病】 中枢神経予防（骨髄腔内療法） 10歳以下の小児 2歳未満 8mg，2～3歳未満 10mg，3～8歳 12mg，8歳以上 15mg 【クローン病】体表面積指標：錠 15mg/m² を1週間に1回投与（Max 25mg/回） 体重指標：20～29kg 錠 10mg を1週間に1回，30～39kg 錠 15mg を1週間に1回，40～49kg 錠 20mg を1週間に1回，50kg以上 錠 25mg を1週間に1回 【皮膚筋炎】 小児・青年期 初期量：錠 15mg/m² または 1mg/kg を1週間に1回投与（Max 40mg/回） 【急性対宿主移植片病変 予防】 小児・青年期 同種移植後 注 15mg/m²/回を1日目，10mg/m²/回を3，6日目投与，または15mg/m²/回を1日目，10mg/m²/回を3，6，11日目投与 【若年性関節リウマチ：多関節】 体表面積指標：2～16歳 注 筋注 10mg/m² を徐々に20～30mg/m² まで増量。1週間に1回投与（Max 25mg/回） または体重指標：小児・青年期 初期量：注 筋注 0.5mg/kg 初期投与量での最大投与量15mg/回を4週継続，1mg/kgまで増量（Max 30mg/回） 【骨髄性白血病】 予防または維持量：骨髄内投与 6～12mg/回を2～7日目施行 1歳未満 6mg/回，1歳 8mg/回，2歳 10mg/回，3歳以上 12mg/回 【骨肉腫】 小児 高用量：12g/m² を最大投与量20g/回，4時間以上かけて投与（レボホリナート補助療法下）。導入として3，4，8，9週目，計4回投与。維持として，15，16，20，21，25，26，30，31週目，計8回投与 【重症乾癬】 小児・青年期 錠 0.2～0.4mg/kg を1週間に1回投与。6～178週継続 【硬皮症：限局性】 小児 錠 1mg/kg を1週間に1回投与（Max 25mg/回）12カ月継続 【難治性ブドウ膜炎】 小児・青年期 10～25mg/m² を1週間に1回投与
2～6歳 1mg/回を4～6時間毎に内服（Max 6mg/日） 6～11歳 2mg/回を4～6時間毎に内服（Max 12mg/日），または徐放製剤8mg/回を12時間毎内服 12歳以上 4mg/回を4～6時間毎内服（Max 24mg/日），または徐放製剤12mg/回を12時間毎に内服（Max 24mg/日）

付 4 抗ヒスタミン薬（第一世代）

薬効	一般名/主な商品名	小児量・成人量
アレルギー用剤 — 抗ヒスタミン薬（第一世代）	シプロヘプタジン塩酸塩水和物 散 錠 シ ペリアクチン	シ 2～3歳 3mL/回 1日1～3回, 4～6歳 4mL/回, 1日1～3回, 7～9歳 5mL/回, 1日1～3回, 10～12歳 6.5mL/回, 1日1～3回 参考：小児の1回投与量例（Augsberger式による） 成人 4mg/回, 1日1～3回, 適宜増減
アレルギー用剤 — 抗ヒスタミン薬（第二世代）	メキタジン 細 錠 小児用細 シ シロップ用 ニポラジン®	【気管支喘息】 小児用細 シ シロップ用 小児 0.12mg/kg/回 標準量：1～2歳未満（8～12kg未満）1.2mg/回, 2～4歳未満（12～17kg未満）1.8mg/回, 4～7歳未満（17～25kg未満）2.4mg/回, 7～11歳未満（25～40kg未満）3.6mg/回, 11～16歳未満（40kg以上）6mg/回 細 錠 成人 6mg/回を1日2回, 適宜増減 【アレルギー性鼻炎, 蕁麻疹, 皮膚疾患に伴うそう痒】 小児用細 シ シロップ用 小児 0.06mg/kg/回を1日2回, 適宜増減 標準量：1～2歳未満（8～12kg未満）0.6mg/回, 2～4歳未満（12～17kg未満）0.9mg/回, 4～7歳未満（17～25kg未満）1.2mg/回, 7～11歳未満（25～40kg未満）1.8mg/回, 11～16歳未満（40kg以上）3mg/回 細 錠 成人 3mg/回を1日2回, 適宜増減
	エピナスチン塩酸塩 錠 シロップ用 内用液 点眼液 アレジオン®, エピナスチン塩酸塩	【気管支喘息】 成人 錠 内用液 20mg/回/日, 適宜増減 【アレルギー性鼻炎】 小児 シロップ用 0.25～0.5mg/kg/回/日を用時溶解して投与。適宜増減（Max 20mg/日）。年齢別は以下参照, 1日1回, 用時溶解 3～7歳未満：標準体重14～24kg未満 5～10mg/日, 7歳以上：標準体重24kg以上 10～20mg/日 成人 錠 内用液 10～20mg/回/日, 適宜増減 【蕁麻疹, 湿疹・皮膚炎, 皮膚そう痒症, 痒疹, そう痒を伴う尋常性乾癬】 成人 錠 内用液 20mg/回/日, 適宜増減 【蕁麻疹, 皮膚疾患（湿疹・皮膚炎, 皮膚そう痒症）に伴うそう痒】 小児 シロップ用 0.5mg/kg/回/日を用時溶解して投与。適宜増減（Max 20mg/日）。年齢別は以下参照, 1日1回, 用時溶解 3～7歳未満：標準体重14～24kg未満 10mg/日, 7歳以上：標準体重24kg以上 20mg/日 【アレルギー性結膜炎】 成人 点眼液 1滴/回, 1日4回（朝, 昼, 夕方, 就寝前）

海外文献等
【アレルギー症状】 2〜18歳 0.25mg/kg/日または8mg/m²を分2〜3 または 2〜6歳 2mg/回を8〜12時間おき（Max 12mg/日），7〜14歳 4mg/回を8〜12時間おき（Max 16mg/日），15歳以上 4mg/回を8時間おき，症状に応じて32mgまで適宜増量（Max 0.5mg/kg/日） 得られたデータが限られるもの 【食欲増進】 2歳以上 0.25mg/kg/日を分2（Max 6歳以下 12mg/日，7〜14歳 16mg/日，15歳以上 32mg/日） 【周期性嘔吐】 2〜5歳 0.25〜0.5mg/kg/日を分2〜3（Max 12mg/日）。臨床医によっては日中の鎮静を避けるため1日1回寝る前投与を行うものもいる 【難治性消化不良】 9カ月以上の乳児および12歳未満 0.04〜0.6mg/kg/日を分2〜3 【片頭痛予防】 3歳以上 0.2〜0.4mg/kg/日を分2（Max 0.5mg/kg/日） 【脊髄損傷に伴う痙縮】 12歳以上 寝る前に4mg。3〜4日おきに4mgずつ増量し16mg/日を分服（Max 32mg/日）
記載なし
点眼のみ 2歳以上 1滴/回1日2回

付録4　小児主要医薬品用量一覧

薬効	一般名/主な商品名	小児量・成人量
アレルギー用剤 / 抗ヒスタミン薬（第二世代）	オロパタジン塩酸塩　顆　錠　口腔内崩壊錠　ODフィルム　点眼液　アレロック®，パタノール®，オロパタジン塩酸塩	顆　錠　口腔内崩壊錠　ODフィルム 【アレルギー性鼻炎，蕁麻疹，皮膚疾患に伴うそう痒】 小児 2歳以上7歳未満　顆　2.5mg/回を1日2回，朝および就寝前，7歳以上　顆　口腔内崩壊錠　ODフィルム　5mg/回を1日2回朝および就寝前 成人 5mg/回を1日2回，朝および就寝前。適宜増減 【アレルギー性結膜炎】 成人　点眼液　1～2滴/回，1日4回（朝，昼，夕方，就寝前）点眼
	ケトチフェンフマル酸塩　錠　カ　シ　シロップ用　点眼液　点鼻液　ザジテン®，フマル酸ケトチフェン	【気管支喘息，アレルギー性鼻炎，蕁麻疹，湿疹・皮膚炎，皮膚そう痒症】 成人　錠　カ　1mg/回を1日2回（朝食後および就寝前），適宜増減 小児　シ　シロップ用　0.06mg/kg/日を分2（朝食後および就寝前），適宜増減。シロップ用は用時溶解 標準量：6カ月以上3歳未満 0.8mg/日，3歳以上7歳未満 1.2mg/日，7歳以上 2.0mg/日，各々分2（朝食後および就寝前）。ただし，1歳未満の乳児に使用する場合には体重，症状等を考慮して投与量を決める 【アレルギー性結膜炎】 成人　点眼液　1～2滴/回，1日4回（朝昼夕および就寝前）点眼 【アレルギー性鼻炎】 成人　点鼻液　各鼻腔に1噴霧（0.05mg）/回，1日4回（朝昼夕および就寝前），専用の鼻用定量噴霧器で噴霧吸入
	セチリジン塩酸塩　錠　シロップ用　ジルテック®	【アレルギー性鼻炎，蕁麻疹，皮膚疾患（湿疹・皮膚炎，皮膚そう痒症）に伴うそう痒】 小児 2歳以上7歳未満　シロップ用　2.5mg/回を1日2回（朝食後および就寝前） 7歳以上15歳未満　シロップ用　錠　5mg/回を1日2回（朝食後および就寝前） 【アレルギー性鼻炎，蕁麻疹，皮膚炎，痒疹，皮膚そう痒症】 成人 10mg/回/日，就寝前，適宜増減（Max 20mg/日） ※いずれもシロップ用は用時溶解
	フェキソフェナジン塩酸塩　錠　口腔内崩壊錠　シロップ用　アレグラ®	錠　口腔内崩壊錠　シロップ用　（「タカタ」「トーワ」） 7歳以上12歳未満の小児 30mg/回，1日2回，適宜増減，12歳以上の小児と成人 60mg/回，1日2回，適宜増減 ドライシロップは用時懸濁 シロップ用　（アレグラ） 6カ月以上2歳未満 15mg/回，2歳以上7歳未満 30mg/回，7歳以上12歳未満 30mg/回，適宜増減，12歳以上の小児，成人 60mg/回，適宜増減 いずれも1日2回，用時懸濁
	ロラタジン　錠　口腔内速溶錠　シロップ用　ODフィルム　クラリチン®，ロラタジン	3歳以上7歳未満の小児　シロップ用　5mg/回/日 7歳以上の小児　錠　口腔内速溶錠　シロップ用　内用フィルム　10mg/回/日，食後。シロップ用は用時溶解 成人　錠　口腔内速溶錠　シロップ用　内用フィルム　10mg/回/日，食後。適宜増減。シロップ用は用時溶解
メディエーター遊離抑制薬	クロモグリク酸ナトリウム　細　外用末　吸入液　エアゾール　点眼液　点鼻液　インタール®	【食物アレルギーに基づくアトピー性皮膚炎】 細　2歳以上の小児 100mg/回，2歳未満の幼児 50mg/回を各々1日3～4回（食前ないし食前および就寝前）。適宜増減（Max 40mg/kg/日） 【気管支喘息】 成人のみ 外用末　1カプセル（20mg）/回を1日3～4カプセル（朝・昼・就寝前，ないしは朝・昼・夕・就寝前），専用の吸入用器具で吸入。緩解が得られれば経過観察しながら1日2～3カプセルに減量 吸入液　1アンプル（20mg）/回を1日3～4アンプル（朝・昼・就寝前，ないしは朝・昼・夕・就寝前），電動式ネブライザーで吸入。緩解が得られれば経過観察しながら1日2～3アンプルに減量 エアゾール　1回2噴霧（2mg）を1日4回（朝・昼・夕・就寝前），吸入。緩解が得られれば経過観察しながら1日2～3回に減量

海外文献等
記載なし
点眼のみ 3歳以上　1滴/回1日2回，または8～12時間毎 内服についての記載なし。
6カ月～1歳　2.5mg/回/日，1～2歳未満　**初期量**：2.5mg/回/日より開始し，1日2回まで増量可，2～5歳　2.5mg/日（Max 5mg/日を分1～2），6歳以上　5～10mg/日を分1
【花粉症，呼吸器系アレルギー】 6カ月～2歳　15～30mg/回1日2回 2～11歳　30mg/回1日2回，12歳以上　60mg/回1日2回 【慢性特発性蕁麻疹】 6カ月～2歳　15mg/回1日2回，2～11歳　30mg/回1日2回，12歳以上　60mg/回1日2回 【腎障害時（Ccr（mL/min）＜80mL）】 6カ月～1歳　15mg/回/日，2～11歳　30mg/回/日，12歳以上　60mg/回/日
【アレルギー性鼻炎】 2～6歳　5mg/回/日 6歳以上　5mg/回を12時間間隔で内服または10mg/回/日 【慢性特発性じんましん】 2～12歳　5mg/回/日，12歳以上　10mg/回/日
【慢性気管支喘息】 2歳以上　初期量： 吸入 ネブライザー 20mg/回1日4回。通常20mg/回1日3～4回。コントロールできるようになったら，回数を漸減 【アレルギー予防】 2歳以上 吸入 ネブライザー アレルゲン曝露の10～15分前に20mg/回の単回投与 NIHの喘息ガイドライン 2歳以上 吸入 ネブライザー 20mg/回1日4回 【全身性肥満細胞症】 新生児，未熟児 内服 推奨されない，乳児，2歳未満 内服 推奨されない リスクを上回る有益性があるような重症例 　内服 20mg/kg/日を分4 6カ月～2歳で2～3週間しても効果がみられない場合，増量可（Max 30mg/kg/日），2～12歳 内服 100mg/回1日4回（Max 40mg/kg/日），＞12歳 内服 200mg/回1日4回

薬効		一般名/主な商品名	小児量・成人量
アレルギー用剤	メディエーター遊離抑制薬	クロモグリク酸ナトリウム 細 外用末 吸入液 エアゾール 点眼液 点鼻液 インタール® （つづき）	【アレルギー性鼻炎】 成人のみ 外用末 1カプセル（20mg）/回を1日3〜4カプセル（朝・昼・夕・就寝前，ないしは朝・昼・夕・就寝前），専用の鼻用噴霧器で両鼻腔内に交互に噴霧吸入。緩解が得られれば経過観察しながら減量 ※5歳以下の小児に対する安全性および有効性は確立していない（使用経験が少ない） 点鼻液 各鼻腔に1噴霧（2.6mg）/回，1日6回（起床時，日中約3時間毎に4回，就寝前），噴霧吸入。緩解が得られれば経過観察しながら減量 【春季カタル，アレルギー性結膜炎】 成人 点眼液 1〜2滴/回，1日4回（朝，昼，夕，就寝前）点眼
		トラニラスト 細 力 シロップ用 点眼液 リザベン®	【気管支喘息，アレルギー性鼻炎，アトピー性皮膚炎，ケロイド・肥厚性瘢痕】 小児 細 シロップ用 5mg/kg/日を分3，適宜増減，ドライシロップは用時懸濁 成人 細 力 100mg/回を1日3回，適宜増減 【アレルギー性結膜炎】 成人 点眼液 1〜2滴/回，1日4回（朝昼夕および就寝前）点眼
	ロイコトリエン受容体拮抗薬	プランルカスト水和物 錠 力 シロップ用 オノン®，プランルカスト	成人 錠 力 450mg/日を朝夕食後の分2，適宜増減 小児 シロップ用 7mg/kg/日を朝夕食後に分2，適宜増減（Max 10mg/kg/日，450mg/日）。用時懸濁 標準量：12kg以上18kg未満：50mg/回，18kg以上25kg未満 70mg/回，25kg以上35kg未満 100mg/回，35kg以上45kg未満 140mg/回を1日2回，朝夕食後
		モンテルカストナトリウム 細 錠 口腔内崩壊錠 キプレス®，シングレア®	【気管支喘息】 1歳以上6歳未満 細 4mg/回/日，就寝前 6歳以上の小児 チュアブル錠 5mg/回/日，就寝前 成人 普通錠 口腔内崩壊錠 10mg/回/日，就寝前 【アレルギー性鼻炎】 成人 普通錠 口腔内崩壊錠 5〜10mg/回/日，就寝前
	Th2サイトカイン阻害薬	スプラタストトシル酸塩 力 シロップ用 アイピーディ®	【気管支喘息，アトピー性皮膚炎，アレルギー性鼻炎】 成人 力 100mg/回を1日3回（食後）。適宜増減 【気管支喘息】 小児 シロップ用 3mg/kg/回を1日2回（朝夕食後），用時溶解。適宜増減（Max 300mg/日）。標準量：3歳以上5歳未満 37.5mg/回，5歳以上11歳未満 75mg/回，11歳以上 100mg/回，各々1日2回（朝夕食後），用時溶解
造血・抗凝固薬	抗プラスミン薬	トラネキサム酸 散 細 錠 力 シ 注 キット トランサミン®，プレタスミン®	成人 散 細 錠 力 750〜2,000mg/日を分3〜4，適宜増減 シ 次の1日量を3〜4回に分服，適宜増減。〜1歳 75〜200mg/日，2〜3歳 150〜350mg/日，4〜6歳 250〜650mg/日，7〜14歳 400〜1,000mg/日，15歳以上 750〜2,000mg/日 成人 注 キット 250〜500mg/日を1〜2回に分けて静注または筋注。術中・術後等には必要に応じ500〜1,000mg/回を静注，または500〜2,500mgを点滴静注。適宜増減

海外文献等
【食物アレルギー，炎症性腸疾患】 乳児，2歳未満 内服 推奨されない 2～12歳 初期量：内服 100mg/回1日4回，2～3週間以内に効果不十分の場合，倍量投与可（Max 40mg/kg/日） ＞12歳 初期量：内服 200mg/回1日4回，2～3週間以内に効果不十分の場合，倍量投与可。400mg/回1日4回。 効果が得られたら，効果が得られる最小量まで漸減 ＞2歳 外用 各鼻腔に1噴霧/回，1日3～4回（Max 各鼻腔に1噴霧/回1日6回） ＞4歳 点眼 1～2滴/回1日4～6回z
記載なし
記載なし
【アレルギー性鼻炎】 6カ月～5歳 4mg/回/日，6～14歳 5mg/回/日，15歳以上 10mg/回/日 【喘息（慢性）】 12カ月～5歳 4mg/回/日，6～14歳 5mg/回/日，15歳以上 10mg/回/日
記載なし
新生児 注 4mg/kg 処置30～60分後，1回投与。続いて，1mg/kg/時を24時間継続投与 【抜歯】 小児 注 （血友病合併）10mg/kgを術後直ちに投与。次いで，10mg/kg/回を1日3～4回投与，2～8日間継続

付録4　小児主要医薬品用量一覧

薬効	一般名/主な商品名	小児量・成人量
抗菌薬 / 広範囲ペニシリン系	アモキシシリン水和物 細 錠 力 パセトシン®, ワイドシリン®	【表在性皮膚感染症, 深在性皮膚感染症, リンパ管・リンパ節炎, 慢性膿皮症, 外傷・熱傷および手術創等の二次感染, びらん・潰瘍の二次感染, 乳腺炎, 骨髄炎, 咽頭・喉頭炎, 扁桃炎, 急性気管支炎, 肺炎, 慢性呼吸器病変の二次感染, 膀胱炎, 腎盂腎炎, 前立腺炎（急性症, 慢性症）, 精巣上体炎（副睾丸炎）, 淋菌感染症, 梅毒, 子宮内感染, 子宮付属器炎, 子宮旁結合織炎, 涙囊炎, 麦粒腫, 中耳炎, 歯周組織炎, 歯冠周囲炎, 顎炎, 猩紅熱】 細 錠 力 小児 20～40mg/kg/日を分3～4, 適宜増減（Max 90mg/kg/日） 成人 250mg/回を1日3～4回, 適宜増減 【胃潰瘍・十二指腸潰瘍におけるヘリコバクター・ピロリ感染症】 細（アモリン®を除く） 本剤, クラリスロマイシン, ランソプラゾール併用の場合 成人 本剤750mg/回, クラリスロマイシン200mg/回, ランソプラゾール30mg/回の3剤を同時に1日2回, 7日間。クラリスロマイシンは適宜増量可（Max 400mg/回を1日2回） 本剤, クラリスロマイシン, ラベプラゾールナトリウム併用の場合 成人 本剤750mg/回, クラリスロマイシン200mg/回, ラベプラゾールナトリウム10mg/回の3剤を同時に1日2回, 7日間。クラリスロマイシンは適宜増量可（Max 400mg/回を1日2回） 【胃潰瘍・十二指腸潰瘍・胃MALTリンパ腫・特発性血小板減少性紫斑病・早期胃癌に対する内視鏡的治療後胃におけるヘリコバクター・ピロリ感染症, ヘリコバクター・ピロリ感染胃炎】 錠 力 細（アモリン®） 本剤, クラリスロマイシン, プロトンポンプインヒビター併用の場合 成人 本剤750mg/回, クラリスロマイシン200mg/回, プロトンポンプインヒビターの3剤を同時に1日2回, 7日間。クラリスロマイシンは適宜増量可（Max 400mg/回を1日2回） 本剤, クラリスロマイシン, プロトンポンプインヒビター併用によるヘリコバクター・ピロリの除菌治療が不成功の場合 成人 本剤750mg/回, メトロニダゾール250mg/回およびプロトンポンプインヒビターの3剤を同時に1日2回, 7日間 〈用法・用量に関連する使用上の注意〉 プロトンポンプインヒビターはランソプラゾールとして30mg/回, オメプラゾールとして20mg/回, ラベプラゾールナトリウムとして10mg/回, エソメプラゾールとして20mg/回またはボノプラザンとして20mg/回のいずれか1剤を選択する
抗菌薬 / ペニシリン系（β-ラクタマーゼ阻害薬配合・化合）	アモキシシリン水和物・クラブラン酸カリウム シロップ用 錠 オーグメンチン®, クラバモックス®	小児 シロップ用 【表在性皮膚感染症, 深在性皮膚感染症, リンパ管・リンパ節炎, 慢性膿皮症, 咽頭・喉頭炎, 扁桃炎, 急性気管支炎, 膀胱炎, 腎盂腎炎, 中耳炎, 副鼻腔炎】 混合物として96.4mg/kg/日（クラブラン酸カリウム6.4mg/kg, アモキシシリン水和物90mg/kg）, 2回に分けて12時間毎（食直前） 懸濁液の調製方法：容器に加える水の量の約2/3を先に加え, 激しく振り混ぜた後, 残りの水を加えてさらに振り混ぜる。10.1g瓶（懸濁時50mL）：（加える水の量）45mL。0.75mL/kg/日 懸濁液調製後の注意：①使用時, 十分に振り混ぜる。②調製後, 冷蔵庫（約4℃）に保存し, 10日以内に使用する 成人 錠 【表在性皮膚感染症, 深在性皮膚感染症, リンパ管・リンパ節炎, 慢性膿皮症, 咽頭・喉頭炎, 扁桃炎, 急性気管支炎, 慢性呼吸器病変の二次感染, 膀胱炎, 腎盂腎炎, 淋菌感染症, 子宮内感染, 子宮付属器炎, 中耳炎】 混合物として375mg/回, 1日3～4回, 6～8時間毎, 適宜増減

海外文献等
【一般的な感染症】 新生児　20〜30mg/kg/日を12時間毎 【急性中耳炎】 新生児　30〜40mg/kg/日を8時間毎 【尿路感染予防】 新生児・2カ月以上　10〜15mg/kg/日を分1 【感染症疑い】 軽症〜中等症 3カ月未満　AAP推奨量：25〜50mg/kg/日を8時間毎，製薬企業の設定量：20〜30mg/kg/日を12時間毎 3歳以上　AAP推奨量：25〜50mg/kg/日を8時間毎（Max 500mg/回），製薬企業の設定量：20〜40mg/kg/日を8時間毎（Max 500mg/回）あるいは25〜45mg/kg/日を12時間毎（Max 875mg/回） 重症（漸減法として） 乳児・幼児・小児　80〜100mg/kg/日を8時間毎（Max 500mg/回） 【急性中耳炎】 2カ月以上　80〜90mg/kg/日を12時間毎 【心内膜炎予防】 乳児・幼児・小児　50mg/kgを処置30〜60分前（Max 2,000mg/回） 【市中肺炎】 細菌性肺炎疑い：3カ月以上　90mg/kg/日を12時間毎（Max 4,000mg/日） A群溶血性レンサ球菌：3カ月以上　50〜75mg/kg/日を12時間毎（Max 4,000mg/日） インフルエンザ菌：3カ月以上　75〜100mg/kg/日を8時間毎（Max 4,000mg/日） 肺炎球菌（ペニシリンMIC≦2μg/mL）：3カ月以上　軽度感染症または漸減療法：90mg/kg/日を12時間毎，または45mg/kg/日を8時間毎（Max 4,000mg/日） 【副鼻腔炎】 1歳以上　低用量45mg/kg/日を12時間毎，高用量；80〜90mg/kg/日を12時間毎（Max 1,000mg/回）
アモキシシリンとして 新生児・3カ月未満　30mg/kg/日を12時間毎 【感染症】 3カ月以上　分2の場合：25〜45mg/kg/日を分2（Max 875mg/回）。高用量の場合（体重40kg未満で，反復感染あるいはそれまでの治療に効果が認められない患者）：90mg/日を分2。分3の場合：20〜40mg/kg/日を分3（Max 500mg/回） 3カ月以上で体重40kg未満（製薬企業の設定量）25〜45mg/kg/日を分2（Max 875mg/回），20〜40mg/kg/日を分3（Max 500mg/回） 【副鼻腔炎】 AAP推奨：小児・若者　高用量：80〜90mg/kgを12時間毎，10〜28日間 IDSA推奨：3カ月以上の乳児・小児，40kg未満の若者 低用量：10〜14日間，45mg/kg/日を12時間毎，高用量：90mg/kg/日を12時間毎 小児，40kg以上の若者 低用量：5〜7日間500mgを8時間毎，または875mgを12時間毎，高用量：10日間，2,000mgを12時間毎 【尿路感染】 乳児・2〜24カ月　20〜40mg/kg/日を分3（Max 500mg/回）

付録4 小児主要医薬品用量一覧

薬効		一般名/主な商品名	小児量・成人量
抗菌薬	セフェム系（第一世代）	セファクロル 細 力 徐放顆 ケフラール®, L-ケフラール®	【表在性皮膚感染症, 深在性皮膚感染症, リンパ管・リンパ節炎, 慢性膿皮症, 外傷・熱傷および手術創等の二次感染, 乳腺炎, 咽頭・喉頭炎, 扁桃炎, 急性気管支炎, 肺炎, 慢性呼吸器病変の二次感染, 膀胱炎, 腎盂腎炎, 麦粒腫, 中耳炎, 歯周組織炎, 歯冠周囲炎, 顎炎, 猩紅熱】 細 幼小児 20〜40mg/kg/日を分3, 適宜増減 力 成人および体重20kg以上の小児 750mg/日, 重症の場合や分離菌の感受性が比較的低い症例1,500mg/日, 分3。適宜増減 【深在性皮膚感染症, リンパ管・リンパ節炎, 慢性膿皮症, 咽頭・喉頭炎, 扁桃炎, 急性気管支炎, 慢性呼吸器病変の二次感染, 中耳炎】 徐放顆 成人および体重20kg以上の小児 750mg/日, 重症の場合や分離菌の感受性が比較的低い症例1,500mg/日, 分2（朝夕食後）。適宜増減
		セファレキシン 徐放顆 徐放顆（小児用） 錠 力 シロップ用 L-ケフレックス®, ケフレックス®, ラリキシン®	徐放顆 成人および体重20kg以上の小児 1g/日, 重症の場合や分離菌の感受性が比較的低い症例 2g/日, 分2（朝夕食後）。適宜増減 徐放顆 （小児用）幼小児 25〜50mg/kg/日, 重症の場合や分離菌の感受性が比較的低い症例 50〜100mg/kg/日, 分2（朝夕食後）。適宜増減 錠 力 成人および体重20kg以上の小児 250mg/回, 重症の場合や分離菌の感受性が比較的低い症例 500mg/回, 6時間毎。適宜増減 シロップ用 幼小児 25〜50mg/kg/日, 重症の場合や分離菌の感受性が比較的低い症例 50〜100mg/kg/日, 6時間毎に分服。適宜増減
	セフェム系（第三世代）	セフカペン ピボキシル塩酸塩水和物 細 錠 フロモックス®	【表在性皮膚感染症, 深在性皮膚感染症, リンパ管・リンパ節炎, 慢性膿皮症, 咽頭・喉頭炎, 扁桃炎（扁桃周囲炎, 扁桃周囲膿瘍を含む）, 急性気管支炎, 肺炎, 膀胱炎, 腎盂腎炎, 中耳炎, 副鼻腔炎, 猩紅熱】 細 小児 3mg/kg/回を1日3回（食後）, 適宜増減 【表在性皮膚感染症, 深在性皮膚感染症, リンパ管・リンパ節炎, 慢性膿皮症, 外傷・熱傷および手術創等の二次感染, 乳腺炎, 肛門周囲膿瘍, 咽頭・喉頭炎, 扁桃炎（扁桃周囲炎, 扁桃周囲膿瘍を含む）, 急性気管支炎, 肺炎, 慢性呼吸器病変の二次感染, 膀胱炎, 腎盂腎炎, 尿道炎, 子宮頸管炎, 胆嚢炎, 胆管炎, バルトリン腺炎, 子宮内感染, 子宮付属器炎, 涙嚢炎, 麦粒腫, 瞼板腺炎, 外耳炎, 中耳炎, 副鼻腔炎, 歯周組織炎, 歯冠周囲炎, 顎炎】 成人（細粒は嚥下困難等により錠剤の使用が困難な場合）100mg/回を1日3回（食後）, 適宜増減。難治性または効果不十分と思われる症例には150mg/回を1日3回（食後）
		セフジトレン ピボキシル 細 錠 メイアクトMS®	【肺炎, 中耳炎, 副鼻腔炎】 細 小児 3mg/kg/回を1日3回（食後）。なお, 必要に応じて6mg/kg/回まで投与できるが, 成人での上限用量の200mg/回, 1日3回（600mg/日）を超えない 【前記以外の疾患】 細 小児 3mg/kg/回を1日3回（食後）, 適宜増減。成人での上限用量の200mg/回, 1日3回（600mg/日）を超えない 成人（嚥下困難等により錠剤の使用が困難な場合）100mg/回を1日3回（食後）, 適宜増減。重症または効果不十分と思われる場合は, 200mg/回を1日3回（食後） 錠 100mg/回を1日3回（食後）, 適宜増減。重症または効果不十分と思われる場合は, 200mg/回を1日3回（食後）
		セフジニル 細 錠 力 セフゾン®, セフジニル	細 小児 9〜18mg/kg/日を分3, 適宜増減 錠 力 100mg/回を1日3回, 適宜増減

海外文献等
生後1カ月以上，小児 20～40mg/kg/日を8～12時間毎に（Max 2,000mg/日） 【中耳炎】 生後1カ月以上，小児 40mg/kg/日を12時間毎 【咽頭炎】 生後1カ月以上，小児 20mg/kg/日を12時間毎
小児 25～50mg/kg/日を6～8時間毎。重症感染症の場合：50～100mg/kg/日（Max 4,000mg/日） 【中耳炎】75～100mg/kg/日を6時間毎 【連鎖球菌感染症】25～50mg/kg/日を12時間毎 【心内膜炎の予防】50mg/kg/日を手術の1時間前に単回投与（Max 2,000mg/日） 【膀胱炎】15歳以上 500mg/回を12時間毎に7～14日間
記載なし
【感受性菌（軽症～中等度症）】 12歳以上，若者 200～400mgを1日2回 【市中肺炎】 12歳以上，若者 400mgを1日2回，14日間
6カ月以上12歳未満 軽度から中度の感染症の場合，14mg/kg/日を1～2回に分割して服用，10日間（Max 600mg/日） 12歳以上 600mg/日を1～2回に分割，10日間

薬効	一般名/主な商品名	小児量・成人量
抗菌薬 / ホスホマイシン	ホスホマイシン 錠 力 シロップ用 注射用 キット 耳科用液 ホスミシン®, ホスマイ	【深在性皮膚感染症, 膀胱炎, 腎盂腎炎, 感染性腸炎, 涙嚢炎, 麦粒腫, 瞼板腺炎, 中耳炎, 副鼻腔炎】 錠 力 シロップ用 小児 40〜120mg/kg/日を分3〜4, 適宜増減 錠 力 成人 2〜3g（力価）/日を分3〜4, 適宜増減 【敗血症, 急性気管支炎, 肺炎, 肺膿瘍, 膿胸, 慢性呼吸器病変の二次感染, 膀胱炎, 腎盂腎炎, 腹膜炎, バルトリン腺炎, 子宮内感染, 子宮付属器炎, 子宮旁結合織炎】 注射用 キット 点滴静注：小児 100〜200mg/kg, 成人 2〜4g/日を2回に分け, 補液100〜500mLに溶解し, 1〜2時間かけて点滴静注, 適宜増減〔キットは用時連通針を介し, 添付の溶解液（注射用水100mL）に溶解し, バッグは溶解液（下室：5％ブドウ糖注射液100mL）に溶解する〕キットの溶解操作方法は添付文書参照 静注：小児 100〜200mg/kg/日, 成人 2〜4g/日を2〜4回に分け, 5分以上かけてゆっくり静注, 適宜増減。溶解には注射用水またはブドウ糖注射液を用い, 1〜2gを20mLに溶解する 【外耳炎, 中耳炎】 耳科用液 成人 添付の溶解液で溶解し, ホスホマイシンナトリウムとして30mg/mL溶液10滴（約0.5mL）を1日2回点耳。適宜回数を増減。難治性あるいは遷延性の重症例では, 1日4回まで増加（点耳後約10分間の耳浴を行う）
カルバペネム系	テビペネム ピボキシル 細 オラペネム®	小児 4mg/kg/回を1日2回（食後）。なお, 必要に応じて6mg/kg/回まで増量できる
マクロライド系（14員環天然型）	エリスロマイシンエチルコハク酸エステル 顆 シロップ用 エリスロシン®	【表在性皮膚感染症, 深在性皮膚感染症, リンパ管・リンパ節炎, 外傷・熱傷および手術創等の二次感染, 乳腺炎, 骨髄炎, 咽頭・喉頭炎, 扁桃炎, 急性気管支炎, 肺炎, 肺膿瘍, 膿胸, 慢性呼吸器病変の二次感染, 腎盂腎炎, 尿道炎, 淋菌感染症, 梅毒, 子宮内感染, 中耳炎, 猩紅熱, ジフテリア, 百日咳】 小児 25〜50mg/kg/日を分4〜6, 適宜増減。成人量を上限とする ドライシロップの懸濁液調製法は添付文書参照 成人 800〜1,200mg/日を分4〜6, 適宜増減
マクロライド系（14員環天然型）	エリスロマイシンステアリン酸塩 錠 エリスロシン®	【表在性皮膚感染症, 深在性皮膚感染症, リンパ管・リンパ節炎, 乳腺炎, 骨髄炎, 扁桃炎, 肺炎, 肺膿瘍, 膿胸, 腎盂腎炎, 尿道炎, 淋菌感染症, 軟性下疳, 梅毒, 子宮内感染, 中耳炎, 歯冠周囲炎, 猩紅熱, ジフテリア, 百日咳, 破傷風】 小児 25〜50mg/kg/日を分4〜6, 適宜増減。成人量を上限とする 成人 800〜1,200mg/日を分4〜6, 適宜増減
マクロライド系（14員環天然型）	エリスロマイシンラクトビオン酸塩 注 エリスロシン®	【外傷・熱傷および手術創等の二次感染, 肺炎, ジフテリア】 (経口投与が困難, あるいは緊急を要する場合に使用) 成人 600〜1,500mg/日を2〜3回に分けて, 1回2時間以上かけて点滴静注。適宜増減
マクロライド系（14員環代謝改善型）	クラリスロマイシン 錠（小児用） シロップ用 クラリス®	【一般感染症】 小児 錠 (50mg) シロップ用 10〜15mg/kg/日（レジオネラ肺炎は15mg/kg/日を分2〜3, 適宜増減 (Max 400mg/日)。ドライシロップは用時懸濁 成人 錠 (200mg) 400mg/日を分2, 適宜増減 【後天性免疫不全症候群（エイズ）に伴う播種性マイコバクテリウム・アビウムコンプレックス（MAC）症】 小児 錠 (50mg) シロップ用 15mg/kg/日を分2, 適宜増減。ドライシロップは用時懸濁 【非結核性抗酸菌症】 成人 錠 (200mg) 800mg/日を分2, 適宜増減

海外文献等
記載なし
記載なし
新生児 生後7日以下 10mg/kg/回を12時間毎，生後8〜28日 10mg/kg/回を8時間毎 乳幼児・小児 30〜50mg/kg/日を6〜8時間毎（Max 2,000mg/日） 【クラミジアトラコーマ】 新生児 50mg/kg/日を6時間毎，14日間（Max 2,000mg/日） 【百日咳】 1〜5カ月 10mg/kg/回1日4回，14日間 6カ月以上 10mg/kg/回1日4回，7〜14日間（Max 2,000mg/日） 若者 500mg/回1日4回，7〜14日間
幼児・小児 15mg/kg/日を12時間毎（Max 500mg/回） 【急性中耳炎】 6カ月以上 15mg/kg/日を12時間毎，10日間（Max 500mg/回） 【市中肺炎】 3カ月以上 15mg/kg/日を12時間毎，10日間（Max 500mg/回） 【細菌性心内膜炎】 幼児・小児 15mg/kg を処置の30〜60分前（Max 500mg/回） 【A群溶血性レンサ球菌】 幼児・小児 15mg/kg/日を12時間毎，10日間（Max 250mg/回）

薬効	一般名/主な商品名	小児量・成人量
抗菌薬 — マクロライド系（14員環代謝改善型）（つづき）	クラリスロマイシン 錠（小児用） シロップ用 クラリス®	【ヘリコバクター・ピロリ感染症】 成人 錠 （200mg）本剤200mg/回，アモキシシリン水和物750mg/回，プロトンポンプインヒビターの3剤を同時に1日2回，7日間。本剤は適宜増量可（Max 400mg/回を1日2回）
抗菌薬 — マクロライド系（15員環アザライド型）	アジスロマイシン水和物 錠 シロップ用 注射用 細力 ジスロマック®	小児 【咽頭・喉頭炎，扁桃炎（扁桃周囲炎，扁桃周囲膿瘍を含む），急性気管支炎，肺炎，肺膿瘍，中耳炎】 100mg錠 細力 10mg/kgを1日1回，3日間（Max 500mg/日） 体重換算による1日服用量の概算：15〜25kg 200mg，26〜35kg 300mg，36〜45kg 400mg，46kg以上 500mg ※15kg未満には細粒を投与 成人 【深在性皮膚感染症，リンパ管・リンパ節炎，咽頭・喉頭炎，扁桃炎（扁桃周囲炎，扁桃周囲膿瘍を含む），急性気管支炎，肺炎，肺膿瘍，慢性呼吸器病変の二次感染，副鼻腔炎，歯周組織炎，歯冠周囲炎，顎炎】 錠 （250・500mg）500mg/回/日，3日間合計1.5g 【尿道炎，子宮頸管炎】 錠 （250・500mg）1,000mg/回 【骨盤内炎症性疾患】（ジスロマック 250mgのみ） 錠 アジスロマイシン注射剤による治療後，250mg/回/日 【深在性皮膚感染症，リンパ管・リンパ節炎，咽頭・喉頭炎，扁桃炎（扁桃周囲炎，扁桃周囲膿瘍を含む），急性気管支炎，肺炎，肺膿瘍，慢性呼吸器病変の二次感染，尿道炎，子宮頸管炎，副鼻腔炎，歯周組織炎，歯冠周囲炎，顎炎】 シロップ用 2gを用時水で懸濁し，空腹時に1回 【後天性免疫不全症候群（エイズ）に伴う播種性マイコバクテリウム・アビウムコンプレックス（MAC）症の発症抑制および治療】 錠 （600mg）発症抑制：1,200 mgを週1回 治療：600 mg/回/日 ※エタンブトール（15 mg/kg/日）と併用する。加えて，医師の判断によりMACに対する抗菌活性（in vitro）を有する他の抗菌薬併用が望ましい。 【肺炎，骨盤内炎症性疾患】 注 500mg/回/日，2時間かけて点滴静注
抗菌薬 — テトラサイクリン系	ミノサイクリン塩酸塩 顆 錠 力 注射用 歯科用 ミノマイシン®，ペリオクリン	顆 小児 2〜4mg/kg/日，12時間毎あるいは24時間毎に粉末のまま投与，適宜増減。用時水を加えてシロップ状にして用いることもできる 錠 力 成人 初回100〜200mg，以後12時間毎あるいは24時間毎に100mg，適宜増減 【敗血症，深在性皮膚感染症，慢性膿皮症，扁桃炎，急性気管支炎，肺炎，慢性呼吸器病変の二次感染，膀胱炎，腎盂腎炎，腹膜炎，炭疽，つつが虫病，オウム病】 注射用 成人 点滴静注は，内服不能の患者および救急の場合に行い，内服が可能になれば内用剤に切り換える。初回100〜200mg，以後12ないし24時間毎に100mgを補液に溶かし，30分〜2時間かけて点滴静注。注射液調製法（各添付文書参照）：（ミノマイシン®）100mgおよび200mgあたり100〜500mLの糖液，電解質液またはアミノ酸製剤等に溶解する。ただし，注射用水は等張とならないので使用しない 【歯周組織炎】 歯科用軟膏 成人 1週1回，患部歯周ポケット内に充満する量を注入

海外文献等
【ヘリコバクター・ピロリ菌除菌】 幼児・小児 20mg/kg/日を12時間毎（Max 500mg/回） 【後天性免疫不全症候群（エイズ）に伴う播種性マイコバクテリウム・アビウムコンプレックス（MAC）症】 幼児・小児 15～30mg/kg/日を12時間毎（Max 500mg/回）
【アジスロマイシン感受性菌による感染症】 軽症～中等症：内服 5～12mg/kg/回（典型的な投与計画は10～12mg/kg/日で，その後5～6mg/kg/回/日）（Max 1コースの総投与量が1,500～2,000mg） 【重篤な感染症】 静注 10mg/kg/回/日（Max 500mg/回） 【急性中耳炎】 単回投与法：30mg/kgを単回投与（Max 1,500mg） 3日投与法：10mg/kg/回/日，3日間（Max 500mg） 5日投与法：1日目に10mg/kg/回/日（Max 500 mg），2～5日目に5mg/kg/回/日（Max 250mg） 【クラミジア感染症】 子宮頸管炎：体重45kg以上 1,000mgを単回投与 結膜炎：20mg/kg/回/日，3日間 市中肺炎：3カ月以上 軽症あるいは漸減療法：内服 1日目に10mg/kg/回/日（Max 500mg），2～5日目に5mg/kg/回/日（Max 250mg） 重症：静注 10mg/kg/回/日を最低2日間，その後，内服 5mg/kg/回/日（Max 500mg） 【下痢】 カンピロバクター：10mg/kg/回/日を3日間（Max 500mg） 細菌性赤痢（AAP推奨）：1日目：12mg/kg/回/日（Max 500mg），2～5日目：6mg/kg/回/日（Max 250mg） 【心内膜炎の予防】 15mg/kg/回を術前30～60分前（Max 500mg/回） 【髄膜炎】 10mg/kg/回/日（Max 500mg）を3日間 【百日咳】 1～5カ月 10mg/kg/回/日を5日間 6カ月以上 1日目：10mg/kg/回/日（Max 500mg），2～5日目：5mg/kg/回/日（Max 250mg） 【副鼻腔炎】 6カ月以上 10mg/回/日を3日間（Max 500mg） 【市中感染（クラミジア，マイコバクテリア以外）】 内服 1日目：10mg/kg/回/日（Max 500mg），2～5日目：5mg/kg/回/日（Max 250mg）
8歳以上の小児 錠 注 2～4mg/kg/回，12時間毎投与（Max 400mg/日） 【ざ瘡】 小児 内服 100mg/回/日，150～200mg/回/日まで増量可又は12歳以上 1mg/kg/回/日を12週投与 45～49kg 45mg/回/日，50～59kg 55mg/回/日，60～71kg 65mg/回/日，72～84kg 80mg/回/日，85～96kg 90mg/回/日，97～110kg 105mg/回/日，111～125kg 115mg/回/日，126～136kg 135mg/回/日 【蜂窩織炎（市中感染MRSA）】 小児 初期量：錠 4mg/kg（Max 200mg/日），維持量：2mg/kgを12時間毎投与，5～10日間継続（Max 100mg/回）

薬効	一般名/主な商品名	小児量・成人量
抗菌薬 — ニューキノロン系	シプロフロキサシン 錠 注 シプロキサン®	小児 【一般感染症】 注 （シプロキサン注200mg, 400mg）複雑性膀胱炎, 腎盂腎炎：6〜10mg/kg/回を1日3回, 1時間かけて点滴静注. 炭疽：10mg/kg/回を1日2回, 1時間かけて点滴静注. いずれも成人量400mg/回を超えないこと 【嚢胞性線維症における緑膿菌による呼吸器感染に伴う症状の改善】 注 （シプロキサン注200mg, 400mg）10mg/kg/回を1日3回, 1時間かけて点滴静注（成人量400mg/回を超えない） ※点滴静注では, 原則として, 生理食塩液, ブドウ糖注射液または補液で希釈. 1時間かけて点滴静注（30分以内の点滴静注は避ける） 小児の炭疽に対して［米国疾病管理センター（CDC）推奨］ 錠 15mg/kg/回（成人量を超えない）を1日2回 注 10mg/kg/回（成人量を超えない）を1日2回, 点滴静注 成人 錠 100〜200mg/回を1日2〜3回, 適宜増減. 炭疽に対しては, 400mg/回を1日2回 注 シプロキサン注：（200mg, 400mg）400mg/回を1日2回, 1時間かけて点滴静注. 状態により1日3回に増量可.（300mg）300mg/回を1日2回, 1時間かけて点滴静注. シプロキサン注以外：300mg/回を1日2回, 1時間かけて点滴静注 ※点滴静注では, 原則として, 生理食塩液, ブドウ糖注射液または補液で希釈し（DU液は希釈不要）, 1時間かけて点滴静注（30分以内の点滴静注は避ける） <効能・効果に関連する注意> 適応菌種, 適応症は添付文書等で確認. 注射剤の効能・効果は錠剤と異なる. 注射剤は敗血症, 外傷・熱傷および手術創等の二次感染, 肺炎, 腹膜炎, 胆嚢炎, 胆管炎, 炭疽に限定され, それ以外の疾患には使用しない <用法・用量に関連する注意> 炭疽の発症・進展抑制には, 米国疾病管理センター（CDC）が, 60日間の投与を推奨
	トスフロキサシントシル酸塩水和物 細 錠 点眼液 オゼックス®, トスキサシン®	【肺炎, コレラ, 中耳炎, 炭疽.（β-ラクタム耐性インフルエンザ菌を含む）】 小児 細 12mg/kg/日を分2. Max 180mg/回, 360mg/日 【骨髄炎, 関節炎】 錠 450mg/日を分3, 適宜増減. 重症または効果不十分と思われる症例には600mg/日 【腸チフス, パラチフス】 成人 錠 600mg/日を分4, 14日間 【その他】 成人 錠 300〜450mg/日を分2〜3, 適宜増減. 重症または効果不十分と思われる症例には600mg/日 【眼瞼炎, 涙嚢炎, 麦粒腫, 結膜炎, 瞼板腺炎, 角膜炎（角膜潰瘍を含む）, 眼科周術期の無菌化療法】 小児, 成人 点眼液 1滴/回, 1日3回点眼, 適宜増量
	ノルフロキサシン 錠 小児用錠 点眼液 バクシダール®	錠 100〜200mg/回を1日3〜4回, 適宜増減. ただし, 腸チフス, パラチフスの場合は, 400mg/回を1日3回, 14日間 小児用錠 他の抗菌剤が無効と判断される症例に対してのみ, 6〜12mg/kg/日を分3, 適宜増減. また, 投与期間はできるだけ短期間（原則として7日以内）にとどめる. ただし, 腸チフス, パラチフスの場合は, 15〜18mg/kg/日を分3, 14日間 【眼瞼炎, 涙嚢炎, 麦粒腫, 結膜炎, 瞼板腺炎, 角膜炎（角膜潰瘍を含む）, 眼科周術期の無菌化療法】 点眼液 1滴/回, 1日3回点眼, 適宜増減

海外文献等
小児 小児患者においてシプロフロキサシンは第一選択薬ではない 内服 20〜30mg/kg/日を分2（Max 1,500mg/日） 静注 20〜30mg/kg/日を12時間毎（Max 800mg/日）
記載なし
記載なし

薬効	一般名/主な商品名	小児量・成人量
抗菌薬 / オキサゾリジノン系	リネゾリド 錠 注 ザイボックス®	1【適応菌種：メチシリン耐性黄色ブドウ球菌（MRSA）適応症：敗血症，深在性皮膚感染症，慢性膿皮症，外傷・熱傷及び手術創等の二次感染，肺炎】 2【適応菌種：バンコマイシン耐性エンテロコッカス・フェシウム 適応症：各種感染症】（「明治」は2のみ） 錠 12歳未満の小児 10mg/kg/回を8時間毎に服用（Max 600mg/回）。12歳以上の小児および成人 1,200mg/日を分2。600mg/回を12時間毎に服用 注 12歳未満の小児 10mg/kg/回を8時間毎に，それぞれ30分〜2時間かけて点滴静注（Max 600mg/回）。12歳以上の小児および成人 1,200mg/日を分2。600mg/回を12時間毎に，それぞれ30分〜2時間かけて点滴静注
抗菌薬 / サルファ剤	スルファメトキサゾール・トリメトプリム 顆 錠 注 バクタ®，バクトラミン®	【一般感染症】 成人 顆 錠 4g/日または4錠/日を分2，適宜増減 【ニューモシスチス肺炎の治療および発症抑制】 顆 錠 治療：小児 15〜20mg/kg/日を分3〜4，成人 9〜12錠（顆粒9〜12g）/日を分3〜4。いずれも適宜増減 発症抑制：小児 4〜8mg/kg/日を分2，連日または週3日。成人 1〜2錠（顆粒1〜2g）/回/日を連日または週3日 【カリニ肺炎】 成人 注 1アンプルあたり5％ブドウ糖注射液125mLに混合し，15〜20mg/kg/日を3回に分け，1〜2時間かけて点滴静注。適宜増減

海外文献等
【感受性のある感染症】 新生児（1kg未満）日齢14日未満 注 10mg/kg/回を12時間毎，日齢15〜28日 注 10mg/kg/回を8時間毎，新生児（1〜2kg）日齢7日未満 注 10mg/kg/回を12時間毎，日齢8〜28日 注 10mg/kgを8時間毎，新生児（2kg以上）注 10mg/kg/回を8時間毎 12歳未満 錠 注 10mg/kg/回を8時間毎（Max 600mg/回），12歳以上 錠 注 600mg/回を12時間毎 【菌血症】 在胎週数34週未満：日齢7日未満 錠 注 10mg/kg/回を12時間毎，日齢7日以上 錠 注 10mg/kg/回を8時間毎 在胎週数34週以上：日齢0〜28日 錠 注 10mg/kg/回を8時間毎 ※治療は10〜28日間継続する必要がある 12歳未満 錠 注 10mg/kg/回を8時間毎（Max 600mg/回），12歳以上 錠 注 600mg/回を12時間毎 ※治療は10〜28日間継続する必要がある 【肺炎】 新生児 錠 注 菌血症と同用量 ※治療は10〜14日間継続する必要がある 【集団または院内感染のMRSAではない肺炎】 小児 12歳未満 錠 注 10mg/kg/回を8時間毎（Max 600mg/回），12歳以上 錠 注 600mg/回を12時間毎 ※治療は10〜14日間継続する必要がある 【MRSA肺炎】 小児 同用量の治療を7〜21日間継続する必要がある 【皮膚感染症】 新生児 錠 注 菌血症と同用量 ※治療は10〜14日間継続する必要がある ※2 注 は合併症のある空気感染のみとする 合併症なし 5歳未満 錠 10mg/kg/回を8時間毎，5〜11歳 錠 10mg/kg/回を12時間毎（Max 600mg/回），12歳以上 錠 600mg/回を12時間毎 合併症あり 12歳未満 錠 注 10mg/kg/回を8時間毎（Max 600mg/回），12歳以上 錠 注 600mg/回を12時間毎 【バンコマイシン耐性エンテロコッカス・フェシウム】 新生児 錠 注 菌血症と同用量 ※治療は14〜28日間継続する必要がある 【MRSA骨髄炎】 小児（12歳未満・12歳以上）錠 注 菌血症と同用量 ※治療は最低でも4〜6週間継続する必要がある 【MRSA（敗血症性関節炎）】 小児（12歳未満・12歳以上）菌血症と同用量 ※治療は最低でも3〜4週間継続する必要がある 【MRSA脳膿瘍・MRSA硬膜下蓄膿・MRSA脊髄硬膜外膿瘍】 小児（12歳未満・12歳以上）錠 注 菌血症と同用量 ※治療は4〜6週間継続する必要がある 【VRE心内膜炎】 小児（12歳未満・12歳以上）錠 注 菌血症と同用量 ※治療は少なくとも8週間継続する必要がある
（トリメトプリムとして） 【感受性菌】 小児 8〜12mg/kg/日を12時間毎（Max 160mg/回） 【尿路感染の治療】 2〜24カ月 6〜12mg/kg/日を12時間毎，7〜14日間 24カ月以上 8mg/kg/日を12時間毎，3日間（Max 160mg/回） 【尿路感染の予防】 小児 2mg/kg/回/日

薬効	一般名/主な商品名	小児量・成人量
抗真菌薬	トリアゾール系 ボリコナゾール 錠 注射用 シロップ用 ブイフェンド®	【次の重症または難治性真菌感染症：侵襲性アスペルギルス症，肺アスペルギローマ，慢性壊死性肺アスペルギルス症，カンジダ血症，食道カンジダ症※，カンジダ腹膜炎，気管支・肺カンジダ症，クリプトコックス髄膜炎，肺クリプトコックス症，フサリウム症，スケドスポリウム症】 ※食道カンジダ症は 錠 シロップ用 のみ 【造血幹細胞移植患者における深在性真菌症の予防】[真菌感染に高リスクの患者対象（好中球数が500/mm³未満に減少することが予測されるなど）] 注射用 ※小児は，注射剤からボリコナゾール投与を開始する。患者状態に応じて，経口投与可能であると医師が判断した場合に，錠剤またはドライシロップに切り替えることができるが，投与開始から1週間未満で注射剤から経口剤に変更した際の有効性および安全性は検討されていないため慎重に判断する。なお，ボリコナゾール注射剤では食道カンジダ症の適応はない 小児 2歳以上12歳未満および12歳以上で体重50kg未満 初日は9mg/kg/回を1日2回，2日目以降は8mg/kg/回を1日2回，点滴静注。なお，患者状態に応じて，または効果不十分の場合には1mg/kgずつ増量し，忍容性が不十分の場合には1mg/kgずつ減量，12歳以上で体重50kg以上 初日は6mg/kg/回を1日2回，2日目以降は4mg/kg/回を1日2回，点滴静注 成人 初日は6mg/kg/回を1日2回，2日目以降は3mg/kg/回または4mg/kg/回を1日2回，点滴静注 錠 シロップ用 小児 2歳以上12歳未満および12歳以上で体重50kg未満 ボリコナゾール注射剤による投与を行った後，9mg/kg/回，1日2回（食間）。なお，患者，状態に応じて，または効果不十分の場合には1mg/kgずつ増量し，忍容性が不十分の場合には1mg/kgずつ減量（最大投与量として350mgを用いた場合は50mgずつ減量）。Max 350mg/回，1日2回，12歳以上で体重50kg以上 ボリコナゾール注射剤による投与を行った後，200mg/回，1日2回（食間）。なお，患者，状態に応じて，または効果不十分の場合には300mg/回，1日2回まで増量できる 成人（体重40kg以上）初日に300mg/回1日2回，2日目以降は150mg/回または200mg/回1日2回食間。なお，症状に応じてまたは効果不十分の場合には増量できる（Max 初日：400mg/回1日2回，2日目以降：300mg/回1日2回），体重40kg未満 初日は150mg/回1日2回，2日目以降は100mg/回1日2回食間。なお，症状に応じてまたは効果不十分の場合には2日目以降は150mg/回1日2回まで増量できる
	イトラコナゾール 錠 力 内用液 注 イトラコナゾール， イトリゾール®	成人のみ 【内臓真菌症（深在性真菌症）：真菌血症，呼吸器真菌症，消化器真菌症，尿路真菌症，真菌髄膜炎】 錠 力 100～200mg/回/日，食直後，適宜増減。ただし，イトラコナゾール注射剤からの切り替えの場合，200mg/回，1日2回（400mg/日），食直後 【深在性皮膚真菌症：スポロトリコーシス，クロモミコーシス】 錠 力 100～200mg/回/日，食直後，適宜増減（Max 200mg/日） 【表在性皮膚真菌症（爪白癬以外）】 錠 力 50～100mg/回/日，食直後。ただし，爪カンジダ症およびカンジダ性爪囲爪炎には100mg/回/日，食直後。適宜増減（Max 200mg/日） 【爪白癬（パルス療法）】 錠 力 200mg/回，1日2回（400mg/日），食直後に1週間投与し，その後3週間休薬。これを1サイクルとし，3サイクル繰り返す。適宜減量 【真菌感染症】 真菌血症，呼吸器真菌症，消化器真菌症，尿路真菌症，真菌髄膜炎，ブラストミセス症，ヒストプラスマ症 内用液 20mL（200mg）/回/日，空腹時。適宜増減（Max 20mL/回，40mL/日）

海外文献等

【真菌感染】

新生児 注 シロップ用 12～20mg/kg/日を8～12時間毎（Max 24mg/kg/日），2歳未満 注 シロップ用 9mg/kg/回を12時間毎

2～12歳 初期量： 注 9mg/kg/回を12時間毎に2回投与，維持量： 注 9mg/kg/回を12時間毎（Max 350mg/回） 錠 9mg/kg/回を12時間毎（Max 350mg/回）

【浸潤性アスペルギルス症】 注
高用量治療
2～12歳 初期量：9mg/kg/回を12時間毎に2回投与。初期量に続いて維持量で継続治療，維持量：8～9mg/kg/回を12時間毎（Max 350mg/回）

【アスペルギルス症でHIV非曝露・非罹患の場合】
2～12歳 5～7mg/kg/回を12時間毎
※高用量治療も考慮に入れる

【アスペルギルス症でHIV曝露・罹患の場合】
2～12歳 初期量：6～8mg/kg/回を12時間毎に2回投与（Max 400mg/回），維持量：7mg/kgを12時間毎（Max 200mg/回）
※高用量治療も考慮に入れる。状態が安定していて，投与量が有効な場合，内服薬に切り替えていくことができる

【カンジダ症または重症真菌症】
2～12歳 初期量： 注 9mg/kg/回を12時間毎に2回投与，維持量： 注 初期量に続いて開始する。8～9mg/kg/回を12時間毎（Max 350mg/回）

【アスペルギルス症（浸潤性/播種性）肺外感染症】
少なくとも6～12週間は治療を継続する
12歳以上 初期量： 注 6mg/kg/回を12時間毎に2回。初期量に続いて維持量開始，維持量： 注 4mg/kg/回を12時間毎，40kg未満の児 錠 100mg/回を12時間毎（Max 300mg/日），40kg以上の児 錠 200mg/回を12時間毎（Max 600mg/日）

【カンジダ症・深在性カンジダ感染（好中球減少のない患者）】少なくとも14日間は治療を継続する
12歳以上 初回投与 初期量： 注 6mg/kg/回を12時間毎。初期量に続いて維持量開始，維持量： 注 3～4mg/kg/回を12時間毎， 錠 アスペルギルス症と同用量

【食道カンジダ症】
14日間治療継続し，続いて症状が寛解するまで更に7日間続ける
12歳以上 40kg未満の児 錠 100mg/回を12時間毎（Max 300mg/日），40kg以上の児 錠 200mg/回を12時間毎（Max 600mg/日）

【真菌性眼内炎】
12歳以上 初期量： 注 6mg/kg/回を12時間毎に2回。続いて，3～4mg/kg/回を12時間毎

【スケドスポリウム属・フサリウム属】
12歳以上 初回投与 初期量： 注 6mg/kg/回を12時間毎に2回。維持量： 注 4mg/kg/回を12時間毎，40kg未満の児 錠 100mg/回を12時間毎（Max 300mg/日），40kg以上の児 錠 200mg/回を12時間毎（Max 600mg/日）

【頭部白癬】
新生児 内用液 5mg/kg/回/日，6週間継続，幼児および小児 一般的使用方法： 錠 3～5mg/kg/回/日

【カンジダ症（HIV曝露/陽性）】
口咽頭感染 内用液 2.5mg/kg/回1日2回，7～14日間継続（Max 200mg/回）。ただし，フルコナゾール耐性の場合は400mg/日までとする
食道感染 内用液 5mg/kg/日1～2回，4～21日間継続

【クリプトコッカス属（HIV曝露/陽性）強化療法】
幼児および小児 初期量： 内用液 2.5～5mg/kg/回1日3回（Max 600mg/日），3日間継続（9回投与）。その後，5～10mg/kg/日を分1～2（Max 400mg/日），最低でも8週間継続する
幼児および小児 再発予防 内用液 5mg/kg/回/日（Max 200mg/日）

【ヒストプラズマ症（HIV曝露/陽性）】
軽度播種性疾患 内用液 2～5mg/kg/回1日3回投与，3日間継続（9回投与）。その後，同用量を1日2回投与を12カ月間継続（Max 200mg/回）
強化療法：中度～重症疾患（中枢神経感染症も含む）
内用液 2～5mg/kg/回1日3回。その後，中枢神経感染がない場合，同用量を1日2回投与，12カ月間継続
中枢神経感染がある場合で，播種性疾患または12カ月以上継続して投与する場合は，臨床反応を考慮すること
幼児および小児 再発予防 内用液 5mg/kg/回1日2回（Max 400mg/日）
青年期 一般的使用方法：100～600mg/日。200mg/日を超える場合，1日2回に分けて投与する。投与期間は状態を判断し，1日～6カ月間とする

薬効		一般名/主な商品名	小児量・成人量
抗真菌薬	トリアゾール系	イトラコナゾール 錠 カ 内用液 注 イトラコナゾール, イトリゾール® (つづき)	口腔咽頭カンジダ症，食道カンジダ症 内用液 20mL（200mg）/回/日，空腹時 【真菌感染が疑われる発熱性好中球減少症】 内用液 イトラコナゾール注射剤からの切り替え投与として，20mL（200mg）/回/日，空腹時。適宜増減（Max 20mL/回，40mL/日） 【好中球減少が予測される血液悪性腫瘍または造血幹細胞移植患者における深在性真菌症の予防】 内用液 20mL（200mg）/回/日，空腹時。適宜増減（Max 20mL/回，40mL/日） 【真菌感染症，真菌感染が疑われる発熱性好中球減少症】 注 投与開始から2日間は400mg/日を2回に分けて，3日目以降は200mg/回/日を点滴静注。投与に際しては，必ず添付の専用フィルターセットを用いて，1時間かけて点滴静注する
		フルコナゾール カ シロップ用 注 ジフルカン®	【カンジダ属およびクリプトコッカス属による次の感染症：真菌血症，呼吸器真菌症，消化管真菌症，尿路真菌症，真菌髄膜炎】 カンジダ症 小児 3mg/kg/回/日，経口または静注（Max 400mg/日） 成人 50～100mg/回/日，経口または静注 クリプトコッカス症 小児 3～6mg/kg/回/日，経口または静注。なお，重症または難治性真菌感染症の場合には12mg/kg/日まで増量可（Max 400mg/日） 成人 50～200mg/回/日，経口または静注。重症または難治性真菌感染症には400mg/日まで増量可 ※以上，新生児について 生後14日まで 小児と同用量を72時間毎，生後15日以降 小児と同用量を48時間毎 【造血幹細胞移植患者における深在性真菌症の予防】 小児 12mg/kg/回/日，経口または静注，適宜減量（Max 400mg/日） 新生児 生後14日まで 小児と同用量を72時間毎，生後15日以降 小児と同用量を48時間毎 成人 400mg/回/日，経口または静注 〈「造血幹細胞移植患者における深在性真菌症の予防」使用上の注意〉 1. 好中球減少症が予想される数日前から投与開始が望ましい 2. 好中球数が1,000/mm³を超えてから7日間投与することが望ましい 【カンジダ属に起因する腟炎および外陰腟炎】 成人 カ 150mg/回。効果判定は投与後4～7日目を目安に行い，効果が認められない場合は，他の薬剤の投与など適切な処置を行う
抗ウイルス薬	抗ヘルペス薬	アシクロビル 顆 錠 シ シロップ用 内用ゼリー 注 注射用 キット 軟 クリーム 眼軟膏 ゾビラックス®，ビクロックス®，アストリック®，アシビル®，アシクロビル	【単純疱疹】 顆 錠 シ シロップ用 内用ゼリー （200mg） 小児 20mg/kg/回を1日4回（Max 200mg/回） 成人 200mg/回を1日5回 軟 クリーム 適量を1日数回，塗布（低出生体重児，新生児への安全性は未確立） 【造血幹細胞移植における単純ヘルペスウイルス感染症（単純疱疹）の発症抑制】 顆 錠 シ シロップ用 内用ゼリー （200mg） 小児 20mg/kg/回を1日4回，造血幹細胞移植施行7日前より施行後35日まで投与（Max 200mg/回） 成人 200mg/回を1日5回，造血幹細胞移植施行7日前より施行後35日まで投与 【帯状疱疹】 顆 錠 シ シロップ用 内用ゼリー 小児 20mg/kg/回を1日4回（Max 800mg/回） 成人 800mg/回を1日5回

海外文献等
【カンジダ症（HIV曝露/陽性）】 口咽頭感染 内用液 200mg/回/日，7～14日間継続 食道感染 200mg/回/日，14～21日間継続 外陰腟感染 200mg/回/日，3～7日間継続 【クリプトコッカス属（中枢神経感染・髄膜炎）（HIV曝露/陽性）】 青年期 強化療法：200mg/回1日2回，8週間継続，またはCD4$^+$の数値を測定しながら使用，維持療法：200mg/回/日 【ヒストプラスマ症（HIV曝露/陽性）】 軽度播種性疾患 内用液 200mg/回1日3回，3日間継続。その後，同用量を1日2回。最低でも12カ月継続 中度～重症 中枢神経感染がない場合の維持療法：軽度感染と同用量をアムホテリシンB導入後，開始する 【髄膜炎】 軽度感染と同用量を，リポソーム製剤アムホテリシンB導入療法後，1年以上継続して投与 【ミクロスポルム属播種性感染（HIV曝露/陽性）】 青年期 400mg/回/日
【カンジダ症】 錠 注 浸潤性 新生児 予防投与：在胎週数30週未満・出生体重1,000g以下の新生児は浸潤性カンジダに罹患していないかを考慮する必要がある 日齢7日未満 注 3mg/kg/回または6mg/kgを週2回投与。48～72時間以内に投与開始することが望ましい 日齢7～42日未満 注 3mg/kg/回/日または6mg/kg/回を72時間毎 日齢42日以上 注 6mg/kg/回を48時間毎 在胎週数30～40週 注 6mg/kg/回を48時間毎 治療：在胎週数等規定なく，12mg/kg/回/日，21日間継続 【口腔カンジダ】 日齢14日未満 錠 初回投与6mg/kg/回を24～72時間毎，続いて3mg/kg/回を7～14日間 日齢14日以上 錠 初回投与6mg/kg/回/日，続いて3mg/kg/回を7～14日間 【食道カンジダ】 日齢14日未満 6mg/kg/回を24～72時間毎。続いて3mg/kg/回を最低でも14～21日間 日齢14日以上 6mg/kg/回/日。続いて3mg/kg/回を最低でも14～21日間。児の状態によって12mg/kgとすることもある
【単純疱疹ヘルペス】 新生児・生後1～3カ月 注 20mg/kg/回を8時間毎に投与，14～21日間継続 【単純疱疹ヘルペス中枢神経感染・播種性感染】21日間継続 【皮膚感染・粘膜感染】14日間治療継続 【播種性感染または中枢感染の慢性的抑制】 内服 低用量治療 14～21日間の注射による治療が終了した後，開始する。300mg/m^2/回を8時間毎に投与，6カ月間継続 高用量治療 21日間の注射による治療が終了した後，開始し，2年間継続する 初期量：1,200～1,600mg/m^2/回1日2回 早産新生児 400mg/回1日2回より適宜減量して投与 維持量：生後1～5カ月未満 400mg/回1日2回，5～9カ月未満 600mg/回1日2回，9～15カ月未満 800mg/回1日2回，15～24カ月未満 1,000mg/回1日2回 【水痘・帯状疱疹】 新生児 注 10～15mg/kg/回を8時間毎に投与，5～10日間継続

薬効	一般名/主な商品名	小児量・成人量
抗ウイルス薬 / 抗ヘルペス薬	アシクロビル 顆 錠 シ シロップ用 内用ゼリー 注 注射用 キット 軟 クリーム 眼軟膏 ゾビラックス®, ビクロックス®, アストリック®, アシビル®, アシクロビル（つづき）	【水痘】 顆 シ シロップ用 小児 20mg/kg/回を1日4回（Max 800mg/回） 【性器ヘルペスの再発抑制】 顆 錠 シ シロップ用 内用ゼリー（200mg） 小児 20mg/kg/回を1日4回（Max 200mg/回）。体重40kg以上に限り投与 ※以上，適宜増減 【単純ヘルペスウイルスに起因する角膜炎】 眼軟膏 適量を1日5回，塗布。症状により適宜回数減 【単純ヘルペスウイルスおよび水痘・帯状疱疹ウイルスに起因する以下の感染症：免疫機能の低下した患者（悪性腫瘍・自己免疫疾患など）に発症した単純疱疹・水痘・帯状疱疹，脳炎・髄膜炎】 注 注射用 キット（注射液の調製法は各添付文書等参照） 小児 5mg/kg/回を1日3回，8時間毎に1時間以上かけて，7日間点滴静注。増量可（Max 20mg/kg/回）。脳炎・髄膜炎は，投与期間の延長可 成人 5mg/kg/回を1日3回，8時間毎に1時間以上かけて，7日間点滴静注。脳炎・髄膜炎は，投与期間の延長もしくは増量可（Max 10mg/kg/回） 【新生児単純ヘルペスウイルス感染症】 注 注射用 キット（注射液の調製法は各添付文書等参照） 新生児 10mg/kg/回を1日3回，8時間毎に1時間以上かけて，10日間点滴静注。投与期間の延長もしくは増量可（Max 20mg/kg/回）
	バラシクロビル塩酸塩 錠 顆 バルトレックス®	【単純疱疹】 小児 錠 体重40kg以上 500mg/回，1日2回。顆 体重10kg未満 25mg/kg/回，1日3回，体重10kg以上 25mg/kg/回，1日2回（Max 500mg/回） 成人 500mg/回，1日2回 【造血幹細胞移植における単純ヘルペスウイルス感染症（単純疱疹）の発症抑制】 小児 錠 体重40kg以上 500mg/回，1日2回。造血幹細胞移植施行7日前より施行後35日まで。顆 体重10kg未満 25mg/kg/回，1日3回，体重10kg以上 25mg/kg/回，1日2回。造血幹細胞移植施行7日前より施行後35日まで（Max 500mg/回） 成人 500mg/回，1日2回。造血幹細胞移植施行7日前より施行後35日まで 【帯状疱疹】 小児 錠 体重40kg以上 1,000mg/回，1日3回。顆 25mg/kg/回，1日3回（Max 1,000mg/回） 成人 1,000mg/回，1日3回 【水痘】 小児 錠 体重40kg以上 1,000mg/回，1日3回。顆 25mg/kg/回，1日3回（Max 1,000mg/回） 成人 1,000mg/回，1日3回 【性器ヘルペスの再発抑制】 体重40kg以上の小児および成人 500mg/回/日。なお，HIV感染症の患者（CD4リンパ球数100/mm³以上）500mg/回，1日2回

海外文献等
【水痘：免疫応答性あり】
外来 2歳以上の小児・青年期 内服 20mg/kg/回1日4回を5日間継続（Max 3,200mg/日）
入院 2歳以上の小児・青年期 注 10mg/kg/回または500mg/m²/回を8時間毎に投与，7～10日間継続
【免疫不全・易感染症状（HIV未曝露・陰性）】
幼児 注 10mg/kg/回を8時間毎投与，7～10日間継続
小児・青年期 注 500mg/m²/回を8時間毎に投与，7～10日継続
【HIV曝露・陽性】
合併症なし・穏やかな免疫抑制
幼児および小児 内服 20mg/kg/回を1日4回投与，7～10日間継続（Max 800mg/回）
青年期 錠 800mg/回1日5回，5～7間継続
合併症あるまたは重篤な免疫抑制がある場合
幼児 注 10mg/kg/回を8時間毎投与，7～10日間継続
小児 注 10mg/kg/回または500mg/m²を8時間毎に投与，7～10日間継続
青年期 注 10～15mg/kg/回を8時間毎投与，7～10日間継続
【ヘルペス帯状疱疹のみ：免疫応答性あり】
外来 12歳以上の小児および青年期 内服 800mg/回を4時間毎（1日5回）投与，5～7間継続
入院 幼児 注 10mg/kg/回を8時間毎に投与，7～10日間継続
小児および青年期 注 500mg/m²/回を8時間毎投与，7～10日間継続
【免疫不全（HIV未曝露・陰性）】
幼児・小児・青年期 注 10mg/kg/回を8時間毎投与，7～10日間継続
【HIV曝露・陽性】
免疫抑制が緩やかな場合
幼児および小児 内服 20mg/kg/回1日4回投与，7～10間継続（Max 800mg/回）
青年期 内服 800mg/回1日5回投与，7～10間継続
【厳格な免疫抑制・三叉神経転移・広範囲皮膚障害・内臓障害がある場合】
注 10mg/kg/回を8時間毎投与，10～14日間継続
小児 10mg/kg/回または500mg/m²を8時間毎投与，10～14日間継続
青年期 10～15mg/kg/回を8時間毎投与，10～14日間継続
【水痘】
免疫反応のある患者
2～18歳未満 20mg/kg/回1日3回，5日間継続（Max 1,000mg/kg/回）。発疹発現，24時間以内に投与開始する
【口唇ヘルペス】
12歳以上 2,000mg/回を12時間毎，1日投与
【単純疱疹ヘルペスまたは水泡性口唇ヘルペス予防】
腎機能低下のない免疫不全患者
小児 15～30mg/kg/回1日3回（Max 2,000mg/回）
【単純疱疹ヘルペス】免疫応答性あり
3カ月～11歳 20mg/kg/回1日2回（Max 1,000mg/回）

付録4　小児主要医薬品用量一覧

薬効	一般名/主な商品名	小児量・成人量
抗ウイルス薬 / 抗インフルエンザ薬	オセルタミビルリン酸塩 [カ] [シロップ用] タミフル®	【A型またはB型インフルエンザウイルス感染症およびその予防】 [カ] 治療用：体重37.5kg以上の小児および成人　75mg/回を1日2回，5日間 予防用：体重37.5kg以上の小児　75mg/回/日，10日間，成人　75mg/回/日，7〜10日間 [シロップ用] 治療用：幼小児　用時懸濁して2mg/kg/回（ドライシロップ剤として66.7mg/kg）を1日2回，5日間（Max 75mg/回）。成人　用時懸濁して75mg/回を1日2回，5日間 予防用：幼小児　用時懸濁して2mg/kg/回/日（ドライシロップ剤として66.7mg/kg），10日間（Max 75mg/回）。成人　用時懸濁して75mg/回/日，7〜10日間
関節リウマチ / 生物学的製剤	アダリムマブ（遺伝子組換え）[キット] ヒュミラ®	【多関節に活動性を有する若年性特発性関節炎】※1, 2 体重15〜30kg未満　20mgを2週に1回，体重30kg以上　40mgを2週に1回，皮下注 【関節リウマチ（関節の構造的損傷の防止を含む）】※3 成人　40mgを2週に1回，皮下注。効果不十分な場合，80mg/回まで増量可 【尋常性乾癬，関節症性乾癬】※2 成人　初回に80mgを皮下注し，以後2週に1回，40mgを皮下注。効果不十分な場合には80mg/回まで増量可 【強直性脊椎炎】※2 成人　40mgを2週に1回，皮下注。効果不十分な場合，80mg/回まで増量可 【腸管型ベーチェット病】※2 【中等症または重症の活動期にあるクローン病の寛解導入および維持療法】 【中等症または重症の潰瘍性大腸炎の治療】 成人　初回に160mgを，初回投与2週間後に80mgを皮下注。初回投与4週間後以降は，40mgを2週に1回，皮下注 ※1 皮下注20mgシリンジ0.4mLの適応は，これのみ ※2 既存治療で効果不十分な場合 ※3 原則として既存治療で効果不十分な患者限定。ただし関節の構造的損傷の進展が早いと予想される患者は，抗リウマチ薬の治療歴がなくても使用できるが，最新のガイドライン等を参照のうえ，患者状態を評価し，本剤使用の必要性を慎重に判断する
	エタネルセプト（遺伝子組換え）[注射用] [キット]（シリンジ，ペン）エンブレル®	【既存治療で効果不十分な関節リウマチ（関節の構造的損傷の防止を含む）】 [注射用] [キット] 成人　10〜25mg/回/日，週に2回，または25〜50mg/回/日，週に1回，皮下注※ 【既存治療で効果不十分な多関節に活動性を有する若年性特発性関節炎】 [注射用] 小児　0.2〜0.4mg/kg/回/日，週に2回，皮下注※（Max 25mg/回（成人の標準用量） ※注射用剤は注射用水1mLで溶解

【参考文献】
1) 各医療用医薬品添付文書，インタビューフォーム
2) Taketomo CK, et al: Pediatric & Neonatal Dosage Handbook, 22nd ed, Lexi Comp, 2015
3) Kliegman RM, et al: Nelson Textbook of Pediatrics, 19th ed, Saunders Elsevier, 2011
※海外文献等の「記載なし」は文献2），3）に記載のなかった薬剤

海外文献等
【治療】 新生児 3mg/kg/回1日2回5日間 1歳未満 3mg/kg/回1日2回5日間 1〜12歳 15kg以下 2mg/kg/回（Max 30mg）1日2回5日間，15〜23kg 45mg/回1日2回5日間，23〜40kg 60mg/回1日2回5日間，40kg以上 75mg/回1日2回5日間 13歳以上 75mg/回1日2回5日間 【予防】 3カ月未満 推奨しない 3〜12カ月 3mg/kg/回1日1回10日間 1〜12歳 15kg以下 30mg/回1日1回10日間，15〜23kg 45mg/回1日1回10日間，23〜40kg 60mg/回1日1回10日間，40kg以上 75mg/回1日1回10日間 13歳以上 75mg/回1日1回10日間
【若年性突発性関節炎】 2〜17歳 10〜15kg 10mgを2週に1回，15〜30kg 20mgを2週に1回，30kg以上 40mgを2週に1回 【クローン病】 6〜17歳 初期量：17〜40kg未満 初回80mg，2週目40mg，40kg以上 初回160mg，2週目80mg 維持量（4週目より）：17〜40kg未満 20mgを2週に1回，40kg以上 40mgを2週に1回
【若年性突発性関節炎】 2歳以上 週1回投与法：0.8mg/kgを週1回（Max 50mg/日），週2回投与法：0.4mg/kgを週2回（72〜96時間あけて）（Max 25mg/日） 【川崎病】 6カ月〜6歳 0.8mg/kg/回の3回投与法：①IVIG投与24時間以内に初回投与②7日後③14日後（Max 50mg/日）

小児科領域の薬剤業務ハンドブック　第2版

定価　本体4,600円（税別）

平成20年3月15日　初　版発行
平成28年9月30日　第2版発行

編　集　　国立成育医療研究センター薬剤部
発行人　　武田　正一郎
発行所　　株式会社　じほう
　　　　　　101-8421　東京都千代田区猿楽町1-5-15（猿楽町SSビル）
　　　　　　電話　編集　03-3233-6361　販売　03-3233-6333
　　　　　　振替　00190-0-900481
　　　　　＜大阪支局＞
　　　　　　541-0044　大阪市中央区伏見町2-1-1（三井住友銀行高麗橋ビル）
　　　　　　電話　06-6231-7061

©2016　　　　　　　　組版　（株）ビーコム　　印刷　シナノ印刷(株)
Printed in Japan

本書の複写にかかる複製，上映，譲渡，公衆送信（送信可能化を含む）の各権利は
株式会社じほうが管理の委託を受けています。

JCOPY ＜(社)出版者著作権管理機構　委託出版物＞
本書の無断複製は著作権法上での例外を除き禁じられています。
複製される場合は，そのつど事前に，(社)出版者著作権管理機構（電話 03-3513-6969,
FAX 03-3513-6979, e-mail：info@jcopy.or.jp）の許諾を得てください。

万一落丁，乱丁の場合は，お取替えいたします。
ISBN 978-4-8407-4898-8